中医软坚散结法临床运用

编委会

主　审　王永炎

主　编　王志国

副主编　李思婷　刘彩凤　白卫国

编　委　（按姓氏笔画排序）

王　鹰　王子彦　王永钊　王志国　王曼鸿　卢鹏飞　叶颖仪

白卫国　刘彩凤　李立华　李建鹏　李思婷　李彩彩　杨永超

位亚丽　张　霄　陈振声　赵汉青　郝爱凤　施伟丽　唐镜全

曹文杰　雷新霞　廖　虹　戴　娜

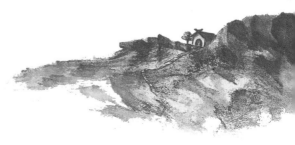

人民卫生出版社

·北京·

图书在版编目（CIP）数据

中医软坚散结法临床运用 / 王志国主编. — 北京：
人民卫生出版社，2023.1
ISBN 978-7-117-34410-4

Ⅰ.①中⋯　Ⅱ.①王⋯　Ⅲ.①软坚散结　Ⅳ.
①R243

中国国家版本馆 CIP 数据核字（2023）第 016789 号

人卫智网	www.ipmph.com	医学教育、学术、考试、健康，购书智慧智能综合服务平台
人卫官网	www.pmph.com	人卫官方资讯发布平台

中医软坚散结法临床运用
Zhongyi Ruanjiansanjiefa Linchuang Yunyong

主　　编：王志国
出版发行：人民卫生出版社（中继线 010-59780011）
地　　址：北京市朝阳区潘家园南里 19 号
邮　　编：100021
E - mail：pmph @ pmph.com
购书热线：010-59787592　010-59787584　010-65264830
印　　刷：北京顶佳世纪印刷有限公司
经　　销：新华书店
开　　本：710×1000　1/16　印张：28　插页：2
字　　数：416 千字
版　　次：2023 年 1 月第 1 版
印　　次：2023 年 2 月第 1 次印刷
标准书号：ISBN 978-7-117-34410-4
定　　价：82.00 元

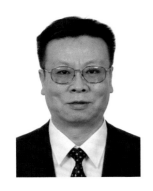

王志国

　　毕业于北京中医药大学，中医诊断学博士。中国中医研究院中西医结合临床博士后出站。现任中国中医科学院中医临床基础医学研究所中医药规范标准研究中心执行主任，研究员，博士生导师。研究方向：中医诊疗客观化、规范化、信息化。

内容提要

　　软坚散结法是治疗痰浊瘀血等结聚而形成结块诸证的治法，有直捣病所，使结块由硬变软逐渐消散的作用。软坚散结法对宏观角度的"坚、结"类疾病如甲状腺结节、乳腺增生、子宫肌瘤、恶性肿瘤等以及微观角度的"坚、结"类疾病如动脉硬化、脏器纤维化等有批隙导窾之效。本书是软坚散结法临床应用方面的集大成之作，主要内容包括：软坚散结法内涵与外延、具体方法、适应病证、方剂和中药，软坚散结法在多种疾病中的具体应用，以及软坚散结法临床与基础研究等。旨在为软坚散结法的临床应用提供指导与借鉴，为软坚散结法临床应用指南的制定奠定基础。本书提供了全面、系统、详尽的软坚散结理法方药及软坚散结法具体应用方案，可供中医、西医、中西医结合临床、教学、科研工作者及学生参考使用，并且是诊疗系统数据库制作的必备参考书。

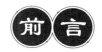

前言

　　软坚散结法是在中医辨证论治指导下，临床治疗"坚""结"类疾病常用的重要治法之一，是中医临床思维里理法方药体系的一个重要环节。现代社会生活节奏快、工作压力大、社会环境复杂多变且生活环境不断污染，加之现代人常有饮食不节等不良生活习惯，导致以结节、硬化、斑块、息肉等为病理特征的"坚""结"相关疾病的发病率日渐增高，宏观疾病如甲状腺结节、乳腺增生、子宫肌瘤、恶性肿瘤等，微观疾病如动脉硬化、脏器纤维化等。疾病发展演变过程中，瘀血、痰浊等病理产物渐生，与外邪粘黏胶聚且互为因果，有正气耗损，日久成坚之势，非单纯清热解毒、活血化瘀、补益正气等法即可消。而软坚散结法对于"坚""结"有直捣病所、渐消缓散的作用，越来越受到临床医生的重视并得到广泛应用。

　　本书编写的主要目的是提高软坚散结法临床应用的疗效。本书从多维视角系统阐明了软坚散结法的临床应用规律，构建了以治法为核心，上连病因病机，下系处方用药的中医软坚散结法的基本理论框架；梳理了软坚散结法从古至今的方剂，现代中成药及常用中药的应用；重点介绍了临床各科疾病使用软坚散结法的处方用药与疗效经验。

　　本书编写充分体现理论和实践体系的系统性，注重实际应用，将基础和临证知识有机结合。主要特色：①理论建构清晰，从软坚散结法概念、原理、治法、方药等几部分进行阐述，撷其旨要，示其全貌。②内容覆盖面广，立足于疾病，涵盖常见病、疑难病，以及目前并无有效治疗手段和相关理论基础的罕见病，侧重于治疗，贴合临床实际，可直接指导临床处方用药，为临床服务。

由于软坚散结法涉及领域广、学科多，书中对于收集材料的广度、深度如有不尽善或疏漏之处，敬请读者朋友批评指正，以备将来修订完善。

王志国

2023 年 1 月于北京

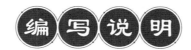

编写说明

一、本书编写以临床实用为主。上篇为软坚散结理法方药，中篇为软坚散结法临床应用，下篇为软坚散结法临床与基础研究。

二、上篇内容包括软坚散结法的发展源流、内涵与外延、具体方法、适用病证，以及含软坚散结功效的方剂和中药。方剂部分主要辑录来源于《中医方剂大辞典》的方剂113首，以及来源于2020年版《中华人民共和国药典》（以下简称《中国药典》）、现行2020年版《国家基本医疗保险、工伤保险和生育保险药品目录》（以下简称《医保目录》），以及2018年版《国家基本药物目录》的中成药33种；中药部分主要辑录来源于《中国药典》《中华本草》《中药学》的常用软坚散结中药28种，以及其他软坚散结中药28种，兼顾全面性与实用性，方便读者查找与使用。

三、中篇以疾病为线，内容囊括了以癥瘕积聚、微型癥瘕积聚、肿瘤、纤维化、硬化、结节、囊肿等为表现的常见病、疑难病、罕见病共70余种，分别以软坚散结法适用证型、软坚散结法方剂应用、中成药应用、中药应用进行阐释。其中涉及来源于现代文献的方剂300余首，以药物组成、功效主治、辨证加减、疗效、方义条陈，具有较强的临床参考价值和指导意义。

四、下篇重点整理了现有的临床试验与基础实验研究，从科研证据层面为临床医生的医疗决策提供科学可靠的依据，同时梳理了软坚散结法与活血化瘀法的异同、软坚散结法延缓衰老的可行性，为临床应用提供参考与借鉴。

五、目前，穿山甲已被列入国家一级保护野生动物，且不再被载入2020年版《中国药典》。本书所载处方所涉及穿山甲，仅供学术研讨。临证确需使用，建议以其他类似功效药物替代。特此说明。

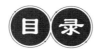

目录

|下篇|软坚散结法临床与实验研究

上篇

软坚散结理法方药

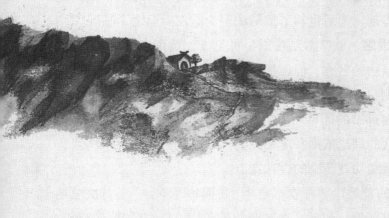

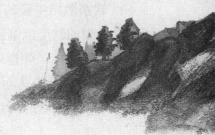

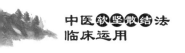

第一章 绪论

第一节 软坚散结法的发展源流

软坚散结法是指运用具有行气活血、软坚散结作用的方药或相关疗法，以治疗气血瘀滞等所致瘿瘤、癥积病证的治法，有使结块由硬变软逐渐消散的作用。纵观历代医家和典籍关于软坚散结法的论述，就其历史沿革而论其源流，可远溯至秦汉，在魏晋南北朝至唐宋时期有所补充发展，而后完善于元明清，创新于近现代。

一、先秦两汉时期：软坚散结法理论萌芽期

软坚散结法在先秦、两汉时期已现端倪，此时期医学典籍中已有"坚"与"结"的病理描述及"坚者耎之""结者散之"等相关治法的记载，并载有软坚散结方剂，为后世软坚散结法理论的发展奠定了基础。

1. **软坚散结法的发端** 软坚散结法最早可见于《黄帝内经》，其中虽没有明确提出软坚散结法的名称，但已提出"坚者耎之""坚者削之""结者散之"等观点，表明只要有病邪坚实的病理特点，即可用软化、削减的治法。只要有气血痰瘀郁结的即可用散结法，可视为软坚散结法之发端，确立了后世软坚散结法的理论依据和应用原则。书中载"辛散""咸耎"，明确指出了具有软坚散结功效药物的性味特点。

2. **软坚散结中药的首载** 《神农本草经》（简称《本经》）首次总结了多种类型的软坚散结药物，包括活血软坚类的药物，如"芍药，味苦，平，主邪气腹痛，除血痹，破坚积、寒热、疝瘕，止痛，利小便益气"；又有咸寒软坚类的药物，如海藻能"主瘿瘤气，颈下核，破散结气，痈

肿，癥瘕坚气"；亦有辛散软坚类的药物，如夏枯草"主寒热瘰疬，鼠瘘，头疮，破癥，散瘿结气，脚肿湿痹"。可见古人在此时期对人体坚结类疾病已相当重视，各类的软坚散结药物，后世均基本继承沿用。

3. **软坚散结方剂的首载**　东汉方书之祖张仲景首创"鳖甲煎丸"，《金匮要略》记载："病疟……此结为癥瘕，名曰疟母，急治之，宜鳖甲煎丸。"鳖甲煎丸方药组成有 23 味药，包括鳖甲、蜂房、鼠妇、蜣螂等，全方共奏活血化瘀、软坚散结之功。该方作为软坚散结法临床应用的代表方，垂范后世。

二、魏晋南北朝至唐宋时期：软坚散结法理论发展期

魏晋南北朝至唐宋时期，一些重要医学典籍中出现大量软坚散结药物及方剂的记载，表明软坚散结法在此时期得到了进一步的应用，推动了软坚散结法理论的发展。

1. **软坚散结药物的发展**　此时期软坚散结药物品种逐渐丰富，《吴普本草》《本草经集注》《海药本草》等本草著作补充加载了多种具有软坚散结功效的药物，如昆布、琥珀等；软坚散结药物的功效、临床主治更切实用，《名医别录》充实和发展了《本经》原有药物的效用，如"海藻……主治皮间积聚""旋复花，消胸上痰结"等；此时期软坚散结药物的特殊效用也得到确认，如《本草经集注》指出海藻、昆布消瘿疾等。

2. **"坚""结"类病证的详细描述**　此时期医家对"坚""结"的认识更进一步，如《诸病源候论》载"石痈者……坚如石""发肿牢如石，走皮中，无根，瘰疬也"，《仁斋直指方论》载"癌者，上高下深，岩穴之状，颗颗累垂"。以上文献指出了坚结类疾病的特征、表现与具体病名，使软坚散结法的适用对象由模糊的"坚""结"拓展为精确的"瘰疬""石痈""岩"等疾病。

3. **软坚散结方剂的大量创制**　此时期在软坚散结法指导下创立的方剂不胜枚举，如《外台秘要》治疗瘿病的海藻酒方、《济生方》治疗疟母的

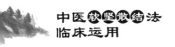

鳖甲饮子和治疗癫疝的橘核丸、《太平圣惠方》治疗妇人积年血气癥块结痛的大黄煎、《兰室秘藏》治疗瘰疬的连翘散坚汤和散肿溃坚汤等，覆盖了内、外、妇等多学科疾病。

三、元明清时期：软坚散结法理论成熟期

软坚散结法在元明清时期得到了蓬勃发展，理论与临床皆有新的阐发。此时期一众医家对软坚散结法的发挥，使软坚散结法理论走向成熟。

1. 软坚散结作为治法的确立　《石室秘录》中"软治者，病有坚劲而不肯轻易散者，当用软治""解者，邪聚于一处，而分解之也""散治者，有邪而郁结胸中，以表散之药散之也"，首次提出"软治法""解治法""散治法"，将软坚、解结、散结上升为治法，并阐释了软坚散结的具体涵义。

2. 辨病因软坚散结　此时期的医家更为关注"坚结"形成的病因病机，在治疗上主张辨病因使用软坚散结法，拓宽了软坚散结法的应用范围，列举如下。

（1）化痰软坚散结：朱震亨《丹溪心法》谓"痰结核在咽喉中，燥不能出入，用化痰药，加咸药软坚之味，瓜蒌仁、杏仁、海石、桔梗、连翘，少佐朴硝，以姜汁蜜和丸，嚼服之"，指出以化痰软坚治法治疗痰结核。

（2）理气软坚散结：丁毅《医方集宜》载"凡瘿瘤之症，先须断厚味，戒愠怒，当用利气软坚之药，久则消散矣"，指出瘿瘤之治当以理气软坚。

（3）活血软坚散结：武之望《济阴纲目》中使用"蓬莪术丸"治疗"妇人癥痞，腹胁妨痛"，并指出"此方破结气，散结血，软坚温利"，体现了活血软坚散结法在妇科癥瘕病中的应用。

（4）补气血软坚散结：陈士铎《石室秘录》曰"心中生块，此气血坚凝之故，法当用补血、补气之中，少加软坚之味，则气血活而坚块自

消"，明确提出气血虚衰可导致气血瘀滞，久之坚凝成块，提倡"补气血以消坚块"，以补气血之法配合软坚散结法，诊治临床疾病。其创制软坚汤治疗胸痞，开补气血软坚散结法治胸痞之先河。

四、近现代：软坚散结法理论的创新与拓展

近现代医家继承并发展了软坚散结法，将软坚散结法灵活运用于多种常见病、罕见病，甚至疑难病症的诊治，取得较好疗效。

1. 软坚散结经典名方新用　软坚散结经典名方主要包括鳖甲煎丸、海藻玉壶汤、消瘰丸等，目前被广泛应用于临床各科疾病的治疗中。以海藻玉壶汤为例，该方原为治疗瘿瘤的通治方，近现代医家根据"异病同治"原则，拓宽原方的治疗范围，将其应用于外科疾病如甲状腺腺瘤、结节性甲状腺肿、乳腺增生，男科疾病如男性乳房发育、慢性附睾炎、阴茎硬结症、前列腺增生症，肝胆疾病如非酒精性脂肪性肝病、胆囊息肉，其他如痤疮、腺样体肥大、慢性淋巴细胞性白血病、脑瘤等。

2. 软坚散结新方创制　近现代，人体生长包块、结节、增生、囊肿的现象愈加常见，许多医家在继承古代传统方药的同时又根据疾病的发展变化不断形成新的中医处方，如施今墨的"软坚汤"和印会河的"疏肝散结方"等。以疏肝散结方为例，该方根据癥积多始于气郁，其病灶多处肝经循行所过，而将疏肝法和软坚散结法联用，以治疗肝经循行路线的结节性疾病。疏肝散结方将软坚散结法所治疾病的好发部位与经络循行联系，为临床治疗提供了新的思路。

3. 软坚散结法应用范围拓宽　软坚散结法原用于癥瘕积聚等结块类病证的治疗。国医大师吕仁和首次提出"微型癥瘕"概念，随后现代医家对此概念进一步延伸，将糖尿病微血管并发症、器官纤维化、动脉粥样硬化等疾病纳入微型癥瘕积聚的范畴，并将软坚散结法应用于相关疾病的治疗，扩充了软坚散结法的治疗范围。

4. 软坚散结法配合西医疗法增强疗效　西医手术治疗是现代针对体积

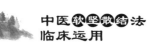

较大的结节、息肉、肌瘤、肿瘤等疾病的主流疗法。软坚散结法应用于此类病证术后，对于改变结块形成的微环境，抑制其再生有明显作用，是近现代软坚散结法运用的创新之举，也是软坚散结法近代研究的有益探索。

综上，软坚散结法滥觞于先秦两汉时期，《黄帝内经》中"坚者奂之""结者散之"的观点可视为软坚散结法之发端。经历代医家发展，理论研究与临床应用得到不断的完善。唐宋时期一些重要医学典籍中关于"坚""结"类病证的详细描述、大量软坚散结药物主治功效的补充与记载以及实用方剂的创制，表明软坚散结法在此时期得到了广泛应用。明清时期软坚散结法作为治法的确立以及辨病因软坚散结法的运用，标志着软坚散结法走向成熟。近现代医家根据"异病同治"理论将软坚散结法灵活运用于"癥瘕积聚""微型癥瘕积聚"等各科疑难杂症的诊治，为软坚散结法的运用提供了新思路。

第二节　软坚散结法的内涵与外延

一、软坚散结法的内涵

软坚散结法，是软坚和散结的合称。其中"软"和"散"是方法和手段，"软"有"柔化、软化"之义，散有"解散、分散"之义。"坚"和"结"是所治疗病证，坚者，坚硬、坚固之义，结者，结聚、结块之谓，指临床上由于气滞、血瘀、痰浊等病理因素缔结交织在一起所形成的坚硬结节之物，如体表赘生物、体内息肉、肿瘤、血管斑块、增生结节等。根据"坚结"病灶形成时间、质地的不同，有"坚"与"结"之分。形成较早、包块质软者，称为"结"，由结发展日久而来，包块坚硬者，称为"坚"。软坚指软化包块坚硬之势，散结指消散包块结聚之形。

软坚散结法属于中医消法的范畴，自古多有论述及方药，但具体作为一种治法，在所检索到的古籍文献中尚无明确的释义。对其较为系统完整的阐释，多见于现代如《中医大辞典》《中国大百科全书》等工具书。如《中国大百科全书·中医》："消法之一，治疗痰浊、瘀血等结聚而形成结块诸证的治法，有使结块由硬变软逐渐消散的作用。用于瘰疬、瘿瘤以及各种积块等。"

软坚散结法治疗范围与活血、行气、化痰诸法之间存在着若干重叠，在中药分类上，软坚散结药物大多散见于活血、化痰、理气、清热诸类药中，因而软坚散结药物多兼有活血化瘀、化痰燥湿、行气导滞、清热泻火等作用。而同时软坚散结法也是活血化瘀、化湿消痰、通络消积等治法的更深一层，既包含这些治法，又互相促进。

二、软坚散结法的外延

软坚散结法的外延，是该法在具体临床应用时，依据临床病因病机衍生而成的。由定义可知，无论何种疾病，或在疾病的任何阶段，只要表现出"癥瘕""积聚"这一共同病理特征，如肿物、增生、纤维化等，可按异病同治原则运用软坚散结法治疗。虽同为"癥瘕""积聚"的表现，但由于其致病因素不一，标本虚实有别，临床应用则应视具体情况而定。

一般来说，应根据形成"坚结"的病因病机来选择配伍治法，如因血瘀阻滞而结者，当以活血化瘀、软坚散结；因痰湿凝聚而结者，当以化痰除湿、软坚散结；因气机郁滞而结者，当以理气开郁、软坚散结；因热毒内盛而结者，当以清热解毒、软坚散结；因气血阴阳亏虚而结者，当以补虚、软坚散结，偏于气虚者益气软坚散结，偏于血虚者养血软坚散结，偏于阴虚者滋阴软坚散结，偏于阳虚者温阳软坚散结。所谓治肿当求因，正如《石室秘录》中记载的那样："倘徒攻其块，而不知温补之药，则坚终不得消。"总体来说，其治法可分为祛邪软坚散结和扶正软坚散结两类。

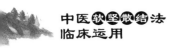

第三节 软坚散结具体方法

一、祛邪软坚散结

祛邪软坚散结法，是指针对病因，将入侵的邪气驱除以达到软化消散局部病理产物的一种方法。具体可以分为以下 6 类。

1. 疏肝理气，软坚散结法

该法适用于气机郁滞所致的结块类疾病。肝性喜条达而恶抑郁，若长期情志不畅，或情绪骤变，致肝失疏泄、气机郁滞，津液不运则凝结成痰，血行不畅则瘀滞阻络，以致气郁痰凝血瘀而致结块。如《丹溪心法》言："气血冲和，万病不生，一有怫郁，诸病生焉，故人身诸病多生于郁。"临床症见结肿块部位不固定，按之一般无形，多伴见情志不舒、忧郁悲伤等，应以疏肝行气、软坚散结法治之。常用药有青皮、荔枝核、橘核、川楝子等。

2. 活血化瘀，软坚散结法

该法适用于因瘀血阻滞所致的结块类疾病。瘀血内积，气血运行受阻，结块乃生。如《医林改错》言："气无形不能结块，结块者必有形之血也。血受寒则凝结成块，血受热则煎熬成块。"临床症见结块固定、刺痛、入夜尤甚，舌暗，或见瘀斑、瘀点，脉涩等，应以活血祛瘀、软坚散结之法以散瘀结。常用药有三棱、莪术、穿山甲、皂角刺等。

3. 祛痰化湿，软坚散结法

该法适用于因痰浊凝聚所致的结块类疾病。痰乃津液停聚而成，随气升降，无处不到，停滞不行，结聚成块则为痰核、瘿瘤、肿块等症。如《丹溪心法》言："凡人身上中下有块者，多是痰……痰夹瘀血，遂成窠囊。"临床症见结块，表面光滑，按之痛或不痛，形体肥胖，痰多，舌苔腻，脉沉滑，应以祛湿化痰散结、软坚散结之法治之。常用药有海藻、昆布、牡蛎、海浮石、海蛤壳等。若伴见血瘀者，可选用瓦楞子、蛤壳等软坚痰、消瘀血；若热象明显者，可选用紫菜、海粉等；寒象明显者，可选用天南星、半夏等。

4. 清热解毒，软坚散结法

该法适用于热毒内蕴，煎灼阴液，结聚而成的结块类疾病。郁热亦可致积，如刘完素《宣明论方》言："世传冷病，然瘕病亦有热，或阳气郁结，佛热壅滞而坚硬不消者，世传寒癥瘕也。"临床症见结块局部红肿、发热，同时可伴见面红，口渴，舌红，脉数等，应以泻火散结之法以散热结。常用药有夏枯草、连翘、山慈菇、芒硝、蒲公英等。若热毒炼液为痰，伴见痰证者，可清热化痰、软坚散结，可选用浙贝母、瓜蒌、玄参等。

5. 温化散寒，软坚散结法

该法适用于寒邪凝结所致的坚积之证。寒主收引、凝滞，寒滞经脉日久，凝聚为结。如《灵枢·百病始生》言："积之始生，得寒乃生，厥乃成积也……血脉凝涩则寒气上入肠胃，入于肠胃则䐜胀，䐜胀则肠外之汁沫迫聚不得散，日以成积。"临床症见结块皮色不变，同时可伴见面色白或青，口不渴，舌淡苔白，脉弦紧等，应以辛温散结之法散寒凝之结。常用药有禹白附、白芥子、薤白等。

6. 清热润燥，软坚散结法

该法适用于津液亏虚燥结内生之证，如燥结便秘、咳嗽等。如《景岳全书》言："秘结证，凡属老人、虚人、阴脏人，及产后、病后、多汗后，或小水过多，或亡血、失血、大吐、大泻之后，多有病为燥结者，盖此非气血之亏，即津液之耗。"临床症见大便干燥，燥咳少痰，皮肤枯瘪，口渴欲饮，舌红，脉细数无力等，应以散结润燥或软坚润燥法治之。常用药有芒硝等。

二、扶正软坚散结

扶正软坚散结法，是指通过补益人体不足的正气，来实现软化消散积块的一种治疗方法，主要针对虚实夹杂者。患者素体虚弱或久病正虚，体

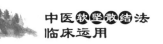

内气血津液不足，运行缓慢或停滞，亦可引起病理产物的生成。所以对于体虚而患癥瘕积聚的患者，佐以补益之品鼓舞正气，可有助于祛邪而不伤正。如《医学衷中参西录》载："若治瘀血积久过坚硬者，原非数剂所能愈，必以补药佐之，方能久服无弊。"具体可以分为以下3类。

1. 益气养血，软坚散结法

该法适用于气血亏虚所致的结块类疾病。气血亏虚，气血运行无力，气虚血瘀，以致内生结聚。如《罗氏会约医镜》言："瘕块者，谓浮假成形，无定处也。皆由气血虚弱，风冷所乘，搏于脏腑，与气血相结而成者也。又有产后恶露未尽，补涩太甚，不用活血去瘀之剂，以致败血停留，久而结聚成块。"应以益气养血以扶正，软坚散结以祛邪。可参照《石室秘录》"当用补血补气之中，少加软坚之味，则气血活而坚块自消"之法。

2. 滋阴软坚散结法

该法适用于肝肾阴虚所致的结聚病证。热病之后，或杂病日久，或素体阴亏，阴液伤耗，虚火内生，可炼液为痰，导致痰凝为结。如《外科证治秘要》曰："瘰疬，俗名虚痰，属少阳肝胆等经，多因阴亏肝亢、气郁血燥而结。每生于耳前后，连及颈项下至缺盆及胸腋之侧。初起如豆粒，渐如梅李核。"临床症见结块，伴见阴虚之证，如形体消瘦、五心烦热、潮热盗汗、舌红少津、脉细数等，治宜滋阴清热、软坚散结法。常用药有鳖甲、龟甲等。

3. 温阳软坚散结法

该法适用于因阳气亏虚、阴寒内生所致的结聚类病证。如脾胃素虚，恣食生冷，阻遏阳气，虚寒内生，中焦失运，聚湿成痰；或肾阳素虚，温化无权，气不化水，水湿停蓄成痰，日久，寒痰凝滞而结为结核。临床症见痰核皮色不变，可伴有酸痛无热、口不渴、畏寒肢冷、舌淡苔白、脉沉等，治宜温阳散寒、软坚散结之法。常用药有海马等。

第四节　软坚散结法适用病证

一、软坚散结法适用疾病

软坚散结法所治之病证繁多，临床辨证总以"坚""结"为要，主要指临床症状上能触及到结块的坚硬、坚固。因而软坚散结法的适用对象主要为人体体表或体内已经形成的有形病灶。有学者将相关疾病归入结节性疾病、结块类疾病、癥瘕积聚类疾病、结聚类病证、坚结类病证等范畴，涉及疾病包括以增生、结节、囊肿、腺瘤、息肉、硬化、肿瘤为主要表现的全身范围内的疾病，如乳腺增生、甲状腺结节、卵巢囊肿、子宫肌瘤、结肠息肉、肝硬化、恶性肿瘤等。这些疾病或聚于皮里膜外，或聚于五脏六腑，均属于有形实体病变、赘生物或占位性病变，可直接肉眼观察，也可依靠现代医学仪器检测。

"坚""结"也包括疾病病程中所发生的结聚、聚集的病理变化。国医大师阮士怡、吕仁和提出脉中积概念及微型癥瘕概念，认为动脉粥样硬化、糖尿病肾病引起的微血管并发症等疾病形成的始动环节为病理产物堆积，符合微观层面上假物成形、有形可征的特点，也是软坚散结法的适用疾病。有学者又在微型癥瘕基础上进一步细化，提出了微癥瘕体系，将西医的微小血栓、栓子，以及血管中存在的集聚在一起的红细胞，肾微小血管的血栓，脑部的腔隙性栓塞，归为微血瘕；将在筋骨形成的结节（如风湿结节），在内脏形成的赘生物（如风湿性心脏病），以及各种间质性病变，归为微风瘕；将由微小的痰颗粒结聚而成，或结聚于肺，久喘而不愈，或结于脑，久痛而不止者（如抽动秽语综合征），归为微痰瘕；将小脂肪颗粒形成的病理产物，类似于西医所说的脂肪颗粒、胆固醇等，或存在于脉道中，或附着于血管壁，或结聚于脏腑中，形成的动脉硬化、冠心病、脂肪肝等，归为微脂瘕。他们认为治疗时加入软坚散结之药，可加强消癥散瘕之功。这种疾病亦可纳入软坚散结法的治疗范围。

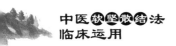

二、软坚散结法适用证型

由于软坚散结法是针对"坚""结"而设的，但"坚""结"形成的原因不同，其适用的证型也有所不同。有学者统计 249 篇使用软坚散结法，并有明确报道疾病辨证分型的临床随机对照试验研究，发现软坚散结法的使用涉及 27 种中医证型，其中包括痰瘀互结证、气滞血瘀证、湿热蕴结 / 瘀阻 / 瘀毒证、肝郁痰凝 / 气滞证、气虚（正虚）血瘀 / 痰凝证、气阴两虚（或痰浊 / 痰瘀 / 瘀毒）证、血瘀 / 瘀阻证、肝郁脾虚（或夹瘀 / 气滞 / 痰瘀）证、肾虚血瘀证、脾肾阳 / 气虚（或夹痰瘀 / 瘀毒）证、冲任失调证、脾（胃）虚 / 痰凝证、阳虚痰湿 / 寒凝 / 阴毒证、痰湿（热 / 气 / 火）互结证、瘀热 / 毒蕴结证、心肝火旺证、肾虚肝郁证、阴虚火旺证、热毒壅盛证、肺脾气虚型、胃肠结热证、肝肾阴虚证、风热痰阻型、肺胃热盛证、食滞胃肠证、肝经郁热证、肺经风热型等。可见，软坚散结法多用于实证或虚实夹杂的证候。

第二章　软坚散结方剂

方剂与治法皆为中医学理、法、方、药体系的重要组成部分。治法是在审明病因、辨清证候的基础上，有针对性地采取的治疗法则；方剂则是在治法的指导下，按照组方原则配伍而成的药物有序组合，即"法随证立""方从法出"。治法指导处方用药有极大的灵活性，同一治法指导下会有多种方剂。

软坚散结方，通常指以软坚散结药物为主组成，具有行气活血、软坚散结作用，用于治疗气血瘀滞等所致瘿瘤、癥积病证的一类方剂。软坚散结方剂应包含三个方面的内容。第一，所主治的病证具有"坚""结"的表现；第二，方药功效中含有软坚散结的功用；第三，方药配伍组成以软坚散结药物为主。

第一节　软坚散结古代方剂

《中医方剂大辞典》收录自秦汉时期至 1980 年有方名的方剂共 96 592 首，汇集了古今方剂学研究的成果，其内容浩瀚，考订严谨，成为历代方书整理方面的集大成。以《中医方剂大辞典》作为基本信息来源，对软坚散结方剂进行辑录如下。

◎二子二石汤
【方源】《中医症状鉴别诊断学》。
【组成】硼砂、海浮石、胖大海、诃子。
【用法】水煎服。
【功用】除痰化瘀，消肿散结。

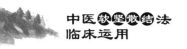

【主治】以血瘀痰聚，声音嘶哑，痰浊凝聚为主，可见声带息肉。

◎八味丹

【方源】《古今名方》引《湖州潘氏外科临证经验》。

【组成】蜈蚣、全蝎各3g，雄黄、炙穿山甲各9g，朱砂6g，乳香4.5g，冰片0.3g，文蛤18g。

【用法】现将炮制的各药研细末，搅拌均匀，用时均匀地掺在伤口上，每日二次。新腐欲脱时停用。

【功用】拔毒去腐，攻坚散结，消肿止痛。

【主治】有头疽及烂皮疔、卸肉疔腐烂已止，新腐未分，跟盘坚硬，毒化缓慢者。

◎三金汤

【方源】《中医症状鉴别诊断学》引上海曙光医院经验方。

【组成】金钱草、海金沙、鸡内金、石韦、冬葵子、瞿麦。

【用法】水煎服。

【功用】清热利湿，通淋排石。

【主治】石淋。

◎三棱煎丸

【方源】《太平惠民和剂局方》卷三。

【组成】杏仁（汤浸，去皮尖，麸炒黄色）、硇砂（飞，研）各一两，神曲（碎，炒）、麦蘖（炒）各三两，青皮（去白）、干漆（炒）、萝卜子（微炒）各二两，三棱（生，细锉，捣罗为末）八两（以酒三升，石器内熬成膏）。

【用法】上为末，以三棱膏匀搜和为丸，如梧桐子大。每服十五丸至二十丸，食后温米饮送下。

【功用】①《太平惠民和剂局方》：顺气宽中，消积滞，化痰饮。②《寿世保元》：消胀软坚。

【主治】食积痰饮，阻于中脘，气机不宣，脘痞腹胀，嗳气不畅，呕吐痰涎，食欲不振，大便或溏或泻。①《太平惠民和剂局方》：中脘气痞，心腹坚胀，胁下紧硬，胸中痞塞，喘满短气，嗳气不通，呕吐痰逆，饮食不下，大便不调，或泄或秘。②《世医得效方》：脾虚，为肉食所伤，停久不散，发为腹满膨痛；宿食积聚，翻吐酸秽；膨满，食积气块，伤食夹脐痛甚。③《奇效良方》：癥瘕。

◎ 大五明狼毒丸

【方源】《千金方》卷十一。

【组成】狼毒、干地黄各四两，附子、大黄、苁蓉、人参、当归各一两，半夏二两，干姜、桂心各一两半，细辛、五味子、蜀椒、茴茹（熬令烟尽）各一两，芫花、莽草、厚朴、防己、旋覆花各半两，巴豆二十四枚，杏仁三十枚。

【用法】上为末，炼蜜为丸，如梧桐子大。每服二丸，日二夜一。以知为度。

【主治】坚癖痞在人胸胁，或在心腹。

【方论选录】《千金方衍义》：《金匮》九痛丸，《千金》取治坚癖，参入蜀椒，易去吴萸，萸、椒性味相类，《本经》言下气温中则一，椒则专治虫积也。更加茴茹、芫花、莽草、防己、大黄、厚朴助巴豆攻积之威；半夏、细辛、杏仁，助干姜涤饮之力；桂心、当归、地黄助附子散血之用；旋覆花专散心下结气，《肘后方》与狼毒、附子同治心腹连痛；苁蓉味咸，《本经》有软坚去癥瘕之治；五味子强阴益精，辅人参固敛精血，不使随毒劣耗散也。

◎ 山白草丸

【方源】《朱仁康临床经验集》。

【组成】山豆根 90g，白鲜皮 90g，草河车 90g，夏枯草 45g，鱼腥草 90g，炒三棱 45g，炒莪术 45g，王不留行 45g，大青叶 45g。

【用法】上为细末，炼蜜为丸，每丸重 6g。每服三丸，开水送下，一

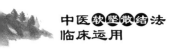

日二次。

【功用】清热解毒，散风软坚。

【主治】银屑病静止期皮损较厚者。

◎千捶膏

【方源】《中药成方配本》。

【组成】麝香一钱，冰片五分，制乳香一钱五分，制没药一钱五分，樟脑一两，银朱一钱，白蜡一钱五分，葱制松香四两，蓖麻子肉一两。

【用法】各取净末，先将蓖麻子肉研烂，和松香置于石臼内，同打至二味和匀，再将余药放入，边打边拌，至细腻、颜色透明为度，约成膏六两，贴患处。

【功用】软坚消肿，拔毒生肌。

【主治】瘰疬臁疮，小儿鳝攻头。

◎飞龙阿魏化坚膏

【方源】《外科正宗》卷四。

【组成】蟾酥丸药末一料，加金头蜈蚣（炙黄，去头足，研末）五条。

【用法】同入熬就乾坤一气膏二十四两，化开搅和。重汤内顿化，红缎摊贴，半月一换。轻者渐消，重者亦可，不必停止，常贴保后无虞。

【主治】失荣症及瘿瘤、乳岩、瘰疬，结毒初起坚硬如石，皮色不红，日久渐大，或痛或不痛，但未破者。

◎马蔺丸

【方源】《医略六书》卷二十四。

【组成】马蔺（炒）一两半，肉桂（去皮）三钱，桃仁一两半，海藻一两半，海带一两半，昆布一两半，厚朴（制）六钱，枳实六钱，川楝子（炒）一两半，延胡索一两半。

【用法】上为末，醋为丸。每服三钱，淡盐汤送下。

【主治】男子七疝，妇人阴癞，脉弦涩滞者。

◎子油熏药

【方源】《赵炳南临床经验集》。

【组成】大风子、地肤子、蓖麻子、蛇床子、祁艾各一两，苏子、苦杏仁各五钱，银杏、苦参子各四钱。

【用法】上为粗末，用较厚草纸卷药末成纸卷。燃烟熏皮损处，每日一至二次，每次 15～30 分钟，温度以患者能耐受为宜。

【功用】软坚润肤，杀虫止痒。

【主治】牛皮癣（白疕）、鱼鳞癣（蛇皮症）、皮肤淀粉变（松皮癣）。

【方论选录】《赵炳南临床经验集》：方中蓖麻子、苏子、银杏软坚润肤；蛇床子、地肤子润肤止痒；苦杏仁润肤软坚引药深入，渗透力强；苦参子润肤杀虫；祁艾润肤暖血；大风子杀虫止痒，解风毒而润肤。

◎天葵丸

【方源】《古今医鉴》卷十五引黄宾江方。

【组成】紫背天葵一两半，海藻一两，海带一两，昆布一两，贝母一两，桔梗一两，海螵蛸五钱。

【用法】上为细末，酒糊为丸，如梧桐子大。每服七十丸，食后温酒送下。

【主治】瘰疬。

【方论选录】《古今医鉴》：此方用桔梗开提诸气，贝母以消毒化痰，海藻、昆布以软坚核，治瘰疬之圣药也。

◎五瘿丸

【方源】《千金方》卷二十四。

【组成】菖蒲二两，海蛤、白蔹、续断、海藻、松萝、桂心、蜀椒、半夏、倒挂草各一两，神曲三两，羊靥百枚。

【用法】上药治下筛，以羊、牛髓脂为丸，如梧桐子大。每日服三丸。

【主治】五瘿：石瘿、气瘿、劳瘿、土瘿、忧瘿。

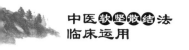

【宜忌】《外台秘要》：忌羊肉、生葱。

【方论选录】《千金方衍义》：方中菖蒲利窍，海蛤消坚，白蔹散肿，续断营筋，海藻软坚，松萝清风，桂心透经，蜀椒开痹，半夏涤垢，神曲消滞树中，倒挂草绝经络病根，羊靥通喉管结气。丸用羊髓，以滋肺、肾伏藏之风，五瘿之治备矣。

◎五灵脂丸

【方源】《赵炳南临床经验集》。

【组成】五灵脂五十两。

【用法】上为细末，炼蜜为丸。每丸一钱重，每次半丸至一丸半，温开水送下，一日二次。

【功用】活血破瘀，软坚化滞。

【主治】瘢痕疙瘩。

【宜忌】体虚及胃肠功能障碍者减量或慎服。

◎五海瘿瘤丸

【方源】《全国中药成药处方集》（吉林方）。

【组成】海带二两，海藻二两，海螵蛸二两，昆布二两，浮小麦二两，白芷一两，广木香二钱，海粉二两。

【用法】上为细末，炼蜜为丸，二钱重。大人每服一丸，九岁至六岁每服半丸，五岁至两岁每丸分三次服。一日二次，早、晚用开水送下。

【功用】软坚化核，消肿散瘀，活血舒气。

【主治】瘿瘤瘰疬，气脖乳核，无名肿毒。

◎内消连翘丸

【方源】《玉机微义》卷十五。

【组成】连翘三两，漏芦、胡桃肉、夏枯草、土瓜根、射干、泽兰、沙参、白及各一两半。

【用法】上为末，入胡桃肉研匀，酒糊为丸，如梧桐子大。每服三五十丸，空心、食前盐酒送下。

【功用】《赵炳南临床经验集》：化核软坚。

【主治】瘰疬，马刀。

◎内消牡蛎丸

【方源】《圣济总录》卷一二七。

【组成】牡蛎（煅过，为末）三两，皂荚子（取白水浸一宿）二升。

【用法】上二味，先将皂荚子以水三升，煮令烂，取出入瓷盆内，研为膏，入牡蛎末为丸，如梧桐子大。每服十五丸，空心温酒送下，日晚再服。

【主治】瘰疬。

◎内消瘰疬丸

【方源】《医学启蒙》卷三。

【组成】夏枯草八两，玄参五两，青盐（煅）五两，海藻、海粉、贝母、天花粉、白蔹、连翘、桔梗、当归（酒洗）、生地黄（酒洗）、枳壳（麸炒）、大黄（酒蒸）、薄荷叶、消石、甘草各一两。

【用法】上为末，酒糊滴为丸，如绿豆大。每服百余丸，食后、临卧抵枕用白汤吞下，就卧一时。瘰疬未溃内消，溃者自愈，外贴太乙膏收口。

【功用】①《北京市中药成方选集》：消坚散结。②《全国中药成药处方集》：软坚散结，消肿化痰。

【主治】①《医学启蒙》：瘰疬。②《全国中药成药处方集》：由痰凝气滞引起的瘰疬痰核，颈项瘿瘤，皮色不变，或肿或痛。

【宜忌】①《北京市中药成方选集》：忌食牛肉。②《全国中药成药处方集》：忌食辛辣等刺激食物。

◎化石汤

【方源】《辨证录》卷八。

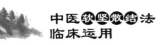

【组成】熟地二两，茯苓一两，苡仁五钱，山茱萸一两，泽泻五钱，麦冬五钱，玄参一两。

【用法】水煎服。

【主治】肾火煎熬而成砂石淋。

【方论选录】《辨证录》：此方不去治淋，反去补肾，以茯苓、苡仁淡渗之药解其咸味；以麦冬、玄参微寒之品散其火气；以地黄、山萸甘酸之珍滋其阴水，又取其甘能化石，酸能消石也；又虑其性滞而不行，留而不走，益之泽泻之咸，咸以入咸，且善走攻坚，领群药趋于肾中，又能出于肾外，迅逐于膀胱之里，而破其块也。倘不补肾而惟治膀胱，则气不能出，乌能化水哉！

◎化坚丸

【方源】《疡科心得集·家用膏丹丸散方》。

【组成】大生地四两，川芎（酒炒）二两，白芍（酒炒）二两，川楝子（连核打炒）二两，当归（酒炒）二两，丹参（酒炒）二两，牡蛎（煅）三两，夏枯草（烘）三两，花粉（炒）二两，香附（醋炒）二两，半夏（炒）二两，石决明（煅）三两，郁金（炒）二两，青皮（炒）二两，橘核（炒）三两，全虫（酒炒）一两五钱，沉香（镑，研）五钱，茯苓二两，刺藜（炒）二两，土贝母（去心）二两，延胡（炒）二两，柴胡（炒）五钱，苏梗粉一两，两头尖（炒）三两。

【用法】上为末，炼蜜为丸。每朝服五钱，陈酒送下。

【主治】肝经郁火，乳痰、乳癖，及颈项失营、马刀，郁痰瘰核。

◎化坚汤

【方源】《脉因证治》卷下。

【组成】升麻一钱，葛五分，漏芦、牡丹皮三钱，当归、生地黄、熟地黄各三钱，连翘一钱，黄芪一钱，芍药三钱，肉桂三钱，柴胡八钱，黍粘、羌活各一钱，防风、独活各五分，昆布、三棱、广术、人参、黄连、陈皮。

【功用】泻火散结。

【主治】瘰疬，瘿瘤。

【加减】腹胀，加厚朴；气不顺，加木香；便秘，加大黄。

【备考】方中自昆布以下用量原缺。

◎ 化坚汤

【方源】《寿世保元》卷三。

【组成】白术（去芦）二钱，白茯苓（去皮）三钱，当归三钱，川芎一钱五分，香附（炒）二钱，山楂二钱，枳实一钱，陈皮二钱，半夏（姜汁炒）二钱，红花八分，桃仁（去皮尖用）十粒，莪术一钱，甘草八分。

【用法】上锉，一剂，加生姜三片，水煎，温服。

【主治】五积六聚，癥瘕痃癖，痰饮、食积、死血成块者。

【加减】肉积，加黄连六分；面积，加神曲二钱；左有块，加川芎一钱；右有块，加青皮二钱；饱腹，加萝卜子三钱；壮人，加三棱一钱；弱人，加人参二钱。

◎ 化坚油

【方源】《赵炳南临床经验集》。

【组成】透骨草一钱，伸筋草二钱五分，茜草二钱，木通二钱五分，松节一钱五分，紫草根二钱五分，地榆二钱，昆布二钱，刘寄奴一钱，香油十二两。

【用法】油浸群药二昼夜，用文火将药炸成焦黄色，去滓备用。用时微加温，直接涂于皮损。

【功用】活血化瘀，通络软坚。

【主治】烫烧伤后大面积增生性瘢痕，红斑落屑角化性皮肤病。

◎ 化坚膏

【方源】《中药制剂手册》引《天津市固有成方统一配本》。

【组成】夏枯草六两，昆布六两，海藻六两，干姜三两，鹿角三两，

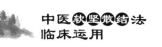

五灵脂三两，甘遂三两，大戟三两，牡蛎三两，白芥子三两，雄黄三两，肉桂三两，麝香三钱，信石三两。

【用法】雄黄、肉桂、信石、麝香单包；将夏枯草等十味，碎断，另取麻油二百四十两，置于锅内，微热，将夏枯草等药料倒入，炸枯，捞除残滓，取油过滤，即得药油；炼油，下丹，去火毒。将上列雄黄、肉桂、信石三味分别轧为细粉；将麝香三钱研细，与雄黄、肉桂、信石细粉陆续配研，取膏油加热熔化，待爆音停止，水气去尽，晾温，兑入细料搅匀，将膏油分摊于纸褙上，微晾，向内对折。用时温热化开，贴于患处。

【功用】活血散瘀，消坚止痛。

【主治】痰核瘰疬，乳核疮疖，红肿坚硬，疼痛不止。

◎ 化坚膏

【方源】《中医伤科学讲义》。

【组成】白芥子二两，甘遂二两，地龙肉二两，威灵仙二两五钱，急性子二两五钱，透骨草二两五钱，麻根三两，细辛三两，乌梅肉四两，生山甲四两，血余一两，江子一两，全蝎一两，防风一两，生草乌一两，紫硇砂（后入）六钱。

【用法】用香油五斤，东丹二斤半，将上药入香油内熬枯去滓，炼油，滴水成珠时下丹，将烟搅净后再下硇砂。敷贴。

【功用】《中医伤科学》：祛风化瘀。

【主治】损伤后期，软组织硬化或粘连者。

◎ 化坚二陈丸

【方源】《医宗金鉴》卷六十五。

【组成】陈皮、半夏（制）各一钱，白僵蚕（炒）二两，白茯苓一两五钱，甘草（生）三钱，川黄连三钱。

【用法】上为细末，荷叶熬汤为丸，如梧桐子大。每服二钱，白滚水送下。

【主治】痰核结于上下眼胞皮里肉外，其形大者如枣，小者如豆，推之移动，皮色如常，硬肿不痛，由湿痰气郁而成。

◎升阳调经汤

【方源】《兰室秘藏》卷下。

【组成】升麻八钱，葛根、草龙胆（酒制）、黄芩（酒制）、广莪术（酒洗，炒）、京三棱（酒洗，炒）、炙甘草、黄连（酒洗）、连翘、桔梗各五钱，生黄芩四钱，当归梢、芍药各三钱，黄柏（酒洗）二钱，知母（酒洗，炒）一两。

【用法】上另秤一半作末，炼蜜为丸，如绿豆大，每服百余丸；一半作咬咀，每服五钱。若能食，大便硬，可旋加至七八钱，水二盏，先浸半日，煎至一盏，去滓，临卧热服。足高去枕仰卧，噙一口作十次咽，留一口在后送下丸药，服毕，其卧如常。

【主治】瘰疬绕颈，或至颊车，此皆由足阳明胃经中来；若疮深远，隐曲肉底，是足少阴肾经中来。

◎甲亢2号

【方源】《古今名方》引湖南省中医药研究所方。

【组成】夏枯草、墨旱莲、紫丹参、怀山药各15g，煅龙骨、煅牡蛎各30g。

【用法】上药为一日量，依法制成冲服剂，或制片，或作汤剂水煎服。

【功用】益气养阴，软坚散结。

【主治】甲状腺功能亢进症。头昏失眠，心悸怔忡，心烦易怒，四肢颤动，纳亢善饥，甲状腺肿大，突眼，脉细数。

【加减】肝肾阴虚，舌红苔黄，头昏耳鸣，五心烦热，宜加炒枣仁、夜交藤、知母、黄柏、珍珠母；肝火旺盛，怕热多汗，口苦咽干，心烦易怒，宜加生地黄、栀子、百合、竹茹、龙胆草；肝郁气滞，胸闷不畅，精神抑郁，加柴胡、白芍、陈皮、钩藤、全瓜蒌；痰湿凝聚，神疲乏力，恶心呕吐，苔腻，脉濡滑者，宜加薏苡仁、陈皮、贝母；气阴两虚四肢酸

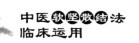

软，倦息乏力，心悸心烦，自汗少寐，宜加太子参、生黄芪、酸枣仁等。

◎加减柴胡汤

【方源】《医略六书》卷二十三。

【组成】柴胡八分，黄芩钱半，枳壳（炒）钱半，牡蛎三钱，半夏（制）一钱半，甘草五分，生姜三片，大枣三枚。

【用法】水煎，去滓温服。

【主治】伤寒少阳证，胁痛痞硬，脉弦数者。

【方论选录】《医略六书》：柴胡疏少阳之邪，黄芩清在里之热，枳壳破滞气以消痞，牡蛎涤邪热以软坚，半夏醒脾却饮，甘草和胃缓中，生姜、大枣调和营卫以退寒热也。水煎温服，使外邪解散，则里热自化，而经府清和，安有寒热胁痛痞硬之患乎？此分解之剂，为少阳伤寒胁痛之专方。

◎加味化瘀消坚汤

【方源】方出《朱仁康临床经验集》，名见《千家妙方》卷下。

【组成】生地黄30g，牡丹皮9g，赤芍9g，蒲公英15g，蚤休9g，夏枯草9g，昆布9g，海藻9g，炒三棱9g，炒莪术9g。

【功用】凉血清热，消痰软坚。

【主治】囊肿性痤疮。脾胃积热，重蒸于肺，日久痰瘀积聚成疮。

◎加味活血消痈汤

【方源】方出《赵炳南临床经验集》，名见《千家妙方》卷下。

【组成】夏枯草三钱，紫草三钱，丹皮三钱，草红花三钱，桃仁三钱，赤、白芍各四钱，泽兰叶三钱，木通二钱，三棱三钱，莪术三钱，小茴香二钱。

【功用】解毒软坚，活血消痈。

【主治】湿热下注，气血壅滞所致的化脓性睾丸炎。

◎加味解毒散结汤

【方源】《千家妙方》卷下引关幼波方。

【组成】板蓝根 30g，马勃 4.5g，薄荷 10g，蒲公英 30g，瓜蒌 15g，玄参 15g，苦桔梗 10g，生地黄 12g，赤芍 12g，草河车 12g，郁金 10g，蜂房 3g。

【用法】水煎服，每日一剂。

【功用】清热解毒，活血消肿。

【主治】湿热隐于血分，痰阻血络，结聚成块，形成淋巴肉芽肿。

◎加减散肿溃坚汤

【方源】《医学探骊集》卷六。

【组成】知母四钱，黄柏三钱，皂角刺三钱，金银花四钱，天花粉五钱，马齿苋四钱，黄芩三钱，黄连二钱，升麻三钱，山甲二钱，连翘三钱，桔梗二钱。

【用法】元酒煎服。

【主治】项疮（即对口）初起，紫红板硬，结成一片，并无头可寻，脉洪数者。

【方论选录】《医学探骊集》：此方用知、柏、芩、连散其诸经之火；连翘、升麻解毒升阳；花粉、桔梗排脓利膈；双花、马齿苋散肿消毒；山甲、皂刺引药软坚。痈疡初起服之最宜。

◎回阳软坚汤

【方源】《赵炳南临床经验集》。

【组成】上肉桂一至三钱，白芥子三至五钱，炮姜二至四钱，熟地黄五钱至一两，白僵蚕二至四钱，橘红三至五钱，三棱三至五钱，麻黄一至二钱，莪术三至五钱，全丝瓜二至五钱。

【功用】回阳软坚，温化痰湿。

【主治】胸前疽、腋疽及一切表面皮肤不变，肿硬聚结的阴疽症。

【方论选录】《赵炳南临床经验集》：方中麻黄、肉桂、白芥子、炮姜

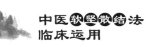

回阳软坚，通络散结；三棱、莪术化瘀软坚散结；熟地黄养血和阴；橘红、白僵蚕理气化痰散结；全丝瓜通经活络，健脾祛湿化痰。

◎ **齐州荣姥方**

【方源】《千金方》卷二十二。

【组成】白姜石（软黄者）一斤，牡蛎（烂者）九两，枸杞根皮二两，钟乳二两，白石英一两，桔梗一两半。

【用法】上药各为细末，合和令调，先取伏龙肝九升末之，以清酒一斗二升搅令浑浑然，澄取清二升，和药捻作饼子，大六分，厚二分，其浊滓仍置盆中，布饼子于笼上，以一张纸藉盆上，以泥酒气蒸之，仍数搅令气散发，经半日，药饼子干，乃纳瓦坩中，一重纸一重药遍布，勿令相著，密以泥封三七日，干以纸袋贮之，干处举之。

用法：以针刺疮中心深至疮根，并刺四畔令血出，以刀刮取药如大豆许，纳疮上。若病重困日夜三四度著，其轻者一二度著，重者二日根始烂出，轻者半日一日烂出，当看疮浮起，是根出之候。若根出已烂者，勿停药，仍著之。药甚安稳，令生肌易。其病在口咽及胸腹中者，必外有肿异相也，寒热不快，疑是此病，即以饮或清水和药如杏仁许，服之，日夜三四服，自然消烂。或以物剔吐，根出即愈；若根不出亦愈，当看精神自觉醒悟，合药以五月五日为上时，七月七日次，九月九日，腊月腊日并可合。

【主治】疔肿。

【宜忌】忌房室、猪、鸡、鱼、牛、生韭、蒜、葱、芸苔、胡荽、酒、醋、面、葵等；若犯诸忌而发动者，取枸杞根汤和药服。

【方论选录】《千金方衍义》：牡蛎软坚，钟乳利窍，石英敛津，姜石消肿，枸杞泻火，桔梗散气，灶土（伏龙肝）、清酒温助诸石以拔毒根于中；英、乳甘温，生肌亦易，惟姜石咸寒，为疔肿去腐生新之专药。初起未著形时服之，可散。二石虽温，然非悍烈之品，不虑助邪为虐；若至毒邪焮发，则又未可尝试。

◎冲和仙膏

【方源】《仙传外科集验方》。

【组成】川紫荆皮（炒）五两，独活（炒，不用节）三两，赤芍（炒）二两，白芷（不见火）一两，木蜡（又名望见消、阳春雪，即石菖蒲）随证加减。

【用法】上为细末。热酒或葱汤调敷。凡敷药皆须热敷，干则又以原汤湿透之。

【功用】①《医宗金鉴》：行气疏风，活血定痛，散瘀消肿，祛冷软坚。②《古方汇精》：祛寒逐湿。

【主治】痈疽、发背、疮疖、流注、发颐等诸肿毒初起，红肿硬痛，或漫肿无头，积日不消，冷热不明，以及偏正头痛，眼痛。①《仙传外科集验方》：流注属半阴半阳者。②《外科理例》：一切疮肿不甚热，积日不消。③《本草纲目》：一切痈疽、发背、流注、诸肿毒，冷热不明者。④《赤水玄珠》：偏正头风肿痛，眼痛。⑤《青囊秘传》：一切外症之凝滞皮肤间者。

【宜忌】①《仙传外科集验方》：如病热势大盛，切不可用酒调，但可用葱泡汤调此药热敷上，如病稍减，又须用酒调。疮面有血泡成小疮，不可用木蜡，恐性黏，起药时生受，宜用四味先敷，后用木蜡盖在上面，覆过四周。②《北京市中药成方选集》：不可内服。

【加减】如病极热，倍加紫荆皮、木蜡，少用三品；如病极冷，微加赤芍、独活；如用本方四面黑晕不退，疮口皆无血色者，加肉桂、当归；如用本方痛不住，可取酒化乳香、没药于火上使溶，然后将此酒调药热涂；流注筋不伸者，加乳香；如疮口有赤肉突出者，少加南星，用姜汁酒调；若病势热盛者，加对停洪宝丹，用葱汤调涂贴之；小儿软疖，加军姜酒调服。

【方论选录】《仙传外科集验方》：夫痈疽流注杂病，莫非气血凝滞所成，遇温即生，遇凉即死，生则散，死则凝。此药是温平，紫荆皮木之精，能破气逐血消肿；独活土之精，能止风动血引气，拔骨中毒，去痹湿气，更能与木蜡破石肿坚硬；赤芍火之精，微能生血，住痛去风；木蜡水

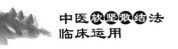

之精，能生血，住痛消肿，破风散血；白芷金之精，能去风生肌止痛。盖血生则不死，血动则流通，肌生则不烂，痛止则不燉作，风去则血自散，气破则硬可消，毒自散。五者交攻，病安有不愈者乎。

◎汝言化痰丸

【方源】《证治汇补》卷二。

【组成】瓜蒌、杏仁、海粉、桔梗、连翘、五倍子、香附、蛤粉、瓦楞子、风化硝。

【用法】以姜汁少许，和竹沥捣入药，加蜜为丸，嚼化；或作小丸，清茶送下。

【功用】《医略六书》：泻热软坚。

【主治】肺家老痰在于喉中，咯之不出，咽之不下。

【方论选录】《医略六书》：瓜蒌泻热润燥以涤痰，桔梗清咽利膈以开结，瓦楞子消痰积、血积，风化硝化积热、结痰，五倍软坚豁痰，海粉泻热豁痰，连翘清热结，香附调血气，杏仁降气豁痰涎，蛤粉益阴利湿热，姜汁散痰，竹沥润液。和蜜捣丸，清茶化下，使湿化热降，则肺清润而老痰软，咯咽如常，安有咽喉窒塞之患？此泻热软坚之剂，为痰热固结之专方。

◎羊肺散

【方源】《千金方》卷六。

【组成】羊肺（干之）一具，白术四两，苁蓉、通草、干姜、川芎各二两。

【用法】上为末。每服五分匕，加至方寸匕，食后以米饮送下。

【主治】①《千金方》：鼻中瘜肉，鼻梁起。②《三因极一病证方论》：肺虚壅塞，鼻生瘜肉，不闻香臭。

【方论选录】《千金方衍义》：鼻梁高起，湿热上攻肺经之验，故首推羊肺之同气相干，以引通草泄热，干姜散结，川芎祛风，白术燥湿，苁蓉之咸引之下泄也。

【备考】《三因极一病证方论》本方用法：为细末，以水量打稀稠得所，灌肺中煮熟，研细，焙干为末。食后米饮服一二钱。

◎导气丸

【方源】《医方大成》卷六引《澹寮集验秘方》。

【组成】青皮（水蛭炒赤，去蛭）、莪术（虻虫炒，去虻）、三棱（干漆炒，去漆）、槟榔（斑蝥炒，去蝥）、干姜（硇砂炒，去砂）、茱萸（牵牛炒，去牛）、附子（盐炒，去盐）、赤芍（川椒炒，去椒）、胡椒（茴香炒，去茴香）、石菖蒲（桃仁炒，去仁）。

【用法】上各锉，与所注药炒熟，去水蛭等并不用，只以青皮等为末，酒糊为丸，如梧桐子大。每服五丸至七丸，空心紫苏汤送下。

【主治】诸痞气塞，关格不通，腹胀如鼓，大便虚秘；又治肾气、小肠气等。

【方论选录】《医方考》：青皮、莪术、三棱、菖蒲，气积药也，炒以水蛭、虻虫、干漆、桃仁，则逐败血矣；干姜、附子、胡椒、茱萸，温中药也，炒以硇砂、食盐、茴香、牵牛，则软坚而疏利矣；槟榔炒以斑蝥，下气者得破气者而益悍；赤芍炒以川椒，泻肝者得疏肝者而益利。制度之工如此，以之而治气实有余之证，斯其选矣。

◎导气丸

【方源】《医略六书》卷二十三。

【组成】槟榔（斑蝥炒）一两，厚朴（干姜炒）一两，三棱（干漆炒）一两半，蓬术（虻虫炒）一两半，吴茱萸（牵牛炒）一两，青皮（水蛭炒）一两，黄芩（大黄炒）一两，赤芍（川椒炒）一两，楂肉（草果炒）二两，菖蒲（桃仁炒）一两。

【用法】炒熟，拣去拌药，为末，红酒为丸。每服一二钱，以紫苏汤送下。

【功用】攻坚破结。

【主治】积结于中，日久不能消化，腹胀坚塞，便闭形实，脉实者。

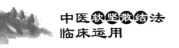

【方论选录】《医略六书》：槟榔破结气，斑蝥拌炒，以攻发坚垒；赤芍破血结，川椒拌炒，以驱逐寒积；厚朴散窒塞，干姜拌炒，以开发寒滞；青皮破肝气，水蛭拌炒，以消磨血积；楂肉消肉积，草果拌炒，以扫荡食积；吴茱萸平逆气，牵牛拌炒，以通利饮积；三棱攻坚积，干漆拌炒，以迅扫瘀结；蓬术破积坚，虻虫拌炒，以蠡动血结；黄芩清郁热，大黄拌炒，以推荡积热；菖蒲通窍门，桃仁拌炒，以润燥开结；酒丸紫苏汤下，使结散积消，则气化调和而诸结自解，大便无不通，腹胀坚塞无不退矣。此攻坚破结之剂，为腹胀坚塞之专方。

◎红丸子

【方源】《太平惠民和剂局方》卷三（绍兴续添方）。

【组成】荆三棱（浸软，切片）、蓬莪术、青橘皮、陈皮（去白）各五斤，干姜（炮）、胡椒各三斤。

【用法】上为细末，用醋面糊为丸，如梧桐子大，矾红为衣。每服三十丸，食后生姜汤送下。小儿临时加减与服。

【功用】①《医方大成》：壮脾胃，消宿食，治冷疟，去膨胀。②《赤水玄珠》：温脾胃，消寒冷食积。

【主治】脾胃寒凝气滞，胸闷腹胀，食欲不振，腹有癖块；妇女气滞血瘀，致成癥瘕；小儿食积，面黄体瘦，腹胀食少。①《太平惠民和剂局方》：脾积气滞，胸膈满闷，面黄腹胀，四肢无力，酒积不食，干呕不止，背胛连心胸及两乳痛；妇女脾血积气，诸般血癥气块；小儿食积，骨瘦面黄，肚胀气急，不嗜饮食，渐成脾劳。②《仁斋直指方论》：食疟，食积，气滞腹胀；谷疸，腹满眩晕，怫郁怔忪；酒疸。③《世医得效方》：妇女妊娠恶阻，经水不调，腹中癖聚成块，流走作痛，肌肤消瘦，胀满不敢食。④《医方考》：伤寒冷之物，腹痛成积。

【方论选录】《医方考》：三棱、莪术，攻坚药也，故可以去积；干姜、胡椒，辛热物也，故可以去寒；青皮、陈皮，快气药也，故可以去痛。而必以醋糊为丸者，《经》曰：酸胜甘，故用之以疗肥甘之滞；必以矾红为衣者，取其咸能软坚，枯能着癖也。

◎麦煎散

【方源】《普济方》卷三一九引《太平圣惠方》。

【组成】赤茯苓、当归、干漆（炒令烟尽）、鳖甲（醋炙）、常山、大黄（煨）、北柴胡、白术、生干地黄、石膏各一两，甘草五钱。

【用法】上为细末。每服二钱，水一盏，加浮小麦五十粒，煎至八分，食后、临卧时温服。

【功用】《证治准绳·女科》：破血积痰。

【主治】①《普济方》引《太平圣惠方》：少男室女骨蒸，妇人血风攻注四肢，心胸烦壅。②《苏沈良方》：骨热，黄瘦口臭，肌热盗汗。

【加减】有虚汗，加麻黄根一两。

【方论选录】①《医方考》：血，阴也，阻而塞之，则积阴为疰，故令四肢攻注；曰风血攻注四肢者，风血内搏，四肢无力，而倦怠浮肿也。鳖甲、干漆，攻坚削积之品也，所以治精血之留结；柴胡、石膏，解肌清热之药也，所以去骨蒸之内热；思则火结于心包，故用常山以开其结；郁则气留于六府，故用大黄以推其陈；当归、生地，生新血也；白术、甘草，致新气也；赤茯苓所以导丙丁之邪；浮小麦所以止骨蒸之汗；而麻黄根之加，乃以其形中闭，为止汗之最。②《医门法律》：此方治肝、肺、脾、胃火盛，灼干荣血，乃致口臭肌热可验。故用润血行瘀之法，以小麦煎之，引入胃中，盖胃之血干，热炽大肠必然枯燥，服此固可无疑，然更加人参助胃真气，庶可多服取效也。

◎攻坚散

【方源】《山东中医学术经验交流文选》。

【组成】夏枯草、玄参、生牡蛎各30g，昆布15g，姜半夏、海藻各12g，青皮、陈皮各9g，三棱、莪术各6g。

【用法】水煎服；或研末，开水送服。

【功用】滋阴清热，化痰散结，行气导滞，破瘀攻坚。

【主治】筛窦囊肿，鼻腔肿瘤，颈淋巴结核，慢性颌下腺炎，甲状腺肿大，甲状腺瘤，乳腺小叶增生，乳腺纤维瘤，乳房异常发育等肿块性

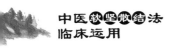

疾病。

◎芫花丸

【方源】《普济本事方》卷三。

【组成】芫花（醋制干）一两，干漆（炒令烟尽）、狼牙根、桔梗（炒黄）、藜芦（炒）、槟榔各半两，巴豆（炒微黑黄）十个。

【用法】上为细末，醋糊为丸，如赤豆大。每服二三丸，加至五七丸，食前姜汤送下。

【功用】常服化痰，消坚，杀虫。

【主治】积聚停饮，痰水生虫，久则成反胃，及变为胃痈。

【宜忌】禁酒即易治，不禁无益也。

【方论选录】《本事方释义》：芫花气味咸辛温，入手、足太阳，善能行水；干漆气味辛温，入足厥阴，降而行血；狼牙根气味苦辛寒，入足少阳、厥阴，善能杀虫；桔梗气味苦辛平，入手太阴，为诸药之舟楫；藜芦气味辛温，入手阳明，能行积滞；槟榔气味辛温，入足太阴、太阳，能下气消积；巴豆气味辛热，有毒，入手足阳明、足太阴，此积聚痰饮，久而不去，甚至生虫、反胃，胃变为痈，非有毒、行血下气、攻坚消积之药不能扫除沉痼也。

◎赤丸

【方源】《金匮要略》卷上。

【组成】茯苓四两，半夏（洗，一方用桂）四两，乌头（炮）二两，细辛一两。

【用法】上为末，纳真朱砂为色，炼蜜为丸，如麻子大。每服三丸，先食酒饮送下，日二次，夜一次。不知稍增之，以知为度。

【主治】寒气厥逆。

【方论选录】①《张氏医通》：此方乌头与半夏同剂，用相反以攻坚积沉寒，非妙达先圣至理，不能领略其奥，与胡洽治膈上积用十枣汤加甘草、大戟同一妙义。而《普济方》仅用乌头、半夏二味，易白凤仙子、杏仁，黄丹为衣，服七丸至谷道见血而止。其瞑眩之性可知。盖药之相反相恶，不过两毒相激，原非立能伤人；后世以为相反之味，必不可用，陋哉。②《金匮方歌括》元犀按：寒气而至厥逆，阴邪盛也。方中乌头、细辛以温散独盛之寒；茯苓、半夏以降泄其逆上之气，人所共知也；而以朱砂为色，其玄妙不可明言。盖以此品具天地纯阳之正色，阳能胜阴，正能胜邪，且以镇寒气之浮，而保护心主，心主之令行，则逆者亦感化而效顺矣。

◎ **李根皮散**

【方源】《千金方》卷二十二。

【组成】李根皮一升，通草、白蔹、桔梗、厚朴、黄芩、附子各一两，甘草、当归各二两，葛根三两，半夏五两，桂心、芍药各四两，川芎六两，瓜蒌根五两。

【用法】上药治下筛。每服方寸匕，酒下，一日三次。疮大困者，夜再服之。

【主治】痈疽发背，及小小瘰疬。

【宜忌】《外台秘要》：忌羊肉、饧、海藻、菘菜、猪肉、冷水、生葱。

【方论选录】《千金方衍义》：李根皮苦咸降逆；天花粉、葛根清胃解毒；通草、白蔹散结利窍；厚朴、半夏破气涤痰；桂心、附子化坚排脓；川芎、当归、芍药和营止痛；甘草、桔梗、黄芩清热利气。疡溃本虚而脓未透者为宜。

◎ **连翘丸**

【方源】《医略六书》卷三十。

【组成】连翘一两半，槟榔一两半，三棱（醋炒）一两半，蓬术一两半，肉果（面煨）一两半，牵牛一两半，肉桂（去皮）一两半，青皮（炒）一两半，陈皮一两半。

【用法】上为末，以粥为丸。每服三钱，米饮煎，去滓温服。

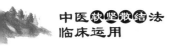
【主治】产后积坚聚结，阻碍肠胃，失其传化之职，下痢青黄，饮食不能遽下，脉紧弦涩者。

【方论选录】《医略六书》：方中连翘清热散结气，槟榔破滞降逆气；三棱破血中之气，蓬术破气中之血，二味俱消坚削积之品；牵牛导水下气，肉果固味涩肠，二味乃攻实治虚之品；青皮破滞气以平肝，陈皮利中气以和胃；肉桂温经暖血以化积滞也。粥丸米饮下，使积滞消化，则脾胃健运而饮食无艰下之患。何下痢青黄之不退哉！

◎利血通经丸

【方源】《医略六书》卷二十六。

【组成】大黄一两，当归二两，肉桂（皮去）一两，白芍（炒）一两，水蛭（烧黑透）六钱，虻虫六钱，干漆（烧烟尽）六钱，木香一两，广茂（醋炒）一两，桃仁（去皮尖）二两，灵脂一两。

【用法】上为末，醋为丸。每服一二钱，酒送下。

【主治】经闭结块，脉牢者。

【方论选录】《医略六书》：血结坚凝，阻遏冲任而结块不消，故经气闭塞，月信不来也。大黄推荡积血以开闭结，广茂消化结块以攻坚垒，水蛭吮血于脏，虻虫啮血于经，干漆消陈久之积瘀，灵脂降浊污之阴凝，桃仁破血润燥，肉桂温经暖血，木香调气化以调经，当归养营血以荣经。白芍敛阴和冲任而生新血也。醋以丸之，酒以行之，无不瘀散结开，则坚凝顿释，结块自消。何患经闭不通，月信不来乎！

◎没药除痛散

【方源】《女科百问》卷上。

【组成】蓬莪术（炮）一两，当归（焙）、延胡索、五灵脂、肉桂（去粗皮）、良姜（炒）、蒲黄（炒）各七钱半，甘草（炙）、没药各半两。

【用法】上为细末。每服三钱，以温酒调下。

【功用】①《女科百问》：逐寒邪。②《医略六书》：调经。

【主治】①《女科百问》：腹痛。②《医略六书》：腹中坚痛，月经不调,脉紧涩滞者。

【方论选录】《医略六书》:没药散瘀血以止痛,蓬莪术化瘀结以消坚,蒲黄破血瘀以通经,灵脂破瘀血以降浊,延胡索活血通经,炙甘草缓中除痛,肉桂温经暖血,良姜暖胃逐冷,当归养血脉以生新,而宿血自化也。为散以散之,温酒以行之,使瘀化寒消,则腹中坚痛自退。月经之至自无不调矣。

◎灵仙龙草汤

【方源】《验方选编》。

【组成】威灵仙、龙葵、夏枯草、土茯苓、瓜蒌各 30g,黄药子、山慈菇各 15g,了哥王 12g。

【功用】软坚散结。

【主治】无名肿毒,不痛不痒,痰核瘰疬,乳腺包块,喘咳痰鸣,呕吐痰涎,癥瘕积聚,坚硬难化,舌质晦暗,苔腻,脉滑。

【宜忌】忌服寒凉。

◎软坚汤

【方源】《石室秘录》卷二。

【组成】人参一钱,当归一钱,白芍三钱,青盐一钱,熟地黄五钱,山茱萸二钱,麦冬三钱,北五味一钱,半夏一钱,附子一片。

【用法】水煎服。

【主治】人生块于胸中,积痞于腹内。

◎软坚汤

【方源】《嵩崖尊生全书》卷九。

【组成】苦桔梗一钱半,海浮石、香附、瓜蒌、半夏、贝母各七分,黄芩、橘红各一钱,风化硝四分。

【主治】老痰积久,稠黏咯吐不出。

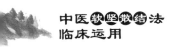
◎软坚汤

【方源】《临证医案医方》。

【组成】瓦楞子（醋煅）30g，海浮石（醋煅）12g，白芍（醋炒）30g，柴胡（醋炒）9g，陈皮9g，枳壳9g，桔梗6g，香附9g。

【功用】软坚磨积，疏肝理气。

【主治】腹中肿块（癥瘕），腹中作痛，拒按，摸之有肿块，舌苔白，脉沉弦。

【方论选录】《临证医案医方》：方中瓦楞子、海浮石性平味咸，能软坚磨积散结，为方中主药；白芍能柔肝止痛，柴胡疏肝理气，二药配伍，一疏一柔，可缓解腹中疼痛，消除慢性炎症；陈皮、枳壳、桔梗、香附疏肝理气，通调腹中气机。

◎软坚散

【方源】《同寿录》卷末。

【组成】海浮石、黑栀（炒）、南星、山药（炒）各一两，昆布（焙）、海藻（焙）各五钱，土贝母一两。

【用法】上为细末，以鸡蛋调敷。

【主治】瘰疬。

【加减】如大人生痰核，可加生香附一两。

◎和血通经汤

【方源】《卫生宝鉴》卷十八。

【组成】当归、京三棱（炮）各五钱，莪术（炮）四钱，木香、熟地黄、肉桂各三钱，红花、贯众、苏木各二钱，血竭（另研）一钱。

【用法】上除血竭外，同为细末，和匀。每服三钱，食前热酒一盏调下。

【功用】《全国中药成药处方集》：和血化瘀。

【主治】①《卫生宝鉴》：妇人室女受寒，月事不来，恶血积结，坚硬如石，结为石瘕。②《全国中药成药处方集》：寒侵子宫，瘀血积聚，坚硬如石，小腹胀大，状如怀孕，经闭不通，时发胀痛，倦怠瘦弱。

【宜忌】忌生冷及当风大小便。

【方论选录】《医略六书》：寒气内凝，血积不散，女子不月，而成石瘕，故腹中疼痛不已焉。当归养血、和血脉，熟地黄补血、滋血室，苏木通经破瘀，血竭散瘀破血，贯众祛湿热之积，木香行结滞之气，红花活血散血，肉桂暖血温经，京三棱消坚破积，莪术破血消癥。水、酒煎服，使寒凝解散，则坚积自消而经络清和，何血结石瘕之有哉？此破血消癥之剂，为寒凝石瘕之专方。

◎乳核内消片

【方源】《古今名方》。

【组成】柴胡、当归各6～9g，郁金（或用三棱）、橘核、山慈菇、香附、漏芦各9～12g，夏枯草、茜草各12～15g，赤芍15g，青皮、丝瓜络各6g，甘草3g。

【用法】制成浸膏片。每服六片，一日三次。

【功用】疏肝活血，软坚散结。

【主治】乳腺小叶增生，乳房胀痛，有肿块，与月经周期有明显的关系，于月经前症状明显，经至又渐好转。

◎疟母丸

【方源】方出《丹溪心法》卷二，名见《医学纲目》卷六。

【组成】青皮、桃仁、红花、神曲、麦芽、鳖甲（醋煮）、三棱、蓬莪术、海粉、香附（并用醋煮）。

【用法】上为末，为丸如梧桐子大。每服五七十丸，白汤送下。

【主治】疟母。

【方论选录】《医略六书》：疟因痰食，久则气衰，不能统运营气，故癖结胁下为疟母焉。鳖甲滋阴散结，海粉泻热软坚，桃仁、红花破血活血，三棱、蓬莪术削癖消坚，青皮、香附理气破结，神曲、麦芽消积化滞。不用痰药者，食化气行，则津液流通，而痰无不化矣。丸以曲糊，下

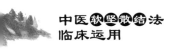

以参汤，总是鼓运诸药之力以奏续也。此化积消坚之剂，为疟久癖结之专方。

◎空青商陆散

【方源】《千金方》卷二十三。

【组成】空青、猬脑各二分，猬肝一具（干之），川芎半分，独活、乳妇蓐草、黄芩、鳖甲、斑蝥、干姜、商陆、地胆、当归、茴香、矾石各一分，蜀椒三十粒。

【用法】上为末。每服方寸匕，以酒调下，一日三次。

【主治】狼漏。始发于颈，肿，无头有根，起于缺盆之上，连延耳根肿大。

【方论选录】《千金方衍义》：狼漏之毒根于肝，而用空青商陆散，首取空青利窍通津，佐以商陆利水导气，然在始病，元气未漓者，庶为合宜。更取猬肝、猬脑，入肝追毒，斑蝥、地胆，攻坚破血，矾石涤除腐秽，一皆瞑眩之药，其余芎、归、芩、独、鳖甲、茴香、椒姜之属，药虽稍平，不过为空青等味之助力。其用蓐草，其义未详。

◎茴香散

【方源】《普济本事方》卷三。

【组成】茴香（炒）、蓬莪术、京三棱（二味炮熟，锉）各一两，川楝子肉一两，甘草（炙）半两。

【用法】上为细末。每服二钱，热酒调下。每发痛甚连日，只二三服立定。

【主治】膀胱气痛。

【方论选录】《本事方释义》：茴香气味辛温，入足厥阴；川楝子肉气味苦微寒，入手、足厥阴；蓬莪术气味苦辛温，入足厥阴；京三棱气味苦平，入足厥阴；甘草气味甘平，入足太阴，能缓诸药之性；热酒调送，欲药性之入厥阴也。此治膀胱气痛不可忍者。刚剂屡投而效，故治以攻坚破积之药，虽有缓中之品，而苦辛泄肝之药居多，气既得泄，病自缓矣。

◎茴香橘核丸

【方源】《北京市中药成方选集》。

【组成】小茴香（炒）四十两，香附（炙）四十两，昆布四十两，荔枝核八十两，穿山甲（炒）二十两，肉桂（去粗皮）十六两，橘核（炒）四十两，青皮（炒）四十两，大茴香四十两，补骨脂（炒）二十两，木香二十两，桃仁（去皮）十六两，槟榔四十两，延胡索（炙）四十两，川楝子八十两，莪术（炙）二十两，乳香（炙）二十两。

【用法】上为细粉，用冷开水泛为小丸。每服三钱，生姜淡盐汤或温开水送下，每日二次。

【功用】散寒软坚，行气止痛。

【主治】各种疝气，睾丸偏坠，坚硬肿痛。

【宜忌】忌食生冷。

◎茴香橘核丸

【方源】《全国中药成药处方集》（杭州方）。

【组成】橘核（盐炒）二两，厚朴（姜炙）五钱，桃仁二两，昆布二两，木通五钱，肉桂五钱，川楝子（炒）二两，延胡索（醋炙）五钱，海藻二两，木香五钱，枳实（麸炒）五钱，小茴香（酒炒）八钱，海带二两。

【用法】桃仁单放，余药共为细末，另取精白面一两，黄酒二两，加适量清水，打成稀糊，取上药粉，泛为小丸。每服二至三钱，空腹时温酒或淡盐汤送下，一日二次。

【功用】理气散寒软坚。

【主治】因寒湿下注引起小肠疝气，睾丸肿大，坚硬疼痛。

◎顺气消痰饮

【方源】《外科十三方考》。

【组成】石燕（入锅，炭火煅红，醋淬七次，为末）一对，陈皮、半夏、茯苓各五钱，广香三钱，海藻、海带、昆布各一两，槟榔五钱，防风

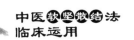

三钱，川芎、枳实、白芷、夏枯草各五钱，黄连、黄芩、栀子各一钱，赤芍、桔梗各三钱。

【用法】水煎服，或作丸服均可。兼服金蚣丸更妙。

【功用】顺气行痰，开郁软坚。

【主治】瘰疬。

【加减】男子，加知母、黄柏各八分；女子，加当归、地黄、川芎、白芍各八分。

◎活血散

【方源】《医方类聚》卷一九二引《施圆端效方》。

【组成】苦葶苈。

【用法】上为细末。用好油调匀，扫死肉上。

【功用】活血软坚。

【主治】恶疮死肉肿硬。

◎活血化坚汤

【方源】《外科正宗》卷二。

【组成】防风、赤芍、归尾、天花粉、金银花、贝母、川芎、皂角刺、桔梗各一钱，僵蚕、厚朴、五灵脂、陈皮、甘草、乳香、白芷梢各五分。

【用法】水二钟，煎八分，临服用酒一小杯，食后服。

【主治】一切瘰疬、瘿瘤、痰核，初起未溃脓者。

◎活血逐瘀汤

【方源】《赵炳南临床经验集》。

【组成】丹参五钱至一两，乌药二至四钱，白僵蚕二至四钱，三棱三至五钱，莪术三至五钱，白芥子三至五钱，厚朴二至四钱，橘红三至五钱，土贝母三至五钱，沉香五分至一钱。

【功用】活血逐瘀，软坚内消。

【主治】腹部包块（癥瘕），乳房纤维瘤（乳气疬），体表小肿物或寒性脓肿，关节肿胀（鹤膝风）等。

◎活血消炎丸

【方源】《赵炳南临床经验集》。

【组成】乳香（醋炙）六两，没药（醋炙）六两，菖蒲膏（干）七钱五分，黄米（蒸熟）三两。

【用法】上为细末，兑研牛黄一钱五分，捣烂为丸，如绿豆大。每服一钱，温黄酒或温开水送下，一日二次。

【功用】解毒散痈，消坚化结。

【主治】痈疽，疖肿，疮毒。

◎养阴软坚汤

【方源】《疡科捷径》卷上。

【组成】海浮石、麦冬、川贝、云苓、橘红、沙参、生地、牡蛎、生甘草、海带、昆布、南星。

【主治】内伤气怒郁结，痰火凝集而成瘰疬。

◎穿山甲散

【方源】《太平圣惠方》卷七十一。

【组成】穿山甲（炙令黄色）一两，鳖甲（涂醋炙令黄，去裙襕）一两，赤芍一两，川芎半两，当归（锉，微炒）半两，麝香（细研）一分，川大黄（锉碎，微炒）一两，干漆（捣碎，炒令烟出）一两，桂心一两，芫花（醋拌炒令干）半两。

【用法】上为细散，入麝香，同研令匀。每服一钱，以热酒调下，不拘时候。

【功用】《济阴纲目》：散结破血，行气消饮，温行积块。

【主治】妇人癥痞及恶血气攻刺，心腹疼痛，面无颜色，四肢瘦弱。

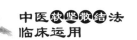

◎神化丸

【方源】《千金方》卷十九。

【组成】苁蓉、牛膝、山药各六分，山茱萸、续断、大黄各五分，远志、泽泻、天雄、人参、柏子仁、防风、石斛、杜仲、黄连、菟丝子、天花粉、白术、甘草、礜石、当归各一两，桂心、石南、干姜、萆薢、茯苓、蛇床子、细辛、赤石脂、菖蒲、川芎各二分。

【用法】上为末，炼蜜为丸，如梧桐子大。每服五丸，渐加至二十丸，酒送下，一日三次。

【功用】①《千金方》：调中利食。②《千金方衍义》：清热燥湿，温补元阳，透表通肌，攻坚破结，分利阴阳，涩精滋血。

【主治】五劳七伤，气不足，阴下湿痒或生疮，小便数，有余沥，阴头冷痛，失精自出，少腹急，绕脐痛，膝重不能久立，目视漠漠，见风泪出，胫酸，精气衰微，卧不欲起，手足厥冷。

◎神仙活命饮

【方源】《女科万金方》。

【组成】穿山甲、甘草、防风、没药、赤芍各一钱，白芷六分，当归梢、乳香、贝母、天花粉、皂角刺各一钱，金银花、陈皮各三钱。

【用法】用好酒三碗，煎至一碗半。若上身，食后服；若下身，食前服，再加饮酒三四杯，以助药势，不可更改。

【功用】①《袖珍方》：消肿，化脓，生肌。②《寿世新编》：消肿止痛，化脓解毒，散瘀消痰。

【主治】一切热毒痈疽疮疡，红肿热痛。脓已成或未成者。①《袖珍方》：一切痈疽，无名恶疮。②《外科发挥》：一切疮疡，未作脓者，已成脓者，发背，脑疽，鬓疽，臀痈，脱疽，瘰疬，杨梅疮，便痈，囊痈，乳痈。③《保婴撮要》：热毒疮疡；一切疮毒肿痛，或作痒寒热，或红丝走彻，恶心呕吐，痘疔痘毒，痘疮焮痛。④《罗氏会约医镜》：疮肿色赤，壮热焮痛。

【宜忌】①《痈疽神秘验方》：忌酸薄酒、铁器，服后侧睡觉，痛定回生。②《外科启玄》：忌豆芽、菜粉、油腻等物。③《医方集解》：若已溃后不可服。

【方论选录】①《医方考》：防风、白芷解表而泄其热；乳香、没药散血而消其毒；穿山甲、皂角刺能引诸药至有毒之处；金银花、赤芍能解热毒于瘀壅之中；痰中诸热，贝母、天花粉可除；气血不调，甘草、陈皮、当归可疗。②《古今名医方论》：穿山甲以攻坚，皂角刺必达毒所，白芷、防风、陈皮通经理气，而疏其滞；乳香定痛和血，没药破血散结，赤芍、归尾以驱血热，而行之以破其结；佐以贝母、花粉、金银花、甘草一以豁痰解郁，一以散毒和血，其为溃坚止痛宜矣。③《医方集解》：金银花散热解毒，痈疮圣药，故以为君；花粉清痰降火，白芷除湿祛风，并能排脓消肿；当归和阴活血，陈皮燥湿行气，防风泻肺疏肝，贝母利痰散结，甘草化毒和中，故以为臣；乳香调气托里护心，能使毒气外出不致内攻；没药散瘀消肿定痛，故以为佐；穿山甲善走能散，皂角刺辛散剽锐，皆厥阴、阳明正药，能贯穿经络直达病所而溃壅破坚，故以为使；加酒者，欲其通行周身，使无邪不散也。

◎神效千捶膏

【方源】《医宗金鉴》卷六十二。

【组成】土木鳖（去壳）五个，白嫩松香（拣净）四两，铜绿（研细）一钱，乳香二钱，没药二钱，蓖麻子（去壳）七钱，巴豆肉五粒，杏仁（去皮）一钱。

【用法】上合一处，石臼内捣三千余下，即成膏；取起，浸凉水中。用时随疮大小，用手捻成薄片，贴疮上，用绢盖之。

【功用】《北京市中药成方选集》：活血消肿，化坚止痛。

【主治】①《医宗金鉴》：疮疡，疔毒初起，并治瘰疬，大人臁疮，小儿蟮拱头。②《北京市中药成方选集》：疮疡初起，红肿坚硬，瘰疬结核，臁疮溃烂，经年不愈。

◎**除消气瘰丸**

【方源】《北京市中药成方选集》。

【组成】金果榄十六两，昆布八两，海藻八两，海胆八两，海燕八两。

【用法】上为细末，用冷开水泛为小丸，朱砂二两，滑石八两五钱为衣闯亮。每服二钱，温开水送下，一日二次。

【功用】顺气和肝，消坚散结。

【主治】肝郁气滞，瘰疬结核，坚硬不消，肿胀疼痛。

◎**桂心消积丸**

【方源】《医略六书》卷三十。

【组成】桂心一两半，当归三两，赤芍（酒炒）一两半，桃仁三两，厚朴（制）一两半，三棱（醋炒）一两半，槟榔一两半，蓬术（醋炒）一两半，大黄（醋煮）三两，鳖甲（醋炙）三两。

【用法】上为末，炼蜜为丸。每服三钱，酒煎，去滓温服。

【主治】产后积聚，脉数弦洪紧涩者。

【方论选录】《医略六书》：产后血瘀气壅凝结，经久而遏热伤阴，遂成积聚，故腹大胀满疼痛不止焉。槟榔破气导滞以消其聚，当归养血活血以荣其经，桃仁破瘀清积，厚朴散聚宽胀，三棱破气中之血以消坚，蓬术破血中之气以消积，赤芍破血通经，鳖甲滋阴散结，大黄涤热通幽，醋煮引入血分，桂心温经暖血，中心通闭力优。蜜丸酒煎，使瘀化气行，则积聚并散，而遏热顿清，营阴暗复。安有胀满疼痛之患乎？

◎**桃仁煎**

【方源】《千金方》卷四。

【组成】桃仁、虻虫各一升，朴硝五两，大黄六两。

【用法】上四味为末，别治桃仁，以醇苦酒四升纳铜铛中，炭火煎取二升，下大黄、桃仁、虻虫等，搅勿住手，当欲可丸，下朴硝，更搅勿住手，良久出之，可丸乃止。取一丸和鸡子黄投酒中，预一宿勿食服之，至晡时，下如大豆汁，或如鸡肝凝血、蛤蟆子，或如膏，此是病下也。

【主治】①《千金方》：带下，经闭不通。②《医略六书》：血瘕、血积，脉涩洪大。

【方论选录】《医略六书》：妇人血瘀热结，渐成血积、血瘕，故经闭不行，脐腹闷痛不止焉。桃仁破瘀结以消癥积，大黄荡瘀热以化瘕聚，朴硝软坚结，虻虫破积血也。醋煮以收之，酒下以行之，使热降瘀消，则冲任调和，而经闭无不通，血瘕无不化。安有脐腹闷痛之患哉！

◎桃花丹

【方源】《疡科纲要》卷下。

【组成】羌活、当归、甘草各三两，陈皮、黄柏、大黄、急性子各二两，南星、白芷、赤芍各一两五钱，马牙硝、银朱各一两，绿豆粉四两。

【用法】上各为细末，红肿焮热者，以忍冬藤杵自然汁调敷。大青叶、芙蓉叶、马蓝头、马齿苋等自然汁皆可用。时毒发颐，用防风三钱，薄荷叶二钱，煎汤调敷，或加薄荷油十滴许。小证红肿，用茶清调。小块初起，以药末三四分，用太乙膏贴之。阳证初起，未红未热，以甘草煎汤乘热调敷。

【主治】疡疾红肿焮热，或尚未高肿色赤，乳痈疔毒，漫肿坚硬者。

【方论选录】《疡科纲要》：是方清凉而不偏于阴寒，散肿软坚，疏泄郁热，以治阳发红肿焮热，或尚未高肿色赤，乳痈疔毒，漫肿坚硬者，无不应手捷效，其功实在金黄散之上。

◎桃胶汤

【方源】方出《千金方》卷二十一，名见《小儿卫生总微论方》卷八。

【组成】桃胶枣许大。

【用法】夏以三合冷水，冬以三合汤，和一服，一日三次。当下石子如豆，石尽止。

【主治】①《千金方》：石淋，小便出血。②《小儿卫生总微论方》：疮疹黑魇，发搐危困。

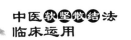

【方论选录】《千金方衍义》：桃胶散结血，通津液，不独治石淋也。

◎夏枯草散

【方源】《东医宝鉴·杂病篇》卷八引《医学入门》。

【组成】夏枯草末六钱，甘草末一钱。

【用法】上为末。每服二钱，茶清调下。

【功用】散结气，补养厥阴血脉。

【主治】瘰疬。

◎夏枯草散

【方源】《顾氏医径》卷六。

【组成】夏枯草、生香附、厚朴、橘红、神曲、牡蛎、泽泻、半夏、茯苓、赤芍、郁金。

【功用】疏肝解郁，活络软坚。

【主治】颈项痰核。

◎夏枯草膏

【方源】《医宗金鉴》卷六十四。

【组成】京夏枯草一斤半，当归、白芍（酒炒）、黑参、乌药、浙贝母（去心）、僵蚕（炒）各五钱，昆布、枯梗、陈皮、抚芎、甘草各三钱，香附（酒炒）一两，红花二钱。

【用法】上药共入砂锅内，水煎浓汤，布滤去滓，将汤复入砂锅内，慢火熬浓，加红蜜八两，再熬成膏，瓷罐收贮。每用一二匙，滚水冲服；亦可用薄纸摊贴。

【功用】化硬消坚。

【主治】①《医宗金鉴》：男妇小儿，忧思气郁，肝旺血燥，瘰疬坚硬。②《全国中药成药处方集》（杭州方）：瘿瘤坚硬，结核肿痛，痈疖肿毒，目珠夜痛等症。

【宜忌】戒气怒、鱼腥。

◎ 逍遥蒌贝散

【方源】《中医外科学》。

【组成】柴胡、当归、白芍、茯苓、白术、瓜蒌、贝母、半夏、南星、生牡蛎、山慈菇。

【用法】水煎服。

【功用】疏肝理气，化痰散结。

【主治】乳癖、瘰疬、乳癌初起。

◎ 铁垎丸

【方源】《疡科纲要》引朱阆仙方。

【组成】莎根香附子、生延胡索（勿炒）各一两五钱，草乌、广木香、桃仁各一两，川厚朴、陈皮、青皮各八钱，乳香、没药（去油净）各六钱，原麝香三钱。

【用法】上药各为细末，煎糯米浓浆为丸，每丸重一钱许，每料作一百大丸，辰砂为衣。每服一二丸，临服打碎为小块，温陈酒吞服，勿嚼细；不能饮者，砂仁汤送下。

【功用】①《疡科纲要》引朱阆仙方：消肿止痛。②《古今名方》：活血行气散结。

【主治】脘痛腹痛，痞结坚块，将为肚痈、肠痈。

【宜忌】妊者忌服。

◎ 消坚丸

【方源】《小儿药证直诀》卷下。

【组成】硇砂末、巴豆霜、轻粉各一钱，水银砂子两皂子大，细墨少许，黄明胶（末）五钱。

【用法】上为末，面糊为丸，如麻子大。食后倒流水送下，一岁一丸。

【功用】①《小儿药证直诀》：消乳癖，去积。②《普济方》引《全婴方》：消痰退热。

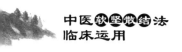

【主治】痰热膈实，乳癖。

◎消坚汤

【方源】《洞天奥旨》卷七。

【组成】当归五钱，白芍五钱，金银花五钱，蒲公英五钱，柴胡二钱，天花粉三钱，炙甘草一钱，全蝎（研末）三个，桔梗一钱五分，鼠粘子（即牛蒡子）一钱五分。

【用法】水煎汁一碗，调全蝎末服。十剂自消。如尚未破，四服可消。如日久未破，本方加附子三分，连服数剂亦消。

【主治】马刀挟缨疮。

◎消坚汤

【方源】《内外验方秘传》。

【组成】归尾二钱，郁金一钱，乳香、没药各一钱，青皮一钱，僵蚕一钱，香附一钱，木香三分，枳壳一钱，延胡索一钱，泽兰一钱，佛手五分，桂枝三分。

【用法】苏木末五分为引，煎服。

【主治】肝痈，左边肋胁肿痛如杯。

◎消坚散

【方源】《医门补要》卷中。

【组成】当归尾、桃仁、厚朴、三棱、莪术、乳香、没药、延胡索、荸荠、水红花子、蛴螬、建曲。

【主治】痞块。

◎消坚散

【方源】《医门补要》卷中。

【组成】郁金、当归尾、延胡索、木香、青皮、佛手、香附、泽兰、僵蚕、新绛。

【主治】肝痈。

◎消毒丸

【方源】《卫生宝鉴》卷九。

【组成】大黄、牡蛎（烧）、僵蚕（炒）各一两。

【用法】上为末，蜜为丸，如弹子大。每服一丸，新汲水化下，不拘时候。

【主治】时疫疙瘩恶证。

【方论选录】《医方考》：陷脉为瘘，留连肉腠。谓阳毒乘脉之虚而陷入之，便壅结而为瘘核，留连于肉腠之间，正此疫毒疙瘩之谓也。苦能下热，故用大黄；咸能软坚，故用僵蚕、牡蛎。

◎消瘰丸

【方源】《医学心悟》卷四。

【组成】玄参（蒸）、牡蛎（煅，醋研）、贝母（去心，蒸）各四两。

【用法】上为末，炼蜜为丸。每服三钱，开水送下，一日二次。

【功用】《中医方剂临床手册》：消瘰养阴，化痰软坚。

【主治】①《医学心悟》：瘰病初起。②《中医方剂临床手册》：痰核。

【宜忌】宜戒恼怒，断煎炒，及发气、闭气诸物，免致脓水淋漓，渐成虚损。

【方论选录】《中医方剂临床手册》：方用玄参滋阴降火，苦咸消瘰；贝母化痰消肿，解郁散结；牡蛎咸寒，育阴潜阳，软坚消瘰。合而用之，对瘰病早期有消散之功；病久溃烂者，亦可应用。

◎消瘰丸

【方源】《医学衷中参西录》上册。

【组成】牡蛎（煅）十两，生黄芪四两，三棱二两，莪术二两，朱血竭一两，生明乳香一两，生明没药一两，龙胆草二两，玄参三两，浙贝母二两。

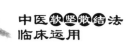
【用法】上为细末，炼蜜为丸，如梧桐子大。每服三钱，用海带五钱，洗净切丝，煎汤送下，一日二次。

【主治】瘰疬。

【方论选录】《医学衷中参西录》：此方重用牡蛎、海带，以消痰软坚，为治瘰疬之主药。恐脾胃弱者，久服有碍，且此证之根在于肝胆，而三棱、莪术善开至坚之结，故用黄芪、三棱、莪术以开胃健脾，使脾胃强壮，自能运化药力，以达病所。又佐以血竭、乳香、没药，以通气活血，使气血毫无滞碍，瘰疬自易消散也。而犹恐少阳之火炽盛，加龙胆草直入肝胆以泻之，玄参、浙贝母清肃肺金以镇之。且贝母之性，善于疗郁结利痰涎，兼主恶疮。玄参之性，《名医别录》谓其散颈下核，《开宝本草》谓其主鼠瘘，二药皆善消瘰疬可知。

◎消坚化痰汤

【方源】《何氏济生论》卷五。

【组成】陈皮、鳖甲、贝母、香附、茯苓、半夏、白芥子、川芎、海粉、木香、青皮、枳实、甘草、花粉。

【用法】水煎服。

【主治】胸腹痞块，按之痛者。

◎消毒化坚汤

【方源】《寿世保元》卷九。

【组成】当归一钱，黄芪一钱，白芍一钱，玄参六分，天花粉六分，连翘一钱五分，柴胡一钱，黄芩五分，牛蒡七分，龙胆草四分，升麻七分，桔梗一钱，陈皮八分，羌活七分，薄荷四分，海昆布七分，甘草四分。

【用法】上锉一剂。加生姜，水煎服。

【主治】瘰疬马刀，生耳前后，或项下胸腋间，累累如珠者，未破已破皆治。

【加减】一方加甘草节、知母、贝母、海藻更佳。

◎ 消积理中汤

【方源】《中医医案八十例》。

【组成】党参、白术、三棱、莪术、鸡内金、白芍、地骨皮各9g，茯苓、玄明粉（冲）各6g，干姜、酒大黄（后下）各3g。

【功用】温中健脾，消食开胃，软坚泄热。

【主治】胃结石（胃柿石）。食滞于胃，运化失职，结聚成积，胃脘胀满不适，不思饮食，并可触到坚硬团块，推之移动，稍有压痛。

【加减】若大便溏泻，可去大黄、玄明粉，或减量；五心烦热，加鳖甲、地骨皮；小便短赤，倍用茯苓，再加车前子。

◎ 消瘿五海丸

【方源】《全国中药成药处方集》（西安方）。

【组成】海带、海藻、海蛤、海螵蛸、昆布、大贝、木香各一两。

【用法】上为极细末，炼蜜为丸，每丸重三钱，蜡皮封固。成人每服一丸，饭前温开水送服，或煎一碗当茶饮，一日三次。小儿酌减。外用樱桃核、好醋磨敷患处。

【主治】瘿瘤初起，肉色不变，渐长渐大，以及瘰疬。

◎ 海藻玉壶汤

【方源】《外科正宗》卷二。

【组成】海藻、贝母、陈皮、昆布、青皮、川芎、当归、半夏、连翘、甘草节、独活各一钱，海带五分。

【用法】上药用水二钟，煎至八分，量病上下食前后服之。

【功用】《方剂学》：化痰软坚，消散瘿瘤。

【主治】①《外科正宗》：瘿瘤初起，或肿或硬，或赤不赤，但未破者。②《方剂学》：肝脾不调，气滞痰凝。石瘿，坚硬如石，推之不移，皮色不变。

【宜忌】凡服此药，先断厚味、大荤，次宜绝欲虚心。

【方论选录】《方剂学》：本病多成于气滞痰凝，由气及血，以致气血

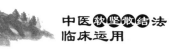

结聚而成。故用海藻、昆布、海带化痰软坚，为治瘿瘤主药；青皮、陈皮疏肝理气，当归、川芎、独活活血以通经脉，配合理气药可使气血和调，促进瘿病的消散。贝母、连翘散结消肿，甘草调和诸药。全方共收化痰软坚，行气活血之功。

◎益胆丸

【方源】《古今名方》。

【组成】郁金120g，玄参、滑石粉、明矾、金银花各100g，火硝210g，甘草60g。

【用法】上为末，为丸。每服1.5g，一日二次。

【功用】行气散结，排石通淋。

【主治】胆结石，肾结石，膀胱结石，尿道结石，阻塞性黄疸及肾炎，胆囊炎。

◎家秘消坚散

【方源】《症因脉治》卷一。

【组成】三棱、莪术、槟榔、枳实、香附、海石。

【主治】癖积脘痛。胃脘有块，常痛不休。

【加减】上部癖积，加苍术、厚朴；下部癖积，加青皮、枳壳。

◎调肝舒筋软坚丸

【方源】《慈禧光绪医方选议》。

【组成】大生地黄六钱，赤芍四钱，香附（炙）四钱，青皮（子研）四钱，川郁金（研）六钱，延胡索（炙）四钱，没药三钱，海藻三钱，夏枯草五钱，薄荷二钱，菊花三钱。

【用法】共研细面，水泛为丸，如绿豆大。每服一钱五分，开水送下。

【功用】滋肾疏肝，理气活血，解郁软坚。

【主治】肾水不足，肝气郁结，脾胃同损，腰痛滑泄，两胁窜痛，打嗝嗳气，心下痞满。

◎硇砂丸

【方源】《普济本事方》卷三。

【组成】硇砂（研）、荆三棱（锉末）、干姜（炮）、白芷（不见火）、巴豆（去油）各半两，大黄（别研）、干漆（锉，炒令烟尽）各一两，木香、青皮（去白）、胡椒各一分，槟榔、肉豆蔻各一个。

【用法】上为细末，酽醋二升，煎巴豆五七沸，后下三棱、大黄末，同煎五七沸，入硇砂同煎成稀膏，稠稀得所，便入诸药和匀；杵丸如绿豆大。年深气块，生姜汤送下四五丸。食积，熟水送下；白痢，干姜汤送下；赤痢，甘草汤送下；血痢，当归汤送下，葱酒亦得。

【主治】一切积聚停饮，心痛。

【方论选录】①《本事方释义》：硇砂气味咸苦微温，入足太阳、阳明、厥阴；荆三棱气味苦平，入足厥阴，能破血攻坚；干姜气味辛温，入手足太阴；香白芷气味辛温，入足太阳；巴豆气味辛温，入足太阴、阳明，能消痞下凝寒之滞；大黄气味苦寒，入足阳明，有斩关夺门之能；干漆气味辛温降而行血，入足厥阴；木香气味辛温，入足太阴；青皮气味辛温微酸，入足厥阴；胡椒气味辛热，入足太阴、少阴、厥阴；槟榔气味辛温，入足太阴、太阳；肉豆蔻气味辛温，入足太阴、阳明。凡一切积聚停饮，以及下利诸病，久而不愈者，非借破血消滞下夺之药不能效，必佐以温中者，欲药性之流行也。②《医方集解》：此治肉积、气积、血积之通剂也。硇砂化肉食，干漆散瘀血，木香、青皮行滞气，三棱破血而行气，肉蔻暖胃而和中，白芷散风而除湿，干姜、胡椒除沉寒痼冷，大黄、巴豆能斩关门。方内多辛热有毒之品，用之以破冷攻坚，唯大黄苦寒，假之以荡热去实，盖积聚既深，攻治不得不峻，用醋者酸以收之也。

◎救苦化坚汤

【方源】《兰室秘藏》（人卫本）卷下。

【组成】黄芪一钱，人参三分，炙甘草五分，真漏芦、升麻各一钱，葛根五分，连翘一钱，牡丹皮三分，当归身、生地黄、熟地黄各三分，白芍三分，肉桂二分，柴胡八分，牛蒡子三分，羌活一钱，独活、防风各五分，昆布二分，京三棱（煨）二分，莪术（煨）三分，益智仁二分，大麦芽面一钱，神曲末（炒黄色）二分，黄连（去须）三分，黄柏（炒）三分，厚朴（姜制）三钱二分。

【用法】上为细末，汤浸蒸饼为丸，捻作饼子，晒干，捣如米粒大。每服三钱，白汤送下。

【主治】瘰疬，马刀挟瘿。

【加减】如气短不调及喘者，加人参剂量；如夏月，倍白芍，冬寒则不可用；如有烦躁者，去肉桂；如疮不在少阳经，去柴胡；无肿者，不用牛蒡子；如疮不坚硬，不用京三棱、莪术；如无唾多，吐沫，吐食，去益智仁；如有热，或腿脚无力，或烦躁欲去衣，宜加用黄柏，无则不用；如无腹胀，不用厚朴；如气不顺，加橘皮，甚者加木香少许；如只在阳明分为瘰疬者，去柴胡、牛蒡子；如在少阳分，为马刀挟瘿者，去独活、漏芦、升麻、葛根，加瞿麦穗三分。如本人素气弱，其病势来时气盛而不短促者，不可考其平素，宜作气盛而从病变之权也；宜加黄芩、黄连、黄柏、知母、防己之类。视邪气在上、中、下三处，假令在上焦，加黄芩（一半酒洗，一半生用）；在中焦，加黄连（一半酒洗，一半生用）；在下焦则加酒制黄柏、知母、防己之类。如本人大便不通而滋其邪盛者，加酒制大黄以利；如血燥而大便燥干者，加桃仁、酒制大黄二味；如风结燥不行者，加麻仁、大黄；如风涩而大便不行，加煨皂角仁、大黄、秦艽以利之；如脉涩，觉身有气湿而大便不通者，加郁李仁、大黄以除气燥也；如阴寒之病为寒结闭而大便不通，以《太平惠民和剂局方》中半硫丸或加煎附子、干姜，冰冷与之。大抵用药之法，不唯疮疡一说，诸疾病量人素气弱者，当去苦寒之药，多加人参、黄芪、甘草之类，泻火而先补其元气，余皆仿此。

【方论选录】《兰室秘藏》：黄芪护皮毛间腠理虚，及治血脉生血，亦疮家圣药也，又能补表，实元气之弱也；人参补肺气之药也；炙甘草能调中，和诸药，泻火，益胃气，亦能去疮邪；漏芦、升麻、葛根三味俱足阳明本经药也；连翘一味，十二经疮中之药，不可无也，能散诸血结气聚，此疮家之神药也；牡丹皮去肠胃中留滞宿血；当归、生地、熟地，诸经中和血、生血、凉血药也；白芍味酸，气寒，能补中益肺之虚弱，治腹中痛必用之；肉桂大辛热，能散结积，阴证疮疡须当少用之，此寒因热用之意，又为寒阴覆盖其疮，用大辛热以消浮冻之气；柴胡功同连翘；羌活、独活、防风，必关手足太阳证，脊痛项强、不可回视，腰似折，项似拔者是也；昆布味大咸，若疮坚硬结硬者宜用，咸能软坚；麦芽治腹中缩急，兼能消食补胃；黄连以治烦闷，黄柏泻肾中伏火也。

◎ **虚痰丸**

【方源】《朱仁康临床经验集》引《章氏经验方》。

【组成】炙山甲片250g，炙全蝎125g，炙蜈蚣60g，斑蝥30g。

【用法】上为末。另用糯米粽三只于石臼内捣烂，逐渐加入上药，捣至适能捻成丸子为度，丸如梧桐子大，晒干备用。每日服三丸，开水送下。

【功用】消肿软坚。

【主治】痈疽，无名肿毒，肿瘤。

◎ **散肿溃坚汤**

【方源】《兰室秘藏》卷下。

【组成】黄芩（酒洗，炒一半，生用一半）八钱，草龙胆（酒洗，各炒四遍）、瓜蒌根（锉碎，酒洗）、黄柏（酒制）、酒知母、桔梗、昆布各五钱，柴胡四钱，炙甘草、京三棱（酒洗）、莪术（酒洗，炒）、连翘各三钱，葛根、白芍、当归梢、黄连各二钱，升麻六分。

【用法】上㕮咀。每服六钱，水二盏零八分，先浸多半日，煎至一盏，去滓，食后热服。于卧处伸足在高处，头低垂，每含一口，作十次咽。服毕，依常安卧，取药在膈上停蓄故也。另攒半料作细末，炼蜜为丸，如绿豆大，每服百余丸，用此药汤留一口送下。

【功用】《医方集解》：消坚散肿。

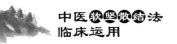
【主治】马刀疮，结硬如石，或在耳下至缺盆中，或肩上，或于胁下，皆手足少阳经中；及瘰疬遍于颏，或至颊车，坚而不溃，在足阳明经中所出，或二经疮已破流脓水。

【加减】加海藻（炒）五钱，亦妙。

【方论选录】《医方集解》：此手、足少阳，足阳明药也。柴胡、连翘清热散结，升麻、葛根解毒升阳，花粉、桔梗清肺排脓，归尾、白芍润肝活血，甘草和中化毒，昆布散痰溃坚，三棱、莪术破血行气，黄芩、黄柏、黄连、龙胆、知母大泻三焦之火，而桔梗又能载诸药而上行也。

◎解郁软坚汤

【方源】《千家妙方》卷下引李聪甫方。

【组成】全当归10g，赤芍10g，正川芎5g，北柴胡5g，川郁金6g，白蒺藜10g，漂昆布10g，净海藻10g，制香附6g，酒青皮5g，山慈菇5g，蒲公英13g，鹿角霜（先煎）15g。

【用法】水煎服，每日1剂。

【功用】疏肝解郁，和血软坚。

【主治】肝郁结滞之乳腺小叶增生。两乳肿块坚硬，推之不移，皮色如常，隐隐作痛，经前肿块变大，经后复小。

◎新制阴阳攻积丸

【方源】《医宗必读》卷七。

【组成】吴茱萸（泡）、干姜（炒）、官桂（去皮）、川乌（炮）各一两，黄连（炒）、半夏（洗）、橘红、茯苓、槟榔、厚朴（炒）、枳实（炒）、菖蒲（忌铁）、延胡索（炒）、人参（去芦）、沉香、琥珀（另研）、桔梗各八分，巴豆霜（另研）五钱。

【用法】上为细末，皂角六两，煎汁泛为丸，如绿豆大。每服八分，渐加一钱五分，生姜汤送下。

【主治】五积六聚，七癥八瘕，痃癖虫积，痰食，不问阴阳。

【方论选录】《医略六书》：虫、血、痰、食留滞，阴阳积结于中，皆能成积聚癥瘕痃癖，故胀满疼痛不已。吴茱萸温中散寒以开癥瘕，黄连清热燥湿以消痞结；厚朴散积聚之满，枳实消心下之痞；桔梗开提气血，槟榔化滞攻坚；干姜暖胃祛寒，官桂暖血散积；半夏燥湿痰，橘红利气痰；人参扶元气以助药力，菖蒲通窍门以开结气；琥珀散瘀血消积，沉香降逆气散聚；延胡索活血滞，川乌透经络；茯苓渗湿和脾，巴豆霜攻坚荡实。皂角汁丸姜汤下，乃开其痰以散痃癖聚积也。使肠胃迅扫一空，则经络之积气自散，而胸中阳气敷布，阴霾顿灭，何患诸积不消，痛胀不去耶？此攻补热寒之剂，为夹攻阴阳诸积总方。

◎慎火草散

【方源】《千金方》卷四。

【组成】慎火草、白石脂、禹余粮、鳖甲、干姜、细辛、当归、川芎、石斛、芍药、牡蛎各二两，黄连、蔷薇根皮、干地黄各四两，熟艾、桂心各一两。

【用法】上药治下筛，每服方寸匕，空腹酒调下，一日三次，稍加至二匕。

【主治】崩中漏下，赤白青黑，腐臭不可近，令人面黑无颜色，皮骨相连，月经失度，往来无常，小腹弦急，或苦绞痛上至心，两胁肿胀。食不生肌肤，令人偏枯，气息乏少，腰背痛连胁，不能久立，每嗜卧困懒。

【加减】苦寒多者，加附子、椒；热多者，加知母、黄芩各一两；白多者，加干姜、白石脂；赤多者，加桂心、代赭石各二两。

◎增损启膈散

【方源】《古今名方》。

【组成】川贝母、郁金、当归、桃仁、沙参、蜣螂虫、急性子、昆布各9g，丹参、海藻各12g，红花6g。

【功用】化痰软坚，活血散瘀。

【主治】食管癌中期，痰瘀互结。吞咽困难，甚则水饮难下，胸膈疼

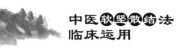

痛，泛吐黏痰，大便坚硬，或吐下如赤豆汁，形体消瘦，肌肤枯燥，舌红或青紫，脉细涩。

◎橘核丸

【方源】《严氏济生方》卷三。

【组成】橘核（炒）、海藻（洗）、昆布（洗）、海带（洗）、川楝子（去肉，炒）、桃仁（麸炒）各一两，厚朴（去皮，姜汁炒）、木通、枳实（麸炒）、延胡索（炒，去皮）、桂心（不见火）、木香（不见火）各半两。

【用法】上为细末，酒糊为丸，如梧桐子大。每服七十丸，空心盐酒汤任下。

【功用】行气血，祛寒湿，止疼痛，软坚散结。

【主治】四种癫病，卵核肿胀，偏有大小，或坚硬如石，或引脐腹绞痛，甚则肤囊肿胀，或成疮毒，轻则时出黄水，甚则成痈溃烂。

【加减】虚寒甚者，加炮川乌一两；坚胀久不消者，加硇砂二钱，醋煮旋入。

【方论选录】①《医方集解》：此足厥阴药也。橘核、木香能入厥阴气分而行气；桃仁、延胡索能入厥阴血分而活血；川楝子、木通能导小肠膀胱之热，由小便下行，所以去湿；桂心能平肝暖肾，补肾命之火，所以祛寒；厚朴、枳实，并能行结水而破宿血；昆布、海藻、海带，咸润下而软坚，寒行水以泄热，同为散肿消坚之剂也。②《中医大辞典·方剂分册》：方中橘核善于行气治疝，为君药；木香、川楝子行气止痛；桃仁、延胡索活血散结，同为臣药；桂心温肝肾以散寒邪；枳实、厚朴破气分积滞；海藻、昆布、海带咸润软坚散结；木通通利下焦湿邪，共为佐药。各药合用，可直达厥阴肝经，共奏行气血、祛寒湿、止疼痛、软坚散结之功。

◎瘰疬疏肝丸

【方源】《中药成方配本》引缪仲淳方。

【组成】柴胡一两，蒲公英一两，山慈菇一两，漏芦一两，瓜蒌仁一两，象贝母一两，橘叶一两，广陈皮一两，白菊花一两，金银花一两，连翘一两，地丁草一两，茜草一两，生甘草一两，茄蒂一两，制首乌一两，鼠妇一两。

【用法】上为细末，用夏枯草二两，煎汤为丸，如绿豆大，约成丸十三两五钱。每服二钱，开水送下，一日二次。

【功用】疏肝散郁，通经软坚。

【主治】瘰疬，乳岩。

◎瘰疬痰核膏

【方源】《青囊秘传》。

【组成】生甲片二两，海藻四两，当归二两，白芷二两，黄连二两，黄柏二两，黄芩二两，番木鳖一两，全蝎二两，生地一两，赤芍一两，官桂四两，麻油二斤半。

【用法】熬枯去滓，熬至滴水成珠，加黄丹十两，黄蜡七两，白蜡三钱，粉锡二两收成膏，再加后药：乳香（炙）、没药（炙）、阿魏各六钱，轻粉六钱，麝香二钱，血竭四两，燕窝泥一两，雄黄二钱，朱砂二钱，雄鼠粪一两，均研末，和匀。

【主治】瘰疬，痰核。

◎蹲鸱丸

【方源】《全国中药成药处方集》（杭州方）。

【组成】香梗芋艿（净粉）十斤。

【用法】上为细末，用漂淡陈海蜇一斤，大荸荠一斤煎汤为丸。每服三钱，开水送下。

【功用】消痰软坚，化毒生肌。

【主治】新久瘰疬，结核浮肿，硬块疼痛，不论已溃未溃。

◎鳖甲丸

【方源】《千金方》卷四。

【组成】鳖甲、桂心各一两半，蜂房半两，玄参、蜀椒、细辛、人参、苦参、丹参、沙参、吴茱萸各十八铢，䗪虫（即土鳖虫）、水蛭、干姜、牡丹、附子、皂荚、当归、芍药、甘草、防葵各一两，蛴螬二十个，虻虫、大黄各一两六铢。

【用法】上为末，炼蜜为丸，如梧桐子大。每服七丸，酒送下，每日三次。稍加之，以知为度。

【主治】女人小腹中积聚，大如七八寸盘面，上下周流，痛不可忍，手足苦冷，咳嗌腥臭，两胁热如火炙，玉门冷如风吹，经水不通，或在月前，或在月后，或不孕。

【方论选录】《千金方衍义》：鳖甲入肝，为癥瘕疟癖要药，有散血消积之功，滋阴清热之效，无苦寒伤中之虞，峻攻耗气之患；虻、蛭、䗪、螬、大黄为小腹中积聚如盘而设，干血内著，非苦寒不能逐之使下；鳖甲、苦参、沙参、玄参为两胁热如火炙而设，癖积旺气，非滋阴不能化之使解；蜀椒、细辛、皂荚、防葵、蜂房为上下周流痛不可忍而设，风毒攻注，非搜逐不能开之使泄；干姜、桂心、吴茱萸、附子为玉门冷如风吹而设；寒结固痰，非辛烈不能破之使散；甘草、人参、牡丹、当归、芍药为手足苦冷、咳嗌腥臭而设，伤残之余，非温理血气不能培之使和；人但知鳖甲、苦、沙、玄参为滋阴火热之用，不知本体所主，无一不为消坚散积之专药。至于防葵利血脉，蜂房涤痰垢，皆破敌之先锋。

◎鳖甲饮子

【方源】《医方类聚》卷一二二引《济生》。

【组成】鳖甲（醋炙）、白术、黄芪（去芦）、草果、槟榔、川芎、橘红、白芍、甘草（炙）、厚朴（姜制，炒）各等分。

【用法】上咬咀。每服四钱，水一盏半，加生姜七片，大枣一个，乌梅少许，煎至七分，去滓温服，不拘时候。

【主治】疟疾久不愈，胁下痞满，病人形瘦，腹中结块，时发寒热，名曰疟母。

◎鳖甲煎丸

【方源】《金匮要略》卷上。

【组成】鳖甲（炙）十二分，乌扇（烧）三分，黄芩三分，柴胡六分，鼠妇三分，干姜三分，大黄三分，芍药五分，桂枝三分，葶苈一分，石韦（去毛）三分，厚朴三分，牡丹（去心）五分，瞿麦二分，紫葳三分，半夏一分，人参一分，䗪虫（熬）五分，阿胶（炙）三分，蜂窠（炙）四分，赤硝十二分，蜣螂（熬）六分，桃仁二分。

【用法】上为末，取煅灶下灰一斗，清酒一斛五斗浸灰，候酒尽一半，着鳖甲于中，煮令泛烂如胶漆，绞取汁，纳诸药煎为丸，如梧桐子大。空心服七丸，每日三次。

【功用】①《金匮要略心典》：行气逐血。②《中国药典》：活血化瘀，软坚散结。

【主治】①《金匮要略》：病疟，以月一日发，当以十五日愈；设不愈，当月尽解；如其不愈，结为癥瘕，名曰疟母。②《张氏医通》：一切痞积。

【宜忌】①《外台秘要》：忌苋菜、生葱、胡荽、羊肉、饧等物。②《谦斋医学讲稿》：虚人忌用，体力较强者，亦不宜久用。③《中国药典》：孕妇禁用。

【方论选录】①《医方考》：方中灰酒，能消万物，盖灰从火化也；渍之以酒，取其善行；鳖甲、鼠妇、䗪虫、蜣螂、蜂窠皆善攻结而有小毒，以其为血气之属，用之以攻血气之凝结，同气相求，功成易易耳；柴胡、厚朴、半夏散结气；桂枝、牡丹皮、桃仁破滞血；水谷之气结，则大黄、葶苈、石韦、瞿麦可以平之；寒热之气交，则干姜、黄芩可以调之。人参者，以固元于克伐之场；阿胶、芍药以养阴于峻厉之队也；乌扇、赤硝、紫葳攻顽散结。②《千金方》中鳖甲煎丸，又有海藻、大戟、虻虫，无鼠妇、赤硝二味。《千金方衍义》：疟母必著于左胁，肝邪必结肝部也。积既留著客邪，内从火化，当无外散之理，故专取鳖甲伐肝消积。尤妙在灰煮去滓，后下诸药，则诸药咸得鳖甲引入肝胆部分。佐以柴胡、黄芩同跻少阳区域；参、姜、朴、半助胃祛痰；桂、芍、牡丹、桃、葳、阿胶和营散

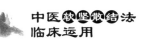

血；蜣螂、蜂窠、䗪虫、䑕虫、乌扇聚毒势攻；瞿、韦、藻、戟、葶苈、大黄利水破结。未食前服七丸，日服不过二十余粒。药虽峻而不骤伤元气，深得峻药缓攻之法。又易《金匮》方中赤硝毒劣，则易之以藻、戟；䑕妇难捕，乃易之以䗪虫。略为小变，不失大端。③《古方选注》：本方都用异类灵动之物，若水陆，若飞潜，升者降者，走者伏者咸备焉。但恐诸虫扰乱神明，取鳖甲为君守之，其泄厥阴破癥瘕之功，有非草木所能比者。阿胶达表息风。鳖甲入里守神，蜣螂动而性升，蜂房毒可引下，䑕妇破血，䑕妇走气，葶苈泄气闭，大黄泄血闭，赤硝软坚，桃仁破结，乌扇降厥阴相火，紫葳破厥阴血结，干姜和阳退寒，黄芩和阴退热，和表里则有柴胡、桂枝，调营卫则有人参、白芍，厚朴达原劫去其邪，牡丹皮入阴提出其热，石韦开上焦之水，瞿麦涤下焦之水，半夏和胃而通阴阳，灶灰性温走气，清酒性暖走血。统而论之，不越厥阴、阳明二经之药，故久疟邪去营卫而着脏腑者，即非疟母亦可借以截之。《金匮》唯此丸及薯蓣丸药品最多，皆治正虚邪着久而不去之病，非汇集气血之药攻补兼施未易奏功也。④《成方便读》：方中寒热并用，攻补兼施，化痰行血，无所不备。而又以虫蚁善走入络之品，搜剔蕴结之邪。柴、桂领之出表，硝、黄导之降里。煅灶下灰清酒，助脾胃而温运。鳖甲入肝络而搜邪。空心服七丸，一日三服者，取其缓以化之耳。

◎囊虫丸

【方源】《古今名方》。

【组成】茯苓5 000g，水蛭、干漆各875g，雷丸、牡丹皮各2 500g，黄连、大黄各1 250g，炒僵蚕（或僵蛹）、生桃仁各3 750g，川乌、醋芫花各300g，橘红1 500g，五灵脂（流浸膏）6 000g。

【用法】制成蜜丸，每丸重5g。每服一丸，每日二至三次。

【功用】活血化瘀，软坚消囊，镇惊止痛，杀虫解毒。

【主治】囊虫病，脑囊虫及由脑囊虫引起的癫痫。

【宜忌】服药期间不要饮酒或吃刺激性食物。孕妇忌用。

第二节　软坚散结中成药

中成药是目前临床实践中最为常用的品种，备受基层医疗单位及西医院临床医生的青睐。以现行 2018 年版《国家基本药物目录》、2020 年版《医保目录》、2020 年版《中国药典》为基本信息来源，对软坚散结中成药辑录如下。

◎**五海瘿瘤丸**
【来源】《医保目录》。
【组成】海带、海藻、海螵蛸、蛤壳、昆布、夏枯草、白芷、川芎、木香、海螺（煅）。
【功能与主治】软坚消肿。用于痰核瘿瘤，瘰疬，乳核。
【用法】口服。
【注意】孕妇忌服，忌食生冷、油腻、辛辣。

◎**内消瘰疬丸 / 片**
【来源】《国家基本药物目录》《医保目录》《中国药典》。
【组成】夏枯草、玄参、大青盐、海藻、浙贝母、薄荷、天花粉、蛤壳（煅）、白蔹、连翘、大黄（熟）、甘草、地黄、桔梗、枳壳、当归、玄明粉。
【功能与主治】软坚散结。用于瘰疬痰核或肿或痛。
【用法】口服。
【注意】孕妇忌用。大便稀溏者慎用。

◎**化瘀散结灌肠液**
【来源】《医保目录》。
【组成】当归、赤芍、地黄、川芎、桃仁、红花、丹参、川牛膝、三棱、莪术、鳖甲、龟甲、木通、连翘、金银花。
【功能与主治】活血化瘀，软坚散结，清热解毒。用于慢性盆腔炎。

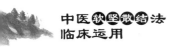

【用法】直肠给药。

【注意】孕妇及月经期妇女禁用。

◎ **艾迪注射液**

【来源】《医保目录》。

【组成】斑蝥、人参、黄芪、刺五加，辅料为甘油（供注射用）。

【功能与主治】清热解毒，消瘀散结。用于原发性肝癌，肺癌，直肠癌，恶性淋巴瘤，妇科恶性肿瘤等。

【用法】静脉滴注。成人一次 50～100ml，加入 0.9% 氯化钠注射液或 5%～10% 葡萄糖注射液 400～450ml 中，一日一次；与放、化疗合用时，疗程与放、化疗同步；手术前后使用本品 10 天为 1 个疗程；介入治疗 10 天为 1 个疗程；单独使用 15 天为 1 个周期，间隔 3 天，2 周期为 1 个疗程；晚期恶病质患者，连用 30 天为 1 个疗程，或视病情而定。

【注意】①因本品含有微量斑蝥素，外周静脉给药时对注射部位静脉有一定刺激，可在静滴本品前后给予 2% 利多卡因 5ml 加入 0.9% 氯化钠注射液 100ml 静滴。②孕妇及哺乳期妇女禁用。

◎ **丹鹿胶囊**

【来源】《医保目录》。

【组成】鹿角、制何首乌、蛇床子、牡丹皮、赤芍、郁金、牡蛎、昆布。

【功能与主治】调摄冲任，散结止痛。用于乳腺增生，中医辨证属于冲任失调、郁滞痰凝者，症见乳房疼痛、乳房肿块、腰膝酸软、神疲乏力、胸胁胀痛、月经不调等，舌质淡，苔薄白或白腻，脉弦细。

【用法】口服。

◎ **安络化纤丸**

【来源】《医保目录（2020 年版）》。

【组成】地黄、三七、水蛭、僵蚕、地龙、白术、郁金、牛黄、瓦楞子、牡丹皮、大黄、生麦芽、鸡内金、水牛角浓缩粉。

【功能与主治】健脾养肝，凉血活血，软坚散结。用于慢性乙型肝炎，乙肝后早、中期肝硬化，表现为肝脾两虚、瘀热互结证候者，症见胁肋疼痛、脘腹胀满、神疲乏力、口干咽燥、纳食减少、便溏不爽、小便黄等。

【用法】口服。

◎**安康欣胶囊**
【来源】《医保目录》。
【组成】半枝莲、山豆根、蒲公英、鱼腥草、夏枯草、石上柏、枸杞子、穿破石、人参、黄芪、鸡血藤、灵芝、黄精、白术、党参、淫羊藿、菟丝子、丹参。

【功能与主治】活血化瘀，软坚散结，清热解毒，扶正固本。用于肺癌、胃癌、肝癌等肿瘤的辅助治疗。

【用法】口服。
【注意】孕妇忌用。

◎**妇科通经丸**
【来源】《中国药典》。
【组成】巴豆（制）、醋香附、大黄（醋炙）、木香、醋三棱、黄芩、醋鳖甲、醋山甲、干漆（炭）、红花、沉香、醋莪术、郁金、艾叶（炭）、硇砂（醋制）。

【功能与主治】破瘀通经，软坚散结。用于气血瘀滞所致的闭经、痛经、癥瘕，症见经水日久不行、小腹疼痛、拒按、腹有癥块、胸闷、喜叹息。

【用法】每早空腹，小米汤或黄酒送服。
【注意】气血虚弱引起的经闭腹痛，便溏及孕妇忌服；服药期间，忌食生冷、辛辣食物及荞麦面等。

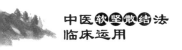
◎红金消结片/胶囊

【来源】《国家基本药物目录》《医保目录》。

【组成】三七、香附、八角莲、鼠妇虫、黑蚂蚁、五香血藤、鸡矢藤、金荞麦、大红袍、柴胡。

【功能与主治】疏肝理气，软坚散结，活血化瘀，消肿止痛。用于气滞血瘀所致的乳腺小叶增生、子宫肌瘤、卵巢囊肿。

【用法】口服。

【注意】服药治疗期间忌食酸、冷及刺激性食物。

【剂型】胶囊；片剂：薄膜衣片。

◎郁金银屑片

【来源】《中国药典》《医保目录》。

【组成】秦艽、石菖蒲、香附（酒炙）、醋莪术、马钱子粉、桃仁、乳香（醋炙）、玄明粉、土鳖虫、木鳖子、当归、关黄柏、郁金（醋炙）、雄黄、皂角刺、红花、硇砂、大黄、青黛。

【功能与主治】疏通气血，软坚消积，清热解毒，燥湿杀虫。用于银屑病（牛皮癣）。

【用法】口服。

【注意】在专科医生指导下应用。

【剂型】片剂：薄膜衣片，糖衣片。

◎岩鹿乳康片

【来源】《医保目录》。

【组成】岩陀、鹿衔草、鹿角霜。

【功能与主治】益肾，活血，软坚散结。用于肾阳不足、气滞血瘀所致的乳腺增生。

【用法】口服。

【注意】孕妇忌用。

【剂型】片剂；胶囊。

◎乳核散结片

【来源】《中国药典》《医保目录》。

【组成】柴胡、黄芪、光慈菇、昆布、淫羊藿、当归、郁金、漏芦、海藻、鹿衔草。

【功能与主治】疏肝活血，祛痰软坚。用于肝郁气滞、痰瘀互结所致的乳癖，症见乳房肿块或结节、数目不等、大小不一，质软或中等硬，或乳房胀痛、经前疼痛加剧；乳腺增生病见上述证候者。

【用法】口服。

【注意】孕妇慎用。

【剂型】片剂：薄膜衣片，糖衣片；胶囊。

◎乳疾灵颗粒

【来源】《中国药典》。

【组成】柴胡、青皮、丹参、鸡血藤、海藻、淫羊藿、醋香附、赤芍、炒王不留行、牡蛎、昆布、菟丝子。

【功能与主治】疏肝活血，祛痰软坚。用于肝郁气滞、痰瘀互结所致的乳癖，症见乳房肿块或结节、数目不等、大小不一，质软或中等硬，或经前疼痛；乳腺增生病见上述证候者。

【用法】开水冲服。

【注意】孕妇忌服。

◎乳康丸

【来源】《中国药典》《医保目录》。

【组成】牡蛎、瓜蒌、黄芪、天冬、三棱、白术、莪术、炒鸡内金、乳香、海藻、没药、夏枯草、玄参、浙贝母、丹参。

【功能与主治】疏肝活血，祛痰软坚。用于肝郁气滞、痰瘀互结所致的乳癖，症见乳房肿块或结节、数目不等、大小形态不一，质地软或中等硬，或经前胀痛；乳腺增生病见上述证候者。

【用法】口服。

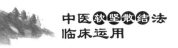
【注意】①偶见患者服药后有轻度恶心、腹泻、月经期提前、量多及轻微药疹。一般停药后自愈。②孕妇慎用（前三个月内禁用），女性患者宜于月经来潮前10～15天开始服用。经期停用。

【剂型】丸剂；胶囊；片剂；颗粒。

◎乳癖消片

【来源】《中国药典》《国家基本药物目录》《医保目录》。

【组成】鹿角、蒲公英、昆布、天花粉、鸡血藤、三七、赤芍、海藻、漏芦、木香、玄参、牡丹皮、夏枯草、连翘、红花。

【功能与主治】软坚散结，活血消痈，清热解毒。用于痰热互结所致的乳癖、乳痛，症见乳房结节、数目不等、大小形态不一、质地柔软，或产后乳房结块、红热疼痛，乳腺增生、乳腺炎早期见上述证候者。

【用法】口服。

【注意】孕妇慎服。

【剂型】片剂：薄膜衣片，糖衣片；胶囊；颗粒；丸剂。

◎乳癖散结胶囊

【来源】《中国药典》《医保目录》。

【组成】夏枯草、川芎（酒炙）、僵蚕（麸炒）、鳖甲（醋制）、柴胡（醋制）、赤芍（酒炒）、玫瑰花、莪术（醋制）、当归（酒炙）、延胡索（醋制）、牡蛎。

【功能与主治】行气活血，软坚散结。用于气滞血瘀所致的乳腺增生，症见乳房疼痛、乳房肿块、烦躁易怒、胸胁胀满。

【用法】口服。

【注意】①孕妇忌服。②月经量过多者，经期慎服。③偶见口干、恶心、便秘，一般不影响继续治疗，必要时对症处理。

【剂型】片剂；胶囊；颗粒。

◎肿痛安胶囊

【来源】《医保目录》。

【组成】三七、天麻、僵蚕、白附子（制）、防风、羌活、天南星（制）、白芷。

【功能与主治】祛风化痰，行瘀散结，消肿定痛。用于风痰瘀阻引起的牙痛、咽喉肿痛、口腔溃疡，及风痰瘀血阻络引起的痹病，症见关节肿胀疼痛、筋脉拘挛、屈伸不利；用于破伤风的辅助治疗。

【用法】口服。

【注意】孕妇慎用。

◎复方鳖甲软肝片

【来源】《医保目录》。

【组成】鳖甲（制）、莪术、赤芍、当归、三七、党参、黄芪、紫河车、冬虫夏草、板蓝根、连翘。

【功能与主治】软坚散结，化瘀解毒，益气养血。用于慢性乙型肝炎肝纤维化，以及早期肝硬化属瘀血阻络、气血亏虚兼热毒未尽证，症见胁肋隐痛或胁下痞块、面色晦暗、脘腹胀满、纳差便溏、神疲乏力、口干且苦、赤缕红丝等。

【用法】口服。

【注意】孕妇禁用。

◎复方夏枯草膏

【来源】《医保目录》。

【组成】夏枯草、香附、甘草、僵蚕、白芍、当归、陈皮、桔梗、川芎、红花、昆布（漂）、浙贝母、玄参、乌药。

【功能与主治】清火散结。用于瘿瘤瘰疬，结核作痛。

【用法】温开水冲服。

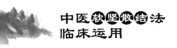

◎宫瘤宁片

【来源】《医保目录》。

【组成】海藻、三棱、蛇莓、石见穿、半枝莲、拳参、党参、山药。

【功能与主治】软坚散结，活血化瘀，扶正固本。用于子宫肌瘤（肌壁间、浆膜下）气滞血瘀证，症见经期延长、经量过多、经色紫暗有块、小腹或乳房胀痛等。

【用法】口服。

【注意】月经期暂停服用，孕妇忌服。

【剂型】片剂；胶囊；颗粒。

◎宫瘤消胶囊

【来源】《医保目录》。

【组成】牡蛎、香附（制）、三棱、莪术、土鳖虫、仙鹤草、党参、白术、白花蛇舌草、牡丹皮、吴茱萸。

【功能与主治】活血化瘀，软坚散结。用于子宫肌瘤属气滞血瘀证，症见月经量多、夹有大小血块、经期延长或有腹痛，舌暗红，或边有紫点、瘀斑，脉细弦或细涩。

【用法】口服。

【注意】孕妇忌服。经期停服。

◎前列舒通胶囊

【来源】《医保目录》。

【组成】黄柏、赤芍、当归、川芎、土茯苓、三棱、泽泻、马齿苋、马鞭草、虎耳草、柴胡、川牛膝、甘草。

【功能与主治】清热利湿，化瘀散结。用于慢性前列腺炎、前列腺增生属湿热瘀阻证，症见尿频、尿急、尿淋沥，会阴、下腹或腰骶部坠胀或疼痛，阴囊潮湿等。

【用法】口服。

◎脑血康片

【来源】《医保目录》。

【组成】水蛭。

【功能与主治】活血化瘀，破血散结。用于中风后出现半身不遂、口眼㖞斜、舌强语塞等症，更适用于高血压脑出血后的脑水肿、脑血栓等。

【用法】口服。

【注意】孕妇禁用。

【剂型】片剂：糖衣片；滴丸。

◎消结安胶囊

【来源】《医保目录》。

【组成】益母草、鸡血藤、三叉苦、连翘、功劳木、土茯苓。

【功能与主治】活血化瘀，软坚散结。用于气滞血瘀所致乳癖、乳腺小叶增生、卵巢囊肿、子宫肌瘤者。

【用法】口服。

◎消乳散结胶囊

【来源】《医保目录》。

【组成】柴胡（醋炙）、炒白芍、醋香附、玄参、昆布、瓜蒌、夏枯草、牡蛎、当归、猫爪草、黄芩、丹参、土贝母、山慈菇、全蝎、牡丹皮。

【功能与主治】疏肝解郁，化痰散结，活血止痛。用于肝郁气滞，痰瘀凝聚所致的乳腺增生、乳房胀痛。

【用法】口服。

【注意】孕妇忌服。

◎消瘿丸

【来源】《中国药典》。

【组成】昆布、海藻、蛤壳、浙贝母、桔梗、夏枯草、陈皮、槟榔。

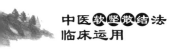

【功能与主治】散结消瘿。用于痰火郁结所致的瘿瘤初起，单纯型地方性甲状腺肿见上述证候者。

【用法】口服，饭前服用。

◎消癥丸

【来源】《中国药典》《医保目录》。

【组成】柴胡、香附、酒大黄、青皮、川芎、莪术、土鳖虫、浙贝母、当归、白芍、王不留行。

【功能与主治】疏肝行气，活血化瘀，软坚散结。用于气滞血瘀痰凝所致的乳腺增生，症见乳房肿块、乳房胀痛或刺痛，可伴胸胁疼痛、善郁易怒、胸闷、脘痞纳呆、月经量少色暗、经行腹痛，舌暗红或有瘀点、瘀斑，苔薄白或白腻，脉弦或涩。

【用法】口服，饭后服用。

【注意】①经期停用，妊娠期、哺乳期以及准备妊娠的妇女禁用。②严重月经紊乱或功能性子宫出血者禁用。③出现腹痛、腹泻及胃部不适可减量服用或停用。

◎康力欣胶囊

【来源】《医保目录》。

【组成】阿魏、九香虫、大黄、姜黄、诃子、木香、丁香、冬虫夏草。

【功能与主治】扶正祛邪，软坚散结。用于消化道恶性肿瘤、乳腺恶性肿瘤、肺恶性肿瘤见于气血瘀阻证者。

【用法】口服。

【注意】孕妇禁服。

◎康莱特注射液

【来源】《医保目录》。

【组成】注射用薏苡仁油。

【功能与主治】益气养阴，消癥散结。适用于非小细胞肺癌和原发性肝癌的辅助治疗。

【用法】静滴：每次 200ml，每日 1 次，20 日为 1 个疗程，间隔 3 ~ 5 日可开始下一疗程。联合放、化疗时，可酌情减量。

【注意】在脂肪代谢严重失调时（急性休克、急性胰腺炎及高脂血症、脂性肾脏病变等）禁用；孕妇禁用。不宜与其他药物混用。

◎ **散结镇痛胶囊**

【来源】《中国药典》《医保目录》。

【组成】龙血竭、三七、浙贝母、薏苡仁。

【功能与主治】软坚散结，化瘀定痛。用于痰瘀互结兼气滞所致的继发性痛经、月经不调、盆腔包块、不孕；子宫内膜异位症见上述证候者。

【用法】口服。于月经来潮第一天开始服药，连服 3 个月经周期为 1 个疗程，或遵医嘱。

◎ **舒泌通胶囊**

【来源】《中国药典》《医保目录》。

【组成】川木通、钩藤、野菊花、金钱草。

【功能与主治】清热解毒，利尿通淋，软坚散结。用于湿热蕴结所致癃闭，小便量少，热赤不爽；前列腺肥大见上述证候者。

【用法】口服。

【注意】①服药期间忌食酸、冷和辛辣食品。②服药后腹泻者可适当减量。③孕妇慎服。

◎ **慈丹胶囊**

【来源】《医保目录》。

【组成】莪术、山慈菇、鸦胆子、马钱子粉、蜂房等。

【功能与主治】化瘀解毒，消肿散结，益气养血。用于原发性肝癌等恶性肿瘤，或经手术，放、化疗后患者的辅助治疗；适用于原发性肝癌瘀毒蕴结证。

【用法】口服。

【注意】孕妇禁用。

◎鳖甲煎丸

【来源】《国家基本药物目录》《医保目录》。

【组成】鳖甲胶、阿胶、蜂房（炒）、鼠妇虫、土鳖虫（炒）、蛴螬、硝石（精制）、柴胡、黄芩、半夏（制）、党参、干姜、厚朴（姜制）、桂枝、白芍（炒）、射干、桃仁、牡丹皮、大黄、凌霄花、葶苈子、石韦、瞿麦。

【功能与主治】活血化瘀，软坚散结。用于胁下癥块。

【用法】口服。

【注意】孕妇禁用。

第三章　软坚散结中药

第一节　软坚散结法用药性味特点

《素问·脏气法时论》中记载"辛散，酸收，甘缓，苦坚，咸耎"，指出咸味药可软坚，辛味药可散结的特性。中药的性味相同，其作用也基本相似，适应证也大体相近。掌握药物的性味特点，有利于切实掌握其功效，对于灵活选用相应的药物，进行临证相须配伍也大有好处。现将中医本草古籍中具有软坚散结功效的药物性味特点进行归纳总结如下。

一、咸味药

（一）咸味药的一般特征

有学者以《中国药典》2015 年版一部为依据，发现其收载 619 种中药中有 55 种咸味药，约占总数的 8.89%，其中纯咸味药 18 种，兼甘味 22 种，兼苦味 11 种，兼辛味 6 种，兼涩味 2 种，无兼酸、淡味中药。从四气属性上看，以寒性最多，约占 47.3%，其次为温性，约占 29.1%，平性约占 20.0%，凉性约占 3.6%，无热性药，说明咸味药基本上以寒性、温性、平性为主。从归经属性来看，咸味药以入肝经最多，约占 29.4%，肾经次之，约占 15.7%，其次是胃经、心经、肺经、脾经、膀胱经、大肠经和胆经。55 种咸味药中动物药 29 种，约占 52.7%，植物药 16 种，约占 29.1%，矿物药 6 种，约占 10.9%，其他类 4 种（树脂及藻菌类），约占 7.3%。由此可以看出，咸味药主要来源于动物，入药部位主要是动物干燥体及贝壳。

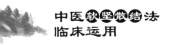

（二）"咸软"的临床内涵

"咸软"是指咸味药具有软化包块的功效，可治疗癥瘕、痰核、瘿瘤等结块诸症。中药学理论认为，咸味之药，性浸润，柔软坚凝，使肿块顽痰消散；咸属水，入肾滋肾，使虚火降。咸味能软，包括软坚散结、软坚化痰及软坚化瘀。这样分类更加强调中药软坚散结的侧重点，既可治标，又可治本，并且药用力度有强弱之别。

1. 软坚散结

软坚散结是指药物能使肿块先软化，以后逐渐消散，常用以治疗瘰疬痰核、瘿瘤、癥瘕痞块等病症。常用中药有昆布、鳖甲、龟甲、牡蛎、穿山甲、海藻、莪术、夏枯草、瓦楞子、土鳖虫等。该类药物具有直接软坚散结的功效。直接软坚散结的药物功效较强，散在分布于活血化瘀药、清热解毒药、理气药、补虚药、止咳平喘药中。

2. 软坚化痰

软坚化痰是指治疗因顽痰结聚所致病证的方法，即癥瘕积聚从痰论治，化痰散结。常见中药有如半夏、瓦楞子、僵蚕、天南星、白附片等。化痰软坚药更加针对"痰"这一病理产物，照顾到由顽痰形成的坚、结、气滞、食积等病理状态。

3. 软坚化瘀

软坚化瘀主要用于血滞经闭及扑损痛瘀等证。如《神农本草经》曰："水蛭……主逐恶血，瘀血，月闭，破血瘕积聚。"《海药本草》曰："血竭，主打伤折损，一切疼痛，补虚及血气搅刺，内伤血聚。"常用药有水蛭、血竭、穿山甲等。

4. 配伍作用

（1）辛散咸软：某些辛味药与咸味药相配伍，能增强软坚散结、化顽痰作用。如礞石滚痰丸专治实热顽痰，方中以甘咸的礞石为君，取其燥悍重坠，咸能软坚之性，以攻逐陈积伏匿的顽痰，配以辛温的沉香，以速下气，正合治痰必先顺气之理。又如化痰软坚、消散瘿瘤的海藻玉壶汤，方中青皮、陈皮疏肝理气，当归、川芎、独活通经活血，以助海藻、昆布软坚化结，促使瘿瘤消散，可谓辛咸配伍的代表方。

（2）苦降咸软：咸味药与苦味药配伍，能够增强苦味药降下作用。如在大承气汤中，大黄苦寒，走胃、大肠经，以泻下攻积，清胃肠实热；芒硝咸苦寒，与大黄相须为用，以增强其泻下通腑泻热的作用；海蛤壳咸寒走肺经，可清热化痰，配以苦味的桑白皮以治热痰喘咳；水蛭咸苦入血分，配以苦味的三棱、桃仁等以破血逐瘀消积；鳖甲咸寒，滋阴潜阳，配以青蒿、知母等以清退虚热；羚羊角咸寒；走心、肝经，清气血之实火，配石膏以加强清热泻火之功等。

（三）咸味药的其他作用

1. 咸味能下

《中药学》将"咸味能下"阐释为泻下通便，通便包括泻大便和利小便两种。

（1）泻大便：咸味药可用于治疗大便燥结，如芒硝通便。芒硝溶化或煎汁内服后，其硫酸钠的硫酸根离子不易被肠黏膜吸收，在肠道内形成高渗盐溶液，吸附大量水分，使肠道扩张，引起机械刺激，促进肠蠕动，从而发生排便效应；其对肠黏膜也有化学性刺激作用，但并不伤害肠黏膜。空腹服用，同时饮用大量温开水，一般服后 4～6 小时可排出流体粪便。

（2）利小便：如《神农本草经》记载：桑螵蛸"通五淋，利小便水道"；石蚕"利水道"；海藻"下十二种水肿"。《名医别录》记述了旋覆花、寒水石、昆布、白薇、伏翼、徐长卿、文蛤、粟米等咸味药物有"利水道""除水"的功效。中药炮制学认为，盐制车前子、泽泻等利水渗湿药，借助其润下之功，可增强利尿作用。

2. 咸味入肾

"咸味入肾"是指咸味的药物最容易作用于肾。《素问·至真要大论》云："五味入胃，各归所喜攻……咸先入肾。"故不少入肾经的咸味药，如紫河车、海狗肾、蛤蚧、龟甲、鳖甲等都具有良好的补肾作用。同时为了引药入肾，增强其补肾作用，不少药物，如知母、黄柏、杜仲、巴戟天等药需用盐水炮制。咸味适度可以养肾，过咸则伤肾。

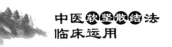

3. 咸味走血

《素问·宣明五气篇》有"咸走血"之说，包括凉血、止血、活血三种。

（1）**咸味凉血**："肾属水，咸入肾，心属火而主血，咸走血即以水胜火之意"。且咸味药多性寒，可胜火凉血。如紫草凉血解毒透疹，可治疗温毒发斑、血热毒盛者；青黛、犀角凉血消斑，可用于吐血、衄血。

（2）**咸味止血**：《素问·五脏生成》云："是故多食咸，则脉凝泣而变色。"即论述了咸胜血，咸令血凝。单味中药，如海螵蛸，性咸涩，能收敛止血，可治吐血、便血及崩漏证，如张锡纯《医学衷中参西录》中的固冲汤；血竭甘咸平，具有活血止血双重功效，《本草经疏》称"甘咸能凉血除热，故悉主之"，用于治疗外伤出血，效果显著。

（3）**咸味活血**：部分咸味药物具有活血化瘀之功，如穿山甲咸凉，可活血消瘀、通经下乳、消肿排脓；苏木甘咸平，可活血疗伤、祛瘀通经，常治妇科血瘀经闭、痛经及产后瘀滞疼痛；五灵脂甘咸苦，善于活血化瘀止痛，为治疗瘀滞疼痛之要药。

二、辛味药

（一）辛味药的一般特征

有学者统计《中药学》中涉及的443味中药（除去附药），其中辛味药168味，约占药味总数的37.9%。在168味辛味药中能够明确药物本身具有辛辣本味的药物有85味，这些药物功效大多集中在解表、温里、化痰、行气、化湿等几个方面，这与目前被广泛认可的五味理论中辛味"能行、能散"的功效特点大体相符。从四气属性上看，其中有71味药性为温或热，为辛温、辛热之品，而其功效也大多不离温里散寒、祛散风寒、散寒通络等"温散"和"温通"之效。从归经来看，归入各经的分布为脾（胃）经79（64）味、肝经79味、肺经65味、肾经42味、心经31味。辛味药多来源于植物界，主要分布于姜科、伞形科、唇形科、芸香科、天南星科、胡椒科等。

（二）"辛散"的临床内涵

"辛散"是指辛味药物具有发散、行气、活血等方面的作用。《素问》言辛味药"辛散"，张元素把辛散的功效解释为"辛能散结"，主要用于气血阻滞所致的结聚病证。由于"结"是由气滞、血瘀、水液诸邪聚积变化而来的，辛味药可通过行气、行血、化湿浊痰饮、润燥等途径达"散结"之用。

1. 辛能行气

《灵枢·九针论》曰："辛走气。"辛能行气，一指辛入肺，疏散肺中郁结气机，如陈皮、紫苏叶可理肺中气机、理气宽中，紫菀、款冬花、百部肃降肺气，麻黄宣发肺气。辛味药入肺，主行肺气，气行则水行，亦可助肺行水，治疗肺气失宣、水饮停滞的病证。二指辛味药调畅脾胃气机，如木香、檀香理脾胃气滞，枳实助脾气上升，陈皮、沉香助胃气下降。肝郁为病，辛能行气三指辛开郁结，调畅气机，如柴胡、青皮辛行苦泄，性善条达肝气，疏肝解郁。

2. 辛能行血

辛能行血基于肺朝百脉、主治节的理论。若肺气壅塞则不能辅心行血，导致心血运行不畅，辛味药入肺经，推动肺气，气机调畅则血运正常，再者辛属阳能行气，气为血之帅，气行则血行。如郁金、桂枝之类属辛，可活血调经，说明辛味药不但有活血的功效，有些辛味药亦可有调经之功。辛味入心经，还有活血之功。当归、红花辛温入心经，可活血通络止痛，乳香、没药辛行瘀血，皆能有效治疗心系瘀血结滞病证。疮伤肿毒在体表多有瘀血为患，紫花地丁、野菊花味辛，亦入心经，在清热解毒、凉血消肿的同时，其具辛味入心经可散瘀行滞。

3. 辛化湿浊痰饮

辛化湿浊基于其辛烈之性，善于开泄走窜，能行中焦气机，使湿无所聚而痰化饮消，解除因湿浊引起的脾胃气滞，具有化湿运脾之功。统计《中药学》中的化湿药可发现，化湿药均有辛味，入脾、胃经，如佩兰、

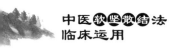

苍术、砂仁、草豆蔻及藿香等。辛味药能散、能行的特性，还具有行气化痰、散其痰饮之功，如属辛入肺经的前胡、桔梗、葶苈子之类中药，皆可行肺气、祛肺痰。统计《中药学》化痰止咳平喘药可发现，温化寒痰药属辛温之药，除白附子外，其余归于肺经，如祛痰药半夏、天南星、旋覆花、白前等，皆能辛温化痰，助肺除痰。

4. 辛能润燥

《素问·脏气法时论》言："肾苦燥，急食辛以润之，开腠理，致津液，通气也。"辛味药辛香芳燥，本是耗津液、化湿浊，和辛味药能润相悖。但津液的不足有多种情况，辛味药与津液的生成无关，但辛味药行气、活血的作用有利于气血畅旺，促进津液运行布散，从而使肌肤和脏腑濡润，因而辛味药间接还有"辛润"的作用，而润燥也是"辛味散结"的作用途径之一。

（三）辛味药的其他作用

1. 辛散表邪

辛散表邪的"表邪"常指侵犯人体肌表的风、寒、暑、湿、燥、火六淫之邪。外感表证与肺脏功能失调密切相关，而辛味解表药多归肺经，偏行肌表，具有外透之力，通过促进机体发汗、开泄腠理，可发散肌表六淫之邪。解除表证的辛味药物分为辛温解表：麻黄、桂枝、紫苏、生姜、香薷、荆芥、细辛、藁本等；辛凉透表：薄荷、桑叶、菊花、葛根、柴胡、升麻等。这些药物的解表功能，均取其辛能发散以祛除表邪之性。

2. 辛散里寒

辛散里寒的"里寒"多指外寒入里，直中脏腑，或机体阴阳平衡失调，阴寒内盛所致的在里之寒。辛散里寒既可以其味之辛烈来驱散在里之寒邪，又可以其性之温热来温煦中焦之阳气，从而增强机体，外以抗御寒邪，内以消除阴寒，促使里寒之邪得以消散。如《注解伤寒论》曰"附子之辛以散寒""干姜之辛以散里寒"。

3. 辛能通窍

辛能通窍指辛味药辛香走窜，在头可通鼻窍以利呼吸，在胸能通心窍以醒神志。临床上治疗鼻塞流涕、嗅觉失常多用辛散宣肺的方法。如《证类本草》中言："辛夷能利九窍，通鼻塞。"再如苍耳子、皂荚、细辛等皆属辛味入肺经，辛温发散，其性上达，宣发肺气，以通鼻窍。此外，开心窍、醒心神也常用辛味药，叶桂言菖蒲，"辛温为阳，阳主升发，故开心窍"。《中药学》开窍药中麝香、冰片、苏合香、石菖蒲四味中药，皆辛香走窜，入心经开窍醒神。

4. 辛能升阳

《素问·至真要大论》云"辛甘发散为阳"。辛属阳，有升浮之性，可使下陷的清阳之气上升，可用于治疗因阳气下陷所致的子宫脱垂、久泻脱肛等证。

第二节　软坚散结常用中药

◎预知子（别名八月札）

【性味归经】味微苦，性平。归肝、胃、膀胱经。

【功能主治】疏肝和胃，活血止痛，软坚散结，通利小便。主治肝胃气滞，脘腹、胁肋胀痛，饮食不消，下痢便泄，疝气疼痛，腰痛，经闭痛经，瘿瘤瘰疬，恶性肿瘤。

【软坚散结临床应用】

1. 用于恶性肿瘤。①治疗肝癌，与香橼相须为用，有疏肝理气、软坚散结兼顾肝胃的作用。②治疗胃癌，与猫人参相伍，有解毒散结的作用。③治疗头颈部肿瘤、肺癌、乳腺癌等癌性疼痛，有软坚散结、疏肝理气、活血止痛的作用。

2. 用于输尿管结石、肾结石、尿结石，有利尿消肿、通淋散结的作用。

3. 用于瘰疬、淋巴结核。

【用法用量】内服：煎汤，9～15g；大剂量可用 30～60g；或浸酒。

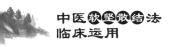

【使用注意】孕妇慎服。

◎三棱

【性味归经】味辛、苦，性平。归肝、脾经。

【功能主治】破血行气，消积止痛。主癥瘕痞块，痛经，瘀血经闭，胸痹心痛，食积胀痛。

【软坚散结临床应用】

1. 用于妇女癥瘕，如子宫肌瘤、子宫内膜异位症、盆腔炎性疾病、卵巢囊肿等，常与莪术相须为用，有行气破血、消积散结的作用，尤适用于癥瘕属顽固型者。

2. 用于恶性肿瘤，如结肠癌、胰腺癌、恶性淋巴瘤等。①治疗结肠癌，可配伍莪术、硇砂，有消积软坚、破瘀散结之效。②治疗中晚期胰腺癌瘀血证有腹部结块表现者，有破血行气、消积止痛的作用。③治疗恶性淋巴瘤，属顽痰阻结、瘀血内结、胶结不散之证，可配伍莪术、穿山甲，有破血消癥散结之效。

3. 用于增生性疾病，如乳腺增生、前列腺增生等属气滞血瘀者，常配伍莪术同用。

4. 其他。用于糖尿病肾病有肾小球硬化表现，病机为肾络瘀血内结者，弥漫性甲状腺肿伴甲亢者，肝纤维化、克罗恩病肠纤维化，以及眼内出血中后期，瘀血沉积在眼内形成有形机化带或斑块等。

【用法用量】5～10g。

【使用注意】孕妇禁用；不宜与芒硝、玄明粉同用。

【各家论述】

1. 王好古：三棱……破血中之气，肝经血分药也。三棱、莪术治积块疮硬者，乃坚者削之也……通肝经积血。治疮肿坚硬。

2.《医学衷中参西录》：三棱气味俱淡，微有辛意；莪术味微苦，气微香，亦微有辛意，性皆微温，为化瘀血之要药。以治男子疝癖，女子癥瘕，月闭不通，性非猛烈而建功甚速。其行气之力，又能治心腹疼痛、胁下胀疼，一切血凝气滞之症。若与参、术、芪诸药并用，大能开胃进食，调血和血。若细核二药之区别，化血之力三棱优于莪术，理气之力莪术优于三棱。

3.《本草经疏》：三棱，从血药则治血，从气药则治气。老癖癥瘕积聚结块，未有不由血瘀、气结、食停所致，苦能泄而辛能散，甘能和而入脾，血属阴而有形，此所以能治一切凝结停滞有形之坚积……能泻真气，真气虚者勿用，此见谛之言也。故凡用以消导，必资人参、芍药、地黄之力，而后可以无弊，观东垣五积方皆有人参，意可知已。何者？盖积聚癥癖，必由元气不足，不能运化流行致之，欲其消也，必借脾胃气旺，方能渐渐消磨开散，以收平复之功，如只一味专用克削，则脾胃之气愈弱，后天之气益亏，将见故者不去，新者复至矣。戒之哉！

◎山慈菇

【性味归经】味甘、微辛，性凉；有小毒。入肝、脾经。

【功能主治】清热解毒，化痰散结。用于痈肿疔毒，瘰疬痰核，蛇虫咬伤，癥瘕痞块。

【软坚散结临床应用】

1. 用于甲状腺疾病。①治疗甲状腺结节痰浊偏甚者，可配伍白芥子。②治疗体积较大、多发性、病程较长的甲状腺腺瘤，对促进甲状腺腺瘤缩小作用显著。③治疗因热毒、血瘀互结导致的亚急性甲状腺炎甲状腺肿大者，有解毒散结、化痰软坚的作用，既可内服，又可研粉外用。④治疗桥本甲状腺炎甲状腺功能减退阶段，既能软坚散结消瘿瘤，又能间接合成甲状腺素。

2. 用于恶性肿瘤。①治疗乳腺癌，与蜂房同用，可增强其抗癌拔毒、软坚散结的作用。②治疗胰腺癌肿瘤进展较快者，有清热解毒、消痈散结的作用。③治疗食管癌、贲门癌、肝癌癌肿属痰浊较盛、结聚成块者。

3. 用于乳腺增生，尤其是形成乳腺结节者，有解毒散结的作用，还可防止癌变。

4. 用于肺结节伴有热象者，有清热解毒、化痰散结的作用。

【用法用量】3～9g；外用适量。

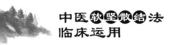

【使用注意】体虚者慎用。

【各家论述】

1.《本草拾遗》：主痈肿疮瘘，瘰疬结核等，醋磨敷之，亦剥人面皮，除黣黯。

2.《本草再新》：治烦热痰火，疮疔痧痘，瘰疬结核。杀诸虫毒。

◎瓦楞子

【性味归经】味咸，性平。入肺、胃、肝经。

【功能主治】消痰化瘀，软坚散结，制酸止痛。用于顽痰胶结，黏稠难咯，瘿瘤，瘰疬，癥瘕痞块，胃痛反酸。

【软坚散结临床应用】

1. 用于胰腺癌，常配伍威灵仙，有理气消痰、软坚散结的作用，可用于胰腺癌之肝胃郁热证。

2. 用于恶性淋巴瘤毒痰瘀胶结之证，有消瘀化痰散结的作用。

3. 用于甲状腺癌，常配伍海浮石，加强其软坚化石、散瘀之力。

4. 用于胃癌，兼具软坚散结与制酸止痛之用，其主含碳酸钙能中和胃酸，减轻胃癌所致溃疡的疼痛。煅瓦楞子配伍海螵蛸，可增强其制酸止痛、散结消肿之效，可用于无法手术的胃癌患者。

5. 用于脑瘤，有除痰散结抑癌的作用，常佐以川芎、天麻、土鳖虫等行气破血药。

【用法用量】9～15g，先煎。消痰化瘀、软坚散结宜生用；制酸止痛宜煅用。

【各家论述】

《本草便读》：咸可软坚，消老痰至效，寒行瘀结，治胃痛多灵。（瓦楞子一名魁蛤，出海中，形似蛤，其壳背如瓦屋之楞，味咸性寒，入肺、胃，软坚痰，消瘀血，凡胸胃痛有老痰死血在内者，皆可用之。）

◎玄参

【性味归经】味甘、苦、咸，性微寒。归肺、胃、肾经。

【功能主治】清热凉血，滋阴降火，解毒散结。用于热入营血，温毒发斑，热病伤阴，舌绛烦渴，津伤便秘，骨蒸劳嗽，目赤，咽痛，白喉，瘰疬，痈肿疮毒。

【软坚散结临床应用】

1. 用于甲状腺疾病，如治疗甲状腺结节、甲状腺功能亢进症、桥本甲状腺炎等，常配伍牡蛎、浙贝母，如消瘰丸，有清热滋阴、化痰软坚的作用。

2. 用于结节性疾病，如治疗乳腺结节、肺结节伴热象、阴虚者，有清热凉血、滋阴降火、消瘰散结的作用。

3. 用于恶性肿瘤，如治疗恶性淋巴瘤、肺癌放疗后、甲状腺癌属热毒壅盛、阴液受损者，有滋阴清热、解毒散结的作用。

4. 用于眼科疾病，如治疗视网膜色素变性、老年黄斑变性、视神经萎缩、视网膜动脉硬化等眼底退行性病变前期有血脉络道狭窄或闭塞的病理改变者，常配合补益方剂同用。

5. 用于下肢静脉曲张，或合并血栓性浅静脉炎，浅表筋脉处出现坚硬条索状物时，有软化条索作用。

6. 用于急性附睾炎由邪毒瘀结所致者，大剂量玄参配合其他清热解毒化瘀之品可使邪毒瘀积消散而痊愈。

7. 用于疝气、肠粘连、水肿等属痰核气血壅结者，配伍夏枯草、海藻、皂角刺，有软坚散结、清热滋阴的作用。

【用法用量】9～15g。

【使用注意】不宜与藜芦同用。

【各家论述】

1.《本草纲目》：肾水受伤，真阴失守，孤阳无根，发为火病，法宜壮水以制火，故玄参与地黄同功。其消瘰疬亦是散火，刘守真言结核是火病。

2.《本草正》：玄参，此物味苦而甘，苦能清火，甘能滋阴，以其味甘，故降性亦缓。《本草》言其惟入肾经，而不知其尤走肺脏，故能退无根浮游之火，散周身痰结热痈。

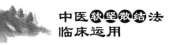

◎玄明粉

【性味归经】味咸、苦，性寒。归胃、大肠经。

【功能主治】泻下通便，润燥软坚，清火消肿。内服用于实热积滞，大便燥结，腹满胀痛；外治用于咽喉肿痛，口舌生疮，牙龈肿痛，目赤，痈肿，丹毒。

【软坚散结临床应用】

1. 内服用于实热积滞，大便燥结症，有清热、泻下、软坚的作用。

2. 外治用于甲状腺囊肿，有软坚、消肿、脱水的作用。

【用法用量】3～9g，溶入煎好的汤液中服用。外用适量。

【使用注意】孕妇慎用；不宜与硫黄、三棱同用。

【各家论述】

1.《神农本草经疏》：玄明粉，其色莹白，其味辛咸，沉而降，阴也。其治邪热在心烦躁者，《经》曰：热淫于内，治以咸寒，佐之以苦。并主五藏宿滞癥结者，即燥粪、结痰、瘀血、宿食之谓。辛能散结，咸能软坚，兼能润下，苦能下泄，故主之也。目为血热所侵，必赤肿作痛异常，硝性峻利，加以苦辛咸寒之极，故能散热结，逐热血，目病既去，必自明矣。退膈上虚热者，当作实热邪解，心凉故热退也，消肿毒者，即软坚散结之功化。

2.《本草求真》：玄明粉，功用等于芒硝，皆有软坚、推陈致新之力。然煅过多遍，其性稍缓，不似芒硝其力迅锐，服之恐有伤血之虞耳。若佐甘草同投，则膈上热痰，胃中实热，肠中宿热，又克见其治矣。

◎芒硝

【性味归经】味咸、苦，性寒。归胃、大肠经。

【功能主治】泻热通便，润燥软坚，清火消肿。内服用于实热积滞，腹满胀痛，大便燥结，肠痈肿痛；外治乳痈，痔疮肿痛。

【软坚散结临床应用】

1. 内服用于阳明腑实肠道燥结的便秘，有软坚泻下的作用，善除燥屎坚结，常配伍大黄，如大承气汤。

2. 内服用于尿路结石、急慢性胆囊炎有胆结石者，有软坚化石的作用。①治疗尿路结石，可配伍鸡内金，增强其健胃消食、软坚散结、清热化石的力量。②治疗胆结石，可配伍鸡内金、金钱草以利胆排石。

3. 外治用于乳腺增生、前列腺增生，有泻火软坚消肿的作用。①治疗乳腺增生，可配伍生南星、露蜂房、乳香、没药。②治疗前列腺增生，可配伍生半夏以改善膀胱颈、尿道黏膜炎症及充血水肿。

4. 外治用于胃癌术后胃肠道功能紊乱，有减轻腹胀，缩短肠鸣音恢复时间、肛门排气时间及首次排便时间的作用。

5. 外治用于湿热瘀结所致的血栓性浅静脉炎合并下肢静脉曲张，有清热利湿、软坚散结的作用。

6. 外治用于肌内注射所致的硬结，有软化硬结的作用。

7. 外治用于目赤肿痛、咽喉肿痛及口疮点洗之剂，有清热消肿之功。

【用法用量】6～12g，一般不入煎剂，待汤剂煎得后，溶入汤剂中服用。外用适量。

【注意】孕妇慎用；不宜与硫黄、三棱同用。

【各家论述】

《神农本草经疏》：芒硝，禀天地至阴极寒之气所生，故味苦辛，性大寒，乃太阴之精。以消物为性，故能消五金八石，况乎五脏之积聚，其能比之金石之坚哉！久热即是邪热，伤寒热邪结中焦，或停饮，食则胃胀闭，少少投之，可立荡除。除邪气者，寒能除热故也。破留血者，咸能软坚，辛能散结也。邪热盛则经脉闭。热淫于内，治以咸寒，结散热除则经脉自通，二便自利，月水复。此五淋中惟石淋、膏淋为胶结难解，病由于积热，非得辛苦大寒之药，以推荡消散之，不能除也。

◎肉苁蓉

【性味归经】味甘、咸，性温。归肾、大肠经。

【功能主治】补肾阳，益精血，润肠通便。用于肾阳不足，精血亏虚，阳痿不孕，腰膝酸软，筋骨无力，肠燥便秘。

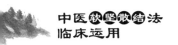

【软坚散结临床应用】

用于糖尿病肾病。该药本为阴阳双补之品，因其味咸能软坚，故补益之中又具消积之功，配伍生黄芪补中有通，补中有涩，兼具养正除积之功，又有降低血糖及蛋白尿的作用。

【用法用量】6～10g。

【各家论述】

1.《本经逢原》：肉苁蓉，《本经》主劳伤补中者，是火衰不能生土，非中气之本虚也。治妇人癥瘕者，咸能软坚而走血分也。又苁蓉止泄精遗溺，除茎中热痛，以其能下导虚火也。老人燥结，宜煮粥食之。

2.《本草求真》：肉苁蓉，诸书既言峻补精血，又言力能兴阳助火，是明因其气温，力专滋阴，得此阳随阴附，而阳自见兴耳。惟其力能滋补，故凡癥瘕积块，得此而坚即消。惟其滋补而阳得助，故凡遗精茎痛，寒热时作，亦得因是而除。若谓火衰至极，用此甘润之品，同于桂、附，力能补阳，其失远矣。况此既言补阴，而补阴又以苁蓉为名，是明因其功力不骤，气专润燥，是亦宜于便闭，而不宜于胃虚之人也。谓之滋阴则可，谓之补火正未必然。

◎ 全蝎

【性味归经】味辛，性平；有毒。归肝经。

【功能主治】息风镇痉，通络止痛，攻毒散结。用于肝风内动，痉挛抽搐，小儿惊风，中风口㖞，半身不遂，破伤风，风湿顽痹，偏正头痛，疮疡，瘰疬。

【软坚散结临床应用】

1. 用于恶性肿瘤，如治疗乳腺癌及其癌痛、结肠癌、胃癌等，有搜剔逐瘀、软坚、消除癥积肿块的作用。

2. 用于动脉粥样硬化热毒内结较重者，有软坚散结解毒的作用。

3. 用于硬皮病筋脉拘挛、关节变形、肢体麻木、四肢不温等脉络瘀阻者，有搜风剔络散结的作用。

4. 用于骨关节炎、类风湿关节炎关节肿痛、顽固难治者，有软坚散结、搜剔通络的作用。

5. 用于骨质增生性疼痛、顽固性偏头痛，可配伍蜈蚣。

6. 用于乳腺增生，可配伍瓜蒌。

【用法用量】煎服，2 ~ 5g；研末吞服，每次 0.6 ~ 1g。外用适量。

【使用注意】本品有毒，用量不宜过大。孕妇禁用。

【各家论述】

《王楸药解》：穿筋透骨，逐湿除风。

◎牡蛎

【性味归经】味咸，性微寒。归肝、胆、肾经。

【功能主治】重镇安神，潜阳补阴，软坚散结。用于惊悸失眠，眩晕耳鸣，瘰疬痰核，癥瘕痞块。煅牡蛎收敛固涩，制酸止痛。用于自汗盗汗，遗精滑精，崩漏带下，胃痛吞酸。

【软坚散结临床应用】

1. 用于妇科疾病。①治疗子宫肌瘤伴发月经过多者，有化痰软坚，兼具敛涩的作用。②治疗子宫内膜异位症病程日久、包块顽固者，常配伍鳖甲，可使消散肿块之力增强。③治疗盆腔炎性疾病，有软坚散结、消散包块的作用。

2. 用于恶性肿瘤，有化痰软坚散结的作用。①治疗肺癌，与浙贝母相伍，可用于肺癌治疗的各个阶段；与夏枯草相伍，可用于治疗肺癌伴有淋巴结转移或两肺转移性小结节等。②治疗乳腺癌，与皂角刺相伍，可治疗毒热蕴结型乳腺癌；与生龙骨、炮山甲同用，可增强化痰活瘀之力，直达病所。③治疗胃癌，与浙贝母相伍，可用于胃癌前病变及胃癌合并淋巴结转移者。④治疗甲状腺癌，与浙贝母、玄参、夏枯草配伍，可用于火郁痰结所致者。⑤治疗胰腺癌，与夏枯草相伍，可用于有邪毒积聚、郁久化热者。⑥治疗恶性淋巴瘤，可与海藻、昆布配伍，用于痰瘀毒胶结者。⑦治疗上颌癌、多发性骨髓瘤等。

3. 用于眼科疾病。①治疗葡萄膜炎引起的渗出，或眼底渗出机化及增殖性病变，有治痰软坚的作用，常与龙骨、浙贝母、玄参等同用。②治疗

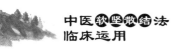

肝阳上亢而致头晕目眩并发眼底病变者，或失眠少寐易惊善感的眼病患者，有软坚散结，兼平抑肝阳、重镇安神的作用，常与龙骨、鳖甲、白芍、夏枯草同用，或与首乌藤、琥珀、龙骨同用。③治疗眼内出血中后期，瘀血沉积在眼内所形成的瘀滞或积聚而成的有形机化带或斑块，有消散硬块的作用。

4. 用于肝胆系统疾病，如脂肪肝证属湿困瘀停、三焦不利者，肝硬化证属湿毒久羁、气血瘀滞、肝脾损伤者，肝癌黄疸证属肝经瘀结者，常配伍玄参、川贝母、海藻。

5. 用于甲状腺疾病，如甲状腺肿大、甲状腺腺瘤、桥本甲状腺炎等。

6. 用于增生性疾病。①治疗乳腺增生之肿块肿大坚硬，可重用牡蛎，酌加鳖甲、夏枯草以增强滋阴降火、化痰软坚散结之功。②治疗前列腺增生、前列腺肥大、尿频、尿急等小便不利诸症，常与龙骨配伍，有软坚散结、收敛固脱的作用。③治疗结肠息肉便血，证属痰瘀交结者，常配伍穿山甲、川芎等，有活血软坚散结之功。

7. 用于微型癥瘕类疾病，如高血压、动脉粥样硬化、糖尿病肾病等，有祛痰软坚散结的作用。

8. 用于疑难疾病。①治疗硬皮病肌肤变硬以及胃纳反酸、汗出过多症状，有软坚散结、收敛固涩之效。②治疗多发性纤维瘤，生牡蛎配伍白芥子，可祛皮里膜外之痰。

9. 其他，如肺结节、骨关节炎等。

【用法用量】9～30g。宜打碎先煎。收敛固涩、制酸止痛宜煅用；重镇安神、潜阳补阴、软坚散结宜生用。

【各家论述】

1. 《汤液本草》：咸为软坚之剂，以柴胡引之，故能去胁下之硬；以茶引之，能消结核，以大黄引之，能除股间肿。

2. 《冯氏锦囊秘录》：得海气结成，味咸，气微寒，无毒，入肝、胆、肾三经。为清热软坚，化痰散结，收涩固脱之用。主疗虽多，然味咸独胜，走肾敛涩之功居多耳。

◎鸡内金

【性味归经】味甘，性平。归脾、胃、小肠、膀胱经。

【功能主治】消食健胃，固精止遗，化坚消石。用于饮食积滞，小儿疳积，遗精遗尿，结石癥块。

【软坚散结临床应用】

1. 用于泌尿系结石、肝胆结石，常配伍金钱草，有化石消坚散结的作用。

2. 用于乳腺增生、子宫肌瘤，由瘀血凝结内阻所致者，有消癥化瘀的作用。

3. 用于糖尿病性视网膜病变、视网膜硬性渗出以及视网膜增殖性病变或黄斑前膜等眼科疾病与痰湿蕴结或痰瘀互结有关者，常与制半夏、浙贝母、瓜蒌皮、枳壳、海藻、昆布、海浮石等药同用。

【用法用量】煎服，3～10g；研末服，每次1.5～3g，效果优于煎剂。

【各家论述】

《医学衷中参西录》：鸡内金，鸡之脾胃也……中有瓷石、铜、铁皆能消化，其善化瘀积可知……居于中焦以升降气化，若有瘀积，气化不能升降，是以易致胀满。用鸡内金为脏器疗法。若再与白术等分并用，为消化瘀积之要药，更为健补脾胃之妙品，脾胃健壮，益能运化药力以消积也……不但能消脾胃之积，无论脏腑何处有积，鸡内金皆能消之，是以男子疝癖，女之癥瘕，久久服之，皆能治愈。又凡虚劳之证，其经络多瘀滞，加鸡内金于滋补药中，以化其经络之瘀滞，而病始可愈。至以治室女月信一次未见者，尤为要药。盖以能助归、芍以通经，又能助健补脾胃之药，多进饮食以生血也。

◎昆布

【性味归经】味咸，性寒。归肝、胃、肾经。

【功能主治】消痰软坚散结，利水消肿。用于瘿瘤，瘰疬，睾丸肿痛，痰饮水肿。

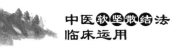

【软坚散结临床应用】

1. 用于良性占位性病变，如子宫肌瘤、乳腺增生、肺结节等。①治疗子宫肌瘤，配伍海藻、三棱、莪术可用于痰湿夹瘀型。②治疗乳腺增生，配伍海藻可用于乳腺增生肿块硬、痛者。③治疗肺结节，常与海藻相须为用。

2. 用于眼科疾病。①治疗因痰湿结聚引起的眼底病变硬性渗出、增殖性病变、黄斑前膜病变、玻璃体混浊等，常与海藻相须为用，有消痰散结的作用。②治疗视网膜血管阻塞性疾病，有软化血管阻塞之物的作用，常与活血化瘀之药伍用。③治疗眼内出血中后期，瘀血沉积在眼内所形成的瘀滞或积聚而成的有形机化带或斑块，有消散硬块的作用。

3. 用于微型癥瘕类疾病，如高血压、动脉粥样硬化、糖尿病肾病等。①治疗高血压内风证，配伍地龙、川芎、僵蚕、槐米、白蒺藜，降压效果明显。②治疗糖尿病肾病，配伍海藻，具有降血糖、调血脂、降血压的作用，可延缓糖尿病肾病疾病进展。

4. 用于乳腺癌，与海藻、猫爪草相伍，有消痰解毒、软坚散结的作用。

5. 用于甲状腺功能亢进症，有化痰软坚消瘿的作用。

6. 用于气滞血瘀型睾丸肿胀、疼痛坚硬者，常配伍王不留行、橘核、海藻同用。

【用法用量】6～12g。

【各家论述】

1.《本草发挥》：昆布……治疮之坚硬者，咸能软坚也。

2.《本草求真》：力专泄热散结软坚，故瘰疬痕疝隧道闭塞，其必用之。

◎急性子

【性味归经】味辛、微苦，性温；有小毒。归肝、脾经。

【功能主治】行瘀降气，软坚散结。主治经闭，痛经，产难，产后胞衣不下，噎膈，痞块，骨鲠，龋齿，疮疡肿毒。

【软坚散结临床应用】

1. 用于甲状腺结节、甲状腺腺瘤、子宫肌瘤、体表组织囊肿、卵巢囊肿等各种良性结块。

2. 用于食管癌进食有梗阻者，常配伍威灵仙，可软坚消积，缓解进食哽噎的症状。

3. 用于肝硬化，有散瘀消积、破血软坚的作用。

4. 用于闭经。闭经有肾虚、脾虚、血虚、气滞血瘀、寒凝血滞、痰湿阻滞之别，在辨证施治基础上，酌情加适量急性子，可获显效。

5. 用于骨质增生，有软坚化骨的作用。

6. 用于前列腺增生。以急性子为主，配伍硝石、僵蚕、蜈蚣、穿山甲、薏苡仁、鸡内金、沉香等组成消积克癃散，治疗前列腺增生，屡试屡验。

【用法用量】内服：煎汤，3～4.5g。外用：适量，研末或熬膏敷贴。

【使用注意】内无瘀积者及孕妇禁用。

【各家论述】

1. 《本草纲目》：产难，积块，噎膈，下骨鲠，透骨通窍。凤仙子，其性急速，故能透骨软坚，庖人烹鱼肉，硬者投数粒即易软烂，是其验也。缘其透骨，最能损齿，与玉簪根同。凡服者不可着齿也，多用亦戟人咽。

2. 《本经逢原》：软坚，搜顽痰，下死胎。

3. 《本草正义》：治外疡坚块，酸肿麻木，阴发大症。研末熬膏贴患处，极能软坚消肿。

◎姜石

【性味归经】味咸，性寒。归心、胃经。

【功能主治】清热解毒消肿。主治疔疮痈肿，乳痈，瘰疬，豌豆疮。

【软坚散结临床应用】用于食管癌、胃癌、肺癌、肝癌，证属痰涎壅盛者，有软坚镇纳、祛痰抗癌的作用。

【用法用量】内服：入丸、散，每日1～3g；或泡饮。外用：适量，

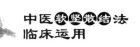

研末敷。

◎莪术

【性味归经】味辛、苦，性温。归肝、脾经。

【功能主治】行气破血，消积止痛。用于癥瘕痞块，瘀血经闭，胸痹心痛，食积胀痛。

【软坚散结临床应用】

1. 用于子宫内膜异位症、子宫腺肌病、子宫肌瘤等妇女癥病，有良好的消癥作用，常配伍三七等活血化瘀消癥药。

2. 用于结肠癌、胰腺癌、恶性淋巴瘤等恶性肿瘤，有瘀血内结表现者。

3. 用于脏器纤维化中晚期癥积已成者，有散结通络的作用，常配伍三棱、三七等活血破瘀药。若长期服用需配伍黄芪、党参等补气药。

4. 用于甲状腺结节、乳腺增生等结节性疾病，常配伍三七、浙贝母以化瘀散结。

5. 用于动脉粥样硬化、糖尿病肾病后期络脉闭塞、糖尿病末梢神经病变伴有动脉硬化，证属血络郁滞者。

6. 用于硬皮病痰瘀阻络证，皮肤变硬，色暗甚或萎缩者，有破血行气、散结止痛的作用。

7. 用于眼内出血中后期，瘀血沉积在眼内积聚而成有形机化带或斑块者。

【用法用量】6～9g。行气止痛，多生用；破血祛瘀，宜醋炒。

【使用注意】孕妇禁用。

【各家论述】

1. 《药品化义》：蓬术味辛性烈，专攻气中之血，主破积消坚，去积聚癖块，经闭血瘀，扑损疼痛。与三棱功用颇同，亦勿过服。

2. 《萃金裘本草述录》：破气中之血，血涩于气中则气不通。此味能疏阳气以达于阴血，血达而气乃畅，放前人谓之益气。

3. 《本草经疏》：行气破血散结，是其功能之所长，若夫妇人、小儿气血两虚，脾胃素弱而无积滞者，用之反能损真气，使食愈不消而脾胃益弱。即有血气凝结、饮食积滞，亦当与健脾开胃、补益元气药同用，乃无损耳。

◎夏枯草

【性味归经】味苦、辛，性寒。归肝、胆经。

【功能主治】清肝泻火，明目，散结消肿。用于目赤肿痛，目珠夜痛，头痛眩晕，瘰疬，瘿瘤，乳痈，乳癖，乳房胀痛。

【软坚散结临床应用】

1. 用于癥瘕包块。①治疗子宫内膜异位症，配伍猫爪草，能加强软坚散结消肿之功，还可中和药性，避免药物过于温热或寒凉。②治疗盆腔炎性疾病，与白花蛇舌草合用，有清热除湿散结之效，可用于湿热瘀结者。

2. 用于微型癥瘕，有清泻肝火、软坚散结的作用。①治疗高血压，可用于肝郁化火或肝阳上亢兼络脉郁滞者。②治疗动脉粥样硬化，可用于热毒较重者。

3. 用于恶性肿瘤。①治疗胰腺癌有邪毒积聚、郁久化热者，配伍生牡蛎。②治疗恶性淋巴瘤，可配伍猫爪草、黄药子。③治疗肺癌，证属痰火或肿瘤淋巴结转移者，可配伍蒲公英。④治疗乳腺癌属痰火、热毒郁结者，有清泄肝火、化痰散结的作用。

4. 用于甲状腺疾病，如甲状腺结节有热郁者；肝郁化火之甲亢有颈前肿块及突眼表现者；亚急性甲状腺炎，证属肝经蕴热，有甲状腺肿大、目赤肿痛表现者；桥本甲状腺炎肝火旺盛者，有软坚散结，兼清肝泻火明目的作用。

5. 用于增生性疾病，如乳腺增生结节质中有囊性感，辨证属痰凝者，常配伍浙贝母、海藻、生牡蛎、海浮石；前列腺增生并有炎症者。

6. 用于眼部因痰凝而致的痰核、眼底渗出等眼科疾病，与贝母、牡蛎、半夏、昆布等同用，起软坚散结作用，兼有清热泻火明目之功。

【用法用量】内服：煎汤，6～15g，大剂量可用至30g；熬膏或入丸、散。久用：适量，煎水洗或捣敷。

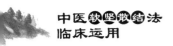

【各家论述】

1. 《神农本草经》：主寒热，瘰疬，鼠瘘，头疮，破癥，散瘿结气，脚肿，湿痹。

2. 《本草求真》：夏枯草……辛苦微寒。按书所论治功，多言散结解热，能愈一切瘿疬湿痹、目珠夜痛等症，似得以寒清热之义矣。何书又言气禀纯阳，及补肝血，得毋自相矛盾乎？讵知气虽寒而味则辛，凡结得辛则散，其气虽寒犹温，故云能以补血也。是以一切热郁肝经等证，得此治无不效，以其得藉解散之功耳。若属内火，治不宜用。

3. 《本草正义》：夏枯草之性，《本经》本言苦辛，并无寒字，孙氏问经堂本可证。而自《千金》以后，皆加一寒字于辛字之下，然此草夏至自枯，故得此名。丹溪谓其禀纯阳之气，得阴气而即死，观其主瘰疬，破癥散结，脚肿湿痹，皆以宣通泄化见长，必具有温和之气，方能消释坚凝，疏通窒滞，不当有寒凉之作用。石顽《逢原》改为苦辛温，自有至理，苦能泄降，辛能疏化，温能流通，善于宣泄肝胆木火之郁窒，而顺利气血之运行。凡凝痰结气，风寒痹着，皆其专职。

◎ 海藻

【性味归经】味苦、咸，性寒。归肝、胃、肾经。

【功能主治】消痰软坚散结，利水消肿。用于瘿瘤，瘰疬，睾丸肿痛，痰饮水肿。

【软坚散结临床应用】

1. 用于子宫肌瘤、子宫内膜异位症、盆腔炎性疾病等癥瘕类疾病由痰湿瘀结所致者，有消痰软坚的作用。①治疗子宫肌瘤，常配伍昆布、三棱、莪术。②治疗子宫内膜异位症，常配伍刘寄奴等活血散瘀之品。

2. 用于甲状腺结节、甲状腺腺瘤、甲状腺功能亢进症、甲状腺癌等甲状腺疾病。

3. 用于乳腺增生、乳腺癌等乳腺疾病，有软坚散结、消散乳腺肿块的作用，常与昆布同用。

4. 用于高血压、动脉粥样硬化、糖尿病肾病等微型癥瘕类疾病，有降压、软脉、延缓疾病进展的作用。

5. 用于肝硬化、肺结节，有化痰软坚的作用，可消有形之邪。

6. 用于因痰湿结聚引起的眼底病变硬性渗出、增殖性病变、黄斑前膜病变、玻璃体混浊等眼科疾病，有消痰散结的作用；用于视网膜血管阻塞性疾病，有软化血管阻塞之物的作用，常与活血化瘀之药伍用；用于眼内出血中后期，瘀血沉积在眼内所形成的瘀滞或积聚而成的有形机化带或斑块，有消散硬块的作用。

7. 用于气滞血瘀型睾丸肿胀、疼痛坚硬者，常配伍王不留行、橘核、昆布同用。

【用法用量】6～12g。

【使用注意】不宜与甘草同用。

【各家论述】

1. 《神农本草经》：海藻，味苦，寒。主瘿瘤气，颈下核，破散结气、痈肿、癥瘕、坚气，腹中上下鸣，下十二水肿，一名落首。生池泽。

2. 《药性切用》：海藻……苦咸性寒，软坚破结，涤热消瘿，为瘰专药。

◎ 海浮石

【性味归经】味咸，性寒。归肺经。

【功能主治】清热化痰，软坚散结。主治痰热咳喘，瘿瘤，瘰疬。

【软坚散结临床应用】

1. 用于高血压以痰浊为病者，有化老痰、软坚散结的作用，常配伍水蛭逐瘀破滞，可散血脉中痰瘀交裹之有形之物。

2. 用于动脉粥样硬化湿热热毒较重者，有软坚散结、清热解毒的作用。

3. 用于肺癌、肺纤维化痰黏难化、痰热喘嗽、有老痰积块者，有清肺火、软坚、化老痰的作用。

4. 用于甲状腺癌，有软坚化石、散瘀的作用，常配伍瓦楞子。

5. 用于甲状腺功能亢进症之突眼症，有清肝明目、软坚散结的作用，

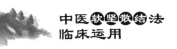

常配伍蒺藜、牡蛎、青葙子。

6. 用于白睛金疳、火疳以及眼部前房渗出、羊脂样角膜后沉着物或因炎症引起的视网膜渗出，尤其是软性渗出物、玻璃体炎性混浊等，有化痰软坚散结的作用，且其体轻易上浮可使药效上达目窍，常与瓜蒌皮、天花粉、浙贝母相伍。

【用法用量】煎服，10～15g。宜打碎先煎。

【注意】虚寒咳嗽忌服。

【各家论述】

1.《本草从新》：海石，一名浮石。软坚，消老痰结核。咸软坚，寒润下，色白体轻入肺，清其上源（肺为水之上源、故又治诸淋）。止嗽止渴，通淋，化上焦老痰，消瘿瘤结核。

2.《玉楸药解》：海浮石，味咸，气平，入手太阴肺、足厥阴肝经。化痰止渴，破滞软坚。海浮石咸寒通利，能化老痰，消积块，止消渴，通淋涩，去翳障，平瘿瘤，清金止嗽，泻湿消疝，亦兼治疔毒恶疮。

◎猫爪草

【性味归经】味甘、辛，性温。归肝、肺经。

【功能主治】化痰散结，解毒消肿。主治瘰疬痰核，疔疮肿毒，蛇虫咬伤。

【软坚散结临床应用】

1. 用于恶性肿瘤，如恶性淋巴瘤，痰火郁结之肺癌、乳腺癌等，可配伍夏枯草、黄药子、昆布，有解毒化痰散结的作用。

2. 用于甲状腺疾病，如痰热瘀结型甲状腺结节，阴虚火旺、血瘀痰浊型甲状腺功能亢进症，痰凝型亚急性甲状腺炎，有化痰散结、解毒消肿的作用。

3. 用于癥瘕包块，如子宫内膜异位症，配伍夏枯草，不仅能加强软坚散结消肿之功，还可中和药性，避免药物过于温热或寒凉。

4. 用于淋巴结核，有清热解毒、化瘀消肿、软坚散结的作用。

【用法用量】15～30g，单味药可用至120g。

【各家论述】

1.《中药材手册》：治颈上瘰疬结核。

2.《河南中草药手册》：消肿，截疟。治瘰疬，肺结核。

◎旋覆花

【性味归经】味苦、辛、咸，性微温。归肺、脾、胃、大肠经。

【功能主治】降气，消痰，行水，止呕，软坚。用于风寒咳嗽，痰饮蓄结，胸膈痞满，喘咳痰多，呕吐噫气，心下痞硬。

【软坚散结临床应用】

1. 用于肺癌痰黏难化及肺纤维化胸中痰结、肺部咳喘者，有下气消痰软坚散结的作用。

2. 用于食管癌、胃癌痰浊中阻、痞满呕逆、胃气不降者，有软坚散痞、降气化痰、降逆止呕的作用，常配伍代赭石，如旋覆代赭汤。

【用法用量】3～9g，包煎。

【各家论述】

1.《神农本草经疏》：其禀冬之气而生者乎，故其味首系之以咸，润下作咸，咸能软坚。

2.《本草备要》：旋覆花，一名金沸草，泻，下气，消痰。咸能软坚，苦辛能下气行水，温能通血脉。入肺、大肠经。消痰结坚痞，唾如胶漆，噫气不除。

◎黄药子

【性味归经】味苦，性寒；有小毒。归肺、肝经。

【功能主治】散结消瘿，清热解毒，凉血止血。主治瘿瘤，喉痹，痈肿疮毒，毒蛇咬伤，肿瘤，吐血，衄血，咯血，百日咳，肺热咳喘。

【软坚散结临床应用】

1. 用于甲状腺疾病，如甲状腺肿、甲状腺腺瘤、甲状腺功能亢进等，有化痰散结、解毒消瘿的作用。

2. 用于恶性肿瘤，如食管癌、胃癌、直肠癌、乳腺癌、宫颈癌、上颌

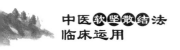

窦癌、膀胱癌、肺癌及肉瘤等。

【用法用量】内服：煎汤，3~9g；或浸酒；研末1~2g。外用：适量，鲜品捣敷；或研末调敷；或磨汁涂。

【使用注意】内服剂量不宜过大。

【各家论述】

1.《本草汇言》：黄药子，解毒凉血最验，古人于外科、血证两方尝用。今人不复用者，因久服有脱发之虞，知其为凉血、散血阴矣。

2.《开宝本草》：主诸恶肿疮瘘，喉痹，蛇犬咬毒，取根研服之，亦含亦涂。

3.《本草纲目》：凉血，降火，消瘿，解毒。

◎蛤壳

【性味归经】味苦、咸，性寒。入肺、肾、胃经。

【功能主治】清热化痰，软坚散结，制酸止痛；外用收湿敛疮。内服用于痰火咳嗽，胸胁疼痛，痰中带血，瘰疬瘿瘤，胃痛吞酸；外治湿疹，烫伤。

【软坚散结临床应用】

1. 用于单纯性甲状腺肿、乳房良性肿瘤，有软坚消肿的作用，常配伍海藻、昆布等，如五海瘿瘤丸。

2. 用于肿瘤因气郁、热毒、瘀血、痰凝久郁，有化火伤阴表现者，常配伍瓦楞子，有养阴软坚的作用。

3. 用于动脉粥样硬化湿热热毒较重者，有软坚散结、清热利湿解毒的作用。

4. 用于肝纤维化痰结甚者，有软坚散结、平肝化痰的作用。

【用法用量】6~15g，先煎。蛤粉包煎。外用适量，研极细粉撒布或油调后敷患处。

【各家论述】

《本草便读》：蛤壳，软坚具介类之功，且润燥化痰，兼能利水，入肾备咸寒之性，并清金开胃，尚可行瘀。

◎ 紫硇砂

【性味归经】味咸、苦、辛，性温；有毒。归肺、胃经。

【功能主治】破瘀消积，软坚蚀腐。主癥瘕积聚，噎膈反胃，鼻生息肉，喉痹目翳，痈肿瘰疬，恶疮赘疣。

【软坚散结临床应用】

1. 用于结肠癌、胃癌等消化道肿瘤，有软坚消积，消除有形之癌块的作用。①治疗结肠癌，配伍三棱、莪术。②治疗胃癌，配伍干蟾皮、三七。

2. 用于鼻咽和鼻腔肿瘤。

3. 用于瘰疬，配伍皂荚子，如硇砂丸。

【用法用量】内服：研末，0.6～1g；或入丸、散。不入汤剂。外用：适量，研末点、撒调敷；或化水点涂。

【使用注意】内服不宜过量，孕妇及溃疡病、肝肾功能不全者禁服。

◎ 蜂房

【性味归经】味微甘，性平；有小毒。归肝、胃、肾经。

【功能主治】祛风止痛，攻毒消肿，杀虫止痒。主治风湿痹痛，风虫牙痛，痈疽恶疮，瘰疬，喉舌肿痛，痔漏，风疹瘙痒，皮肤顽癣。

【软坚散结临床应用】

1. 用于恶性肿瘤。①治疗肝癌，常与藤梨根、土鳖虫、北豆根配伍，用于癌毒邪气盛者，有攻毒散结抗癌的作用。②治疗恶性淋巴瘤顽痰难消者，有清热解毒，兼搜痰剔络、攻坚破结的作用。③治疗肺癌咳喘不止、咳吐黄痰者，有清热解毒，兼宣肺解表、软坚散结的作用，与蝉蜕、僵蚕配伍，有协同之效。④治疗乳腺癌及其癌痛，可配伍全蝎、地龙、蜈蚣等，有搜剔逐瘀、软坚消癥的作用。

2. 用于乳腺增生由气血郁滞导致的乳房肿结疼痛，佐以生黄芪可牵其毒性，配鸡血藤能更好地逐瘀散滞、散结止痛。

3. 用于类风湿关节炎晚期关节肿大僵硬，刺痛难忍，甚则关节变形者，有软坚散结、搜剔通络的作用。

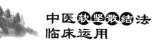

【用法用量】内服：煎汤，5～10g；研末服，2～5g。外用：适量，煎水洗、研末掺或调敷。

【使用注意】气虚血弱及肾功能不全者慎服。

◎硼砂

【性味归经】味甘、咸，性凉。归肺、胃经。

【功能主治】清热消痰，解毒防腐。内服治痰热咳嗽及噎膈积聚、诸骨鲠喉；外用治咽喉肿痛，口舌生疮，目赤翳障胬肉，阴部溃疡。

【软坚散结临床应用】

用于食管癌。硼砂味咸，能软坚消结，可配伍硇砂、冰片、芒硝等，有改善食物咽下不顺、胸膈疼痛的症状，以及减轻消化道反应的作用。

【用法用量】内服：入丸、散，1.5～3g。外用：适量，沸水溶化冲洗；或研末敷。防腐生用，收敛煅用。

【使用注意】体弱者慎服。

【各家论述】

1.《神农本草经疏》：硼砂，色白而体轻，能解上焦胸膈肺分之痰热。辛能散，苦能泄，咸能软，故主消痰、止嗽、喉痹及破癥结也。其性柔五金，去垢腻，克削为用，消散为能，宜攻有余，难施不足，此暂用之药，非久服之剂。

2.《本草汇言》：硼砂，化结痰，通喉闭，去目中翳障之药也。此剂淡渗清化，如诸病属气闭而呼吸不利，痰结火结者，用此立清。

3.《本草纲目》：治上焦痰热，生津液，去口气，消障翳，除噎膈反胃，积块结瘀肉，阴溃，骨鲠，恶疮及口齿诸病。

◎僵蚕

【性味归经】味咸、辛，性平。归肝、肺、胃经。

【功能主治】息风止痉，祛风止痛，化痰散结。用于肝风夹痰，惊痫抽搐，小儿急惊风，破伤风，中风口㖞，风热头痛，目赤咽痛，风疹瘙痒，发颐疔腮。

【软坚散结临床应用】

1. 用于恶性肿瘤，如胃癌、食管癌、肝癌、肺癌、喉癌、鼻咽癌等，常配伍全蝎、壁虎、蜈蚣、蜣螂、水蛭等虫类药，有软坚消瘤止痛的作用。

2. 用于微型癥瘕，如热痰阻络型高血压、动脉粥样硬化等，有化经络之痰而散结的作用。

3. 用于息肉类疾病，如结肠息肉、胆囊息肉、胃息肉、声带息肉、宫颈息肉等，配伍乌梅、穿山甲等药消息肉，疗效明显。

4. 用于骨关节炎、类风湿关节炎关节僵硬肿痛变形者。

5. 用于痰核、瘰疬、乳腺炎、流行性腮腺炎，有化痰浊、软坚散结的作用。

【用法用量】内服：煎汤，3～10g；研末，1～3g；或入丸、散。外用：适量，煎水洗，研末撒或调敷。

【各家论述】

《本草纲目》：散风痰结核瘰疬，头风，风虫齿痛，皮肤风疮，丹毒作痒，痰疟癥结，妇人乳汁不通，崩中下血，小儿疳蚀鳞体，一切金疮，疔肿风痔。

◎鳖甲

【性味归经】味咸，性微寒。归肝、肾经。

【功能主治】滋阴潜阳，退热除蒸，软坚散结。用于阴虚发热，骨蒸劳热，阴虚阳亢，头晕目眩，虚风内动，手足瘈疭，经闭，癥瘕，久疟疟母。

【软坚散结临床应用】

1. 用于子宫肌瘤、子宫内膜异位症，病程日久、包块顽固者，有消散肿块的作用，与牡蛎合用，可增强消散肿块之力。

2. 用于阴虚阳亢型高血压、肝肾两亏较重的动脉粥样硬化以及脾肾虚损、痰瘀互结型冠心病，有软坚散结、滋阴潜阳、益补肝肾的作用。

3. 用于恶性肿瘤。①治疗肝癌肿块较大者，配伍龟甲同用；用于肝癌

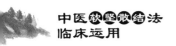

后期，常配伍青蒿养阴透热。②治疗肺癌，与穿山甲同用，可增强化癥消积、散结通络之功；与龟甲同用，可增强补益肾阴之功，适用于肺肾阴虚型。③治疗乳腺癌肝转移，配伍凌霄花、预知子、龟甲，可破瘀消癥、养肝柔肝。④治疗肠癌术后，证属气阴两虚、湿瘀阻滞型，常配伍莪术、生地黄滋阴软坚。⑤用于甲状腺癌，可减轻经手术及放射治疗后的局部凸起性瘢痕。

4. 用于慢性肝炎、肝纤维化、肝硬化腹水、肝硬化。①治疗肝纤维化，与丹参、牡蛎配伍，有活血化瘀、软坚散结的作用，可缩小脾脏，消除胁肋不适，改善肝功能。②治疗慢性肝病，症见肝脾大，以及肝硬化末期气血运行不畅导致肝脾血瘀者，常配伍生牡蛎。

5. 用于眼底退行性病变，如视网膜色素变性、老年黄斑变性、视神经萎缩、视网膜动脉硬化等眼底病变，有血脉络道狭窄或闭塞的病理改变且眼内组织失于气血津液所养者，有消散化结兼补益的作用。

6. 用于甲状腺疾病，如甲状腺功能亢进症，证属肝郁气结、痰瘀互结者，常配伍莪术散结化瘀；桥本甲状腺炎甲状腺功能减退阶段，既能软坚散结消瘿瘤，又能间接合成甲状腺素。

7. 用于其他疾病，如肺纤维化、肺结节、胆囊息肉、硬皮病等，有软坚、抗纤维化、消结节息肉的作用。

【用法用量】9～24g，先煎。滋阴潜阳宜生用，软坚散结宜醋炙。

【使用注意】脾胃虚寒，食少便溏及孕妇禁服。

【各家论述】

1.《神农本草经疏》：主心腹癥瘕，坚积寒热，去痞疾息肉，阴蚀痔核恶肉，疗温疟，血瘕腰痛，小儿胁下坚……甲主消散者，以其味兼乎平，平亦辛也。咸能软坚，辛能走散。

2.《本草分经》：鳖甲，咸寒属阴，入肝补阴除热，散结软坚，治肝经血分之病，为疟家要药。

◎魔芋（别名蛇六谷）

【性味】味辛、苦，性寒；有毒。

【功能主治】化痰消积，解毒散结，行瘀止痛。主治痰嗽，积滞，疟疾，瘰疬，癥瘕，跌打损伤，痈肿，疔疮，丹毒，烫火伤，蛇咬伤。

【软坚散结临床应用】

1. 用于胰腺癌，大剂量使用蛇六谷可抑制肿瘤的生长，使部分肿块缩小。

2. 用于恶性淋巴瘤，痰湿证或痰瘀交结证，有化痰祛瘀、软坚散结的作用。

3. 用于肺癌，治疗肺鳞癌，配伍紫草根、山豆根、海藻、重楼等；针对小细胞肺癌易复发转移的特点，蛇六谷可用至45g，配伍石见穿、石上柏、山慈菇、重楼、蜂房、干蟾皮等清热解毒、化痰散结药。

4. 用于痰瘀热毒型的三阴性乳癌，配伍使用藤梨根、白花蛇舌草等寒性药物。治疗原发性乳腺癌并无远处转移者，可用蛇六谷30g，如有远处转移可用至60g，有缩小肿瘤病灶，控制其远处转移的作用。

5. 用于痰毒凝结型脑瘤，配伍天葵子、生南星、天龙、全蝎、蜈蚣、重楼、夏枯草、生牡蛎、王不留行等。

6. 用于肝癌、胃癌等恶性肿瘤。

【用法用量】内服：煎汤，9～15g（需久煎2小时以上）。外用：适量，捣敷；或磨醋涂。

【使用注意】不宜生服。内服不宜过量。误食生品及炮制品，过量服用易产生中毒症状：舌、咽喉灼热，痒痛，肿大。长期使用可能会有肝肾毒性，用药者应2～3个月定期复查肝肾功能。

【各家论述】

《草木便方》：化食，消陈积，癥聚，久疟。

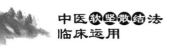
第三节　其他软坚散结中药

◎食盐

【性味归经】味咸，性寒。归胃、肾、大肠、小肠经。

【功能主治】涌吐，清火，凉血，解毒，软坚，杀虫，止痒。主治食停上脘，心腹胀痛，胸中痰癖，二便不通，齿龈出血，喉痛，牙痛，目翳，疮疡，毒虫蜇伤。

【用法用量】内服：沸汤溶化，0.9～3g；作催吐用9～18g，宜炒黄。外用：适量，炒热熨敷；或水化点眼、漱口、洗疮。

【使用注意】咳嗽、口渴慎服，水肿者忌服。

【各家论述】

1.《药性切用》：软坚杀虫，解一切荤腥毒。

2.《要药分剂》：治骨病齿痛，涌吐醒酒，治结核积聚。

◎卤碱

【性味归经】味苦、咸，性寒。归心、肺、肾经。

【功能主治】清热泻火，化痰，软坚，明目。主治大热烦渴，风热目赤涩痛。现用治克山病、大骨节病、甲状腺肿、风湿性心脏病、风湿性关节炎、高血压病、慢性支气管炎。

【用法用量】内服：开水溶化后冷服，成人每次1～2g，每日2～3次。6～10岁，每次0.3～0.5g；10～15岁，每次0.5～1g；15岁以上同成人量。外用：适量，制成膏剂涂搽；溶液点眼或洗涤。

【使用注意】应用时宜先小剂量，不宜超过最大剂量。常用量不会发生不良反应，但部分患者可出现口干、恶心、腹泻、皮疹等，可酌情减量或停药。静脉注射，偶可发生过敏反应现象，如荨麻疹、发热等；少数患者沿注射血管有疼痛感。个别由于体弱、空腹或月经期，注射后出现颜面苍白、出冷汗，甚至发生呕吐，停药后稍休息即可恢复。卤碱制剂注射速度过快或浓度过高，均可造成中毒甚至引起严重后果。主要是中枢神经系统受抑制（呼吸中枢的抑制尤为明显）和横纹肌松弛，呼吸肌的麻痹又可加重呼吸抑制程度。其次是心脏功能的抑制和血压下降。因此，角膜反射的消失和呼吸数的明显减少应看作中毒的早期指征。服用时必须用开水溶化，放冷后服用，以免药粉沾于口腔黏膜而造成腐蚀。

【各家论述】

1.《名医别录》：去五脏肠胃留热结气，心下坚，食已呕逆，喘满，明目，目痛。

2.《本草蒙筌》：能软积坚，除多年痕凝痛，去湿热，消痰癖，洗涤垢腻有功，浆糯房中必用。

3.《本经逢原》：消痰磨积。

◎干苔

【性味归经】味咸，性寒。归肾、肺、脾经。

【功能主治】软坚散结，化痰消积，解毒消肿。主治瘿瘤，瘰疬，痈肿疮疖，食积，虫积，脘腹胀闷，鼻衄。

【用法用量】内服：煎汤，9～15g。外用：适量，鲜品捣烂敷；或晒干炙炭，研末调敷。

【使用注意】多食伤脾胃，脾胃虚寒及痰饮咳嗽者慎服。

【各家论述】

1. 姚可成《食物本草》：消瘿结块，下气消痰。

2.《随息居饮食谱》：清胆热，消瘰疬，瘿瘤，泄胀，化痰，治水土不服。

◎海蕴

【性味归经】味咸，性寒。归肺、肝经。

【功能主治】软坚散结，消痰利水。主治瘿瘤，甲状腺肿，喉炎，支气管炎。

【用法用量】内服：煎汤，10～15g。

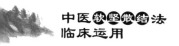

【各家论述】

1. 《本草拾遗》：主瘿瘤结气在喉间，下水。
2. 《中国药用海洋生物》：软坚散结，祛痰。用于喉炎和支气管炎。

◎铁钉菜

【性味归经】味咸，性寒。归肝经。

【功能主治】软坚散结，解毒，驱蛔。主治颈淋巴结肿，甲状腺肿，喉炎，蛔虫病。

【用法用量】内服：煎汤，15～30g。

【各家论述】《中国药用海洋生物》：清热解毒，软坚散结。用于喉炎、甲状腺肿和颈淋巴结肿等。

◎鹅肠菜

【性味归经】味咸，性寒。归肝、肺经。

【功能主治】清热化痰，软坚散结。主治甲状腺肿，淋巴结肿，肺结核。

【用法用量】内服：煎汤，15～30g。

【各家论述】《中国药用海洋生物》：清热祛痰，软坚散结。用于淋巴结肿，干咳型肺结核。

◎萱藻

【性味归经】味咸，性寒。归肺、肝经。

【功能主治】清热解毒，化痰软坚。主治咳嗽，喉炎，甲状腺肿，颈淋巴结肿。

【用法用量】内服：煎汤，10～15g。

【各家论述】《中国药用海洋生物》：清热解毒，软坚化痰。用于干咳，喉炎，甲状腺肿和颈淋巴结肿等。

◎海茜

【性味归经】味咸，性寒。归肝、胃、肾经。

【功能主治】软坚散结，清热化痰，利水。主治瘰疬，瘿瘤，咽喉肿痛，咳嗽痰结，小便不利，水肿，疮疖，心绞痛。适用于缺碘性地方性甲状腺肿、高血压、高血脂。

【用法用量】内服：煎汤，9～15g；或浸酒。

【使用注意】不宜与甘草同用。

【各家论述】《中国药用海洋生物》：铜藻：软坚散结，消肿泄热，利水化痰。用于甲状腺肿、颈淋巴结肿、水肿、疮疖、瘿瘤……总状托马尾藻（亨氏马尾藻）：清热，软坚散结。用于甲状腺肿和咳嗽痰结。

◎紫菜

【性味归经】味甘、咸，性寒。归肺、脾、膀胱经。

【功能主治】化痰软坚，利咽止咳，养心除烦，利水除湿。主治瘿瘤，咽喉肿痛，咳嗽，烦躁失眠，脚气，水肿，小便淋痛，泻痢。

【用法用量】内服：煎汤，15～30g。

【使用注意】不宜多食。

【各家论述】朱丹溪：凡瘿结积块之疾，宜常食紫菜，乃咸能软坚之义。（引自《纲目》）

◎海门冬

【性味归经】味辛、苦、咸，性平。归肾经。

【功能主治】清热解毒，软坚散结。主治瘿瘤，瘰疬。

【用法用量】内服：煎汤，9～15g。

◎鸡毛菜

【性味归经】味咸，性寒。归肺经。

【功能主治】清热泻火，软坚化痰。主治肺热痰结干咳，喉炎，慢性便秘。

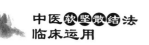

【用法用量】内服：煎汤，3～15g。

【各家论述】《中国药用海洋生物》：软坚化痰，清凉泻火。用于干咳痰结，喉炎。

◎海萝

【性味归经】味咸，性寒。归肺、脾、大肠经。

【功能主治】清热消食，祛风除湿，软坚化痰。主治劳热，骨蒸，泄泻，痢疾，风湿痹痛，咳嗽，瘿瘤，痔疾。

【用法用量】内服：煎汤，3～9g；或浸酒。

【使用注意】

1.《养生要集》：食之动嗽。

2.《食疗本草》：丈夫不可久食，发痼疾，损腰肾经络血气，令人脚冷痹，少颜色。

【各家论述】

1.《岭南采药录》：消痰下食。治一切痰结痞积，痔毒。

2.《中国药用海洋生物》：清热消食，软坚化痰。用于肠炎、风湿性关节痛、痔疾、瘿瘤及干咳痰结等。

◎琼枝

【性味归经】味甘、咸，性寒。归肺、肝、大肠经。

【功能主治】清肺化痰，软坚散结，解毒。主治痰热咳嗽，瘿瘤痰核，痔疮肿痛或下血，肠炎。

【用法用量】内服：煎汤，15～30g。

【使用注意】中下焦虚寒者慎服，孕妇慎服。

【各家论述】《中国药用海洋生物》：润肺化痰，清热软坚。用于支气管炎，痰结瘿瘤，肠炎和痔疾等。

◎鸡冠菜

【性味归经】味咸，性平。归肺经。

【功能主治】清热润肺,化痰软坚。主治肺热咳嗽,瘿瘤,瘰疬,痔疮肿痛或出血。

【用法用量】内服:煎汤,10～15g。

◎射罔

【性味归经】味苦,性热;大毒。归心、肝经。

【功能主治】祛风止痛,解毒消肿,软坚散结。主治风寒痹痛,头风头痛,瘰疬结核,癥瘕,热毒疮痈,毒蛇咬伤。

【用法用量】外用:适量,研末调敷。

【使用注意】本品有剧毒。

【各家论述】

1.《名医别录》:疗癥坚及头中风、痹痛。

2.《本草拾遗》:主瘘疮疮根结核,瘰疬毒肿及蛇咬。先取药涂肉四畔,渐渐近疮,习习逐病至骨,疮有热(熟)脓及黄水出涂之;若无脓水,有生血及新伤肉破,即不可涂。

◎排钱草根

【性味归经】味淡、涩,性凉;小毒。归脾、肝经。

【功能主治】化瘀消癥,清热利水。主治腹中癥瘕,胁痛,黄疸,臌胀,湿热痹证,月经不调,闭经,痈疽疔疮,跌打肿痛。

【用法用量】内服:煎汤,15～30g;鲜品60～90g。

【使用注意】孕妇及血虚者慎服。

【各家论述】《全国中草药汇编》:清热利湿,活血祛瘀,软坚散结。主治感冒发热,疟疾,肝炎,肝硬化腹水,血吸虫病肝脾肿大,风湿疼痛,跌打损伤。

◎垂穗莸花

【性味归经】味辛、咸,性温;有毒。归肝经。

【功能主治】软坚散结,活血止痛。主治瘰疬初起,跌打损伤。

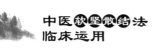

【用法用量】内服：煎汤，6~10g。外用：适量，捣敷。

【各家论述】《湖南药物志》：消坚破瘀，止血，镇痛。

◎大叶藻

【性味归经】味咸，性寒。归膀胱经。

【功能主治】清热化痰，软坚散结，利水。主治瘿瘤结核，疝瘕，水肿，脚气。

【用法用量】内服：煎汤，5~10g；或入丸、散。

【各家论述】

1. 《本草纲目》：治水病，瘿瘤，功同海藻。

2. 《玉楸药解》：行痰泻火，消瘿化瘤，清热软坚，化痰利水。治臌胀瘿瘤，与昆布、海藻同功。

3. 《医林纂要》：补心，行水，消痰，软坚，消瘿瘤结核，攻寒热痕疝，治脚气水肿，通噎膈。

◎蒲葵子

【性味归经】味甘、苦，性平；小毒。归肺、肝、肾、胃经。

【功能主治】活血化瘀，软坚散结。主治慢性肝炎，癥瘕积聚。

【用法用量】内服：煎汤，15~30g。

【各家论述】

1. 《常用中草药手册》：抗癌。

2. 《广西本草选编》：主治慢性肝炎，白血病，食管癌，鼻咽癌，胃癌，乳腺癌，子宫肌瘤，子宫颈癌。

3. 《全国中草药汇编》：治绒毛膜上皮癌，恶性葡萄胎。

◎海粉

【性味归经】味甘、咸，性寒。归肺、肾经。

【功能主治】清热养阴，软坚消痰。主治肺燥喘咳，鼻衄，瘿瘤，瘰疬。

【用法用量】内服：煎汤，30～60g；或入丸、散。

【使用注意】

1.《本经逢原》：性寒滑，脾虚人勿食。

2.《本草省常》：服甘草者忌之。

【各家论述】

1.《医学入门》：治肺燥郁胀咳喘，热痰能降，湿痰能燥，块痰能软、顽痰能消。

2.《本经逢原》：散瘿瘤，解毒热。

3.《本草从新》：清坚顽热痰，消瘿瘤积块。治烦热，养阴气。

◎牡蛎肉

【性味归经】味甘、咸，性平。归心、肝经。

【功能主治】养血安神，软坚消肿。主治烦热失眠，心神不安，瘰疬。

【用法用量】内服：煮食，30～60g。外用：适量，捣敷。

【使用注意】脾虚精滑者慎服。

◎文蛤肉

【性味归经】味咸，性平。归胃经。

【功能主治】润燥止渴，软坚消肿。主治消渴，肺结核阴虚盗汗，瘿瘤，瘰疬。

【用法用量】内服：煮食，30～60g。

【各家论述】《全国中草药汇编》：润五脏，止消渴、软坚散肿；为营养品，又为利尿药。且有变质软坚之功，治项下瘿瘤（包括淋巴腺肿、甲状腺肿等）。肺结核、阴虚盗汗，加韭菜做菜经常食。

◎蛤蜊

【性味归经】味咸，性寒。归胃、肝、膀胱经。

【功能主治】滋阴，利水，化痰，软坚。主治消渴，水肿，痰积，癖

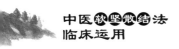

块，瘿瘤，崩漏，痔疮。

【用法用量】内服：煮食，50～100g。

【使用注意】不宜多食。

【各家论述】

1.《嘉祐本草》：润五脏，止消渴，开胃，解酒毒。主老癖能为寒热者，及妇人血块。煮食之。

2.《本草求原》：消水肿，利水，化痰。治崩带，瘿瘤，五痔。

3.《山东药用动物》：滋阴，利水，化痰，软坚。治消渴、水肿，痰积，癖块，瘿瘤，崩漏，痔疮等。

◎蛤蜊粉

【性味归经】味咸，性寒。归肺、肾、肝经。

【功能主治】清热，化痰利湿，软坚。主治胃痛，痰饮喘咳，水气浮肿，小便不通，遗精，白浊，崩中，带下，痈肿，瘿瘤，烫伤。

【用法用量】内服：煎汤，50～100g；或入丸、散，3～10g。外用：适量，调敷。

【使用注意】脾胃虚寒者慎用。

【各家论述】《本草纲目》：清热利湿，化痰饮，定喘嗽，止呕逆，消浮肿，利小便，止遗精白浊，心脾疼痛，化积块，解结气，消瘿核，散肿毒、治妇人血病。油调涂汤、火伤。

◎地牯牛

【性味归经】味辛、咸，性平；有毒。归肝经。

【功能主治】通淋，截疟，软坚消癥，拔毒去腐。主治砂淋，疟疾，疟母，腹腔癥块，瘰疬结核，阴疽久溃不敛。

【用法用量】内服：研末，1.5～5g（或3～10只）。外用：适量，捣敷或研末撒。

【各家论述】

1.《生草药性备要》：治瘰疬，初起消散，破烂拔毒埋口。

2.《四川中药志》（1960 年版）：治癥块，疟母，大、小便秘结不通，退竹木刺及铁沙入肉。

◎竜甲

【性味归经】味甘、咸，性平。归肝、肾经。

【功能主治】滋阴潜阳，软坚散结，解毒杀虫。主治阴虚阳亢之头晕目眩，腰膝酸软，瘰疬，恶疮，痔瘘，顽癣。

【用法用量】内服：煎汤，10～20g；或入丸、散。

【各家论述】

1.《本草拾遗》：功用同鳖甲，炙，浸酒，主瘰疬，杀虫，逐风，恶疮（痔）瘘，风顽疥瘙。

2.《中国药用动物志》：有滋阴潜阳、除热散结、益肾健骨之功能。主治阴虚阳亢，目眩，头晕，腰膝酸软，瘰疬恶疮，痔瘘顽癣等症。

◎鳖甲胶

【性味归经】味咸，性微寒。归肺、肝、肾经。

【功能主治】滋阴退热，软坚散结。主治阴虚潮热，虚劳咳血，久疟，疟母，痔核肿痛，血虚经闭。

【用法用量】内服：开水或黄酒化服，3～9g；或入丸剂。

【使用注意】脾胃虚寒，食减便溏者及孕妇慎服。

◎四脚蛇

【性味归经】味咸，性寒；有毒。归肝、肾经。

【功能主治】解毒消瘿，软坚散结。主治瘿瘤，结核，瘰疬未溃，痈肿疮毒。

【用法用量】外用：适量，油浸或酒泡，涂敷。内服：焙研，每次 1～2g。

【各家论述】《四川中药志》（1960 年版）：治瘿瘤结核，瘰疬及九子烂疡未溃等症。

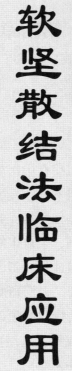

中篇

软坚散结法临床应用

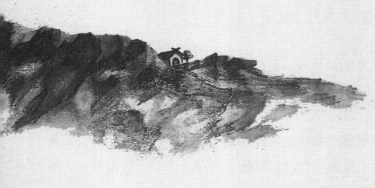

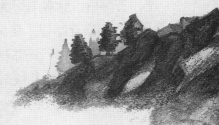

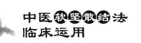

第四章　癥瘕积聚与微型癥瘕积聚

第一节　子宫肌瘤

　　子宫肌瘤在中医属于"癥"之范畴。癥者有形有物，坚硬成块，推揉不散，固定不移。凡癥积为病，无不由于衃血蓄留而致。究其发病渊源，多由妇女经期产后，胞脉空虚，风寒之邪乘虚侵入，或忧思忿怒过极，气血运行不畅，余血未净，瘀结胞宫；或素体气虚，不能正常运化痰湿，痰湿之邪壅阻冲任，留滞胞宫，结而成癥。无论任何原因，使瘀血、痰湿内阻，相互搏结，滞留胞脉，均可导致本病的发生。瘀血滞留是本病的底结所在，在治疗时必须以活血化瘀为先，兼以行气、化痰等法。瘀血蓄留日久，结而成癥，愈结愈坚，辅以软坚散结之剂，对克削有形癥积之力益捷，收效更为理想。

一、软坚散结法适用证型

　　1. 气滞血瘀型　症见胞中结块，月经或先或后无规律，量或多或少，色暗红，有块，少腹胀痛或刺痛，块下痛减，胸胁不舒，情志抑郁，舌质暗，苔薄润，脉沉弦。治宜疏肝化瘀，软坚散结。

　　2. 气虚血瘀型　症见胞中结块，月经先期，量多、色淡、质稀，夹有大血块，小腹坠痛，带下量多、色白、质稀，四肢乏力，少气懒言，舌淡暗，苔薄白，脉虚细而涩。治宜补气健脾，化瘀散结。

　　3. 痰瘀互结型　症见胞中结块，时或作痛，经色暗红，质稠有块，量或多，带多色白、质黏腻，胸脘痞闷，形体肥胖，苔白腻，舌质暗紫，脉细濡或沉滑。治宜化痰破瘀，软坚散结。

二、软坚散结法临床用药

（一）方剂应用

1. 消坚汤（蔡小荪经验方） 桂枝 5g，赤芍 10g，牡丹皮 10g，茯苓 12g，桃仁泥 10g，三棱 10g，莪术 10g，鬼箭羽 20g，水蛭 5g，夏枯草 12g，海藻 10g。本方具有消癥散结之效，适用于子宫肌瘤属气滞血瘀，且早期体质较盛者。后期因长期出血，导致气血两亏，则可加扶正化瘀的药物，如党参、黄芪、黄精等。用法：经净后服，3 个月为 1 个疗程。

方义： 上海蔡氏女科传人蔡小荪认为，子宫肌瘤的成因，不外六淫之邪乘经产之虚而侵袭胞宫、胞络，有因多产房劳、产后积血、七情所伤等，引起脏腑功能失调、气血不和、冲任损伤，以致气滞血瘀，血结胞宫，积久而成。此方组成以桂枝茯苓丸为主，桂枝辛散温通；牡丹皮、赤芍破瘀结，行血中瘀滞；茯苓渗湿下行；三棱、莪术逐瘀通经消积；鬼箭羽既有破瘀散结之功，又有疗崩止血之效；水蛭破血消癥，《神农本草经》曰其"主逐恶血，瘀血，月闭，破血瘕积聚，无子，利水道"。全方具有消癥散结的功效。

2. 橘荔散结丸（罗元恺经验方） 由橘核、荔枝核、川续断、小茴香、乌药、川楝子、海藻、莪术、制何首乌、岗稔根、党参、生牡蛎、栗毛球、益母草组成。全方具有活血化瘀、燥湿化痰、软坚散结、益气养血之功，可用于子宫肌瘤，证属气滞血瘀或痰湿凝聚，兼有正气不足者。

方义： 该方为岭南妇科名家罗元恺借鉴《济生方》之橘核丸（橘核、海藻、昆布、海带、桃仁、枳壳、川楝子、木香、川厚朴、延胡索、桂心）及《景岳全书》之荔核散（荔枝核、川楝子、小茴香、沉香、木香、食盐）加减化裁而成。方中荔枝核、橘核为主要的软坚散结药物，《本草纲目》谓荔枝核性味温涩，治妇人血气刺痛；加海藻以散结，海藻咸苦寒，咸能软坚润下，苦可泄结，寒能除血热，为软坚散结的良药；生牡蛎咸寒，入肝、肾、少阴经，有平肝潜阳、软坚散结的功效，《汤液本草》中记载"牡蛎入足少阴，咸为软坚之剂"；小茴香、川楝子、栗毛球、乌药，化痰理气散结，止痛消癥；莪术辛苦温，破血去瘀，行气消积，张锡纯指出莪术"为化瘀血之要药，以治女子癥瘕，月经不调，性非猛烈而建功迅速"，又云"论消磨癥瘕，十倍香附亦不及三棱、莪术"，莪术专于破血，而能行血中之气，破血积、癥瘕之功倍。《本草求真》中曰"益母草行血、祛瘀生新，调经……"，有助于莪术破瘀消癥之功效，且现代研究亦证实其能兴奋子宫，明显增强子宫肌肉的收缩力和紧张性；党参补气益血健脾；川续断补肾活血舒筋；制何首乌、岗稔根补血止血，尤其对子宫肌瘤兼月经量多者效果尤佳。

3. 疏肝散结方（印会河经验方） 柴胡9g，生牡蛎（先下）30g，丹参、赤芍、玄参、当归、夏枯草、海藻、昆布、海浮石（先下）、牛膝各15g，川贝母（冲服）3g。本方具有疏肝散结之效，可用于气滞痰凝血瘀所致的子宫肌瘤、乳腺增生、甲状腺瘤。妇女更年期子宫肌瘤，月经过多加牛膝10g，泽兰叶15g，茺蔚子30g。

方义：方中柴胡疏肝解郁，当归、赤芍、丹参理肝经之血瘀，牛膝引药下行，牡蛎、海浮石、玄参、川贝母、夏枯草、海藻、昆布软坚散结。

4. 缩宫宁制剂（肖承悰经验方） 由黄芪、党参、太子参、南沙参、白术、枳壳、花蕊石、炒蒲黄组成。本方具有益气缩宫、祛瘀止血、软坚消癥之效，可用于子宫肌瘤气虚血瘀者，适用于经期阶段。

方义：方中以黄芪、党参、太子参、南沙参等药补气摄血，且补而不燥；白术补中益气健脾和胃；枳壳破气消积化痰消痞，二药相配，取束胎丸固冲任之意，可益气缩宫止血；配以花蕊石、炒蒲黄等化瘀而止血。诸药相配，性味平和，补中有行，行中有生，瘀血去，新血得以归经，标本兼顾，气血同调，从而收到益气缩宫、祛瘀止血兼以消癥的目的。

5. 肌瘤内消制剂（肖承悰经验方） 由鬼箭羽、急性子、制鳖甲、生牡蛎、黄芪、桑寄生、牛膝组成。本方具有活血化瘀、软坚消癥、益气之效，可用于子宫肌瘤气虚痰瘀互结者，适用于非经期阶段。

方义：方中鬼箭羽、急性子活血化瘀、软坚消癥且不峻猛；鳖甲、牡蛎入肾经，既能软坚散结，又有化痰之功；酌加黄芪补气行滞，桑寄生等补肝肾养血；牛膝活血散瘀止痛、补肾强腰，并能导诸药下行胞宫，作用于病处。全方共奏活血化瘀、消痰软坚、补益气血之效，既消又补，以消为主，消而不峻，补而不滞，最终达到祛邪不伤正、消散癥积的目的。

6. 六味地黄汤（《小儿药证直诀》）加减　由生地黄、熟地黄、山药、山茱萸、牡丹皮、泽泻、茯苓、水蛭、鳖甲、昆布、黄药子、白芥子组成。本方具有滋阴软坚之效，可用于子宫肌瘤，证属阴血亏虚或阴虚内热，兼有痰瘀互结者。月经后每周服 5 剂，连服 3 个月为 1 个疗程。若患者不能坚持喝汤药，则可坚持服六味地黄丸，送服化瘤散：西洋参 30g，藤三七 30g，土鳖虫 15g，水蛭 15g，黄药子 15g，山慈菇 15g，穿山甲 15g，三棱 10g，莪术 10g，鳖甲 15g，细研成末，每次服 3g，每日 2 次。症状改善后，可休息 1 个月，必要时再服 1 个疗程。

7. 消瘤片（湖南永州市冷水滩区中医院方）　由田七、酒大黄、丹参、土鳖虫、炮山甲、生牡蛎、夏枯球、山慈菇、醋柴胡、青皮、酒香附、白参、阿胶珠组成。本方具有活血化瘀、软坚散结之效，可用于气滞血瘀型或气虚血瘀型子宫肌瘤。将上药制成半浸膏糖衣片，每片重 0.3g。每次口服 6g，每日 3 次，1 个月为 1 个疗程，连续服药 3 个疗程，经期停药。消瘤片治疗子宫肌瘤 3 个月可明显改善临床症状，消缩肌瘤，对中、小型肌壁间肌瘤消缩，效果尤为明显。

方义：本病多由损伤（刮宫）、寒热、气郁等因导致气滞血瘀；瘀血留止，积久而成癥瘕。《血证论》曰："故凡血症，总以祛瘀为要。"方中田七、大黄、丹参活血化瘀；土鳖虫、炮山甲、牡蛎、夏枯球、山慈菇软坚散结；柴胡、青皮、香附疏肝理气；白参、阿胶益气养阴。诸药共奏化瘀不动血，止血不留瘀，祛邪不伤正，扶正不留邪之功。子宫肌瘤为癥瘕痼疾，病程长，用药不可速攻，宜丸（片）药缓攻，坚持连续服药，一般需 3 个月，方可见效。

8. 丁氏龙蛇散 [齐鲁杏林（北京）中医药研究院丁氏家传方]　海龙 1 条，白花蛇 3 条，全蝎 9g，蜂房 10g，黄柏 10g，牡丹皮 15g，龙胆草 15g，乳香 10g，没药 10g，黄连 6g，水蛭 6g。本方具有软坚散结、理气化瘀、解毒祛风之效，可用于正气虚弱、气滞血瘀所致的子宫肌瘤、卵巢囊肿、血瘀经闭、宫颈癌等。取上等药材研细末，每次 6g，开水冲服，每日 3 次。出血量大或不规则流血者，可加服云南白药，血止即停云南白

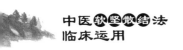

药。丁氏龙蛇散治疗子宫肌瘤 3 个月可有效缩瘤。

方义：龙蛇散可用于妇人癥块，或血瘀经闭、腹痛、子宫肌瘤、宫颈癌、卵巢囊肿等。方中海龙具有软坚散结消肿之效，水蛭具有活血化瘀之效。海龙配水蛭可共奏活血消癥之功，用治癥瘕积聚。白花蛇具有祛风湿，透筋骨，定惊搐之效；全蝎具有息风镇痉，通络止痛，攻毒散结之效；蜂房具有攻毒杀虫，祛风止痛之效；黄柏具有清热燥湿，泻火除蒸，解毒疗疮之效；牡丹皮具有清热，活血散瘀之效；龙胆草具有清热燥湿，泻肝胆火之效；乳香具有活血行气止痛，消肿生肌之效；没药具有散瘀定痛，消肿生肌之效；黄连具有清热燥湿，泻火解毒之效。诸药合用，具有通络祛瘀、散结消癥之功效。

9. 二九二七浙海汤（龚如贵经验方） 由九子连环草（虾背兰）、九牛糙（支柱蓼）、天王七（打不死）、鸡血七（兔儿参）、海藻、浙贝母、夏枯草、莪术、三棱、台乌药、炮甲珠组成。有理气活血逐瘀、清热解毒消癥、软坚散结之功，可用于治疗子宫肌瘤或伴卵巢囊肿，证属气滞血瘀型。囊肿，加甘遂、酒大黄。

方义：方中重用九子连环草、九牛糙、天王七、鸡血七、炮甲珠，活血祛瘀，散血行气，消肿散结。浙贝母、夏枯草，解毒软坚散其结。三棱、莪术、台乌药，破癥消瘕，行气止其痛。诸药合用，能起活血逐瘀、行血理气、软坚散结、清热解毒、祛癥消瘕之功。

10. 消瘤汤（福建省立医院方） 炮山甲 15g，三棱、莪术各 12g，牡丹皮、桃仁、茯苓、赤芍各 10g。本方具有活血化瘀、软坚散结之效，可用于子宫肌瘤，证属血瘀滞留型者。气血两虚血瘀型，加党参、炙黄芪各 15g，白术、桂枝各 10g，鸡血藤、夏枯草各 15；月经期或出血多时，选用党参、炙黄芪、稆豆各 30g，大枣 15g，白术、茯苓、炒槐花、侧柏炭、黑地榆各 10g，参三七 3g。气滞血瘀型，加制香附 10g，王不留行 15g。阴虚肝旺血瘀型，加白芍、麦冬、北沙参、玄参各 10g，王不留行 15g；月经期或出血过多时，选用生、熟地各 12g，生白芍 12g，炒白芍各 12g，益母草 15g，当归 6g，桃仁、石菖蒲、炒五灵脂、贯众炭各 10g，参三七粉（冲服）3g。消瘤汤加减治疗子宫肌瘤可有效缩小子宫肌瘤，改善月经不调、经期延长、月经量过多、痛经等临床症状。

方义：消瘤汤以炮山甲、三棱、莪术、牡丹皮、桃仁、赤芍、王不留行等活血化瘀药为主。其中炮山甲祛瘀散结消癥，据《本草从新》记载，穿山甲善窜，专能行散，疏通经络，以达病所。据有关记载，穿山甲常配三棱、莪术等同用，治疗癥瘕痞块等证。

11. 瓦楞棱莪散结汤（安徽省当涂县人民医院方） 瓦楞子 20~30g，三棱、莪术各 5~10g，桂枝 3~6g，茯苓、桃仁、香附、炙鳖甲各 6~10g，牡丹皮、赤芍、益母草各 6~12g。本方具有活血软坚之效，可用于子宫肌瘤，证属血瘀型。兼痰型，加浙贝母 10g，牡蛎 20~30g；兼热型，加大黄、黄芩或黄柏各 6~10g；气虚，加党参、白术；血虚，加当归、阿胶；经血过多，加仙鹤草、地榆炭、海螵蛸等，并减少活血化瘀药用量；血块多，加茜草炭、蒲黄炭；腹痛，加延胡索或失笑散；兼肝郁，加青陈皮、枳壳；肝郁化火而见口苦咽干，加柴胡、黄芩；闭经，加大黄、土鳖虫、穿山甲等。疗程 1~3 个月，第 1 个月每日 1 剂，以后改为隔日 1 剂，水煎服。瓦楞棱莪散结汤治疗子宫肌瘤 40 例，3 个月后治愈率达 72.5%。

12. 消瘤方（陈丹华经验方） 石见穿 20g，丹参 15g，穿山甲、土鳖虫各 10g，三棱、莪术、昆布、夏枯草 15g，炙鳖甲、白花蛇舌草各 25g。全方有活血化瘀、软坚散结的功效，可用于子宫肌瘤，证属血瘀型，症见月经量多，夹有大小血块，经期延长，或有腹痛；妇检：子宫增大，质较坚硬；舌暗红，或边有紫点、瘀斑，脉细弦或细涩者。腹胀，加香附、青皮；腹痛，加乳香、没药、延胡索；湿热偏盛、带黄量多者，加苍术、黄柏；体虚，加党参、黄芪。

13. 郑长松经验方 由牡蛎、鳖甲、海藻、昆布、夏枯草、黄芪、桃仁、三棱、莪术等组成。本方具有化瘀软坚之效，可用于子宫肌瘤，证属血瘀滞留者。投药方法可用蜜丸或散剂。

方义：方中牡蛎化痰软坚，是消癥瘕积块的有效药物，且具有敛涩之性，可兼治本病所伴发之月经过多。故凡治子宫肌瘤，均将牡蛎作为首选。鳖甲善能攻坚，又不损气，阴阳上下有痞滞不除者，皆宜用之。昆

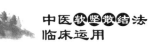

布、海藻皆为除痰软坚之品，况海藻专能消坚硬之病。夏枯草苦能泄降，辛能疏化，温能流通，善于宣泄肝胆木火之郁窒，而顺利气血之运行。黄芪为补气扶赢之品，于化瘀软坚药中用之，取养正则积自除之意，尚能制攻遂之太过。桃仁祛瘀生新，活血通络，为血瘀家之圣药。莪术治积诸气，为最要之药。凡行气破血，消积散结，皆用之。三棱主老癖癥瘕结块，能治一切凝结停滞有形之坚积。以上诸药以攻散为主，攻中寓补，散中寓收。且本类药物，功专力宏，虽治子宫肌瘤收效显彰，但对病变所引起的月经过多每有不利，将汤药改为丸散服用，既不致有经量过多之虞，又便于患者长期用药。况且有些药品处理加工后直接内服更增强药力，如鳖甲宜研末调服有显效。现今多炙片入汤药中煮之，其功效大减。丸散剂在子宫肌瘤的治疗中，有许多煎剂所不及的优点，故值得倡用。

14. 益气固冲化瘀散结方（北京中医医院妇科方） 太子参 30g，生牡蛎 30g，夏枯草 12g，三七粉（分冲）3g，茯苓 20g，川续断 30g，墨旱莲 15g，枳壳 10g，莪术 6g，马齿苋 15g。本方具有益气固冲、化瘀散结之效，可用于子宫肌瘤，证属气虚者。血瘀者，加炒蒲黄、桃仁；气滞者，加香附、延胡索；肾虚者，加菟丝子、女贞子；血虚者，加阿胶珠、白芍、鸡血藤；热重者，选用连翘、黄芩、鱼腥草。水煎服，于月经周期第 5 天开始服药，每次 150～200ml，早晚各服 1 次，连续 15 天，下周期月经来潮后重复治疗，3 个周期为 1 个疗程。益气固冲化瘀散结方治疗早期肌壁间子宫肌瘤 3 个周期，可有效缩小子宫肌瘤，缩小子宫体积，改善临床症状。

15. 软坚散结处方（白银区中西医结合医院方） 夏枯草 15g，山慈菇 15g，昆布 30g，海藻 30g，生牡蛎（打碎先煎）30g，海浮石（打碎先煎）30g。本方具有软坚散结之效，可用于气滞痰凝型子宫肌瘤。腰腹痛者，加蒲黄 12g，延胡索 15g，炒五灵脂 10g；气血虚弱并有中度贫血者，加党参 30g，阿胶（烊化）12g，黄芪 30g；经血过多者，加花蕊石（打碎先煎）30g，三七粉（分冲）6g，升麻 10g。每日 1 剂，早晚各一次，20 天为 1 个疗程，治疗时间为 3～6 个疗程。软坚散结处方治疗子宫肌瘤 3 个疗程后有效率达 93.33%。

16. **紫蛇消瘤断经汤（朱南孙经验方）** 紫草、白花蛇舌草、石见穿、生牡蛎各 30g，女贞子、墨旱莲、夏枯草各 15g，大蓟、小蓟各 12g。本方具有清肝益肾、软坚消瘤、断经防癌之效，适用于更年期子宫肌瘤属阴血亏虚、肝火旺盛者。临床研究发现，紫蛇消瘤断经汤治疗肝旺肾虚型围绝经期子宫肌瘤伴月经过多者，可以有效减少月经出血量，改善中医证候，提高生活质量，并对子宫肌瘤的生长具有一定抑制作用。

方义： 方中紫草清热凉血活血，解毒消肿。现代药理研究结果表明，其提取物有很强的拮抗雌激素作用，既可以抑制肿瘤，还有抗生育、止血的作用。紫草在临床上多用于血热毒盛之斑疹紫黑、麻疹不透，或外用以治疗痈疽疮疡、湿疹瘙痒、水火烫伤等，然《医林改错》中指出紫草"补心，缓肝，散瘀，活血"，可见紫草除了清热解毒，也具有活血散瘀、缓肝理气的效果。白花蛇舌草清热解毒，消瘤防癌。女贞子与墨旱莲合用为二至丸，滋补肝肾、凉血止血。夏枯草清热消肿散结。石见穿清热解毒，活血通经，消癥止痛。生牡蛎平肝潜阳，软坚散结。大蓟、小蓟凉血止血，散瘀解毒消痈。全方配伍攻补兼施、清肝益肾、化瘀消癥，使瘤消血止、断经防癌。实验研究结果表明，紫蛇消瘤断经汤可以调整卵巢的内分泌功能，抑制子宫肌瘤的生长。

17. **菊藻丸（湖南中医药大学第二附属医院院内制剂）** 由野菊花、海藻、山豆根、制何首乌、天葵子、黄芪、制马钱子、莪术、党参、漏芦、黄柏、紫草、山慈菇、重楼、蜈蚣、马蔺子、三棱、黄连、紫石英等药物组成，主要功效为抗癌攻毒、消肿软坚，可用于硬结肿块等。每日 2 次，每次 6g，饭前温开水送服，经期停用。菊藻丸联合米非司酮治疗子宫肌瘤 60 天，可有效缩小子宫肌瘤体积，减少月经量，降低复发率，疗效优于单用米非司酮。

方义： 方中野菊花味苦辛，性微寒，清热解毒；海藻味咸性寒，消痰软坚、利水消肿，《本草纲目》记载海藻可消瘿瘤、结核之坚聚，现代药理研究发现海藻具有抗凝、抗血栓、改善微循环的作用。蜈蚣味辛性温，具有攻毒散结、通络止痛的功效，现代药理研究发现蜈蚣具有改善微循环、延长凝血、镇痛抗炎等作用；三棱与莪术均能行气破血、消积止痛，

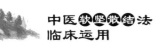

《药品化义》和《本草经疏》中分别记载两药具有破积消坚、去积聚癖块之效，现代药理研究发现两药具有抗凝、抗血栓、改善微循环的作用；黄芪、党参补脾益气，扶助正气；黄连、黄柏清热燥湿、泻火解毒；重楼、漏芦、山豆根、山慈菇、天葵子清热解毒、消肿止痛；紫石英甘温，温肾助阳；紫草清热解毒、凉血活血；马蔺子清热利湿、止血定痛；马钱子苦寒、有大毒，散结消肿、通络止痛；制何首乌补益精血。

（二）中成药应用

1. 宫瘤清胶囊　由熟大黄、土鳖虫、水蛭、桃仁、蒲黄、黄芩、枳实、牡蛎、地黄、白芍、甘草组成。有活血逐瘀、消癥破痕、养血清热的功效，可用于瘀热互结型子宫肌瘤。注意经期停用，孕妇禁用。

2. 宫瘤宁片　由海藻、三棱、蛇莓、石见穿、半枝莲、拳参、党参、山药、谷芽、甘草组成。具有软坚散结、活血化瘀、扶正固本的功效，可用于气虚血瘀型子宫肌瘤。注意经期停用，孕妇禁用。

3. 平消胶囊　由郁金、马钱子粉、仙鹤草、五灵脂、白矾、硝石、干漆（制）、枳壳（麸炒）组成。具有活血化瘀、止痛散结、清热解毒、扶正祛邪的功效，用于子宫壁间肌瘤及浆膜下肌瘤大于 3cm，患者不愿意行手术治疗，且患瘤日久，正气渐消者。本品有一定缩小瘤体，抑制肿瘤生长，提高人体免疫力的作用。孕妇忌用。60 天为 1 个疗程，注意不可过量服用。

4. 小金胶囊　由人工麝香、木鳖子（去壳去油）、制草乌、枫香脂、乳香（制）、当归（酒炒）、没药（制）、五灵脂（醋炒）、地龙、香墨组成。具有行气活血、消癥散结的功效，可用于气滞血瘀型子宫肌瘤或伴乳腺增生者。每次 4 粒，每日 2 次口服；30 天为 1 个疗程，连续服用 3 个疗程。小金胶囊联合米司非酮治疗子宫肌瘤 3 个月，可缩小患者的子宫体积及肌瘤体积，改善患者的经期、经量、性激素水平及生活质量。

5. 红金消结片　由三七、香附、八角莲、鼠妇虫、黑蚂蚁、五香血藤、鸡矢藤、金荞麦、大红袍、柴胡组成。具有疏肝理气、软坚散结、活血化瘀的功效，可用于气滞血瘀型子宫肌瘤或伴乳腺增生者。每次 4 粒，每日 2 次口服，连续治疗 3 个月。红金消结片联合醋酸戈舍瑞林缓释植入剂治疗子宫肌瘤 3 个月，可改善患者血液流变学（血浆比黏度、纤维蛋白原、红细胞聚集指数），调节性激素水平，缩小患者子宫体积和子宫肌瘤体积。

6. **消结安胶囊**　由益母草、鸡血藤、三叉苦、连翘、功劳木、土茯苓组成。具有疏肝理气、活血化瘀、软坚散结的功效，可用于气滞血瘀型子宫肌瘤。每次 2 粒，每日 3 次，连续治疗 3 个月。消结安胶囊联合米司非酮治疗子宫肌瘤 3 个月，能够显著减小子宫和子宫肌瘤体积，改善患者 LH、E_2 和 FSH 等激素水平。

7. **宫瘤消胶囊**　由牡蛎、香附（制）、三棱、莪术、土鳖虫、仙鹤草、党参、白术、白花蛇舌草、牡丹皮、吴茱萸组成。具有活血化瘀、软坚散结的功效，可用于气滞血瘀型子宫肌瘤。每次口服 3 粒，每日 3 次，治疗 12 周。宫瘤消胶囊联合米非司酮治疗子宫肌瘤 12 周，可改善子宫肌瘤体积及子宫体积，减少平均经血量，缩短月经期时间。

（三）中药应用

1. **牡蛎**　可化痰软坚，且具敛涩之性，可兼治子宫肌瘤伴发之月经过多，常用量为 30g。

2. **海藻、昆布**　海藻、昆布皆为除痰软坚之品，海藻、昆布同用配伍三棱、莪术，可治疗痰湿夹瘀型子宫肌瘤，用量为海藻 15g，昆布 12g。且海藻"专能消坚硬之病"，子宫肌瘤偏大者加入海藻，用量可用至 30g。

3. **三棱、莪术**　三棱主"老癖癥瘕结块"，"能治一切凝结停滞言形之坚积"。莪术治癥积诸气，为最要之药。凡行气破血，消积散结，皆用之。三棱、莪术合用，可治疗气滞血瘀型子宫肌瘤。三棱、莪术在临床中相须配伍应用时最佳配伍比例为 1∶1。同时，醋三棱、醋莪术配伍，抗凝血、抗炎、镇痛效果明显优于其他炮制品。

4. **海龙**　具有软坚散结消肿之效，海龙配水蛭可共奏活血消癥之功，用治癥瘕积聚。

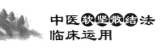

5. **山慈菇**　"能散坚消结，化痰解毒，其力颇峻"。

6. **玄参、生牡蛎**　有清热固冲、软坚化积之效，可用于阴虚夹热，冲任失固而淋漓出血不止者，无论有无癥积皆可应用。常用量：玄参 9 ~ 15g，生牡蛎 15 ~ 30g。

7. **鳖甲、土鳖虫**　有软坚化瘀除癥之效，但中焦虚弱者不宜用土鳖虫，或伍以益气健脾之味，以防过于攻伐而致伤正气。常用量：鳖甲 12 ~ 15g，土鳖虫 6 ~ 9g。

◇ 小结 ◇

子宫肌瘤属实证者可用软坚散结法。子宫肌瘤凡见血瘀、痰湿等有形之邪滞留，经妇科检查发现子宫增大、质硬或有结节突起，经 B 超检查发现有子宫肌瘤，临床上出现月经不调，经期延长，月经量过多，经色紫暗夹有血块，痛经，少腹坠胀，或伴继发性贫血者，都可考虑使用软坚散结法。

非经期治疗可以软坚散结法为主，经期治疗则以软坚散结法为辅。结合女子特有的月经的生理特点，子宫肌瘤治疗时可依据非经期和经期分期论治、补消结合。非经期着重于消，寓补于消之中，寓消于补之上，此时治疗以软坚散结与活血化瘀为主，兼以益气为辅。子宫肌瘤患者多伴有月经量多或经血淋漓不断，故经期治疗以益气缩宫、祛瘀止血为主，兼以软坚散结为辅，补于消之上，消寓补之中。

结合辨证合理选用软坚散结用药。子宫肌瘤是有形可及的，但其成因往往是有形或无形的多种致病因素综合而成的。应用软坚散结法时，临床选药需结合具体辨证，偏血瘀者选用三棱、莪术，偏痰湿者选用海藻、昆布、山慈菇，出血量多者选用牡蛎，同时结合活血化瘀、理气化痰、清热利湿、温经散寒、补益气血等法综合使用，不可犯"虚虚实实"之戒。

根据患者需求采用合适剂型。子宫肌瘤为癥瘕瘤疾，病程长，中药煎剂服用多有不便，临床可根据患者需求将汤药改为丸散服用，或直接选用符合辨证的中成药，以丸（片）药缓攻，既符合软坚散结"渐消缓散"的特点，又便于患者长期用药。

第二节 子宫内膜异位症

子宫内膜异位症患者妇科检查典型的体征是宫骶韧带痛性结节以及附件粘连包块，且 17%～44% 的患者合并盆腔包块（子宫内膜异位囊肿）。子宫内膜异位症属于中医"癥瘕"的范畴。血瘀是贯穿子宫内膜异位症发生发展的中心环节，也是其病理基础。常见的病因病机包括痰瘀互结、湿热瘀结、气滞血瘀、肾虚血瘀等。目前子宫内膜异位症的中医治疗以活血化瘀为主，然而由于子宫内膜异位症是慢性病，瘀滞日久，易成顽固癥瘕，将软坚散结与活血化瘀等法有机结合，解除有形之邪凝结、胶着相依之势，使癥瘕积聚有形之物缓缓消融于无形之中，对于解除症状、控制病灶能取得较好临床疗效。

一、软坚散结法适用证型

1. **痰瘀内结** 症见经前、经期少腹疼痛，拒按，经色深红，有血块，平素腰骶部坠胀，白带偏多，病情复杂，缠绵难愈，舌红或暗红，或有瘀点、瘀斑，苔腻，脉滑数。治宜软坚化痰，化瘀定痛。

2. **气滞血瘀** 症见经前、经期少腹胀痛，经行不畅，经色暗红，有血块，块下则痛减，伴见乳房胀痛，肛门坠胀，舌暗或有瘀斑、瘀点，苔薄白，脉弦。治宜行气散结，活血祛瘀。

3. **肾虚血瘀** 症见经期或经后少腹隐痛，喜按喜温，腰酸膝软，头晕耳鸣，月经先后不定期，经色淡暗，或有血块，或量少淋漓，神疲欲寐，性欲淡漠，艰于受孕，肛门重坠，大便溏薄，面色晦暗，或面额暗斑，舌淡暗，或有瘀斑，苔白，脉沉细或细涩。治宜补肾化瘀，软坚散结。

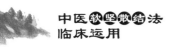

二、软坚散结法临床用药

（一）方剂应用

1. 妇痛宁方（韩冰经验方） 由三棱、莪术、血竭、丹参、穿山甲、皂角刺、海藻、鳖甲、薏苡仁组成。本方具有活血化瘀、理气消痰、软坚散结之效，可用于子宫内膜异位症，证属气滞痰凝血瘀者。兼肾虚者，予补肾化瘀，加肉苁蓉、巴戟天、鹿角霜等药；偏于肝郁气滞者，施以理气化瘀，酌加柴胡、乌药、香附、橘核等药；寒凝血瘀者，治以温经通络、化瘀止痛之法，加用桂枝、细辛等药；兼夹痰湿者，可加川贝母、皂角刺、山慈菇等化痰湿、散瘀结之品。每日1剂，分3次饭后服。月经期不停药，3个月为1个疗程。妇痛宁方治疗子宫内膜异位症可改善血液流变学指标（红细胞聚集指数、全血还原黏度、红细胞沉降率、血浆比黏度），调节血清性激素水平、前列腺素水平。

方义： 本病基本病机为气滞痰凝血瘀，方中三棱、莪术、血竭、丹参、穿山甲、皂角刺活血化瘀；海藻、鳖甲软坚散结；薏苡仁渗湿。诸药配伍，共奏活血化瘀、理气消痰、软坚散结之功。

2. 消癥汤（魏绍斌经验方） 由浙贝母、玄参、紫草、白花蛇舌草、夏枯草、淫羊藿、桂枝、鳖甲、荔枝核、橘核、皂角刺、鸡内金、牡蛎、瓦楞子组成。本方具有化瘀散结消癥、解毒利湿之效，可用于子宫内膜异位症非经期。子宫增大明显者，加土鳖虫，重用炙鳖甲可达30g；气虚明显者，加用参、芪；合并不孕症者，可加用仙茅、巴戟天等温肾助孕。

方义： 现代药理研究认为，玄参、浙贝母、牡蛎具有祛痰、抗炎、抗血小板聚集、增强纤维蛋白溶解活性的作用；夏枯草、紫草、白花蛇舌草具有清热利湿、解毒散结功效，现代药理研究认为，此三草具有抗雌激素、抗子宫内膜增生，抑制新生血管生成，可使子宫内膜萎缩从而减少出血量。异位病灶明显者，重用鳖甲、荔枝核、橘核、皂角刺、鸡内金、牡蛎、瓦楞子软坚散结，加淫羊藿、桂枝温阳散结。诸药合用，得以化瘀散结消癥、解毒利湿。

3. 罗氏内异方（罗元恺经验方） 由益母草、桃仁、土鳖虫、川芎、山楂、丹参、蒲黄、五灵脂、延胡索、乌药、牡蛎、海藻、浙贝母、乌梅组成。本方具有活血化瘀、行气止痛、软坚散结之效，可用于子宫内膜异位症，证属气滞血瘀者。

方义：方中益母草、桃仁、土鳖虫、川芎、山楂、丹参活血化瘀，为君药。益母草可活血化瘀调经，为妇科经产之要药。《本草汇言》云："行血养血，行血而不伤新血，养血而不滞瘀血，诚为血家之圣药也。"桃仁可活血祛瘀，润肠通便。《珍珠囊》云："治血结、血秘、血燥，通润大便，破蓄血。"又《素问·痹论》曰"病久入深，营卫之行涩，经络时疏，故不通"，《神农本草经》言"主心腹寒热洗洗，血积癥瘕，破坚，下血闭"。川芎有活血行气、祛风止痛之效，为血中之气药，能"下调经血，中开郁结"。山楂有消食化积，行气散瘀之效，《本草经疏》言其"能入脾胃消积滞，散宿血，故治水痢及产妇腹中块痛也"。丹参活血调经祛瘀止痛，凉血消痈，除烦安神，为调理血分之首药。蒲黄、五灵脂、延胡索、乌药为行气活血之臣药。蒲黄、五灵脂为失笑散，可活血化瘀、散结止痛。延胡索能行血中气滞，气中血滞，故专治一身上下诸痛。瘀血为有形之邪，需佐以浙贝母、海藻、牡蛎等，以消癥散结。方中乌梅为使药，酸涩收敛，以防诸药过于走散而伤正，且有止血之效。

4. 红藤方（戴德英经验方） 由大血藤（红藤）、败酱草、桃仁、丹参、牡丹皮、牡蛎、延胡索、制香附、生蒲黄组成。本方具有活血化瘀、清热利湿之效，可用于以疼痛为主症，兼有舌红，有瘀血之征的瘀热型痛证，包括子宫内膜异位症、腺肌病、阴道炎症、慢性盆腔炎痛经及原发性痛经等。如遇卵巢巧克力囊肿者，加赤石脂、乳香、没药，或加血竭（运用血竭时，需嘱患者多饮水，防止胃结石），有活血化瘀消瘤作用；有子宫腺肌病者，加半枝莲、白花蛇舌草清热解毒，消瘤理气，抑制异位内膜病灶生长；肛门坠痛伴腰酸者，加升麻、杜仲。

方义：方中红藤、败酱草、牡丹皮清热活血止痛；制香附、延胡索、生蒲黄有良好的理气止痛效果，其止血不留瘀；桃仁、丹参有活血祛瘀止痛作用；牡蛎有软坚散结消瘤作用。

5. 汪慧敏内服经验方 制延胡索15g，炒川楝子9g，制乳香、制没药

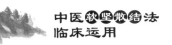

各 3g，生蒲黄（包）12g，五灵脂（包）9g，当归 12g，川芎、白芍、制香附各 9g，浙贝母 12g，煅牡蛎 15g。本方具有理气通滞、活血养血、软坚散结之效，可用于子宫内膜异位症，证属气滞血瘀者。每日 1 剂，水煎服，于经前 5 天开始服药，连服 10 天，3 个月为 1 个治疗周期。

方义：临床上对子宫内膜异位症Ⅲ期患者实行妇科双合诊时往往在阴道的后穹隆可触及黄豆大小的触痛性结节，祛瘀逐瘀等攻泻法往往不能缓解内异症的疼痛，因此治疗上要通补并用，气血两调。本方中延胡索辛散温通，既能行血中之气，又能行气中之血，专于活血散瘀，利气止痛；而川楝子苦寒性降，功擅疏肝泄热，解郁止痛。二药均入冲脉肝经，一切气血阻滞之痛证，用之均有良效。制乳香偏于行气活血消肿，制没药则以通滞散瘀止痛为要，两药每相兼而用，对胞宫胞络积瘀之痛取效尤捷。生蒲黄性滑，长于行血消瘀，五灵脂气燥，功擅活血化瘀止痛，且二药兼具有止血的作用，在月经期使用时，不会因祛瘀而致出血过多之弊。香附不寒不热，能利三焦解六郁，调经止痛，为妇科调经之良药；白芍则善补血养阴，柔肝止痛，与香附伍用，一理肝气，一养肝血，动静相宜，散收并用，与肝体阴而用阳甚为合拍；浙贝母、煅牡蛎软坚散结，再合以归、芎等养血调经。

6. 内异灌肠方（汪慧敏经验方） 丹参、大血藤各 30g，败酱草、路路通、海藻、昆布、三棱、莪术、炙水蛭各 15g，赤芍 12g。本方具有活血化瘀、软坚散结之效，可用于子宫内膜异位症异位病灶明显者。将上药浓煎至 150ml，取汁供灌肠。月经干净后开始应用，操作时嘱患者排空二便，取侧卧位，药液温度应控制在 38～41℃，用 16 号导尿管，先排空导尿管中的空气，再插入肛门 12～15mm，缓慢注入药液，每次 100ml，保留 2 小时以上，每日 1 次，连续 15 天，3 个月为 1 个疗程。

7. 软坚散结方（黄虹经验方） 生牡蛎、薏苡仁、葛根各 30g，云茯苓、夏枯草、鸡血藤、延胡索各 15g，浙贝母 5g，莪术、重楼、三棱、川楝子各 12g，陈皮、鸡内金、白芷各 10g，甘草 6g。本方具有软坚散结之效，可用于子宫内膜异位症，证属痰瘀互结或气滞血瘀型者。痰瘀互结型，加法半夏、鳖甲、木香；气滞血型，加地龙、水蛭、枳壳。每日 1

剂，6个月为1个疗程。注意：月经期减少剧烈运动，经期严禁性生活。软坚散结方治疗子宫内膜异位症1~4个疗程，可改善临床症状（包括瘀血证候）和盆腔包块等局部体征，提高受孕概率。

方义：方中生牡蛎、云茯苓、浙贝母、薏苡仁、夏枯草软坚散结，渗湿利水；三棱、莪术、重楼、鸡血藤、川楝子、延胡索活血化瘀，理气止痛；陈皮、鸡内金理气健脾和胃；葛根、白芷升清阳，止痛；甘草调和诸药。全方共奏活血化瘀、软坚散结、理气止痛之效。

8. 软坚散结汤（禹州市中医院方） 益母草、煅牡蛎各25g，山楂20g，丹参、桃仁、延胡索、橘核各15g，乌药12g，川芎、乌梅、五灵脂、蒲黄各10g。本方具有活血化瘀、软坚散结之功效，可用于子宫内膜异位症，证属血瘀型者。恶心呕吐、腹痛明显者，加用艾叶、吴茱萸；腰酸明显者，加用杜仲、桑寄生；血虚严重者，加用当归、何首乌；可触及盆腔包块者，加用穿山甲、莪术、三棱；伴有盆腔炎症者，加蒲公英、大血藤。于月经干净后第3天开始服药。软坚散结汤治疗子宫内膜异位症6个月，可缩小盆腔包块，改善临床症状，改善血液流变学指标（全血高切黏度、全血低切黏度、血浆黏度），疗效优于常规西药治疗。

9. 坤积消汤（山西医科大学第二医院中医妇科方） 生瓦楞子30g，淫羊藿20g，肉苁蓉15g，夏枯草15g，赤芍15g，延胡索10g。本方具有温补肾阳、活血化瘀、软坚散结之效，可用于子宫内膜异位症，证属肾虚血瘀者。每日1剂，30天为1个疗程。坤积消汤治疗子宫内膜异位症6个疗程，可改善临床症状（包括瘀血证候），缩小盆腔包块，提高受孕率，疗效优于口服安宫黄体酮片。

方义：坤积消汤中，淫羊藿、肉苁蓉温补肾阳，阳气充足，温经散寒；赤芍、延胡索活血化瘀止痛，生瓦楞子、夏枯草软坚散结。现代医学证明，淫羊藿具有雄激素样作用，而且对机体免疫有双向调节作用。肉苁蓉对小鼠体液免疫及细胞免疫均有增强作用，并可增强下丘脑-垂体-卵巢的促黄体功能，提高垂体对促黄体素释放激素的反应性及卵巢对促黄体生成素的反应性。可见淫羊藿与肉苁蓉还可通过调节妇科内分泌来治疗内异症。现代医学认为，子宫内膜异位症与机体免疫功能紊乱有关，而坤积

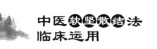

消汤治疗能使 CD3$^+$、CD4$^+$ 与 CD4$^+$/CD8$^+$ 比值回升，而且增强自然杀伤细胞（NK）的活性，通过中药免疫治疗内异症。

10. **桂苓消癥丸（泰安市中医医院院内制剂）** 炮穿山甲 37.7g，桂枝 46g，茯苓 56.6g，赤芍 45.28g，皂角刺 113.2g，牡丹皮 45.3g，醋三棱 37.7g，醋莪术 45.3g，刘寄奴 45.3g，水蛭 22.6g，红花 37.7g，海藻 113.2g，蜂房 45.3g，黄芪 56.6g，桃仁 45.3g，浙贝母 37.7g，蒲公英 113.2g，白花蛇舌草 56.6g。本方具有活血逐瘀、化痰软坚散结的功效，可用于痰凝血瘀型子宫内膜异位症。制备方法：以上 18 味药，粉碎成细粉，过筛，混匀，用水泛丸，干燥，即得。于月经干净后第 3 天开始服药，服至经期第 3 天，每次 9g，每日 3 次。桂苓消癥丸治疗子宫内膜异位症 3 个月，可改善临床症状，缩小盆腔包块，降低血清 CA125、抗子宫内膜抗体（EmAb）、白细胞介素 -6（IL-6）。

方义：桂苓消癥丸与《金匮要略》桂枝茯苓丸都含有桂枝、茯苓、赤芍、桃仁、牡丹皮等，五味药物合用，共奏活血化瘀、缓消癥块之效，但桂枝茯苓丸软坚消癥散结之功略显不足，故本方化裁加用三棱、莪术、刘寄奴、皂角刺、红花化瘀通络；穿山甲、水蛭、蜂房攻坚破结；白花蛇舌草、蒲公英清热祛浊；海藻、浙贝母消老痰、散痼疾；同时加入黄芪既能益气助行血之力，又可起到扶助正气，减缓虫类药物的不良反应。

11. **活血化瘀消癥调周法（张春青经验）** ①散结消癥方：制鳖甲 15g，丹参 15g，赤芍 15g，当归 15g，莪术 10g，三棱 10g，夏枯草 15g，党参 15g，肉桂 10g，有软坚散结、化瘀消癥之效，用于月经干净后。②化瘀定痛方：三棱 10g，莪术 10g，赤芍 15g，桃仁 10g，川芎 10g，当归 15g，水蛭 6g，川牛膝 15g，细辛 3g，延胡索 10g，有行气活血、化瘀止痛之效，用于月经来潮前 3～5 天至行经期间。调周法可用于子宫内膜异位症，证属血瘀证者。每日 1 剂，水煎服。活血化瘀消癥调周法治疗子宫内膜异位症保守性手术术后患者 6 个月，可缓解疼痛，缩小触痛结节及盆腔包块，减少复发，提高受孕率。

方义：活血化瘀消癥调周法是结合月经不同时期血海的盈亏变化而采取周期调治的方法。①经后期服用自拟散结消癥方。方中制鳖甲质重下潜，长于破坚积、消癥瘕，为君药。丹参、赤芍、当归养血活血化瘀，夏枯草软坚散结、消炎止痛；三棱、莪术破血行气消积；以上共为臣药。佐党参、肉桂补气生血、温肾助阳，一可防手术后伤及正气，二可调补气血、温阳助孕。全方具有软坚散结、化瘀消癥，且消中有补，顾护正气。②经前及行经期服用化瘀定痛方。方中三棱、莪术破血散结、行气止痛，共为君药。现代药理研究表明，其可抑制血小板聚集、降低血液黏稠度，同时具有抗炎、镇痛的作用。赤芍、桃仁、川芎、当归养血活血、化瘀止痛；水蛭为虫类药，其"走窜之力最速，内而脏腑，外而经络，凡气血凝集之处皆能开之"（《医学衷中参西录》），具有通络活血、化瘀消癥功效。此五味药共为臣药。川牛膝活血化瘀，引血下行；延胡索活血散瘀、行气止痛；细辛温经通络，因血得温则流畅，以增活血祛瘀之效。以上三味为佐使药。全方具有通调气血、化瘀止痛之功。

12. 莪棱消积饮（青海省中医院妇科方） 三棱、莪术、龙骨、牡蛎、鸡内金、紫草各 30g，山慈菇、海藻各 20g，桃仁、红花、穿山甲、路路通、昆布、夏枯草各 15g，桂枝 10g。本方具有活血化瘀、软坚散结之效，可用于子宫内膜异位症，证属血瘀型者。上述药物加水 500ml，文火煎至 100ml，温度 37℃，保留灌肠；药渣用以热敷小腹。每日 1 次，1 个月为 1 个疗程，经期停用。莪棱消积饮灌肠治疗子宫内膜异位症 1～3 个疗程，可改善痛经症状及盆腔包块等局部体征，总有效率 96.47%。

13. 化瘀消癥剂（傅友丰经验方） 鬼箭羽 12g，木馒头 12g，生贯众 9g，海藻 9g，昆布 9g，皂角刺 9g。本方具有活血化瘀、软坚消癥之效，可用于子宫腺肌病，证属血瘀型者。经期酌加活血通经中药，如益母草 15g，五灵脂（包煎）10g，丹参 12g；经后期酌情加滋补肾阴中药，如女贞子 15g，墨旱莲 15g，生地黄 12g 等；经间期酌情加和血活血中药以促排卵，如当归 12g，红花 6g 等；经前期酌情加温补肾阳中药，如肉苁蓉 10g，菟丝子 12g 等。每日 1 剂，水煎服，早晚各服用 1 次，3 个月为 1 个疗程。化瘀消癥剂加减治疗子宫腺肌病 2 个疗程，可缓解痛经、盆腔痛、肛门坠痛、性交痛、腰骶酸痛等症状，缩小子宫体积。

方义： 方中鬼箭羽性味苦辛行散入血，主要功能是破血通经、解毒消

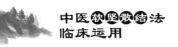
肿，常用于主治癥瘕结块、闭经、痛经等病，临床实践显示其对于瘀血阻滞之证药力较强。木馒头、皂角刺、生贯众、昆布、海藻等药物也都具有较好的活血通络、软坚散结的作用。在非经期以此五味药物为主方对子宫腺肌病进行治疗，同时在经后配合使用生地黄、女贞子等滋阴药物，经间期则配合使用红花、五灵脂等活血促排药物，经前期则酌情增加使用肉苁蓉、菟丝子等助阳药物，以更好地发挥化瘀消癥剂的疗效。

14. 新红藤汤（河池市人民医院妇产科方） 由大血藤、虎杖、路路通、穿山甲、蒲公英、紫花地丁、三棱、莪术、皂角刺、败酱草、延胡索组成。本方具有活血化瘀、软坚散结之效，可用于子宫内膜异位症，症见盆腔包块、增生性病灶明显者。中药浸泡浓煎至 100ml，冷却至 30～40℃左右灌肠，远红外线理疗 30 分钟，从经净 3 天后开始，每日 1 次。新红藤汤保留灌肠配合散结镇痛胶囊口服治疗子宫内膜异位症 3 个月经周期，可改善痛经、慢性盆腔疼痛、性交痛、经前乳房胀痛，缩小盆腔包块及卵巢囊肿。

（二）中成药应用

散结镇痛胶囊 由三七、龙血竭、浙贝母、薏苡仁组成。有软坚散结、化瘀定痛的功效，可用于子宫内膜异位症或腹腔镜术后，证属痰瘀互结兼气滞者。口服，每次 4 粒，每天 3 次。散结镇痛胶囊联合米非司酮治疗子宫内膜异位症 6 个月经周期有助于消除异位结节，改善盆腔包块、月经不调及继发性痛经等临床症状。将散结镇痛胶囊应用于子宫内膜异位症腹腔镜术后，可缓解症状，减少复发，提高受孕率。

（三）中药应用

1. 三棱、莪术 二药均有破血行气，消积止痛之效。三棱重在破血，莪术偏于行气，两者合用，可气血双施，达到活血化瘀、行气止痛、化积消块的作用。

2. 猫爪草、夏枯草 猫爪草性偏温，具有化痰散结、解毒消肿之功效；夏枯草偏寒凉，为软坚散结之品。两者配伍用于治疗癥瘕包块，不仅能加强软坚散结消肿之功，还可中和药性，避免药物过于温热或寒凉。

3. 海藻、刘寄奴　海藻具有消痰软坚、利水消肿的功效，可用于痰湿瘀结型癥瘕，现代药理研究表明，海藻具有抗凝血、抗血栓、降血黏度及改善微循环的作用；刘寄奴具有散瘀止痛、疗伤止血、破血通经、消食化积的功效。海藻、刘寄奴合用，可增强软坚散结功效，适用于癥瘕日久坚硬、包块难散者。

4. 鳖甲、牡蛎　鳖甲有滋阴潜阳、退热除蒸、软坚散结的功效，现代药理研究表明，鳖甲能抑制结缔组织增生，可用于消散肿块。牡蛎重镇安神、平肝潜阳、软坚散结、收敛固涩，煅用入血分可固涩冲任、止崩止带，与活血化瘀药合用以达到增强活血化瘀而又不致失血过多之目的。现代药理研究发现，牡蛎所含的牡蛎多糖具有降血脂、抗凝血、抗血栓等作用。鳖甲、牡蛎合用消散肿块之力增强，可用于治疗病程日久、包块顽固型癥瘕。

5. 穿山甲　穿山甲有活血消癥、通经下乳、消肿排脓的功效，可用于治疗各种类型的癥瘕。现代药理研究表明，穿山甲水煎液能明显延长小鼠和大鼠凝血时间；其水提纯剂有直接扩张血管壁，降低外周阻力，增加股动脉血流量的作用；水提液具有抗炎、升高白细胞的作用。

◇　小结　◇

软坚散结法常与活血化瘀法相兼为用。子宫内膜异位症行妇科检查常可发现子宫后壁、子宫骶骨韧带、直肠子宫陷凹处可扪及米粒至蚕豆大小的触痛性结节，质硬，卵巢子宫内膜异位者可触及一侧或双侧附件的囊性包块等。软坚散结法是治疗肿块、硬结的针对性治法。但由于血瘀是子宫内膜异位症的根本病机及病理基础，软坚散结与活血化瘀联用可使疗效更佳。此外，根据形成疾病的病因不同，还可结合理气化痰、温肾益气等法。

软坚散结法的使用可贯穿月经周期各阶段。子宫内膜异位症经期与非经期均可使用软坚散结以消癥，但需要根据不同阶段的生理特点进行兼顾。非经期气血藏而不泻，血海逐渐充盈，气血聚集加重癥瘕宿疾，此时使用软坚散结法有利于消散坚结之癥瘕，但同时需要兼顾肾气封藏。而经

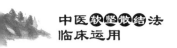

期血海由满而溢，血室正开，子宫泻而不藏，气血均以下泻为顺，此时运用软坚散结法有利于推陈出新，同时需要兼顾行气化瘀止痛，使经血从子宫下泄，缓解痛经等症状。

软坚散结法内治与外治相结合。子宫内膜异位症的病变主要在盆腔，中药内服可针对病机，起到调理体质的作用。而灌肠法和热熨法通过直肠给药和中药热敷，可避免药物在肝脏中的"首过效应"和对消化道的刺激作用，直接作用于病变部位，较长时间地维持有效药物浓度，有利于病位对药物的吸收与渗透。将软坚散结法通过内治和外治相结合的方式治疗子宫内膜异位症，能兼顾标本，增强疗效。

第三节　盆腔炎性疾病

盆腔炎性疾病是女性上生殖道感染引起的一组疾病，炎症迁延日久，出现盆腔局部组织的破坏，广泛的粘连、增生，以及瘢痕的形成，既往称为慢性盆腔炎。本病临床表现以长期反复发作的下腹部或腰骶部疼痛、白带增多、月经失调和痛经等为主。妇科检查时常有宫体一侧或双侧附件片状增厚或条索状增粗，轻压痛，或可触及囊性肿块，子宫活动受限或粘连固定，宫骶韧带增粗变硬。若盆腔炎症缠绵不愈，可导致月经不调、慢性盆腔痛、不孕或异位妊娠，或盆腔炎性疾病反复发作等。盆腔炎性疾病属于中医"癥瘕""妇人腹痛"等范畴。软坚散结法治疗盆腔炎性疾病，可结合病因以及证候，配合其他治法，采用内服、外敷、中药保留灌肠等方式，从而改善患者的临床症状，缓解患者体内的炎症状态，有利于促进患者的恢复，在疗效和经济性方面均具有明显的优势。

一、软坚散结法适用证型

1. 湿热瘀结型　低热起伏，下腹胀痛或坠痛，痛及腰骶，或腹痛拒按，带下量多、色黄或有臭味，尿短黄，纳差，舌质暗，或有瘀斑、瘀点，苔黄腻，脉弦滑。此型常见于慢性盆腔炎病程较短，或慢性盆腔炎急性发作者。治宜清热利湿，祛瘀散结。

2. 气滞血瘀型 少腹胀痛、刺痛，白带增多，经行腹痛，月经色暗有块，块下痛减，经前乳房、胸胁胀痛，情志抑郁，舌暗，有瘀点或瘀斑，苔薄，脉搏弦涩。此型多见于慢性输卵管卵巢炎、慢性结缔组织炎、输卵管梗阻者。治宜行气化瘀，软坚散结。

3. 痰瘀互结型 下腹隐痛、坠胀，腰骶酸痛，性交及劳累后加重，带下色白，质稀，无臭味，月经后期，量少，神疲倦怠，全身乏力，纳少便溏，或痰多，或体胖，婚久不孕。舌淡暗，苔白腻，脉细弱。此型多见于慢性盆腔炎性包块、盆腔积液、输卵管积水或输卵管卵巢囊肿者。治宜化痰祛瘀，散结止痛。

4. 气虚瘀结型 腰腹空坠、疼痛，得温痛减，劳累及活动后加重，面色㿠白，乏力，气短懒言，大便不畅，纳呆，舌淡暗，或边尖有瘀斑、瘀点，苔薄白，脉沉细。此型常见于患慢性盆腔炎多年，间断治疗，身体虚弱者。治宜益气养血，化瘀散结。

二、软坚散结法临床用药

（一）方剂应用

1. 消癥丸（河北省遵化市中医医院院内制剂） 人参 15g，当归 24g，桂枝 15g，茯苓 12g，牡丹皮 18g，赤芍 15g，桃仁 10g，莪术 10g，穿山甲珠 6g，昆布 15g，白花蛇舌草 30g。本方具有益气养血、清热利湿、化瘀散结之效，可用于慢性盆腔炎久病多虚、多瘀者。每次 1 丸，每日 2 次，口服。消癥丸联合中药灌肠治疗慢性盆腔炎 4 周，可改善下腹疼痛、腰骶胀痛等临床症状。

方义： 方中人参大补元气，补益脾气，属阳，当归行血补血，属阴，阳得阴助而生化无穷，二药合用共奏益气、补血行血之功，为君药。桂枝

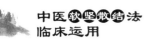

温通血脉，散风寒；茯苓利水渗湿，健脾，脾健痰湿自除；久病多瘀，久而化热，故又配牡丹皮、赤芍、桃仁以化瘀血，清瘀热。五药相合，清热利湿、化瘀通络，共为臣药。三棱、莪术味皆辛性微温，为破血祛瘀之要药，同时取其行气止痛之功，使气行则血行，行则通而不痛，而莪术又能益气，加强人参之功；穿山甲珠、昆布、鳖甲味咸性寒，咸能软坚散结，寒则清除瘀热；半夏燥湿化痰，消痞散结，与茯苓相配有加强化痰散结之力；香附、延胡索、败酱草辛苦之品，辛能发散，苦能燥湿，气血通则不痛，又兼止痛之功；香附得人参补气，得当归补血，得半夏决壅消胀，得三棱、莪术消磨积块为血中气药，使瘀血去而新血生；延胡索配三棱、鳖甲又能散气、通经络，行血中气滞，气中血滞。九药相合既加强了君、臣作用，又减弱了消导之峻烈，共为佐药。而穿山甲珠又有走窜之性，能宣通脏腑，贯彻经络，透达关窍，引诸药达于病所，兼作使药。诸药相合，共奏益气活血、清热利湿、化瘀散结之功，可达攻补兼施、标本兼治、消除瘀结之目的。

2. **化瘀宁坤液（郭志强经验方）** 大血藤 15g，三棱 15g，莪术 10g，水蛭 5g，昆布 15g，槟榔 15g，桂枝 10g，牡丹皮 15g，赤芍 15g，败酱草 30g，虎杖 15g，没药 10g，附子 10g。本方具有活血化瘀、软坚通络之效，可用于慢性盆腔炎有瘀浊内阻者。水煎后浓缩成 200ml，瓶装，用前摇匀；灌肠，药液温度控制在 38～40℃，插管长度为 16～20cm，滴速以使药液在 15 分钟滴完为宜；灌肠完毕，可采取膝胸卧位，充分促进药液保留，保留时间最短 1 小时，能保留一夜最好；非经期每晚 1 次，经期停。

3. **软坚祛瘀汤（青岛市市立医院方）** 当归 9g，赤芍 12g，丹参 30g，红花 24g，金银花 30g，牡丹皮 15g，紫花地丁 30g，败酱草 30g，大血藤 3g，蒲公英 30g，牡蛎 30g，延胡索 15g。本方具有活血化瘀、软坚散结之效，可用于慢性盆腔炎有盆腔压痛者。增厚型及包块型，加三棱 9g，莪术 9g，桃仁 9g。灌肠前准备：将上述方剂浸泡于 500ml 水中，浓煎至 100ml 药液，并加入 0.25% 普鲁卡因 20ml 及卡那素 0.5g。灌肠方法：入睡前嘱患者排空大小便，左侧卧位，以 100ml 针管吸取上述药液，将 6

号导尿管顶端涂液状石蜡，缓慢插入肛门内长约 14cm 开始注药，15～20 分钟灌完，个别精神紧张者可延长时间。待患者适应后，注药速度可适当加快。灌肠后卧床休息 30 分钟后，保留一夜，使药物在直肠内充分渗透，发挥作用。注意事项：药液温度以 38～40℃为宜，因温度过高或过低均易刺激肠管，引起肠蠕动增强，导致患者不适。灌肠每日 1 次，10 日为 1 个疗程，疗程间隔 5～7 日，月经期停止治疗。软坚祛瘀汤保留灌肠治疗慢性盆腔炎 1～4 个疗程可缓解临床症状及体征，明显减轻压痛及组织增厚，缩小炎性包块。

4. 活血消癥汤（山东省临朐县人民医院方） 桃仁、丹参、川芎、三棱、莪术、海藻各 15g，穿山甲、土鳖虫各 12g。本方具有活血化瘀、化浊软坚之效，可用于慢性盆腔炎有盆腔炎性包块、后穹窿积液者。气滞血瘀型者，加柴胡 10g，郁金 15g；瘀毒内结型者，加生薏苡 20g，金银花 30g；气虚血瘀型者，加黄芪 18g，党参 15g。将上述中药加水煎得药液 100ml，冷却至 30～40℃。患者排空大便，用中号导尿管插入肛门 15～20cm，将药液注入直肠，保留 2 小时以上。每日灌肠 1 次，10 日为 1 个疗程，经期停药。活血消癥汤保留灌肠治疗慢性盆腔炎 4 个疗程，可改善临床症状及体征，缩小炎性包块。

方义： 活血消癥汤中穿山甲、三棱、莪术、土鳖虫、桃仁、海藻行气活血，软坚化瘀；丹参、川芎活血养血，祛瘀生新。中药保留灌肠后药液在直肠内迅速被吸收而发挥其作用，有利于抑制结缔组织增生和炎性包块的吸收。

5. 大黄芒硝外敷方（黄丽慧经验方） 大黄粉 100g，芒硝粉 200g。本方具有软坚散结、消肿止痛之效，可用于慢性盆腔炎有疼痛表现者。上药混匀装入薄棉布袋封口，敷下腹部，热水袋置于棉布袋上保持湿热状态 60 分钟，每日 1 次，经期停用，以 14 天为 1 个疗程。大黄、芒硝外敷治疗慢性盆腔炎 2 个疗程，可缓解疼痛，减少盆腔积液，缩小包块。

方义： 大黄味苦性寒，归脾、胃、大肠、肝、心经，具有泻下攻积、清热泻火、凉血解毒、活血祛瘀的作用。药理研究表明，活血化瘀药物可以控制和减缓炎症反应所致渗出、充血和水肿，修复由损伤所致的软组织

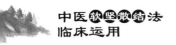

及血管,降低致痛物质的浓度,减轻对游离神经末梢的刺激以提高痛阈值,从而起到消肿止痛的作用。芒硝味苦咸性寒,归胃、大肠经,无毒。本方具有泻下攻积、润燥软坚、清热消肿之功效;外敷取其软坚散结、消肿止痛之用。现代药理研究证明,芒硝具有止痛、消炎、改善局部血液循环的作用,以及加强网状内皮系统的增生与吞噬功能,以调动机体抗病能力,加强抗炎作用。大黄、芒硝合用外敷下腹部,能促进局部血液循环,改善盆腔组织营养状况,提高新陈代谢,以利于炎症的吸收和消退。

6. 慢盆汤(梁均文经验方) 败酱草 30g,大血藤 30g,蒲公英 20g,丹参 15g,桃仁 10g,水蛭 6g,浙贝母 10g,白芥子 6g,穿山甲粉(冲)2g。本方具有除痰逐瘀、止痛散结之效,用于慢性盆腔炎,证属痰瘀互结者。热甚者,加黄柏、赤芍各 10g;寒盛者,加香附 6g,益母草 10g;包块明显者,加三棱、莪术各 10g;疼痛较剧者,加延胡索、蒲黄各 8g;体虚者,加黄芪、党参各 30g。

方义:方中败酱草消痈排脓、祛瘀止痛,为外科要药。《本草纲目》谓其"善排脓破血,故仲景治痈及古方妇人科皆用之"。大血藤清热解毒,活血散瘀;蒲公英化热毒,消肿核。丹参活血兼养血,有"一味丹参功同四物"之誉。《日华子诸家本草》称其"止血崩,带下,调妇人经脉不匀"。桃红破血行瘀、消痰行气,又兼能润肠通便。水蛭有攻坚破积、祛瘀生新之效能,《本经》称其"治恶血、瘀血、月闭,破血癥积聚"。浙贝母化痰散结,白芥子除皮里膜外之痰、散肿止痛,皆为除痰要剂。穿山甲活血祛瘀、攻坚散结、消痈溃脓,《本草从新》称其"善窜,专能行散,通经络,达病所"。诸药合用,共达除痰逐瘀、止痛散结之能。

7. 银甲丸(王渭川经验方) 金银花 12g,连翘 12g,大血藤 20g,蒲公英 30g,醋鳖甲 20g,紫花地丁 20g,生蒲黄 10g,麸炒椿根皮 10g,大青叶 10g,桔梗 12g,当归 15g,生薏苡仁 20g,炒五灵脂 9g,升麻 6g,路路通 12g。本方具有清热利湿、活血消癥、软坚散结的功效,可用于慢性盆腔炎,证属湿热瘀结者。每日 1 剂,常规水煎煮 2 次,取药液 300ml,分早晚 2 次内服,经期停服。治疗盆腔炎性不孕腹腔镜术后患者,连续使用银甲丸加减联合左氧氟沙星片和甲硝唑片治疗 3 个月经周期，可改善临床症状，改善全血黏度（高、低切）、血浆黏度、纤维蛋白原和血小板聚集率等血流变学指标，提高妊娠率，降低异位妊娠率。

方义：银甲丸以金银花、连翘、紫花地丁、蒲公英、大青叶清热解毒；麸炒椿根皮、薏苡仁清热利湿；大血藤解毒，活血通络；醋鳖甲活血软坚散结；生蒲黄、当归、炒五灵脂、路路通活血化瘀，通络止痛；桔梗化痰排脓；升麻清热解毒，升举阳气。对于慢性盆腔炎湿热瘀结证，银甲丸有较好的临床疗效。

（二）中成药应用

1. 止痛化癥胶囊 由全蝎、蜈蚣、三棱、莪术、土鳖虫、延胡索、丹参、川楝子、当归、鸡血藤、鱼腥草、败酱草、炮姜、肉桂、白术、党参、黄芪、山药、芡实组成。本方具有活血调经、止痛化癥、软坚散结的功效，可用于慢性盆腔炎气虚血瘀证。口服，每天 3 次，每次 4 粒。止痛化癥胶囊联合抗生素治疗慢性盆腔炎 14 天，可改善临床症状（下腹痛、腰骶痛、经量多及带下量多），改善血液流变学指标（血浆纤维蛋白原、血浆黏度、全血黏度低切、全血黏度高切）。

2. 丹鳖胶囊 由丹参、三七、三棱、莪术、桃仁、当归、鳖甲、海藻、杜仲、白术、半枝莲、桂枝组成。本方具有活血化瘀、软坚散结的功效，可用于盆腔炎性疾病气滞血瘀证。口服，每次 4 粒，每日 3 次。丹鳖胶囊治疗盆腔炎性疾病 4 周，可改善临床症状（下腹痛、腰骶部酸困、阴道分泌物情况），总有效率为 97%。

3. 散结镇痛胶囊 由三七、龙血竭、浙贝母、薏苡仁组成。本方具有软坚散结、活血止痛的功效，可用于盆腔炎性疾病，证属气滞血瘀者。用法：口服，每次 1.6g，每日 3 次。散结镇痛胶囊联合抗生素治疗盆腔炎性疾病，可改善临床症状及体征（下腹疼痛、腰骶胀痛、经行腹痛加重、子宫活动受限压痛、附件区呈条索状增粗压痛、宫骶韧带增粗触痛），改善全血黏度（低、中、高切）、红细胞压积、细胞聚集指数及血浆黏度等血液流变学指标，缩小附件炎性包块。

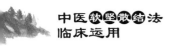

（三）中药应用

1. **牡蛎** 有重镇安神、平肝潜阳、软坚散结、收敛固涩之效，可用于治疗各种类型的癥瘕，主要取其软坚散结、消散包块之意。

2. **穿山甲** 有活血消癥、通经下乳、消肿排脓之效，可用于治疗各种类型的癥瘕。

3. **海藻** 有消痰软坚、利水消肿的功效，可用于痰湿瘀结型癥瘕。

4. **夏枯草** 有清热泻火、明目、散结消肿的功效，与白花蛇舌草合用有清热除湿散结之效，可用于湿热瘀结型癥瘕。

5. **水蛭、土鳖虫** 水蛭功擅软坚散结，破血逐瘀，通经消癥；土鳖虫功擅破血散结消癥。两药同入血分，破血散结之力倍增，可用于盆腔炎之附件包块以及子宫内膜异位症之包块、痛经等。

6. **三棱、莪术** 二药均有破气消积止痛之功效，但三棱偏走血分，善破血中之气；莪术偏走气分，善破气中之血。二者合用，可治疗顽固型癥瘕。

◇ 小结 ◇

凡盆腔炎性疾病症见粘连、增生、盆腔包块者可应用软坚散结法。盆腔炎性疾病病情复杂多变，多为以增生、粘连、盆腔包块为主。盆腔结缔组织炎一旦发生，局部组织充血水肿，有大量的白细胞及浆细胞浸润，使组织失去柔软感，且增厚发硬；慢性盆腔结缔组织炎以纤维结缔组织增生为主，逐渐成为较坚硬的瘢痕组织，形成盆腔炎性包块。中药软坚散结法可发挥优势，以缩小盆腔包块、对抗粘连。

软坚散结常配合清热利湿、活血化瘀、理气化痰、补肾助阳、补养阴血同用。软坚散结法治疗盆腔炎性疾病可结合病机特点，配合不同治法辨证选药。软坚散结法常用药有海藻、昆布、生牡蛎等。偏湿热者，可加黄柏、苦参、土茯苓、秦皮等清热利湿、解毒杀虫；偏血瘀者，可加用乳香、没药、三棱、莪术等，其中乳香、没药破血行气止痛，消肿生肌，对子宫及其附件、结缔组织损伤有良好的修复作用；肝气郁滞者，可加白芍、青皮、柴胡、川楝子等，其中青皮擅破肝经滞气，白芍擅柔肝缓急止痛，对少腹痛有良效；痰浊明显、已形成盆腔粘连或包块者，可参考鳖甲煎丸、消瘰丸等化裁；肾阳不足者，可加乌药、益智仁、补骨脂；阴血耗伤者，可加当归、墨旱莲、女贞子等。

内外并治，多途径运用软坚散结法。 软坚散结法治疗盆腔炎性疾病需考虑整体与局部。中药内服对于改善临床症状更有优势。而中药外敷和灌肠等外治疗法则有局部吸收快，避免刺激胃肠道，不经肝脏代谢，生物利用度高等优点，可直达病所，软坚散结消瘀，直接改善盆腔血液流变学和微循环，有利于炎症包块的吸收和消散，抑制结缔组织增生，缓解组织粘连，提高慢性盆腔炎的疗效。需要注意的是，灌肠法多在非经期使用。

第四节　糖尿病肾病

糖尿病肾病的病理表现包括肾小球系膜增生、基底膜增厚、K-W（Kimmelstiel-Wilson）结节、肾间质纤维化和肾微血管硬化等。有学者认为这些微观病理符合中医"邪聚而成形，久而成积"的病机改变，可称之为"微型癥瘕"或"微型癥积"。软坚散结法配合化痰祛瘀、补肾健脾等法，可改善肾络瘀滞，有利于肾脏的气血流通，是增强肾脏泌浊存精功能的重要手段，为糖尿病肾病的防治拓宽了思路。

一、软坚散结法适用证型

1. 气阴两虚，兼血瘀型　主症：尿浊，神疲乏力，气短懒言，咽干口燥，头晕，尿频，手足心热，心悸不宁，舌体瘦薄，质红或淡红，苔少而干，脉沉细无力。血瘀证：舌色紫暗，瘀点瘀斑，舌下静脉迂曲，脉沉弦涩。治宜益气养阴，化瘀散结。

2. 脾肾亏虚，痰瘀阻滞型　主症：小便频数或清长或浑浊如膏脂，腰膝酸软，疲倦乏力，肢体浮肿，夜尿增多；次症：气短懒言，口干口腻，

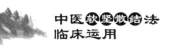

少尿，精神萎弱，畏寒肢冷，舌质暗淡或淡胖，苔薄白或腻，脉细涩或细滑。治宜健脾益肾，软坚散结。

二、软坚散结法临床用药

（一）方剂应用

1. 补肾抗衰片（天津中医药大学第一附属医院院内制剂） 由丹参、淫羊藿、龟甲、何首乌、杜仲、桑寄生、党参、石菖蒲、砂仁、茯苓、夏枯草、海藻组成。本方具有益肾健脾、软坚散结之效，可用于Ⅲ期、Ⅳ期糖尿病肾病，证属肾虚痰瘀型。补肾抗衰片治疗肾虚痰瘀型老年 2 型糖尿病肾病 4 周，可改善临床症状，降低糖化血红蛋白、尿微量白蛋白、尿白蛋白 / 肌酐比等指标。

方义：方中龟甲、何首乌、桑寄生、杜仲、淫羊藿补肾填精，调和阴阳；党参、茯苓、砂仁、石菖蒲益气健脾，祛湿化痰；丹参活血通脉；夏枯草、海藻泻火散结。全方调和阴阳，健脾益肾，活血化痰散结，标本兼顾，补虚泻实，使人体阴平阳秘、气血通达。

2. 含化丸（《证治准绳》）加减 由海藻、昆布、海蛤、海带、瓦楞子、文蛤、夏枯草、浙贝母、白僵蚕、天竺黄、瓜蒌、白附子、天南星、三棱、莪术组成。本方具有化痰祛瘀、软坚散结之效，可用于糖尿病肾病出现肾小球固缩、肾脏缩小，或糖尿病性视网膜病变眼底白色渗出、肌化物形成，或局部溃疡、痰腐不消者。

3. 补肾化积降浊汤（刘玉宁经验方） 由生黄芪、肉苁蓉、桃仁、川芎、三棱、莪术、制鳖甲、土鳖虫、制大黄组成。本方具有补正扶阳、消癥散积之效，可用于糖尿病肾病晚期，气阳亏虚、痰瘀毒互结者。

方义：方中生黄芪能补脾气而壮肾元；肉苁蓉补肾精而壮元阳，《本草汇言》言其具有"温而不热，补而不峻，暖而不燥，滑而不泄"之妙，故"有从容之名"，且苁蓉又有通阳化气、蒸化水液之力。川芎活血行气；桃仁活血祛瘀，破血消癥；三棱、莪术破血行气而消积；鳖甲软坚散结；土鳖虫活血通络，逐瘀破积；大黄化瘀消癥，推陈致新，通腑降浊。诸药合用，攻补兼施，破积生新，解毒、化痰、破瘀、通络诸法结合，收效显著。

4. 叶氏软坚泄浊方（叶景华经验方） 生黄芪 30g，炒白术 10g，鬼箭羽 30g，制大黄 15g，王不留行 30g，落得打 30g，猫爪草 10g。本方具有健脾益肾、软坚泄浊之效，可用于糖尿病肾病Ⅳ期，证属脾肾亏虚、痰瘀阻滞型。每日 1 剂，水煎服，每日 2 次，1 个月为 1 个疗程。叶氏软坚泄浊方联合西医常规用药治疗糖尿病肾病Ⅳ期 3 个疗程，可改善临床症状，改善尿微量白蛋白与肌酐的比值、24 小时尿蛋白定量、肌酐、肾小球滤过率、白蛋白、空腹血糖。

方义：方中重用黄芪专攻补气，炒白术益气健脾，助黄芪益气固表，叶老以黄芪与白术相须配伍治疗肾病之大量蛋白尿；制大黄、王不留行解毒泄浊，对糖尿病肾病具有抗菌消炎、调节免疫、利尿消肿的作用；鬼箭羽、落得打清热解毒，活血消肿；猫爪草解毒消肿，化痰散结。

5. 补肾化瘀散结汤（汝州市济仁糖尿病医院方） 黄芪 15g，熟地黄 20g，山药 15g，山萸肉 15g，何首乌 15g，淫羊藿 15g，金樱子 15g，芡实 15g，醋鳖甲 20g，茯苓 15g，丹参 15g，川芎 15g，大黄 10g，莪术 10g，甘草 6g。本方具有补肾健脾、软坚散结、活血祛瘀、利水消肿、通腑泄浊之效，可用于 2 型糖尿病肾病Ⅳ期气阴两虚兼血瘀证，症见尿浊，神疲乏力，气短懒言，咽干口燥，头晕，尿频，手足心热，心悸不宁，舌体瘦薄、质红或淡红，苔少而干，脉沉细无力；或舌色紫暗，有瘀点瘀斑，舌下静脉迂曲，脉沉弦涩者。脾肾阳气虚明显，加党参 15g，制附片（先煎）10g；瘀血偏重，加水蛭 6g，全蝎 10g；水肿明显，加猪苓 15g，大腹皮 10g。每日 1 剂，水煎服。补肾化瘀散结汤联合西医常规治疗 2 型糖尿病肾病Ⅳ期 3 个月，可改善临床症状。

方义：补肾化瘀散结方中的熟地黄、山药、山萸肉、何首乌、淫羊藿补肾填精，醋鳖甲、莪术软坚散结、消癥散积，共为君药；金樱子、芡实益肾固精，黄芪、茯苓健脾利水，川芎、丹参活血化瘀通经活络，辅助君药攻补兼施，共为臣药；大黄通腑泄浊，防滋补药碍胃助邪，为佐药；甘

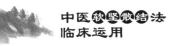

草调和诸药，为使药。全方共奏补肾健脾固精、活血化瘀、软坚散结、消癥散积之功。现代药理研究表明，黄芪、大黄、地黄、丹参、川芎、莪术、淫羊藿、鳖甲、山萸肉、芡实、金樱子和甘草的有效成分均能降低糖尿病肾病肾组织中 TGF-β₁ 的表达，大黄、丹参、茯苓、何首乌及金樱子的有效成分能降低活性氧自由基作用，发挥抗氧化作用；黄芪、鳖甲及茯苓的有效成分能减少肾间质炎症细胞浸润，大黄和何首乌的有效成分能升高肝细胞生长因子及骨形成蛋白 -7。因此，本方可通过抑制 TGF-β₁ 的过度表达、抑制炎症反应、抗氧化作用等多途径、多靶点的发挥，抑制肾间质纤维化的功效。

6. 益元软坚方（天津市中医药研究院附属医院方）　生黄芪 60g，川芎 30g，车前子 15g，车前草 15g，半枝莲 20g，大黄炭 15g，浙贝母 15g，煅牡蛎 15g。本方具有益元扶正、软坚散结之效，可用于糖尿病肾病 Ⅱ～Ⅳ 期，证属肾虚血瘀者。血瘀型，加丹参 15g，当归 15g；湿热型，加萆薢 15g，黄连 15g；痰湿型，加陈皮 15g，半夏 15g；肾虚型以阴虚为主，加女贞子 15g，墨旱莲 15g；肾虚型以阳虚为主，加仙茅 15g，淫羊藿 15g。每日 1 剂，分 2 次，每次 180ml，温服。益元软坚方联合西医常规用药治疗糖尿病肾病 Ⅱ～Ⅳ 期患者 12 周，可改善血肌酐、糖化血红蛋白、24h 尿蛋白定量。

方义：方中生黄芪益气补虚补元；车前子、车前草、半枝莲清热利湿；浙贝母、煅牡蛎软坚散结；川芎、大黄炭活血化瘀通脉。诸药合用，共奏益元扶正、软坚散结、利湿祛邪之效，扶正、祛邪兼顾，扶正邪去，邪去正安。

7. 软坚通腑外敷方（山东省烟台市中医院方）　生大黄 30g，车前子 30g，生牡蛎 30g，炒枳实 10g。本方具有通腑利水、软坚散结之效，可用于糖尿病肾病有蛋白尿表现者。用法：将上述药物研细末，用醋及香油调和，20g 为 1 丸，敷脐，外用胶布固定，每 3 天换药 1 次。该方外敷配合四君子汤加减方内服治疗糖尿病肾病 8 周，可使患者蛋白尿减少，肾功能减退者的尿肌酐、血尿素氮有所下降。

方义：糖尿病肾病是指肾小球硬化症，肉眼所见受累肾脏不论是病变早期还是晚期，其体积均倾向于增大，故用生大黄、车前子、炒枳实以活血通腑利水，生牡蛎有软坚散结之功效。药物敷脐是因脐表皮角质层最薄，分布有丰富的血管网，药物极易于穿透，直接进入血液，渗入血液循环。

8. **中药灌肠方（武汉市中医医院方）** 生大黄 30g，煅牡蛎 50g，蒲公英 30g，六月雪 30g，丹参 30g。本方具有通腑泄浊、软坚散结、清热活血之效，可用于糖尿病肾病肾功能不全痰瘀热互结者。上药煎药液 200ml 经灌肠器灌入结肠，根据患者的耐受情况保留 30~60 分钟，患者自行排出。每天 1 次，1 周为 1 个疗程。中药浓煎保留灌肠联合西医常规用药治疗糖尿病肾病肾功能不全 2 个疗程，可改善血肌酐 Scr 及 BUN 指标，疗效优于单用西医常规治疗。

方义：方中选用生大黄通腑泄浊、祛瘀生新，加速氮的排泄，抑制氮的分解，改善肾功能，促使内毒素排出；煅牡蛎软坚散结，收敛固涩，内含丰富的碳酸钙，可促使肠道内钙质摄入，提高肠道渗透压，加快尿毒症毒素的排泄；蒲公英、六月雪、丹参清热利湿、活血解毒，发挥协同作用，改善肾脏供血，减轻肾损伤。

9. **张琪治水肿经验方** 海藻 30g，牡蛎 20g，牵牛子 10g，槟榔 20g，郁李仁 20g，泽泻 15g，猪苓 20g，茯苓 30g，车前子 30g，王不留行 20g，肉桂 10g，枳实 15g，厚朴 15g，木香 10g。本方具有软坚化湿、开瘀利水之功效，适用于水湿壅结三焦所致糖尿病肾病、难治性肾病综合征、乙肝相关性肾炎等，症见水肿日久不消，周身浮肿、面目肿，重者皮毛出水，手按其肤如泥，喘息口渴，口干咽干，小便不利，大便秘结，脘腹胀满，舌苔白厚，脉象沉或沉滑有力者。有医者以此方加减治疗糖尿病肾病反复水肿 1 例，服用 50 余剂后，尿量增，体重降，水肿尽消。

方义：方中海藻为治腹水之要药，《千金方》治大腹水肿、气息不通、危在旦夕之大腹千金散即以此药为君。海藻、牡蛎、牵牛子软坚散结、攻逐水饮，治大腹水肿，其效甚佳；槟榔、郁李仁下气利水；泽泻、猪苓、茯苓、车前子清热利水使水从小便而出。水与气同出一源，气滞则水停，气顺则水行，故用木香、枳实、厚朴行气导滞利水；王不留行善于

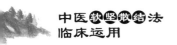

通利血脉，行而不住，走而不守，且有利尿作用，故有活血利尿消肿之功；茯苓、泽泻淡渗健脾利湿，水气除、脾气健，则运化功能复常，水湿得以正常分布，自无停蓄为患之虑；辅以肉桂温肾阳，肾阳充则恢复其开阖功能，小便自利。诸药相伍，消中寓补，邪去正安，水湿除则脾气健。

10. **牡蛎泽泻散（《伤寒论》）** 由牡蛎、泽泻、蜀漆、海藻、天花粉、商陆根、葶苈子组成。本方具有软坚散结、活血利水之效，可用于糖尿病肾病，表现为腰以下水肿、正气不衰，辨证为湿热浊毒内停、瘀血内阻者。有医者以牡蛎泽泻散合升降散加减治疗糖尿病肾病Ⅳ期1例，服药40余剂后，水肿、关节酸痛等症状均有改善，随访半年，病情稳定。

方义：牡蛎味涩咸寒，入肝、肾经，功用平肝潜阳、软坚散结。海藻味苦咸寒，入肝、胃、肾经，《神农本草经》指出：海藻"破散结气，痈肿癥瘕坚气"。晋代葛洪在《肘后备急方》中指出：海藻可治"颈下卒结囊，渐大欲成瘿"。牡蛎与海藻同为咸寒之品，参合为用，其功益彰，软坚散结、消瘰化瘤之力增强。泽泻味甘淡性寒，归肾、膀胱经，功用渗湿利水而不伤阴液。《本草汇言》注：泽泻，"利水之主药"。方中取泽泻行利停水、清利湿热之用。蜀漆味苦辛性温，归肝经，功用祛痰逐水，亦祛结聚邪气。商陆根通利二便，逐水散结。葶苈子泄肺降气，祛痰逐水以使水邪从小便排出。天花粉生津止渴、消肿排脓，既为本方之反佐，使水去而津不伤，又为本方之佐使，助君药牡蛎软坚消肿之力。

11. **心肾同治方（北京中医药大学东直门医院肾内科方）** 由生黄芪、熟地黄、山药、党参、葛根、红花、生牡蛎、海藻、龟甲组成。本方具有心肾同治、益气养阴、消癥散结之效，可用于糖尿病肾病中晚期，心脏的症状表现较为明显，病机主要表现为心肾气阴两虚或阴阳两虚以及痰浊瘀血久滞肾络，息以成微型癥瘕证者。

方义：本方参考祝谌予先生之葛红汤，结合王耀献教授针对糖尿病肾病提出的"肾络癥瘕理论"，伍以消癥散结类药物，如生牡蛎、海藻、龟甲等而成方。方中黄芪、党参补益心气，熟地黄、山药滋养肾阴，葛根、红花活血化瘀，生牡蛎、海藻、龟甲软坚散结。全方共起益心气，养肾阴，化瘀血，消癥结之功。近年研究发现，消癥散结可以在糖尿病肾病中起到减少细胞外基质形成，抗肾小球硬化的作用。补益心气、消癥散结二法相伍，不仅对肾小球硬化有效，而且对心脏的纤维化也有一定的治疗作用。

（二）中药应用

1. **炮甲珠**　有活血软坚之效。凡有糖尿病肾病微循环受阻、肾小球硬化等表现，治疗时加用炮甲珠后疗效更佳，剂量可用至 15g。

2. **三棱、莪术**　可破血行气，能治一切有形凝滞之坚积。该药对可用于糖尿病肾病有肾小球硬化表现，病机为肾络瘀血内结者。

3. **海藻、昆布**　二者性味咸寒，有软坚散结、化痰利尿的作用。糖尿病肾病日久，内热炽盛，炼血为瘀，痰、郁、热、瘀相互搏结，充斥肾络。二药咸寒入肾，既可滋阴清热，又可直达病所，软坚散结。药理学证明，二药具有降血糖、调血脂、降血压的作用，从而延缓糖尿病肾病疾病进展。常用剂量为海藻 15g，昆布 15g。

4. **浙贝母、煅牡蛎、皂角刺**　有祛痰软坚散结之效。糖尿病肾病的病理特点以肾小球血管受损、硬化为主，形成结节性病变，属于血瘀范畴。瘀血日久，痰浊也随之凝聚，结合祛痰软坚散结，能更好地辅助活血通络之效果。

5. **水蛭、地龙**　虫类药味多咸而入血软坚散结，性多善行而通络祛风。水蛭乃仲景治疗少腹蓄血顽结不化之神品，善祛积瘀坚癥瘕，能消肾脏瘀血坚结于无形之中，而又无损于气分，开破之力不著；地龙性咸寒，解热毒，祛湿热，利小便，通经络，破血结，利水消肿。二者合用，散结通络消癥利水功能增加，对于消除肾脏微型癥瘕，邪祛则正安，固摄功能改善，蛋白尿排泄减少，对糖尿病肾病蛋白尿的治疗有借鉴意义。

6. **牡蛎、卷柏**　牡蛎最善软消肾中之坚积，且能收敛固涩，用于糖尿病肾病尚能减轻蛋白尿；卷柏味辛走窜，其善动之性最能撬动积症，且现代药理揭示其可有效降低血糖。两药相合，用于Ⅲ～Ⅳ期糖尿病肾病可使软坚散积之力倍增。且牡蛎益精，可使消中有补，散积而不伤正。

7. **肉苁蓉、生黄芪**　肉苁蓉其性温润，既能补肾阳，又可滋肾阴，故

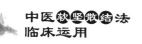

能阴阳双补，且味咸能软坚，故补益之中又具消积之功。一者，黄芪可补脾肾之气；二者，现代药理揭示其所含黄芪多糖可降低血糖，其水提取物可减少蛋白尿；三者，其生用可走表行水，减轻糖尿病肾病患者水肿，一药多能，为糖尿病肾病必用药物。两药相合，则先后天、气阴阳皆得充养，且俱善入肾，加之补中有通，补中有涩，兼具养正除积之功，又能降低血糖及蛋白尿，用于糖尿病肾病效果非凡。

◈ 小结 ◈

软坚散结法可用于糖尿病肾病Ⅱ～Ⅳ期证型属实或虚实夹杂者。糖尿病肾病Ⅱ～Ⅳ期会出现不同程度的蛋白尿，肾小球基底膜和系膜基质也有不同程度的增生，甚则出现弥漫性肾小球硬化症、结节性肾小球硬化症。此阶段病机复杂，在气血阴阳亏虚的基础上，"瘀""痰""郁""热"等病理因素相互交结，积聚于肾之络脉，形成微型癥瘕。软坚散结法主要针对此阶段有形实邪阻滞进行治疗，同时根据疾病虚实配合补虚扶正之药。

重视祛瘀软坚散结与化痰软坚散结的结合运用。糖尿病肾病的病机特点是本虚标实，标实证有血瘀、气滞、痰阻、热结、湿热、水湿、饮停之分，其中以血瘀、痰阻为多见。用药需重视祛瘀软坚散结药与化痰软坚散结药的联合运用，对血瘀偏重者，常用药有三棱、莪术、炮甲珠、水蛭、地龙、鬼箭羽、山楂、大黄等；对痰阻偏重者，常用药有海藻、昆布、牡蛎、卷柏、皂角刺、浙贝母等。

重视软坚散结方药外治的作用。糖尿病肾病后期有 50%～75% 的患者有肾功能损害，25% 的患者发生终末期肾病，逐渐可出现慢性肾衰竭相关的症状，如恶心、呕吐、食欲不振等胃肠道症状。软坚散结中药保留灌肠和中药外敷等外治方法改变了给药途径，解决了服药难的问题，并对延缓肾功能恶化有一定疗效，值得临床重视。

第五节　高血压

高血压是常见的慢性病，与动脉粥样硬化互为因果，是心脑血管病最主要的危险因素。有学者认为，高血压通常伴随有动脉粥样硬化性改变，可以看作积聚的一种类型。《类证治裁·积聚论法》指出"诸有形而坚着不移者，为积"。积证形成的主要病机是痰瘀交结，因而软坚散结法可作为治疗高血压病的重要方法。治疗上，以各种常规的治疗方法可减缓动脉粥样硬化斑块形成的速度，但已形成的积证不消，则气血运行仍不得通畅，痰瘀形成之根本则不能除。唯以软坚散结之法，令积证得消，则气血通畅，痰瘀无以化生，血脉自畅，对于控制血压、减少心脑血管并发症有一定疗效。现代医家根据高血压及相关疾病的病理机制、临床表现、病理产物，围绕软坚散结提出自己的见解及治疗方案。

一、软坚散结法适用证型

痰瘀互结型　眩晕、头痛，舌苔白腻或黄腻，舌质暗红，边有瘀点或瘀斑，脉管僵硬、艰涩，脉弦滑或沉涩，伴发动脉硬化或斑块。治宜活血化痰，软坚散结。

二、软坚散结法临床用药

（一）方剂应用

1. **软脉活血汤（仝小林经验方）**　由莪术、三七、浙贝母、海藻等组成。本方具有活血化痰、散结软脉之效。可用于高血压具有脉道僵硬、艰涩、狭窄表现，或 B 超、CT、MRI 等检查确诊动脉硬化、斑块形成者。

2. **息风化痰活血散结剂（江西中医药大学附属医院心内科方）**　由天麻、半夏、丹参、夏枯草、陈皮、竹茹、川芎、莪术、益母草、泽兰、葛根、北山楂、茯苓、砂仁、怀牛膝组成。本方具有息风化痰、活血散结之效，可用于高血压，证属风痰瘀阻型。息风化痰活血散结剂与西医对症用药联合治疗高血压病 12 周，可改善临床证候（头晕、头痛、头如裹、口唇青紫、肢体麻木等）、血脂（TC、TG、LDL-C、HDL-C）和颈动脉粥样斑块体积，疗效优于单纯西医对症用药治疗。

3. 红龙夏海汤（刘永家经验方） 红花 10g，地龙 12g，夏枯草 30g，海浮石 20g。本方具有活血化瘀、祛痰降浊、软坚散结之效，可用于无症状性高血压，证属痰瘀互结型。红龙夏海汤治疗高血压病 1 级 4 周，降压总有效率为 95.7%；以红龙夏海汤与卡托普利片联合治疗高血压病 2 级 4 周，降压总有效率为 93.3%。

方义：方中红花活血化瘀，并有降压作用；地龙可直接作用于中枢神经系统或通过内感受器反射影响中枢神经，引起内脏血管扩张而导致血压下降；夏枯草清肝火、散郁结，亦具有降压作用；海浮石软坚散结，对痰浊为病疗效甚佳，为治疗高血压之要药。诸药合用，共奏良效。

4. 降压胶囊（中国中医科学院西苑医院院内制剂） 由川牛膝、怀牛膝、天麻、海藻、川芎、地龙组成。本方具有滋补肝肾、活血祛瘀、化痰散结之效，可用于老年单纯收缩期高血压，证属阴虚阳亢，兼痰凝血瘀型。口服降压胶囊治疗老年单纯收缩期高血压 4 周，能够有效改善患者的 24 小时平均收缩压、白天平均收缩压、夜间平均收缩压，降压总有效率为 81.5%，生存质量改善明显，疗效优于口服尼莫地平治疗。

方义：怀牛膝重补肝肾、逐瘀通经，《本草经疏》谓其"走而能补，性善下行，故入肝肾"；川牛膝有逐瘀通经之效，两者合用，一补一活，一收一散，既能滋补肝肾，敛其亢阳，又能化瘀通经。取地龙通经活络、海藻软坚散结、消痰之效，针对老年患者久病多兼有"干血、顽痰"而设；天麻平肝息风，滋阴潜阳，正如《本草正义》所说"其主虚风眩晕头痛，则平肝息风"，一则平其亢上之阳，一则防其阳亢化风之变；川芎活血行气，统领诸药直入血分。诸药合用，共奏滋补肝肾、平肝潜阳，兼顾活血祛瘀、化痰散结之功。

5. 三子养亲汤（《韩氏医通》）加味 紫苏子、莱菔子、白芥子、浙贝母、夏枯草各 10g，生牡蛎 20g。本方具有化痰散结之效，可用于阻塞性睡眠呼吸暂停低通气综合征所致的高血压，证属痰湿证型者。口服加味三子养亲汤加减治疗阻塞性睡眠呼吸暂停低通气综合征所致高血压 14 天，可使 24 小时平均收缩压、日间平均收缩压、日间平均舒张压，夜间平均收缩压下降更明显，临床症状（打鼾、胸闷、头痛、眩晕、舌胖苔腻脉滑）改善更优。

方义：三子养亲汤以"养亲"为名，由莱菔子、白芥子、紫苏子三味药物组成，围绕"痰结"与"气"两大因素来进行辨证施治，具有顺气降逆、化痰消滞之功效。方中白芥子，味辛性温，可利气化痰；紫苏子，味辛性温，可降气化痰；莱菔子，味甘辛性平，可降气定喘。加味三子养亲汤与此基础上加入散结之浙贝母、夏枯草、生牡蛎。现代研究表明，浙贝母可通过促进腺体分泌，降低痰液黏度而达到祛痰作用。牡蛎软坚散结，能有效防止血管内皮的进一步损伤。研究发现，夏枯草具有明显的抗氧化作用，对自由基有一定的清除能力。该六种药物可于治痰之中各逞其长。

6. 心脉康片（东莞市中医院院内制剂） 由鳖甲、三棱、莪术、枳实、制胆星、石斛组成。本方具有软坚散结、活血化痰、益气通脉之效，可用于高血压左心室肥厚，证属痰瘀互结型。用法：每次 3 片，每天 3 次。心脉康片联合贝那普利治疗高血压左心室肥厚 3 个月，可使室间隔舒张末期厚度（IVST）、左室心肌重量（LVM）、左室重量指数（LVMI）明显降低，并改善醛固酮（ALD）、血管紧张素Ⅰ（AngⅠ）、胱抑素 C（Cys-C）和 脑钠肽（BNP）等指标。

方义：方中鳖甲为主药，具有滋阴清热、潜阳息风、软坚散结的作用。现代药理研究证实，本品有强壮作用、免疫促进作用，能抑制结缔组织的增生，可使结块消失。三棱、莪术功能破血行气，消积止痛，药理学研究发现两者有抑制血小板聚集、抗血栓形成和抗炎作用，二药配合鳖甲起软坚散结的作用。枳实破气消积、化痰除痞，有抗血栓作用；制胆星则可清火化痰，二者消痰以助散结。石斛功能生津益胃、滋阴清热、润肺益肾、明目强腰，在此可监制前五味药物的破气作用，防止损伤正气；而石斛碱有升高血糖、降低血压的作用，对于颈动脉粥样硬化也有一定作用。

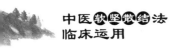

六药合用，共奏软坚散结、活血化痰、益气通脉之功。

7. 补阳还五汤（《医林改错》）加减　由地龙、水蛭、陈皮、鳖甲、当归、法半夏、红花、川芎、桂枝、黄芪、炙甘草组成。本方具有逐瘀化痰、软坚散结之效，可用于老年单纯收缩期高血压合并颈动脉粥样硬化及斑块形成，属痰瘀附壁证，临床见头晕、头重、神疲乏力、胸闷、恶心、纳呆，或者无明显症状，舌淡苔白腻，脉弦滑等症者。

8. 消积方（河南中医药大学第一附属医院内分泌科方）　鳖甲 20g，土鳖虫 10g，葛根 15g，姜黄 10g，川贝母 10g，瓜蒌 15g，太子参 15g。本方具有益气养阴、活血化痰、软坚散结消积之功效，可用于糖尿病合并高血压、颈动脉斑块，证属气阴两虚夹痰瘀型。消积方与西药（瑞舒伐他汀 10mg/d 睡前顿服）联合治疗老年 2 型糖尿病并 H 型高血压病及颈动脉易损斑块 6 个月，中医证候、斑块数量及形态、脂质代谢指标（总胆固醇、甘油三酯等）、斑块稳定性指标（血清超敏 C 反应蛋白等）改善明显，疗效和安全性方面均优于单用西药（瑞舒伐他汀 20mg/d 睡前顿服）。

方义：消积方中鳖甲、土鳖虫滋阴潜阳、软坚散结消积，为君药；葛根生津止渴，姜黄活血化瘀，贝母、瓜蒌化痰祛湿散结，共为臣药；太子参补益脾肺，养阴生津，为佐使药。全方共达益气养阴，活血化痰，软坚散结消积之功效。

9. 张宗礼经验方　生黄芪 90g，大黄 15g，大黄炭 30g，浙贝母 30g，煅牡蛎 30g，夏枯草 15g，海藻炭 30g，川芎 30g，荔枝核 30g，生甘草 15g。本方具有行气活血、化痰消癥、软坚散结之效，可用于慢性肾衰竭合并高血压，证属气滞血瘀痰凝者。张宗礼经验方辨证加减配合西医常规对症用药治疗慢性肾衰竭合并高血压病 6 个月后，血肌酐水平及血压水平均明显减低，总有效率为 76.92%。

方义：方中重用黄芪健脾助运；大黄、大黄炭活血通络，通腑降浊；浙贝母、煅牡蛎、夏枯草、海藻炭化痰软坚，散结消积；川芎、荔枝核行气散寒而散结而止痛；生甘草缓急，调和诸药。诸药合用，通过活血行气，化痰消癥，软坚散结而畅通气机，使气血调和，运行通畅。

（二）中药应用

1. 海藻 消痰软坚散结作用明显。海藻60g与甘草30g同用治疗高血压，辨证加用其他方药，有良好降压及症状减轻效果。药理研究证实，海藻中所含的褐藻多酚、螺旋藻、类胡萝卜素等多种活性成分可通过多途径起到降低血压的作用。但值得注意的是，海藻所含盐分大，用之前可先浸泡10分钟。

2. 昆布 又名海带。治疗高血压内风证，以地龙、川芎、僵蚕、槐米、白蒺藜，加昆布20g，其降压效果明显。药理研究表明，海带浸提液中罗布氨酸等活性成分能有效抑制血管紧张素转化酶的活性，从而达到降血压的效果。

3. 牡蛎 有软坚化痰、平肝潜阳、收敛固涩的作用。牡蛎与葛根同用，治疗高血压有明显协同增效作用。牡蛎咸寒，化痰软坚，可软化血管；葛根甘润，扩张心脑血管。二药参合，通脉软坚，降低血压。有研究发现，牡蛎中所含的牡蛎多糖有明显的降低收缩压和舒张压作用。

4. 海浮石 有"化老痰，软坚散结"的功效，对高血压以痰浊为病者疗效甚佳，为治疗高血压之要药。海浮石与水蛭同用，可治疗难治性高血压痰瘀同病者。海浮石质重，荡涤痰浊肠垢，水蛭走血分，逐瘀破滞。二药合用，可散血脉中痰瘀交裹之有形之物。

5. 夏枯草 功专散结，又有清泻肝火的作用，适用于肝郁化火或肝阳上亢兼络脉郁滞型高血压。单用夏枯草30g或加决明子30g，水煎服，可改善肝阳上亢型高血压的临床症状。

6. 僵蚕 有清热化痰软坚之效，可用于热痰阻络型高血压。

7. 鳖甲 有软坚散结、滋阴清热、潜阳息风的作用，可用于阴虚阳亢型高血压。

◇ 小结 ◇

软坚散结法可用于高血压发展过程中，由于痰浊瘀血相互胶结、固化久积引起的血脉阻滞不畅、动脉粥样硬化及斑块、冠心病、肾衰竭、中风偏瘫诸症。临证需结合病因灵活用药，如偏于痰浊阻滞者常用海藻、昆

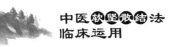

布、牡蛎、海浮石，偏于肝郁化火者常用夏枯草等，偏于阴虚阳亢者常用鳖甲等。因海藻、昆布等软坚散结药物性味多咸，而食咸不利于血压的控制，并且加重肾脏的负担，因此临床使用时，可只取一到两味咸味软坚药，以避免其对心血管的副作用。此外，高血压多为虚实夹杂之证，在软坚散结的基础上应重视扶正中药的使用。

第六节　动脉粥样硬化

　　动脉粥样硬化指在动脉内膜积聚的脂质外观呈黄色粥样。脂质代谢障碍为动脉粥样硬化病变的基础，其特点是受累动脉病变从内膜开始，一般先有脂质和复合糖类积聚、出血及血栓形成，进而纤维组织增生及钙质沉着，并有动脉中层的逐渐蜕变和钙化，导致动脉壁增厚变硬、血管腔狭窄。有学者将现代医学中粥样硬化斑块形成的病因与中医学"积证"相结合，提出"脉中积""微观积聚""脉积"等概念，认为动脉粥样硬化病程中所发生的结聚、聚集等病理变化与中医学的有形实邪互结相似，可归纳为"坚""结"二字，而软坚散结法在化解有形实邪、改善血脂异常、减小和消退动脉硬化斑块等方面有一定的优势。

一、软坚散结法适用证型

　　1. 痰瘀互结　症见局部刺痛，或肢体麻木、痿废，胸闷多痰，舌紫暗或有斑点，苔腻，脉弦涩。治宜活血化痰，软坚散结。

　　2. 气滞血瘀　症见局部胀闷，走窜疼痛，甚则刺痛、拒按，或有肿块坚硬，局部青紫肿胀，或有情志抑郁，急躁易怒，或有面色紫暗，皮肤青筋暴露，舌质紫暗或见瘀斑，脉涩。治宜理气活血，软坚散结。

　　3. 气虚血瘀　症见面色淡白或晦滞，身倦乏力，气少懒言，疼痛如刺，常见于胸胁，痛处固定不移，拒按，舌淡暗或有紫斑，脉沉涩。治宜益气活血，软坚散结。

二、软坚散结法临床用药

（一）方剂应用

1. **软坚散结散（湖北省中医院脑病科方）** 由鳖甲、莪术、地龙、陈皮、半夏、葛根组成。本方具有滋阴息风、软坚散结、化痰祛瘀通络作用，可用于颈动脉粥样硬化，证属气滞、痰浊、血瘀、热毒互结者。气郁较重者，加香附、枸橘叶、橘皮、青皮、荔枝核、佛手等；热毒较重者，加夏枯草、天葵子、海蛤壳、三叶青、海浮石等；痰阻较重者，加瓜蒌、浙贝母、海藻、昆布、僵蚕等；肝肾两亏者，加鳖甲、龟甲、海马、牡蛎等；血瘀较重者，加穿山甲、月季花、土鳖虫、水蛭、三棱等。

方义：鳖甲为君药，具有滋阴清热、潜阳息风、软坚散结的作用。莪术为臣药，具有破血行气消结，配合鳖甲软坚散结的作用，现代药理研究指出其对血管壁血小板聚集有显著的抑制作用，并能明显降低血液黏度，以及缩短红细胞的电泳时间，对大鼠体内血栓形成也有明显抑制作用。陈皮、半夏健脾化痰除痞，二者消痰而助消结，具有抗氧化、抗凝、降血脂等作用，对动脉硬化具有较好的治疗作用。地龙善通颈脑之"脉积"，具有清热定惊、通络、平喘、利尿的功效，可用于高热神昏，惊痫抽搐，关节麻痹，肢体麻木，半身不遂，肺热喘咳，水肿尿少等。现代研究发现，地龙还有抗血栓、抗肿瘤、调节免疫、降压、抗心律失常、镇痛消炎等作用。葛根升阳生津，引药上行为使药。

2. **王连志经验方** 由鳖甲、三棱、山楂、黄芩、松针、海藻组成。本方具有软坚解毒散结、化痰祛瘀消积之效，可用于治疗火热痰瘀互结，积于脉络而引起的动脉粥样硬化。

方义：方中以鳖甲为君药，具有滋阴清热、潜阳息风、软坚散结的作用，既能软坚符合西医脂质学说，又能够清热符合西医炎症学说，更能够滋阴扶正防止其他药物的破气作用。三棱的药理活性具有抗血小板聚集和

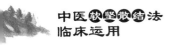

抗血栓作用，还具有抑制平滑肌细胞（SMC）增殖的作用，从而起到防治动脉粥样硬化的作用。三棱具有破血行气、消积止痛作用；山楂、海藻具有软坚散结、化痰消积止痛的功能。三药配合鳖甲，起到了活血化瘀、软坚散结、消积止痛作用。黄芩、松针具有清热解毒功能。松针可以扩张动脉血管，增加红细胞的携氧能力，促进血液循环，改善毛细血管的功能，提高免疫力，增加荷尔蒙的分泌，使机体组织年轻化。黄芩具有止血功能，可对动脉有保护作用。以上各药配合，起到了很好的软坚解毒作用。

3. 心脉康片（东莞市中医院院内制剂）　由鳖甲、三棱、莪术、枳实、制胆星和石斛组成。本方具有软坚散结、益气通脉之效，可用于动脉粥样硬化，证属痰瘀互结者。口服，每日3次，每次3片。单用心脉康片治疗颈动脉粥样硬化6个月，可降低患者血脂水平（TC、LDL-C及HDL-C），减轻颈动脉内膜 - 中层和内膜斑块厚度，在降低颈动脉粥样硬化患者血清超敏C反应蛋白（hsCRP）、降低心脑血管事件及再住院的发生率方面较单用辛伐他汀或血脂康更有优势。心脉康汤剂治疗脑动脉硬化4周对头晕头痛、头昏感、精神萎靡、行动迟缓、健忘等临床症状的改善优于应用尼莫地平者。

方义：方中鳖甲为主药，具有滋阴清热、潜阳息风、软坚散结的作用。现代药理研究证实，本品有强壮、免疫促进作用，能抑制结缔组织的增生，可消结块。三棱、莪术功能破血行气，消积止痛，药理学研究发现两者有抑制血小板聚集、抗血栓形成和抗炎作用，二药配合鳖甲起软坚散结的作用。枳实破气消积、化痰除痞，有抗血栓作用；制胆星则可清火化痰，二者消痰以助散结。石斛功能生津益胃、滋阴清热、润肺益肾、明目强腰，在此可监制前五味药物的破气作用，防止损伤正气；而石斛碱有升高血糖、降低血压的作用，对于颈动脉粥样硬化也有一定作用。六药合用，共奏软坚散结、益气通脉之功。

4. 软坚清脉方（奚九一经验方）　由海藻、牡蛎、大黄、蒲黄、豨莶草等组成。本方具有软坚化痰、祛瘀清脉之效，可用于动脉粥样硬化，证属痰湿瘀阻者。软坚清脉方加减治疗肢体动脉粥样硬化闭塞症3个月可改善踝 / 肱指数、动脉血流速度，提高肢体经皮氧分压及组织血红蛋白、含氧饱和度，改善脂质代谢紊乱。软坚清脉方联合他汀类药物治疗颈动脉硬化 6 个月对于改善血脂异常、减小和消退颈动脉硬化斑块的疗效较单用他汀类药物更为显著。

方义：海藻、牡蛎有软坚消痰之效。现代药理研究表明，海藻所含成分藻胶酸的硬化物有抗高脂血症的作用，效力与肝素相同，其扩容效力与右旋糖酐相似。大黄苦寒而具逐瘀通经、凉血解毒、泻热通便之功，同时具有降脂、降黏、抑制血小板聚集、清除氧自由基的作用，可"荡涤肠胃，推陈致新"，是治疗动脉硬化的重要药物。蒲黄除具活血祛瘀止痛的功效外，还具有显著的降脂、扩张血管、抗缺氧等抗动脉粥样硬化的作用。以上两味为必选之品。豨莶草为祛风湿强筋骨之良药，能直入至阴，导其湿热，平肝化瘀，通其络脉。奚九一教授亦认为该品可明显扩张肢端小动脉，有通络之功，故常大剂量使用，用量为 30~60g。

5. 补阳还五汤（《医林改错》）加减　黄芪 45g，桃仁 12g，红花 10g，当归 15g，赤芍 9g，生地黄 15g，川芎 15g，海藻 12g，生南星（冲服）1g，地龙 10g，炙鳖甲 15g，玄参 15g，槐花 15g。本方具有益气活血、软坚化痰之效，可用于动脉粥样硬化或各种原因的动脉炎导致的血管内膜病变，证属痰湿瘀结者。若心脾两虚者，加何首乌、远志、石菖蒲等；心肾两虚者，加女贞子、五味子、山茱萸等；肝肾阴虚、元气耗损者，加天麻、麦冬、人参、生山药、黄精等。每日 1 剂，水煎服。5 天为 1 个疗程。

6. 荣脉汤（赵绚德经验方）　黄芪 90g，党参 30g，丹参 30g，赤芍 30g，川芎 15g，地龙 15g，牛膝 15g，海藻 15g，水蛭 10g。本方具有益气活血、软坚散结之效，适用于气虚血瘀、经络瘀阻、痰瘀互结所致的闭塞性动脉硬化症。上药相混，加水 500ml，煎至 200ml 滤出，再加水 300ml，煎至 150ml 滤出，二煎相兑，每日分 2 次早晚分服。荣脉汤治疗闭塞性动脉硬化症 3 个月可改善主要症状（肢体疼痛、怕冷、麻木、间歇性跛行等症状），改善血脂、血糖、血液流变学等指标，改善踝/肱指数和血管功能，疗效优于单纯使用通塞脉片口服治疗。

方义：方中以黄芪、党参大补脾胃之气，使气旺以促血行，祛瘀而不

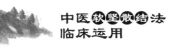

伤正并助诸药之力为君药；丹参、赤芍活血祛瘀，川芎活血为血中之气药，水蛭破血祛瘀，共奏活血化瘀之功为臣药；牛膝引药下行，地龙通经活络共为佐使。由于该病为气血凝滞、痰瘀互结、经脉瘀阻，故方中佐以软坚之品海藻。《石室秘录·软治法》说："病有坚劲而不肯轻易散者，当用软治……久之而坚自软，柔能制刚之妙法也。"诸药合用，使气旺血行，痰祛络通，诸证自可渐愈。

7. **软坚散结法组方（郎宜男经验方）** 由穿山甲、水蛭、鳖甲、浙贝母、鹿角霜组成。本方具有活血通脉、软坚散结之效，可用于气滞血瘀型心绞痛、冠状动脉狭窄。有医者以软坚散结法组方治疗冠心病心绞痛（支架后再狭窄）1例，患者服上药3个月加减，临床诸症消失，做冠脉造影发现狭窄消失。

方义： 如经冠状动脉造影证实，冠状动脉狭窄程度在75%以上而管腔尚未完全闭塞，长度 < 15mm 的病变，病史较短的稳定型或不稳定型心绞痛患者，行冠状动脉内支架安装术后经常发生再狭窄。血瘀作为有形之邪，是阻塞经脉，导致血管狭窄的关键因素。血瘀不除，即使局部置入支架也容易再次狭窄。方中穿山甲、水蛭有软坚散结，活血通经脉，祛瘀血、死血之效；浙贝母开郁散结；鳖甲滋阴潜阳，软坚散结；鹿角霜温肾助阳。诸药合用，可散血滞之结。

（二）中成药应用

鳖甲煎丸 有活血化瘀、软坚散结的功效，可用于颈动脉粥样硬化及颈动脉粥样硬化斑块导致的急性缺血性脑卒中。口服，每次3g，每日3次。鳖甲煎丸联合常规降糖、降压等用药治疗颈动脉粥样硬化3~6个月对颈动脉内膜中层厚度、颈动脉血管内径及动脉粥样硬化斑块面积有明显的改善作用。鳖甲煎丸联合常规西医用药治疗急性缺血性脑卒中2周在颈动脉粥样硬化斑块总面积、不稳定斑块数目、血清C反应蛋白（CRP）和TNF-α 水平方面疗效均优于单予常规西医用药者。

（三）中药应用

1. 海藻、僵蚕 海藻有软坚散结之功，又能祛经隧胶著之痰；再佐以祛风化痰、软坚散结之僵蚕，则痰得化得散。且海藻凉润性凝，僵蚕辛温性散，寒温并用，一防过寒则痰愈凝，二防过温则津愈燥，阴阳相配，使化痰而不伤正，散结而不留邪。此外，可配伍小量水蛭，其咸苦平，取逐血破结软坚之效；再佐以鬼箭羽、姜黄，使温寒相配，祛瘀而不耗气，活血而不留瘀。其中化痰药药量宜重，为主；消瘀药药量宜轻，为辅。痰瘀消化，则脉软血通。

2. 夏枯草、海蛤壳、海浮石、天葵子 有软坚散结、清热解毒之效，可用于热毒较重的动脉粥样硬化患者。

3. 蜈蚣、全蝎、地龙 有软坚散结、解毒之效，可用于热毒内结较重的动脉粥样硬化患者。

4. 昆布、莪术、川贝母、浙贝母 有软坚散结、祛湿化痰之效，可用于痰阻较重的动脉粥样硬化患者。

5. 天南星、禹白附、白芥子、阿魏、薤白、九香虫 有软坚散结、温化散寒之效，可用于寒湿较重的动脉粥样硬化患者。

6. 鳖甲、龟甲、海马、牡蛎 有软坚散结、益补肝肾之效，可用于肝肾两亏较重的动脉粥样硬化患者。

7. 穿山甲、月季花、土鳖虫、水蛭、三棱、郁金、莪术 有软坚散结、活血化瘀之效，可用于血瘀较重的动脉粥样硬化患者。

8. 香附、青皮、枳壳、木香、沉香、紫苏梗 有软坚散结、理气解郁之效，可用于气郁较重的动脉粥样硬化患者。

◇ 小结 ◇

动脉粥样硬化证候多变，病情复杂，但气血痰热瘀毒互结于脉络，与脉络相搏，结聚成块，而成积证，是其发生发展的基本病机。气血痰浊瘀血热毒互结既是动脉粥样硬化病变的始动因子，又是其病变新的致病因子。软坚散结法可以贯穿治疗动脉粥样硬化始终，以阻止"积证"的形成及减慢"积证"的发展速度，从而预防中风、胸痹、痴呆等疾病的最终

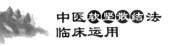

发生。

　　临床上用于软坚散结的药有不同的类型，需要根据临床动脉粥样硬化的辨证分型而选用具有不同软坚散结作用的药物。该病病程长，有形实邪互结，积久成形，非虫类咸寒活血软坚之品不可为，需重视运用虫类药以软坚散结通络；日久痰浊与瘀血搏结，沉积于脉络，致使脉络不畅，需重视运用有化痰祛湿作用的软坚消结药物；此外，还需重视引经药的运用，重视葛根引药上行、地龙通经络脑的使用，增强疗效。

第五章　以肿瘤为主要表现的疾病

第一节　原发性肝癌

原发性肝癌是指发生于肝细胞或肝内胆管细胞的恶性肿瘤。肝癌属于中医学"肝积""疟瘕""积聚""臌胀"等范畴，是由气滞、血瘀、痰凝、湿毒等结于胁下而成的有形癥积。肝癌早期常缺乏特异性症状，中晚期临床表现主要有腹部肿块、肝区疼痛、腹胀、纳差、黄疸、乏力、进行性消瘦、发热、腹水等，超声检查有肝内占位性病变。肝癌的治疗遵从多学科综合治疗的原则，中西医并重。软坚散结法是肝癌中医药治疗过程中的常用治法之一。

一、软坚散结法适用证型

1. **气滞血瘀型**　肝区疼痛如针刺，脘腹胀满，肝大明显，坚硬如石，表面不平，舌质暗或有瘀斑，脉弦细或沉弦。此型多见身体素质好，正气未衰者，治以行气化瘀、软坚散结为主。

2. **湿热蕴结型**　上腹肿块，坚硬刺痛，脘腹胀满，身目尽黄，腹大臌胀，发热出汗，心烦口苦，恶心食少，便结溺赤，苔黄腻，舌紫暗，脉弦滑而数。治宜清热利湿，软坚散结。

3. **瘀毒热结型**　胁下痞块巨大，质硬，腹痛且胀甚，腹水，发热，黄疸，面色黄或晦暗黧黑，小便短少，舌质暗淡或有瘀斑，苔白腻，脉沉濡。治宜解毒化瘀，软坚散结。

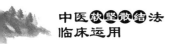

二、软坚散结法临床用药

（一）方剂应用

1. 软肝消结汤（孙尚见经验方） 薏苡仁、茵陈、白花蛇舌草、败酱草、鳖甲、旋覆花、夏枯草。本方具有疏肝利胆、清热利湿、抗癌排毒、软坚散结之效，可用于肝癌，证属湿热内蕴型，症见右胁胀痛，肝脾大，腹胀满，黄疸，身热不扬，小便短黄，舌红或绛，苔黄或黄腻，脉滑数或濡。

2. 疏肝消结汤（孙尚见经验方） 旋覆花、代赭石、薏苡仁、白茅根、赤芍、鳖甲、三棱、昆布、海藻。本方具有疏肝理气、健脾和胃、活血化瘀、软坚散结之效，可用于肝癌，证属肝气郁滞型，症见右胁痛，纳差，恶心呕吐，呃逆，舌淡紫，苔白，脉弦。

3. 解毒散结化瘤汤（马建伟经验方） 虎杖 15g，茵陈 15g，栀子 12g，夏枯草 15g，鳖甲 20g，穿山甲 15g，龟甲 20g，山慈菇 15g，桃仁 12g，龙葵 12g，半枝莲 15g，草河车 12g，白花蛇舌草 30g，黄芪 30g，党参 10g，茯苓 10g，白术 10g。本方具有解毒化瘀、软坚散结、扶助正气之效，可用于原发性肝癌，证属正气虚弱、瘀毒热结者。黄疸明显者，加田基黄 15g，白头翁 30g；疼痛明显者，加蜈蚣 3 条，延胡索 10g，川楝子 10g，干蟾皮 10g；腹水明显者，加大腹皮、猪苓、茯苓、泽泻各 10g。

4. 鳖甲煎丸（《金匮要略》）加减 由鳖甲胶、土鳖虫（炒）、柴胡、黄芩、党参、桂枝、白芍（炒）、牡丹皮、大黄、凌霄花、半枝莲、三棱、莪术、北沙参组成。本方具有活血化瘀、软坚散结之效，可用于原发性肝癌，证属气血瘀结者。

方义：本方以滋阴软坚之鳖甲与行气、活血、除湿化痰、补益等药组成，体现了行气化瘀、消痰软坚之法，为消癥散结的名方。方中以滋阴柔肝之鳖甲为君药，入肝经而搜血，善软坚散结而"主心腹癥瘕积聚"。大黄攻积祛瘀、凉血解毒，土鳖虫、桃仁、凌霄花破血逐瘀，柴胡疏肝理气、调畅气机，合而用之，则能调畅郁滞之气机，消除凝滞之瘀血，流通壅滞之痰湿，从而加强君药消癥之力，俱为臣药。《素问·调经论》曰：

"血气者，喜温而恶寒，寒则泣不能流，温则消而去之。"据热行则血行、得寒则凝的特点，用药宜温通，故用桂枝温经通脉，使痰瘀得温而行之。用柴胡疏肝理气，同时伍黄芩以清泄胆热。此外，瘀血久滞，亦易化热，故以牡丹皮清热凉血，活血化瘀。癥瘕日久不愈，可致正气衰弱，且方中诸多攻坚消癥之品又易损伤正气，故以党参、白芍、北沙参补气养血，一来养阴扶虚，二来使全方攻邪而不伤正，以上均为佐药。半枝莲有凉血解毒，散瘀止痛，清热利湿之功效。三棱为血中气药，入肝脾血分，长于破血中之气，以破血通经；莪术为气中血药，入肝脾气分，善破气中之血，以破气消积。二药伍用，气血双施，活血化瘀、行气止痛、化积消癥力显。综观全方，融行气、活血、祛湿、攻下之法于一方，共奏消瘀软坚之效。

5. 资脾汤（丁建平经验方） 太子参 30g，炙鳖甲 15g，白芍 30g，酸枣仁 15g，醋柴胡 10g，麦冬 15g，制半夏 10g，炒白术 10g，茯苓 12g，山药 20g，炒枳壳 12g，制厚朴 6g。本方具有资脾疏肝、扶正抗癌之效，可用于中晚期肝癌，证属肝郁脾虚型。兼瘀者，加莪术、三棱破血化瘀；脾胃虚弱者，可加焦山楂、焦神曲、石斛、白扁豆、莲子肉、谷芽、麦芽等健脾消食和胃；热毒盛者，加白花蛇舌草、蜈蚣、斑蝥、田基黄、蒲公英等清热解毒之品；肝癌经导管动脉化疗栓塞术（TACE）术后虚热者，加青蒿、胡黄连、牡丹皮、生地黄养阴清热；出现腹水者，加泽泻、猪苓、大腹皮等药。资脾汤治疗中晚期肝癌经肝动脉化疗栓塞术治疗者，可促进肝功能恢复，缩短肿瘤治疗周期，控制病灶进展，减小治疗期间肿瘤复发率，改善生存质量，延长患者总生存期。

方义：本方是依据缪希雍的脾阴理论"脾胃为后天元气""肝为罴极之本"所拟。方中太子参、炙鳖甲共为君药，资脾养阴，软坚散结。酸枣仁为臣药，宁心安神，补肝醒脾；白芍、麦冬加强补肝资脾之功；白术、半夏、茯苓、山药健脾助运，防止滋腻太过；柴胡、枳壳、厚朴疏肝理气通腑。全方共奏资脾疏肝，扶正抗癌之效。

6. 软坚汤（施今墨经验方） 瓦楞子（醋煅）30g，海浮石（醋煅）12g，杭白芍（醋炒）30g，柴胡（醋炒）9g，陈皮 9g，枳壳 9g，桔梗

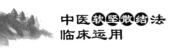

6g，香附 9g。本方具有疏肝活血、理气化痰、软坚散结之效，可用于肝脏良恶性肿瘤、乳腺结节、甲状腺结节等肝经循行所过部位的肿物结节，辨证属肝郁气滞，兼有血瘀痰阻者。治疗肝脏肿瘤可加用鳖甲、穿山甲、预知子。

方义：方中瓦楞子、海浮石为"施氏药对"。瓦楞子味咸性平，归肺、胃、肝经，可消痰化瘀，软坚散结，制酸止痛。海浮石味咸性寒，归肺、肾经，可清肺火，化老痰，软坚。两药合用，有软坚消顽痰之功。这两味药在应用时必须用醋同煅，方可起到最佳疗效。加之陈皮、枳壳、桔梗、香附调畅气机，以及白芍缓中，柴胡引经。全方对肝经循行所过的肝脏良恶性肿瘤、乳腺增生结节、甲状腺结节等，有软坚散结、消积化癥之效，治疗乳腺结节时可加用夏枯草、瓜蒌、蒲公英，治疗甲状腺结节可加用桃仁、红花、川芎。

7. **鳖甲煎丸（《金匮要略》）合逍遥散（《太平惠民和剂局方》）加减** 柴胡、当归、白芍、鳖甲、生薏苡仁、黄芪、白花蛇舌草、半枝莲、五味子、松针、焦神曲。本方具有健脾养阴、活血除癥、软坚散结之效，可用于肝癌，证属肝脾不足、瘀毒热结者。若脾气虚损甚者，加党参、北沙参、金荞麦；肾阴虚者，加熟地黄、山茱萸、玉竹；血瘀明显者，加川芎、莪术、土鳖虫；血虚明显者，加何首乌、黄精、龟甲胶、阿胶；巨块型，加三棱、海螵蛸、山慈菇；多发型，加仙鹤草、全蝎、郁金；腹水者，加大腹皮、川椒目、生白术；食欲不振者，加炒稻芽、鸡内金、佛手；腹痛甚者，加延胡索、黑附子。鳖甲煎丸合逍遥散加减配合西医手术、化疗、放疗、靶向药物治疗肝癌 5～6 个月，可缩小肿瘤病灶，缓解临床症状，改善生活质量。

8. **金甲丸（贾堃经验方）** 龟甲、鳖甲、生牡蛎、大青叶、娑罗子、地龙、青皮、郁金、蜂房、蛇蜕、全蝎各等份。本方具有清热解毒、软坚化瘀、解郁止痛、通络消肿、滋阴柔肝之效，可用于气血瘀滞、热毒湿聚及痰凝互相交结所致的肝癌。用法：诸药共研为细粉，水泛为丸，如绿豆大，每次服 3～9g，每日 3 次，开水送服。

方义：方中龟甲、鳖甲、牡蛎软坚滋阴；大青叶、娑罗子、地龙、青皮、郁金清热解毒、解郁活络；蜂房、全蝎、蛇蜕消坚破积、化瘀消肿。

9. 肝癌要方（王玉生经验方） 鳖甲 30g，重楼 15g，虎杖 15g，太子参 15g，山慈菇 6g，半枝莲 30g，郁金 15g，香附 15g，当归 15g，川芎 15g。本方具有软坚散结、凉血解毒、柔肝益气之效，可用于火毒瘀聚所致的肝癌。用法：水煎服，每日 1 剂，先煎鳖甲、重楼 30 分钟，后煎诸药连煎两次，所得药液混合后分上午 10 时及晚上睡前两次服用。可根据病情连服 2～3 个月，病情稳定后，去山慈菇，其余他药共研细末，装入胶囊，每日口服三次，每次 3～4 粒，可连服一年。有医者报道，以肝癌要方为主加减治疗肝癌后期患者 1 例，用药 148 剂，患者带瘤生存 8 年。

方义：肝癌发病多为邪毒（如乙肝病毒、丙肝病毒）日久化火，火毒瘀聚气血而成癌瘤。瘤体的产生与发展主要依靠新生血管的通达润养，要抑制癌瘤的生长及发育，清除和破坏新生血管是关键。方中选用大剂量鳖甲、郁金、香附及山慈菇，可起到软坚活络，破坏瘤内新生血管的作用。鳖甲味酸，同时具有柔养肝体的作用，剂量一般为 30g，根据情况可用至 40～60g。瘤在局部，毒血瘀聚，不可硬攻，还可加用软坚散结的中药，如海藻、昆布、夏枯草等。肝癌日久，必耗损气血，病在血分，伤在气分，治疗局部实邪的同时，也需顾及全身，固护正气。

10. 四逆软肝方（赵国荣经验方） 由白术、茯苓、白芍、川贝母、桃仁、牡丹皮、煅牡蛎、西洋参、茵陈、田基黄组成。本方具有健脾益气、活血软坚，清热祛湿之效，可用于肝癌，证属脾胃不足、湿热内蕴、痰瘀凝结者。有医者报道，以四逆软肝方加减治疗肝癌患者（拒绝手术）1 例，每日 1 剂，服药 4 年余，右肝肿块由 43mm×42mm 缩小至 35mm×30mm。此后患者将四逆软肝方水煎剂当养生茶，每天早晚饭后半小时各服用 1 杯，自觉良好，无明显不适，存活 5 年以上。

11. 双枢解结消积汤（宋云楼经验方） 由柴胡、川芎、白芍、青皮、陈皮、香附、郁金、丹参、三棱、莪术、预知子、半枝莲、薏苡仁、砂仁、生鳖甲、生牡蛎组成。本方具有清热解毒、活血化瘀、扶正固本、软坚散结之效，可用于肝癌，证属肝胆湿热、气滞血瘀者。每日 1 剂，12 天为 1 个疗程。有医者报道，以双枢解结消积汤加减治疗原发性肝癌晚期 1

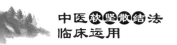

例，患者服用 4 疗程后，肿瘤明显缩小。

12. **镇癌汤（李崇义经验方）** 白花蛇舌草 15g，半边莲 15g，半枝莲 15g，重楼 10g，炮山甲 5g，醋鳖甲 10g，紫花地丁 15g，黄连 10g，川贝母 10g，蜈蚣 2 条，蛇干 10g，蛇蜕 10g，全蝎 3g，土鳖虫 5g，露蜂房 5g，仙鹤草 15g，猫爪草 10g，莪术 10g，三棱 10g，黄芪 15g，人参（蒸兑服）5g，当归 15g，甘草 5g。本方具有清热解毒、活血化瘀、软坚散结、益气补血之效，可用于痰湿、热毒、血瘀凝结胶固而成的肝癌。根据病情因人因症定剂量、定剂型，初始服汤剂 1 年，后改汤为丸剂，坚持服药。有医者报道，以镇癌汤加减配合化疗治疗肝癌 12 例，缩瘤有效者 6 例。

方义：本方由清热解毒、活血化瘀、软坚散结之白花蛇舌草、半边莲、半枝莲、重楼、炮山甲、醋鳖甲、紫花地丁、黄连、川贝母、蜈蚣、蛇干、蛇蜕、全蝎、土鳖虫、露蜂房、仙鹤草、猫爪草、莪术、三棱，益气补血，扶正祛邪之黄芪、人参、当归、甘草组成，用于治疗鼻咽癌、乳腺癌、直肠癌、肺癌、胃癌、肝癌、肾癌等癌症。用一方加减治疗，取其异病同治之法，鼻咽癌加辛夷、黄芩，乳腺癌加柴胡、郁金、全瓜蒌，直肠癌加地榆、槐花，肺癌加沙参、地骨皮，肾癌加猪苓。临床应用时把握病机，辨证论治，随证加减用药。

13. **护肝软坚方（广州市肿瘤医院方）** 党参、黄芪、茯苓、白花蛇舌草、溪黄草各 30g，白术、郁金、柴胡各 12g，鳖甲（先煎）、泽泻、丹参各 20g，蜈蚣 3 条。本方具有健脾疏肝、解毒软坚之效，可用于Ⅱ、Ⅲ期原发性肝癌，证属肝郁瘀毒或脾肾两虚者。肝癌疼痛明显者，可酌加延胡索、徐长卿、五灵脂、蒲黄；肢体浮肿者，可酌加泽泻、白茅根、广东商陆；并发黄疸者，可酌加羚羊角（或重用水牛角）、大黄、栀子、茵陈；大便秘结者，酌加虎杖、大黄。每日 1 剂，文火水煎服。护肝软坚方配合肝动脉化疗栓塞治疗Ⅱ、Ⅲ期原发性肝癌，可改善临床证候，半年生存期及一年生存期分别为 71.7% 及 63.3%，疗效优于单纯肝动脉化疗栓塞治疗。

方义：肝癌癌瘤往往由肝动脉供血，经肝动脉化疗栓塞能明显抑制肿瘤，缓解症状，但在一定程度上会损害肝脏的正常生理功能。护肝软坚方健脾疏肝、解毒软坚，能明显减轻栓塞后综合征的症状及持续时间，减轻肝功能损害。方中黄芪、党参、白术、茯苓健脾益气；柴胡、郁金、丹参疏肝理气；鳖甲、白花蛇舌草、溪黄草软坚解毒。诸药合用确能提高肝癌治疗效果，达到增效减毒的最大抗癌效果。

14. 化积丹联合抗瘤煎（高三民经验方）　①化积丹：由硇砂、马钱子、干漆组成水丸，每服 1.5～3g，日 3 次，开水下或稀粥下，长期服。②抗瘤煎：黄芪 30～50g，白术 10～20g，莪术 8～15g，猪苓 15～60g，陈皮 6～10g，半夏 8～12g，土鳖虫、乌梢蛇各 6～12g，炙鳖甲 10～20g。气滞血瘀型，加当归、郁金、柴胡、香附、水红花子、五灵脂；肝胆湿热型，加茵陈、大黄、柴胡、栀子、茯苓、牵牛子、金钱草；肝胃虚弱型，加党参、苍术、厚朴、大腹皮、海浮石、娑罗子、瓦楞子、海螵蛸；肝肾虚弱型，加麦冬、女贞子、白芍、龟甲；热甚，加连翘、仙鹤草、生地黄。每日 1 剂，冷水煎 2 次，分 2～3 次服。两方合用有活血化瘀、软坚散结之效，可用于中晚期肝癌。以化积丹和抗瘤煎为主方加减治疗中晚期肝癌 20 例，存活 1～6 个月者 2 例，6～12 个月者 5 例，12～18 个月者 6 例，18～24 个月者 3 例，5 年以上者 2 例，10 年以上者 2 例。

15. 保肝利水汤（王三虎经验方）　柴胡 12g，黄芩 12g，红参 10g，半夏 15g，生姜 6g，大腹皮 30g，茯苓 60g，半边莲 30g，猪苓 30g，黄芪 50g，泽泻 20g，厚朴 12g，大枣 10g，鳖甲 30g，穿山甲 10g，白术 15g，生牡蛎 30g。本方具有养阴利水、健脾疏肝、软坚散结之效，可用于晚期原发性肝癌中、重度腹水，证属阴虚水停型。保肝利水汤配合西医常规对症用药治疗肝癌腹水 2 周可明显减轻腹水程度，疗效优于单用西医常规对症治疗者。

方义：保肝利水汤由小柴胡汤合五苓散去桂枝化裁而成。其中以小柴胡汤寒热并用，补泻兼施，和解表里，疏利枢机，恢复升降，通调三焦，疏肝保肝，利胆和胃，在此基础上重用黄芪以补气健脾利水；鳖甲滋阴潜阳，软坚散结；白术健脾祛湿，更有润燥生津，使利水而不伤阴；大腹皮利水消肿；厚朴行气消积；茯苓、泽泻、猪苓利水渗湿；穿山甲活血消

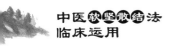

癥；生牡蛎软坚散结，以柴胡引之，能去胁下之硬，且入肝、肾经，滋阴清热；半边莲既能清热解毒，又能利水消肿。全方药性平和，补而不留邪，攻而不伤正，寒热并用，攻补兼施，进而达到养阴利水、健脾疏肝、软坚散结之效。

16. 鳖甲蜈蚣汤（邬晓东经验方） 蜈蚣 6 条，守宫 10 条，鳖甲（先煎）、白花蛇舌草、半枝莲、海藻、浙贝母、茯苓、茵陈、泽泻、丹参、党参各 30g，全蝎、山慈菇、白术各 12g，白茅根、五爪龙各 40g，血竭（冲服）3g。本方具有清热攻毒、健脾祛湿、化痰软坚散结、活血化瘀之效，可用于癌毒、痰凝、血瘀、湿浊、正虚综合所致的肝癌。有医者报道，以鳖甲蜈蚣汤加减配合片仔癀及西药治疗肝右叶肝癌并肝硬化腹水 1 例，服药 1 年，患者已无腹水，肝功能正常，CT 及 B 超未发现肝内肿物，甲胎蛋白阴性。

方义：方中鳖甲、山慈菇、海藻、浙贝母软坚消痰散结；蜈蚣、全蝎、守宫、白花蛇舌草、半枝莲清热攻毒；白茅根清热利尿；丹参、血竭活血化瘀；党参、白术、茯苓、五爪龙、茵陈、泽泻健脾祛湿。诸药合用，共奏清热攻毒、消痰散结、活血化瘀、健脾祛湿之效。

17. 消瘤止痛膏（江苏省中医院方） 大黄 600g，莪术 300g，三棱 300g，罂粟壳 300g，木香 300g，甘松 150g，丁香 150g，延胡索（醋制）300g，乳香 150g，没药 150g，蟾酥 300g，芒硝 300g，冰片 300g。本方具有行气止痛、活血化瘀、软坚散结之功，可以治疗原发性肝癌疼痛。用法：以上药物经加工为棕褐色软膏。取消瘤止痛膏 30～50g，平摊于纱布上，厚 0.2～0.3cm，直径 6～8cm。患者取卧位，松开衣着，露出胁肋部位。右锁骨中线第 5 肋间至肝下缘之间为敷贴范围，选择疼痛最明显的部位作为贴敷点。一般在洗浴后贴敷，每日 1 次。消瘤止痛膏外敷治疗原发性肝癌 7 天，可明显缓解疼痛，延长止痛效果持续时间；6 周可改善临床症状，对稳定瘤体有一定作用。

方义：肝癌痛是中晚期原发性肝癌的常见合并症，随着癌肿的进行性增大，肝区常出现持续性疼痛并阵发性加剧。在固扶正气的基础上，应用软坚散结法可稳定瘤体、抑制肿瘤生长，甚至缩小肿瘤体积，有利于缓解疼痛。消瘤止痛膏方中，以行气止痛药甘松、木香、丁香、延胡索、罂粟壳等为主药，辅以大黄、乳香、没药活血化瘀止痛，合三棱、莪术、蟾酥、芒硝破气软坚散结，共奏行气止痛、活血化瘀、软坚散结之功。

（二）中成药应用

1. 鳖甲煎丸 有祛瘀化痰、软坚消癥之效，可用于肝癌手术 1~2 个月后，无需辅助化疗者，有防治肿瘤术后复发或转移，缓解症状的作用。

2. 康莱特注射液 有益气养阴、消癥散结之效，可用于肝癌化疗期间（包括 TACE 术期间），有提高化疗敏感性、增强化疗疗效，改善症状及生存质量、缓解疼痛的作用；也可用于不适合或不接受手术、放疗、化疗（包括栓塞化疗、全身化疗）、射频以及分子靶向治疗者，有控制肿瘤，延缓疾病进展，调节免疫，缓解气虚症状的作用。

3. 艾迪注射液 有清热解毒、消瘀散结之效，可用于肝癌化疗期间（包括 TACE 术期间），有提高化疗敏感性、增强化疗疗效，改善生存质量，延长生存期的作用；也可用于不适合或不接受手术、放疗、化疗（包括栓塞化疗、全身化疗）、射频以及分子靶向治疗者，有控制肿瘤，延缓疾病进展，调节免疫，缓解气虚症状的作用。

4. 肝复乐片 / 胶囊 有健脾理气、化瘀软坚、清热解毒之效，可用于肝癌化疗期间（包括 TACE 术期间），有提高化疗敏感性，增强化疗疗效，改善症状的作用；也可用于不适合或不接受手术、放疗、化疗（包括栓塞化疗、全身化疗）、射频以及分子靶向治疗者，有控制肿瘤，延缓疾病进展，缓解肝瘀脾虚证引起的上腹肿块，胁肋疼痛，神疲乏力的作用。

5. 加味西黄丸 有解毒散结、消肿止痛之效，可用于不适合或不接受手术、放疗、化疗（包括栓塞化疗、全身化疗）、射频以及分子靶向治疗者，有控制肿瘤，延缓疾病进展，缓解毒瘀互结引起的疼痛、出血等症状的作用。

6. 平消胶囊 / 片 有活血化瘀、止痛散结、清热解毒、扶正祛邪之效，可用于不适合或不接受手术、放疗、化疗（包括栓塞化疗、全身化疗）、射频以及分子靶向治疗者，有控制肿瘤，延缓疾病进展，缓解毒瘀

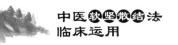

互结引起的疼痛、出血等症状的作用。

（三）中药应用

1. **蜂房** 《本草求真》谓蜂房"味苦咸辛，气平有毒，为清热软坚散结要药"，蜂房常与藤梨根、土鳖虫、北豆根配伍，用于癌毒邪气盛者，取其攻毒散结抗癌之功，常用剂量分别是藤梨根 30g，木鳖子 20g，蜂房 8g，北豆根 8g。

2. **姜石** 又名料姜石、沙姜石、礓砾、裂姜石，首载于《新修本草》，具有软坚散结、清热解毒消肿、和胃降逆止呕、燥湿化痰抗癌的作用，可用于肝癌癌肿明显者，用量为 30～60g，需捣碎先煎 30 分钟。

3. **土鳖虫、炮山甲** 虫类药物治疗肿瘤可通络软坚散结。土鳖虫特点是破而不峻，能行能和；炮山甲窜筋络达病所，具有引经、穿透的作用，同时其咸能软坚，咸入肾，两药相伍行散中有收补之意，多用于有瘀血阻滞者，取其活血化瘀、软坚散结之效，常用剂量为土鳖虫 10g，炮山甲 10g。

4. **预知子、香橼** 二者苦辛相济，相须为用，且均入肝经，有疏肝理气、软坚散结、兼顾肝胃的作用。注意二者疏泄力强，气血亏虚者，剂量不宜过大，以免耗气，避免空腹用药。

5. **龟甲、鳖甲** 二药合用，有软坚散结之效，可用于治疗肝癌肿块较大者。两药用量宜大，多为 10～30g，宜先泡先煎，以醋制力更强。因龟甲祛瘀软坚，孕妇慎用；鳖甲性寒凉，脾胃虚寒、纳呆便溏者慎用。

6. **鸡内金、金钱草** 鸡内金功效为消食运脾、固精止遗、化坚消石，金钱草可清热祛湿、利尿通淋。二药配伍有化石消坚、散结退黄的作用，可增强胆囊收缩、胆汁分泌和排泄，对肝胆结石、泌尿系结石的排石、溶石效果显著，可用于肝癌、胆管癌等伴有黄疸症状的患者。

7. **石见穿、猫人参** 石见穿具有活血化瘀，清热利湿，散结消肿之功效；猫人参有解毒消肿、祛风除湿的功效，常用于治疗消化道肿瘤和肺癌。二药合用，活血散结、抗癌祛毒之力益彰，且兼有止痛之功。

◇ **小结** ◇

肝癌为胁下有形之癥积，积块的形成，阻碍气血运行，又使变证丛生。**软坚散结法作为消散肿块常用之法，可应用于临床治疗各阶段。**目前肝癌早期虽以手术治疗为首选方法，化疗、放疗、靶向治疗等对于肿瘤病灶的消除亦有一定疗效，但肿瘤病灶形成的病因不除，痰、湿、瘀、毒聚集，为癌毒提供了有利于生长繁衍的微环境，是临床癌毒产生、发展的关键。软坚散结法改善癌毒所处的微环境，既有利于清除癌毒，又有利于抑制癌毒的再生。

根据病因及症状灵活应用软坚散结中药。肝癌的发生十分复杂，涉及诸多病理因素，辨证分型也常相互掺杂。临床应根据病理因素及症状表现合理选用软坚散结方药。痰饮偏重者，选牡蛎、海浮石、海藻、瓦楞子、昆布、海蛤壳；血瘀偏重者，选穿山甲、三棱、莪术、龟甲、鳖甲等；癌毒盛者，选山慈菇、猫爪草、蜂房、猫人参等；气滞偏重者，选预知子、香橼；黄疸，选鸡内金、金钱草。同时结合辨证，与疏肝健脾、消痰祛瘀、清热利湿、抗癌解毒等法同用，对控制患者病情发展、改善生活质量和延长生存期尤为重要。

软坚散结同时不忘扶正固本。肝癌在变化多端的病理变化中多是本虚标实，故扶正祛邪配合应用也不容轻视。软坚散结之品久用有耗伤正气之虞，故在用药时常以益气健脾、补气扶正药佐之，如党参、白术、黄芪等。

第二节　结直肠癌

结直肠癌关键的证候特征是腹内坚硬肿块。结直肠癌可以通过直肠指检扪及、乙状结肠镜或纤维结肠镜看到肠腔肿块，腹部亦常扪及包块；全身检查可以发现贫血以及转移征象如锁骨上淋巴结肿大、肝肿块等。结直肠癌的治疗以中西医结合为主。在中医药治疗上，软坚散结是结直肠癌治疗的重要环节。最常用的有扶正软坚、解毒软坚、调气软坚、化痰软坚、

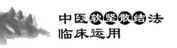

化瘀软坚等，这些治疗方法在临床上的灵活综合运用，可针对肿瘤病灶达到削坚散结的治疗效果。

一、软坚散结法适用证型

1. 瘀毒内阻型　症见腹痛腹胀，痛有定处，腹有肿块，便下脓血黏液，或里急后重，便秘或便溏，大便扁平或变细，舌质暗红，有瘀斑，苔薄黄，脉弦数。治宜清热解毒，祛瘀散结。

2. 气滞血瘀型　症见腹部刺痛，痛处固定不移，下利紫黑脓血，舌质紫暗有瘀斑，脉涩。治宜理气活血，消瘤散结。

3. 痰湿瘀滞型　症见胸闷脘痞，或头身困重，或大便黏滞，或口中黏痰，舌淡紫或有斑点，苔滑腻，脉滑。治宜化痰软坚，祛瘀散结。

二、软坚散结法临床用药

（一）方剂应用

1. 芪藤汤（贾堃经验方）　黄芪、姜石各 60g，党参、瓦楞子、马齿苋、大血藤、薏苡仁各 30g，蜂房、紫阳茶各 10g。本方具有补气养血、软坚散结、解毒消肿、健脾止泻之效，可用于气血亏虚、痰湿瘀毒互相胶结所致的肠癌。每日 1 剂，水煎服。

方义：方中黄芪、党参、薏苡仁补气健脾；紫阳茶强心兴奋，利水消肿；瓦楞子、姜石软坚散结；马齿苋、大血藤、蜂房、全蝎解毒消肿。诸药配伍，具有补气养血，软坚散结，解毒消肿，健脾止泻之功。

2. 肠蕈方（抚顺市中医院肿瘤科方）　由生黄芪、白术、茯苓、当归、白芍、熟地黄、大血藤、藤梨根、生牡蛎、夏枯草、海藻、鸡内金组成。本方具有补气养血、软坚散结之效，可用于晚期结肠癌化疗期间气滞痰饮、血瘀互结，兼有正气耗伤者。每日 1 剂，常规水煎煮，早晚口服，以 21 天为 1 个周期。肠蕈方配合化疗用药 4 个周期可改善中医临床证候，有效率为 50%，疗效优于单用化疗。

方义：肿瘤是结肠癌最主要的表现之一。气滞痰浊血瘀蕴结脏腑是结肠癌的主要病机，而化疗药物具有明显的峻烈耗伤正气的副作用。肠蕈方组方思路以补气养血兼以软坚散结为主。方中生黄芪补肺健脾，白术、茯苓助黄芪增加益气健脾之效；当归、白芍、熟地黄补血兼有活血之效，使补而不滞；大血藤解毒，又可补血；生牡蛎、夏枯草、海藻三药联合软坚散结；鸡内金健脾消食。诸药配合共奏补气养血，化瘀抗瘤之功。

3. 益气温阳散结方（辽宁中医药大学附属医院肿瘤科方） 由白术、黄芪、山药、太子参、浙贝母、白芍、莪术、鸡内金、牡蛎、茯苓、薏苡仁、重楼、白扁豆、炙甘草、夏枯草、连翘、山慈菇、半边莲组成。本方具有益气温阳散结之效，可用于直结肠癌术后属正气亏虚者。每日 1 剂，分 3 次服。益气温阳散结方配合常规西药和中成药治疗直结肠癌术后患者 6 周，可明显改善腹胀痛、纳差、腹泻、便秘、乏力、消瘦等主要症状。

方义："阳化气，阴成形"，阳气乃人体驱邪之根本，温阳化气之法使阳气充足，则可将肿瘤所产生的阴寒之邪祛除，气可推动人体功能，鼓动正能量，修复大肠传导之责，从而驱散癌邪。而肿瘤患者中属正气缓慢耗亏者，日久气血阴阳在低层次达到"平衡"，此时温阳益气更应以缓为宜，使机体逐步承载正气，使正气渐渐推动机体，以求高层次的平衡，用药多用白术、黄芪、白扁豆、山药、太子参、薏苡仁等清补平补之品，其中太子参益气甘平补虚，黄芪、白术、白芍、白扁豆补脾胃之气、薏苡仁、茯苓等补泄兼顾，共使渐补正气之效，从而使肿瘤患者的生命得以延续并提高生命质量。肿瘤乃有积之物，非攻难消，外科手术虽除有形之邪，但无形之癌毒仍存，或积于原处，或布行别处，更由脾虚生痰，痰多作祟为病，无形之痰夹毒侵袭人体，形成新病，所以术后的患者祛邪不宜攻伐过甚，故宜消散积聚，常选用鸡内金、夏枯草、浙贝母、莪术、大黄、穿山甲、山慈菇、海藻等软坚散结之品，且用量不宜太过以求消散。

4. 益气化痰散结方（杭州市中医院肿瘤科方） 党参 15g，白术 15g，茯苓 15g，黄芪 30g，薏苡仁 30g，制半夏 15g，陈皮 15g，浙贝母 20g，

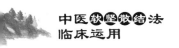
怀山药 15g，藤梨根 20g，白花蛇舌草 30g，炙鳖甲 20g，炙甘草 6g。本方具有益气化痰、软坚散结之效，可用于晚期转移性结肠癌，证属气虚痰结者。每日 1 剂，水煎 2 次，早晚分服，以 21 天为 1 个周期。益气化痰散结方配合化疗治疗晚期复发性结肠癌 3 个周期，可延长患者疾病无进展生存期，改善生活质量，并降低化疗不良反应（白细胞减少、恶心呕吐等）。

方义：方中党参、白术、茯苓、薏苡仁、怀山药、炙甘草健脾益气以使中气得以健运；黄芪补脾肺之气，乃补气之圣药；半夏、陈皮燥湿化痰，理气和中；浙贝母清热化痰，开郁散结；炙鳖甲软坚散结以消癖；藤梨根、白花蛇舌草具有清热解毒之功效。

（二）中成药应用

1. **消癌平片**　有清热解毒、化痰软坚之效，可用于直结肠癌手术 1～2 个月后，无需辅助放、化疗者，有预防术后复发或转移，减轻症状的作用。

2. **平消胶囊 / 片**　有活血化瘀、止痛散结、清热解毒、扶正祛邪之效，可用于直结肠癌手术 1～2 个月后，无需辅助放、化疗者，有预防术后复发或转移，减轻症状的作用。

3. **安替可胶囊**　有软坚散结、解毒定痛、养血活血之效，可用于直结肠癌手术 1～2 个月后，无需辅助放、化疗者，有预防术后复发或转移，减轻症状的作用。

4. **康莱特注射液**　有益气养阴、消瘀散结之效，可用于直结肠癌放疗期间，有提高放疗敏感性、增强放疗疗效，缓解气阴两虚、脾虚湿困证，抗恶病质和止痛的作用；也可用于化疗期间，有增强化疗疗效，减轻化疗不良反应，提高免疫功能的作用；或可用于不适合或不接受手术、放疗、化疗、靶向治疗者，有控制肿瘤，延缓疾病进展，缓解气阴两虚、脾虚湿困的作用。

5. **消癌平注射液**　有扶正固本、活血止痛、清热解毒、软坚散结之效，可用于直结肠癌化疗期间，有增强化疗疗效，减轻不良反应的作用。

6. **艾迪注射液**　有清热解毒、消瘀散结之效，可用于直结肠癌化疗期间，有增强化疗疗效，减轻不良反应的作用；也可用于不适合或不接受手术、放疗、化疗、靶向治疗者，有控制肿瘤进展，提高免疫功能的作用。

7. **参莲胶囊 / 颗粒** 有清热解毒、活血化瘀、软坚散结之效，可用于不适合或不接受手术、放疗、化疗、靶向治疗者，有控制肿瘤，延缓疾病进展，缓解气血瘀滞、热毒内阻的作用。

8. **博尔宁胶囊** 有益气活血、消肿止痛、软坚散结、扶正祛邪的功效，可用于直结肠癌化疗间歇期，有提高化疗疗效，减轻血液毒性、恶心、呕吐、神经毒性、腹泻及皮疹等不良反应的作用。

9. **得力生注射液** 有益气扶正、软坚散结的功效，可用于结肠癌术后肝转移栓塞化疗期间，有缩小肝内病灶，改善生存质量，减轻化疗的血液毒性，保护机体免疫功能的作用。

10. **华蟾素胶囊 / 注射液** 有软坚散结、利水消肿、清热解毒等功效，可用于晚期结肠癌化疗期间，有提高化疗疗效，改善生活质量，减轻恶心、呕吐、白细胞减少等不良反应的作用；也可用于结肠癌术后肝转移栓塞化疗期间，有提高化疗疗效，减轻血液不良反应的作用。

（三）中药应用

1. **大血藤、败酱草** 大血藤有清热解毒、活血化瘀、祛风湿止痹痛之效，败酱草有清热解毒、消痈排脓、祛瘀止痛之功，药理研究证实败酱草皂苷具有抗肿瘤作用。二者合用有解毒散结、祛瘀止痛功效，可用于治疗肠癌，尤适宜伴有腹痛者。

2. **三棱、莪术、硇砂** 三棱、莪术是破血消积、软坚散结的常用药对，在此基础上加用小剂量（0.3g）硇砂，可消积软坚、破瘀散结。硇砂具有腐蚀性，使用时取小量入胶囊中，助三棱、莪术活血化瘀之功的同时，可避免腐蚀食管。

3. **虫类药** 善搜剔经络之痰瘀，有松透病根的功能，可用于久治不愈的肿瘤等疑难疾病，以其软坚消瘤之功消除癥积肿块，力起沉疴。常用的虫类药有全蝎、蜈蚣、僵蚕、水蛭、守宫、干蟾皮、露蜂房、九香虫、土鳖虫、鳖甲、龟甲、穿山甲、山蛩虫、蟑螂、斑蝥、地龙、海龙、牡蛎、

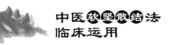

马陆、虻虫、鼠妇等。

◇ **小结** ◇

软坚散结法适用于由多重复杂病机形成的癥瘤。结直肠癌的显著病理特点是在正虚的基础上形成的毒、湿、痰、瘀的胶结互生，证型常相互掺杂，治疗时不必拘于一隅，但见肿瘤病灶，即可考虑使用软坚散结法。常用药物有土鳖虫、山慈菇、穿山甲、莪术、虎杖根、蛇六谷等。

根据病情发展阶段决定扶正祛邪的偏重。病之初起或手术之前，邪盛正不虚，以抗癌解毒配合软坚散结、化痰逐瘀等治法为主；晚期患者，正虚明显，出现不同的并发症，此时则需补益气血、滋阴温阳，兼顾抗癌解毒、软坚散结、化痰散瘀等辨证处理。

术后防复，不可忽视软坚散结。肿瘤乃有积之物，非攻难消，外科手术虽除有形之邪，但无形之癌毒仍存，或积于原处，或布行别处，更由脾虚生痰，痰多作祟为病，无形之痰夹毒侵袭人体，形成新病，且由于术后患者正气亏耗，故不宜攻伐过甚，宜软坚散结、消散积聚。

第三节　胰腺癌

胰腺癌是以腹中积块、腹痛、食欲不振、消瘦和黄疸等为主症的恶性肿瘤，容易侵犯周围器官组织和转移，查体可有胆囊、肝脏、脾大，上腹部压痛或包块，腹水，浅表淋巴结肿大等体征。本病为多因素疾病，并处于动态变化发展过程中，治疗常根据病情需要、个体体质特征的不同，中西医并重，从多角度、多途径进行综合协同治疗，以求最大限度地缓解症状控制病情的发展，防止其恶化。其中，软坚散结法对于胰腺癌"腹中积块"有一定疗效，是较为常用的治疗法则。

一、软坚散结法适用证型

1. 气滞血瘀型 上腹部疼痛，痛无休止，痛处固定，拒按，腹中痞块，脘腹胀满，纳差，恶心呕吐，面色晦暗，形体消瘦，舌质青紫，边有瘀斑，苔薄，脉弦细或涩。治宜理气消瘀，软坚散结。

2. 湿热蕴结型 上腹部胀满不适或胀痛，发热缠绵，口渴而不喜饮，或见身黄、目黄、小便黄，口苦、口臭，便溏臭秽，舌质红，苔黄或腻，脉数。治宜清热利湿，软坚散结。

二、软坚散结法临床用药

（一）方剂应用

1. 膈下逐瘀汤（《医林改错》）加减 由预知子、急性子、生牡蛎、莪蒁、藤梨根、浙贝母、桃仁、延胡索、枳壳、制香附、乌药组成。本方具有理气止痛、软坚散结、消瘀抑瘤之效，可用于胰腺癌，证属气血瘀滞型。

2. 铁树牡蛎汤（上海中医药大学附属曙光医院肿瘤科方） 由煅牡蛎、夏枯草、海藻、海带、漏芦、白花蛇舌草、铁树叶、当归、赤芍、白芍、丹参、郁金、党参、白术、茯苓、川楝子组成。本方具有健脾和胃、清利湿热、理气活血、软坚消癥之效，可用于胰腺癌由脾胃失调，湿热壅塞，气滞血瘀，久积而成癥者。活血化瘀，加桃仁、炙穿山甲、王不留行；软坚消癥，加制鳖甲、望江南。

3. 中药膏方（佳木斯大学附属第一医院方） 由白花蛇舌草、紫河车、海藻、昆布、僵蚕、土鳖虫、炙穿山甲组成。本方具有逐瘀化痰、软坚散结之效，可用于胰腺癌晚期，体弱而不能进行放、化疗者。呕吐者，加炙半夏、竹茹；腹胀痛者，加延胡索、木香、川厚朴；便血者，加参三七、大蓟、小蓟、地榆炭；腹水者，加益母草、桑白皮、车前子。用法：草药用粉碎机粉成 100 目的细末，然后用蜜调成膏，内服，每次 10g，每

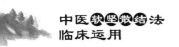
日 3 次，3 个月为一个疗程。该方联合免疫营养疗法治疗晚期胰腺癌 3 个疗程，可缩小原发肿瘤或转移瘤，改善临床症状，提高生存率。

4. **消癥止痛膏（无锡市中医医院院内制剂）** 由阿魏、木鳖子、生大黄、冰片组成。本方具有解毒化瘀、消癥散结之效，可用于胰腺癌，证属气滞血瘀、痰凝毒聚、相互胶结，有腹痛腹胀表现者。用法：外敷中上腹部相应皮肤 24 小时，隔日 1 次。消癥止痛膏联合内服方药治疗晚期胰腺癌 1 个月，可缓解腹痛腹胀，缩小瘤体。

方义：局部邪实不通是癌痛的重要病机。软坚散结、通经活络中药外用，通过腹部皮肤、黏膜直接吸收，有利于祛邪消胀止痛。方中阿魏疏通经络，辛香走窜，渗透力极强，能减轻痛觉神经受到的刺激，现代药理研究显示该药有消炎、增强免疫力之功；大黄与木鳖子相伍能荡涤邪气，用以软坚散结，配以阿魏、冰片能更好地发挥止痛作用。冰片的用量取决于疼痛的程度与肿瘤范围的大小，一般一次用量 5 ~ 10g，最大可用至 20g。外贴消癥止痛膏靶向性强，攻邪不伤正，避免了体虚不耐峻攻的问题。

5. **清胰化积汤（刘鲁明经验方）** 由蛇六谷、半枝莲、白花蛇舌草、豆蔻、绞股蓝组成。本方具有清热化湿、软坚散结之效，可用于胰腺癌，证属湿热蕴结者。有学者报道，以清胰化积汤加减治疗胰腺癌术后患者 1 例，患者术后病理确诊为胰尾高中分化腺癌，伴淋巴结转移，两肺多发转移，治疗 3 个月后肿瘤病灶及淋巴结肿大明显缩小。

方义：方中蛇六谷软坚散结，行瘀消肿为君；白花蛇舌草、半枝莲清热解毒，化湿消肿为臣；绞股蓝扶助正气为佐；豆蔻化湿和胃，行气宽中为使。蛇六谷是清胰化积汤中的重要用药。临床上胰腺癌患者大便正常者少，或便溏或便干，而蛇六谷对这两类患者都适用。蛇六谷用于胰腺癌治疗时，不必拘于何种证型，即使有虚证存在，在辨病论治基础上，但取其抗肿瘤之功，亦可收佳效。用量上，在患者初次就诊时可只使用 10g 来试探患者对于蛇六谷的敏感性，如果服用后并无任何不适反应，则可逐渐加量至 60g。临床观察发现，随着蛇六谷剂量的增加，患者出现胰腺癌肿块减小、淋巴结肿大缩小的情况，这与蛇六谷软坚散结、行瘀消肿的功效有关。此外，蛇六谷还需先煎 2 个小时以去除药物的毒性，服药后建议进食以保护胃黏膜。

6. **加味清胰汤（平小英经验方）** 柴胡 15g，白术 10g，生大黄（后下）15g，黄芩 10g，木香 10g，延胡索 15g，芒硝（冲服）10g，枳实 10g，焦山楂、焦神曲、焦麦芽各 10g，半枝莲 30g，白花蛇舌草 30，蛇六谷 30g，薏苡仁 30g，茯苓 15，白豆蔻（后下）5g。本方具有清热解毒、健脾理气、消积散结止痛之效，可用于胰腺癌胃肠湿热蕴结、肠腑闭阻证，表现为腹胀，便秘，肠鸣音减弱或消失，恶心呕吐，舌红苔黄腻，脉沉弦者。出现水样泻者，去芒硝，大黄减量至 10g；呕吐严重者，加姜竹茹 10g，代赭石 30g，旋覆花 15g。加味清胰汤联合化疗治疗晚期胰腺癌，可减轻胃肠道功能障碍，增强其对化疗不良反应的耐受，改善患者生活质量。

方义： 方中重用大黄通里攻下，枳实破结实、消胀满，芒硝软坚泻下、清热除湿，共助大黄涤肠通腑，泻阳明之热；黄芩、柴胡疏肝解郁，和解少阳，配合君药达到阳明、少阳双解；延胡索、木香缓急止痛；白花蛇舌草、半枝莲、蛇六谷清热解毒、软坚散结、行瘀消肿；焦山楂、焦神曲、焦麦芽运化水谷；白术、薏苡仁、白豆蔻、茯苓健脾燥湿。诸药合用，共奏清热解毒、化湿排毒、健脾理气、消积除痞止痛之功。

7. **加减乌梅丸内服配合温阳软坚中药外敷（黄金昶经验方）** ①加减乌梅丸内服：乌梅 30~50g，当归 20g，细辛 3g，川椒 10g，桂枝 10g，黄连 3g，黄柏 10g，党参 15g，干姜 10g，制附片 10g，白芍 20g，生黄芪 30g，壁虎（守宫）30g。每日 1 剂，水煎分 2 次服用。②温阳软坚中药外敷：川乌、草乌、海藻、海浮石、川椒目、猫爪草、胆南星、山慈菇、壁虎、肉桂各 90g。浓煎，外敷剑突下 2cm，直径为 5cm，每日 4~8 小时。内外合治，有温阳化湿、软坚散结之效，可用于胰腺癌，证属肝阳虚，寒湿挟热。内服配合外敷治疗中晚期胰腺癌，可缓解疼痛，改善食欲，提高生活质量，延长生存期。

方义： 内服方中取乌梅能敛肝柔肝，当归养肝血，两者同补肝体；制附片补阳，助肝之阳气恢复，党参补脾胃之气；肝之阳气在生长阶段易郁而化火，故加黄连、黄柏清火热之邪，且黄连配附子，一清泻一温引，邪

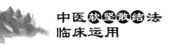
热可尽；干姜、川椒温中，化中焦寒湿；细辛、黄柏合用起沉寒、清湿热；桂枝温心阳，推动阳气上升。方中加用生黄芪补一身之气；加用壁虎有祛风、软坚散结、抗癌之效。另外，结合胰腺癌易出现肝与淋巴结转移，在治疗时加用养肝之药白芍，与当归共用养肝血，预防和治疗肝转移。淋巴结中医属"痰核"，"痰核"病因多为寒湿、痰凝，方中大量温阳之品可以温阳化湿，预防和治疗淋巴结转移。外用药以温阳化痰、软坚散结中药组方，直接作用于患处可以增强止痛效果。

（二）中成药应用

1. **平消胶囊 / 片**　有活血化瘀、止痛散结、清热解毒、扶正祛邪之效，可用于胰腺癌手术 1～2 个月后，无需辅助放、化疗者，有巩固治疗，提高免疫力，抗肿瘤复发转移的作用；也可用于胰腺癌不适合或不接受手术、放疗、化疗者，有提高免疫力，抗肿瘤的作用。

2. **金龙胶囊**　有活血、化瘀、消癥之效，可用于胰腺癌手术 1～2 个月后，无需辅助放、化疗者，有巩固治疗，预防术后复发转移，缓解由瘀血内阻引起的腹痛、腹胀等症的作用；可用于胰腺癌放疗期间，有增强放疗疗效，减轻不良反应的作用；也可用于胰腺癌不适合或不接受手术、放疗、化疗者，有控制肿瘤，延缓疾病进展，缓解疼痛等血瘀症状的作用。

3. **慈丹胶囊**　有化瘀解毒、消肿散结、益气养血之效，可用于胰腺癌手术 1～2 个月后，无需辅助放、化疗者，有巩固治疗，提高免疫力，抗肿瘤复发转移的作用；也可用于胰腺癌不适合或不接受手术、放疗、化疗者，有提高免疫力，抗肿瘤的作用。

4. **复方苦参注射液**　有清热利湿、凉血解毒、散结止痛之效，可用于胰腺癌放疗期间，可提高放疗敏感性，增强放疗疗效，缓解腹满胀痛等热毒内蕴的症状；可用于胰腺癌化疗期间，可提高化疗敏感性，增强化疗疗效，并有止血、镇痛作用；也可用于胰腺癌不适合或不接受手术、放疗、化疗者，有控制肿瘤，抑制癌细胞生长、扩散的作用。

5. **康莱特注射液 / 胶囊**　有益气养阴、消瘀散结之效，可用于胰腺癌化疗期间，有提高化疗敏感性，增强化疗疗效，缓解气阴两虚、脾虚湿困证，抗恶病质和止痛的作用；也可用于胰腺癌不适合或不接受手术、放疗、化疗者，有控制肿瘤，延缓疾病进展的作用。

6. 榄香烯注射液　有行气破血、消癥散结之效，可用于胰腺癌不适合或不接受手术、放疗、化疗者，有控制肿瘤，延缓疾病进展的作用，对于胰腺癌腹水患者可以本药腹腔灌注治疗。

（三）中药应用

1. 蛇六谷　有软坚散结、清热解毒抑癌作用，可用于胰腺癌、胆囊癌、肺癌、乳腺癌、恶性淋巴瘤等恶性肿瘤，常用剂量为 30g。当肿瘤发生转移时，往往更重用蛇六谷，尤其是脑转移、骨转移者，并常以君药出现。在具体运用时，可采取循序渐进的方法，一般初起剂量为 10g，如患者无明显不适反应可逐渐增加，最大剂量可加至 60g，并嘱咐患者先煎 2 个小时。在达到最大剂量一段时间后，又要调整回小剂量，以防止药物的毒性以及对胃黏膜的损害。

2. 三棱　有破血行气、消积止痛之效，可用于中晚期胰腺癌见有腹部结块的瘀血证的治疗。常用量：每日 5～10g。入煎剂或制成浸膏服用。

3. 莪术　有行气破血、消积止痛功效。现代研究证明，本品有抑杀肿瘤细胞和增强免疫力的双重作用，可应用于多种肿瘤。常用量：每日 3～12g，大量可用至 30g。

4. 山慈菇　有清热解毒，消痈散结之效，可用于肿瘤进展较快者。煎服，3～6g；入丸散剂减半；外用适量。

5. 生牡蛎、夏枯草　两药相配，可加强清热解毒、软坚散结之效，适用于有邪毒积聚、郁久化热病机的胰腺癌患者。两药常用量为生牡蛎 15～30g，夏枯草 9～12g。

6. 煅瓦楞、威灵仙　两药相伍，可理气消痰、软坚散结，适用于胰腺癌之肝胃郁热证，表现为口苦泛恶、嘈杂灼热、烧心反酸者，常用量为煅瓦楞 30g，威灵仙 30g。

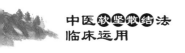

◇ 小结 ◇

软坚散结法可用于胰腺癌各个阶段。胰腺癌多为湿热瘀毒互结而致癌毒，搏结痰瘀，癌瘤形成，脏腑失调，耗气伤津，癌毒走注，机体步入损途的致病过程。软坚散结法可配合抗癌解毒法贯穿治疗始终，根据不同临床阶段以及不同病机特点灵活用药。早期癌肿尚小，正气尚盛，治疗重用抗癌解毒、软坚消结之品；中期邪正交争，脾虚不运，肝胆疏泄不利，故抗癌解毒，软坚消结的同时，酌入健脾和胃、疏肝利胆、清热祛湿之药；晚期癌肿增大，癌毒猖獗，走注频作，机体气血阴阳耗伤，故以益气养阴、健脾开胃之药为主，辅以抗癌解毒、软坚散结之品等。

适时运用软坚散结中药外敷，有助于止痛消瘤。局部邪实不通是癌痛的重要病机。软坚散结中药外用通过腹部皮肤、黏膜直接吸收，靶向性强，有利于祛邪消胀止痛，且攻邪不伤正，避免了体虚不耐峻攻的问题。

第四节　恶性淋巴瘤

恶性淋巴瘤是一组原发于淋巴结或淋巴结外组织和器官的恶性肿瘤。临床以无痛性、进行性淋巴组织增生，浅表淋巴结肿大为主要特点，常伴随有肝脾大和相应器官的压迫症状，晚期会出现贫血、发热和恶病质等。淋巴瘤西医治疗以化疗、放疗、靶向治疗、手术为主，辅助采用中医药治疗可起协同作用。软坚散结法是中医治疗的有效手段之一，与多种治法联合使用，对于缩小癌肿，改善临床症状，提高生存质量，减少放疗、化疗相关不良反应有明显优势。

一、软坚散结法适用证型

1. **寒痰凝滞型**　症见浅表淋巴结肿大，多在颈部、腋下、耳下及腹股沟处，无痛痒，质坚如石，形寒肢冷，手足不温，面色无华，兼神疲乏力，舌淡红，苔白厚，脉沉细或弦细。治以温阳散寒，化痰软坚。

2. 痰热蕴结型 症见浅表淋巴结肿大，多见于颈部、腋下、腹股沟，初期如黄豆到枣子大，可活动，后期增大可相互融合或大块，有不规则发热，常有盗汗，口干口渴，心烦失眠，或见皮肤痛痒或身目发黄，大便干结或见便血，小便短少，舌质红或绛，苔黄，脉弦滑而数。治宜清热解毒，软坚散结。

3. 虚火痰结型 症见颈项、耳下，或腋下有多个肿核，不痛不痒，皮色不变，头晕耳鸣，或兼见口苦咽干，或黄白痰，胸腹闷胀，大便干结，小便短赤，舌质红绛苔黄，脉弦数。治宜化痰降火，软坚散结。

4. 毒瘀互结型 症见身体各部皮下硬结，无痛，质硬，活动性差，伴见形体消瘦，面色暗黑，皮肤枯黄，舌质暗红、苔多厚腻乏津，脉弦涩。治宜活血化瘀，解毒散结。

5. 气滞痰凝型 症见颈项、耳下及腹股沟处肿核累累，脘腹结瘤，皮色不变，不痛不痒，头晕耳鸣，烦躁易怒，纳呆，大便干结，舌红，苔微黄，脉弦数。治宜疏肝理气，化痰散结。

6. 血瘀癥积型 症见颈部、耳下或腋下、腹股沟处肿核，皮色瘙痒，形体消瘦，腹内结块，时有腹痛腹胀，纳呆食少，恶心呕吐，午后潮热，大便干结或发黑，舌暗淡，瘀斑或瘀点，苔黄，脉弦涩。治宜活血化瘀，消癥散结。

7. 肝肾阴虚型 多见于晚期或多程化、放疗后，症见颈部或腹股沟等处肿核或大或小，或见脘腹痞块，午后潮热，五心烦热，失眠盗汗，口干咽燥，腰酸耳鸣，头晕目眩，舌红少苔或无苔，脉弦细或沉细数。治宜滋补肝肾，软坚散结。

8. 气血两虚证 症见全身淋巴结肿大剧增，时有低热，身疲乏力，面色无华，舌淡红苔薄白，脉细数。治宜益气养血，软坚散结。

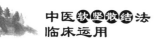

二、软坚散结法临床用药

（一）方剂应用

1. **消瘰丸（《医学心悟》）加减**　生牡蛎 30g，玄参 20g，土贝母 20g，南星 10g，夏枯草 20g，半夏 15g，白术 20g，穿山甲 6g。本方具有化痰降火、软坚散结之效，可用于恶性淋巴瘤虚火痰结证。无汗骨蒸者，加牡丹皮 15g，黄柏 15g，知母 10g；衄血、吐血者，加白茅根 30g，仙鹤草 30g；痰多者，加陈皮 10g，茯苓 20g。可根据患者情况辅以西黄丸增强解毒散结作用。

2. **柴胡疏肝散（《证治准绳》）合消瘰丸（《医学心悟》）加减**　由柴胡、黄芩、郁金、香附、白芍、枳壳、青皮、陈皮、玄参、土贝母、生牡蛎、半夏、山慈菇组成。本方具有疏肝理气、化痰散结之效，可用于恶性淋巴瘤气滞痰凝型。若头晕耳鸣，加钩藤、磁石；乏力，加黄芪、党参；大便干结，加大黄、芒硝。

3. **鳖甲煎丸（《金匮要略》）加减**　由炙鳖甲、赤芍、玄参、丹参、川芎、三棱、莪术、蜈蚣、土鳖虫、槟榔、白英、白花蛇舌草组成。本方具有活血化瘀、消癥散结之效，可用于恶性淋巴瘤血瘀癥积型。若大便发黑，加伏龙肝、仙鹤草；呕吐明显，加竹茹、半夏；腹胀，加大腹皮、枳实；皮肤瘙痒，加白鲜皮、蝉蜕。

4. **和营软坚丸加减（朴炳奎经验方）**　由蒲公英、半枝莲、白花蛇舌草、夏枯草、玄参、生地黄、山慈菇、三七、莪术、三棱、鸡内金、穿山甲、蜈蚣、天龙、猫爪草、露蜂房组成。本方具有活血化瘀、解毒散结之效，可用于恶性淋巴瘤毒瘀互结型。

5. **知柏地黄丸（《医方考》）二至丸（《医便》）加减**　生地黄、生牡蛎各 30g，山萸肉、淮山药、女贞子、墨旱莲、昆布各 15g，茯苓、泽泻、牡丹皮各 12g，知母、黄柏各 10g。本方具有滋补肝肾、软坚散结之效，可用于恶性淋巴瘤肝肾阴虚型。

6. **香贝养荣汤（《医宗金鉴》）加减**　香附 10g，贝母 10g，人参 10g，生黄芪 30g，炙黄芪 30g，当归 15g，杭白芍 30g，生地黄 15g，熟地黄 15g，川芎 10g，猪苓 30g，茯苓 30g，焦白术 15g，夏枯草 30g，干蟾皮 8g，白花蛇舌草 30g，生甘草 10g。本方具有益气养血、软坚散结之效，可用于恶性淋巴瘤气血两虚证。

7. **夏花龙贝汤（沈炎南经验方）** 夏枯草 15g，天花粉 15g，生地黄 15g，生牡蛎 15g，玄参 9g，麦冬 9g，贝母 9g，天龙（去除内脏，用瓦焙研末，吞服）2 条。本方具有养阴救液治其本、攻毒散结治其标之效，可用于恶性淋巴瘤痰火邪毒内结，兼有阴液耗伤者。每日 1 剂，以上药用水 3 碗煎成 1 碗，内服。热毒较盛者，加青天葵 9g，半枝莲、白花蛇舌草、重楼各 30g；伤阴较甚，可加北沙参 15g，白芍 12g，生甘草 6g；兼气虚而呈气阴两虚者，可再加生黄芪、党参各 15g；肿块较大、较坚硬者，可加三棱、莪术、炮山甲各 9g。

方义：该方在消瘰丸和增液汤基础上加减化裁。方中，夏枯草甘辛微寒，功能清肝散结，主治淋巴结肿瘤等，有明显的消除肿块作用；天花粉甘凉微寒，功能清热消肿排脓，现代研究报道本品含多量的皂苷、天花粉蛋白等，对淋巴结肿瘤有较好的消肿作用。天龙（即壁虎），咸寒有小毒，功能解毒散结、祛风定惊，现代研究表明其有较好的抗癌作用，可用于多种恶性肿瘤。贝母清润化痰散结，临床上可根据证情需要选用川贝母或浙贝母，如以润燥为主可用川贝母，如以散结为主用浙贝母；再加上咸寒软坚之牡蛎，而共奏攻毒、清热、散结、化痰、软坚之功。由于本病为本虚标实之证，本虚以阴虚为主，而且放疗可严重劫伤阴液，使阴亏更甚而表现口咽干燥、声嘶、舌苔灰黑焦干等一派阴液大亏之候。因此，必须伍用增液汤（生地黄、玄参、麦冬）养阴救液以治本。本方结合现代医学疗法，则收效更佳。若放疗后使用本方，一方面可攻散残余之瘤块，以继续治疗，巩固疗效；另一方面可迅速消除因放疗造成的阴液大伤的证候，以恢复体力。

8. **高兰平经验方** 由蛇六谷、半枝莲、玄参、生地黄、浙贝母、昆布、海藻、夏枯草、牡蛎、僵蚕、猫爪草、当归、黄芪组成。本方具有清热解毒、软坚散结之效，可用于恶性淋巴瘤痰热型。

9. **增效消瘤汤（南京市中西医结合医院方）** 川芎 10g，赤芍 10g，

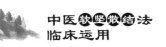

三棱 10g，莪术 10g，红花 6g，三七 5g，枳实 10g，郁金 10g，陈皮 6g，鳖甲 30g，龟甲 30g，牡蛎 30g，海浮石 30g，昆布 10g，海藻 10g。本方具有逐瘀化痰、软坚散结之效，可用于中晚期恶性淋巴瘤，证属气滞痰瘀交阻型。增效消瘤汤联合化疗治疗中晚期恶性淋巴瘤 4 周，可缩小肿瘤病灶。

方义：增效消瘤汤中川芎、赤芍、三棱、莪术破血逐瘀；红花、三七活血化瘀；枳实、陈皮、郁金理气化痰；鳖甲、龟甲滋阴软坚；牡蛎、海浮石、昆布、海藻软坚散结。诸药合用，共奏逐瘀化痰、软坚散结之功。临床随症加味，能提高疗效。

10. 软坚散结化痰祛瘀方（马哲河经验方） 夏枯草 15g，黄药子 10g，山慈菇 12g，浙贝母 10g，连翘 15g，莪术 10g，炒王不留行 10g，望江南 10g。本方具有软坚散结、化痰祛瘀之效，可用于恶性淋巴瘤，证属气滞痰凝血瘀交阻型。兼见神疲乏力，气短懒言，脉软无力者为气虚，加太子参、黄芪、白术；兼见面色无华，头昏羸瘦，多梦易惊，脉细弦者为血虚，加当归、熟地黄、阿胶、女贞子、白芍；兼有腰酸膝软，视物模糊，尺脉无力者为肝肾不足，加补骨脂、仙茅、淫羊藿、山萸肉。每日 1 剂，可在化疗休息期间服用。该方联合化疗治疗Ⅲ期恶性淋巴瘤 4~6 个化疗周期可缩小肿瘤病灶。

方义：方中夏枯草消肿散结；浙贝母、莪术软坚散结，其中浙贝母长于化痰，而莪术为血中之气药，善于行气破血、消积除瘀。现代药理研究证实，莪术油制剂在体外对小鼠艾氏腹水癌细胞及腹水型肝癌细胞均有明显的抑制及破坏作用。黄药子具有散结化痰、消瘿除病之效，《本草纲目》言"治项下气瘿"。山慈菇功擅消肿散结、化痰解毒，该药含有抗肿瘤成分秋水仙碱。秋水仙碱及其衍生物秋水仙酰胺对多种动物移植性肿瘤有抑制作用，其抗肿瘤机制在于该药可抑制微管蛋白阻滞有丝分裂，使细胞分裂停止于中期；王不留行善于通利血脉，走而不守，功能活血化瘀；连翘"散诸经血结气滞，消肿"。

11. 阳和汤（《外科证治全生集》）合消瘰丸（《医学心悟》）加减 熟地黄 10g，鹿角胶 10g，白芥子 10g，肉桂 6g，炮姜 9g，麻黄 6g，玄参

15g，土贝母 15g，浙贝母 15g，猫爪草 15g，胆南星 15g，夏枯草 15g，生牡蛎（先煎）15g，甘草 10g。本方具有化痰、软坚散结之效，可用于非霍奇金淋巴瘤寒痰凝滞证，症见形寒肢冷，面色㿠白，小便清冷，浅表淋巴结肿大，肿块难消难溃，舌质淡，苔白微腻，脉沉细者。

方义：阳和汤为治疗阴疽的常用方剂，诸如贴骨疽、痰核、流注、横痃、石疽，凡属寒凝者，均可用之。正如孟河医家马培之说："此方治阴证，无出其右，用之得当，应手而愈。"而《医学心悟》中的"消瘰丸"治疗"痰核"一证疗效确切，虽原书用于治疗瘰瘤，实际上大部分均可使用。方中生牡蛎能软坚散结，浙贝母清热化痰，但方中以阳药为主，寒热同用，可加强化痰之功效。

12. 消瘰丸（《医学心悟》）合失笑散（《太平惠民和剂局方》）加减
土贝母 15g，浙贝母 15g，生牡蛎（先煎）15g，玄参 15g，蒲黄 10g，炒五灵脂 10g，夏枯草 15g，荷叶 10g，牡丹皮 10g，半枝莲 15g，土鳖虫 15g，生何首乌 15g，紫草 15g，三棱 15g，莪术 15g，地龙 10g，猪苓 20g，茯苓 20g。本方具有清热祛痰、解毒止痛、软坚散结之效，可用于非霍奇金淋巴瘤痰热瘀毒证，症见肿块增大，伴或不伴红、肿、热、痛，皮肤变红，肤温升高，痛处固定不移，舌质紫暗或有瘀斑，苔黄，脉弦数者。

方义：失笑散所治诸痛，均为瘀血内停，血行不畅所致。方中五灵脂、蒲黄相须合用，活血祛瘀，通利血脉，而止瘀痛。消瘰丸治疗痰核，加上清热解毒的玄参、牡丹皮、半枝莲、紫草，加上活血化瘀的三棱、莪术及虫类药，猪茯苓淡渗利水，让热邪有出路。诸药合力达到清热祛痰、解毒止痛、软坚散结的功效。

13. 梁久菊治验方 海藻 30g，木鳖子 30g，清半夏 30g，黄药子 30g，鳖甲 30g，生牡蛎 30g，海浮石 30g，蛤壳 30g，玄参 20g，重楼 20g，酒大黄 10g，浙贝母 15g，莱菔子 30g，苦杏仁 15g，山慈菇 30g，山豆根 10g，全蝎 10g，蜈蚣 4 条，夏枯草（另包）100g，白花蛇舌草（另包）100g，穿山甲（冲服）6g，白附片（先煎）30g，炙甘草 60g，雄黄（冲服）1g。夏枯草和白花蛇舌草煎汤代水煎药。本方具有补阳攻癌解

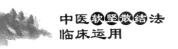

毒、涤痰通腑、软坚散结之效，可用于非霍奇金淋巴瘤，证属脾肾阳虚、痰瘀毒结者。有学者报道，以该方联合熨烫、灸法治疗非霍奇金淋巴瘤 1 例，因患者化疗疗效不佳，全身状况差，故放弃化疗，经治 2 个月，包块均有缩小或消失，症状改善，生存质量改善，随访 3 个月，包块仍有进行性缩小，患者全身状态良好。

方义：方中海藻为消瘤专药，主治瘿瘤、瘰疬积聚、水肿，与甘草同用，相反相激，增强激荡磨积、攻坚化瘤之力。木鳖子苦微寒，有毒，为消积块、破肿毒要药。清半夏为消痰核化瘤散积要药，嘱加等量生姜以制半夏之毒，共奏止呕作用。莱菔子升降气机。重楼、白花蛇舌草擅解血分诸毒，鳖甲、牡蛎、海浮石、蛤壳、浙贝母、夏枯草等化痰软坚散结，黄药子、山慈菇、山豆根皆近代筛选之抗癌要药。雄黄可杀灭多种病毒、细菌，为历代避秽防疫解毒之要药。全蝎、蜈蚣搜痰剔络、攻坚破结，大黄、莱菔子、苦杏仁通腑气引邪外出，白附片温通诸阳，甘草调和诸药、顾护胃气。纵观全方，药物虽多，配伍得当，寓攻寓补，以取攻补兼施之效。

14. 化痰解毒散结汤（寿光市人民医院血液风湿科方）　金樱子 15g，郁金 10g，昆布 10g，海藻 15g，蛤壳 30g，海浮石 30g，瓦楞子 15g，玄参 15g，夏枯草 15g，五味子 60g，人工牛黄 1.5g。本方具有化痰散结、清热解毒之效，可用于痰瘀胶结、内伏火毒所致的非霍奇金淋巴瘤。诸药水煎，取药汁 300 ~ 400ml，每日 1 剂，分早、中、晚 3 次服用。化痰解毒散结汤联合 CHOP 化疗方案治疗非霍奇金淋巴瘤 4 个化疗周期，可提高化疗疗效，改善生存质量，提高免疫功能。

方义：蛤壳、海藻、昆布、瓦楞子、海浮石，五味药物味咸性寒，具有软坚散结的功效。其中蛤壳、海藻、昆布、海浮石还具有化痰、清热于痞坚之下的功效。瓦楞子具有消血块、化痰积的功效；郁金具有凉心散郁、破血下气的功效，能够透瘀热、透郁热于血瘀；玄参具有清热解毒的功效；夏枯草具有散结解毒的功效；牛黄具有清至高之热、镇惊定狂的功效；金樱子收涩、五味子酸敛之性聚痰邪而得共逐之效。诸药共用，可奏化痰散结、清热解毒功效。

15. 昆藻逆瘤汤加味方（王祥麒经验方） 昆布 30g，海藻 30g，猫爪草 30g，夏枯草 30g，青皮 10g，橘核 15g，僵蚕 15g，浙贝母 15g，皂角刺 15g，天花粉 15g，山慈菇 15g。本方具有行气化痰、软坚散结之效，可用于气郁痰凝型弥漫性大 B 细胞淋巴瘤。偏寒痰者，加白芥子 10g，煅瓦楞子 30g；偏痰热者，加连翘 20g，石上柏 30g。昆藻逆瘤汤联合化疗治疗弥漫性大 B 细胞淋巴瘤 6 个疗程，可改善临床症状，缩小病灶，改善生存质量，降低化疗相关不良反应的发生率。

方义：方中重用海藻、昆布，二者味咸，咸能软坚，消痰散结，共为君药；猫爪草味辛以散，能化痰浊，消郁结；夏枯草味辛能散结消肿；僵蚕性平味咸辛，能软坚散结；浙贝母有清热化痰，散结消痈之功效；皂角刺性味辛温，可消肿排脓；天花粉消肿排脓，清热解毒；山慈菇具有解毒消肿，化痰散结之功；猫爪草、夏枯草、僵蚕、浙贝母、皂角刺、天花粉、山慈菇，七药合用增强君药软坚散结之效；青皮归肝经，能疏肝破气、消积化滞，其气味峻烈，苦泄力大，辛散温通力强，能破气散结；橘核归肝经，功能理气散结止痛；青皮、橘核既能疏肝理气，又能助君药散结，与猫爪草等药共为臣药。全方共奏行气散结，化痰消瘤之功。若为寒痰凝滞，加用白芥子、煅瓦楞子；白芥子性辛温，能温阳化寒痰，散结通络，可除皮里膜外之痰；煅瓦楞子性平味咸，咸能软坚，消痰散结，兼有化瘀之功；二者合用可温化寒痰助软坚散结之效。若兼痰热之象，加用连翘、石上柏；连翘性寒味苦，功能清热解毒，消肿散结，且能入卫气营血四分，清卫气营血分之热；石上柏味甘微苦涩性凉，《全国中草药汇编》载其"清热解毒，抗癌，止血，主治癌症"。二者合用，共奏清热化痰之功，且加强消肿散结之药力。

（二）中成药应用

1. 艾迪注射液 有益气活血、清热解毒、消瘀散结之效，可用于恶性淋巴瘤化疗期间，增强化疗疗效，提高化疗完成率，减轻化疗引起的气虚症状；也可用于不适合或不接受手术、放疗、化疗、分子靶向治疗者，控制肿瘤，延缓疾病进展，缓解症状。

2. **华蟾素注射液/片/胶囊/口服液** 有清热解毒、消肿止痛、活血化瘀、软坚散结之效，可用于不适合或不接受手术、放疗、化疗、分子靶向治疗者，可控制肿瘤，延缓疾病进展，缓解症状。

3. **内消瘰疬丸** 有软坚散结之效，可用于不适合或不接受手术、放疗、化疗、分子靶向治疗者，可控制肿瘤，延缓疾病进展，缓解瘰疬痰核或肿或痛等症。

4. **西黄丸** 有解毒散结、消肿止痛之效，可用于不适合或不接受手术、放疗、化疗、分子靶向治疗者，可控制肿瘤，延缓疾病进展，缓解发热、肿块或瘰疬痰核等，属火郁成块或热毒瘀痰者。

5. **平消胶囊/片** 有活血化瘀、止痛散结、清热解毒、扶正祛邪之效，可用于不适合或不接受手术、放疗、化疗、分子靶向治疗者，可控制肿瘤，延缓疾病进展，缓解瘰疬痰核或肿或痛等症。

（三）中药应用

1. **蛇六谷** 有化痰祛瘀、软坚散结的功效，可用于恶性肿瘤痰湿证或痰瘀交结证。蛇六谷具有一定的毒性，需嘱患者先煎、久煎，以减少不良反应。《浙江省中药炮制规范》中规定蛇六谷饮片需先煎 90 分钟，后合煎 30 分钟。

2. **砒霜** 有软坚散结之功，可用于恶性淋巴瘤或恶性肿瘤淋巴结转移。常用量：砒石内服 1 日量 0.01～0.03g，一般入丸、散服用；外用可研末撒、调敷，或入膏药贴之。砒霜内服 1 日量 0.003～0.006g，外用同砒石。因其用量甚微，单用时要加赋形剂，制成复方膏、丹后，始能内服或外用。凡体质虚弱、孕妇、哺乳期妇女、白细胞低下及肝肾功能不全者均禁用。

3. **土贝母** 有清热解毒、消肿散结的功效，可用于恶性淋巴瘤，热毒壅积、痰气互结者。内服：煎汤 10～30g；或入丸散剂。外用：适量，研末调敷或熬膏摊贴。

4. **玄参** 有泻火解毒、凉血滋阴的功效，可用于恶性淋巴瘤，热毒壅盛、阴液受损者。内服：煎汤 10～15g。

5. **牡蛎** 有化痰软坚、滋阴解毒的功效，可用于恶性淋巴瘤寒痰凝结者；也常与海藻、昆布配伍，用于痰瘀毒胶结者。内服：煎汤 10～30g；或入丸散剂。外用：适量，研末调敷或做扑粉。

6. **瓦楞子** 有消瘀化痰散结之功，可用于恶性淋巴瘤毒痰瘀胶结之证，其性平缓而无攻逐伤正之弊。临床常用剂量为 30g，先煎 30 分钟。

7. **蜂房** 清热解毒之力强，兼有搜痰剔络、攻坚破结之效，可用于恶性淋巴瘤顽痰难消者。

8. **夏枯草、猫爪草、黄药子** 夏枯草清热泻火、散结消肿；黄药子清热解毒、化痰散结；猫爪草解毒消肿、化痰散结。黄药子与猫爪草较之夏枯草于清热散结之余，尚有解毒化痰之效。恶性淋巴瘤无论寒热虚实，三药均可随证配伍应用。

9. **莪术、三棱、穿山甲** 三药均有破血消癥散结之效，可用于恶性淋巴瘤，顽痰阻结、瘀血内结、胶结不散之证。

◇ 小结 ◇

恶性淋巴瘤乃正气亏虚，致使痰浊、血瘀、癌毒等有形之邪相互交结，阻滞经络肌肤所致，交结日久既可能郁久生热，也可气亏生寒。常见证型虚实夹杂，多为两种或多种证素组成的复合证候。软坚散结法的运用可贯穿治疗始终，并根据证素侧重的不同配合不同的治法。由于痰浊与血瘀为本病主要病理因素，软坚散结多与化痰、祛瘀同用，常用化痰软坚散结药，包括夏枯草、皂角刺、生牡蛎、瓦楞子、浙贝母、海藻、昆布、海蛤壳、蛇六谷；常用破血逐瘀软坚散结药，包括鳖甲、丹参、三棱、莪术、穿山甲、蜈蚣、土鳖虫等。临床用药可从小剂量开始，逐渐增加剂量，并配合益气扶正药物，以免攻伐伤正。此外，可将软坚散结方药内治与外治相结合。软坚散结方剂内服对于改善全身症状有明显作用，但见效较慢。由于淋巴结肿大病位表浅，中药外敷可以直接作用于病变部位，缩小局部病灶，更好地发挥药物的治疗作用。其立法当以软坚散结、活血化瘀、消肿解毒为要旨。

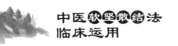

第五节　肺癌

肺癌属于中医学"肺积""痞癖"等范畴，是由于正气虚损，阴阳失调，邪毒乘虚入肺，致功能失调，升降失司，气机不利，血行瘀滞，津液失于输布，津聚为痰，痰凝气滞，瘀阻络脉，瘀毒胶结，日久而形成的肺部积块。通过 X 线、CT 或 MR 等现代影像学检查明确可见肺内结节。依据病理分型、临床分期，中西医结合为主要治疗原则。由于本虚标实、虚实错杂是肺癌最重要的病机特点，中医治疗当以补虚泻实、扶正祛邪为主，软坚散结法是常用治法，有延缓或截断肺癌病程的进展的作用。

一、软坚散结法适用证型

1. 痰湿蕴肺型　症见咳嗽，痰多而白黏，胸痛而闷，气急，有胸水，纳呆便溏，神疲乏力，舌暗淡，苔白腻或黄厚腻，脉弦滑或滑数。多因原有呼吸道疾患，脾虚痰湿、痰热犯肺而致。治宜健脾化痰，清肺散结。

2. 气滞血瘀型　症见咳嗽不畅，或有血痰，胸闷气急，胸胁胀痛或剧痛，痛有定处，或颈部及胸部青筋显露，大便干结，唇甲紫暗，舌质暗红或青紫，有瘀斑或瘀点，苔薄黄，脉细弦或涩。常见于肺癌晚期伴有上腔静脉压迫综合征或骨转移者。治宜理气化瘀，软坚散结。

3. 阴虚内热型　症见咳嗽无痰，或痰少，或泡沫黏痰，或痰中带血，口干，气急，胸痛，低热，盗汗，心烦失眠，舌质红或暗红，少苔或光剥无苔，脉细数。治宜养阴清肺，软坚解毒。

4. 痰瘀毒结型　症见咳嗽，无痰或少痰，或痰中带血，胸闷气急，胸痛心烦寐差，神疲乏力，口干咽燥，食欲不振，大便干结，舌质红，舌苔薄黄，或花剥，或光绛无苔，脉细数。中医辨证为邪毒痰瘀互结者。治疗原则当以清热解毒、化痰散结、理气活血、祛瘀软坚为主。

二、软坚散结法临床用药

（一）方剂应用

1. 复元活血汤（《医学发明》）加减 桃仁 9g，王不留行 15g，丹参 12g，三棱 9g，莪术 9g，蜂房 9g，预知子 15g，川郁金 9g，全瓜蒌 30g，生鳖甲（先煎）15g，夏枯草 15g，海藻 12g，昆布 12g，猫爪草 15g，石见穿 30g，白花蛇舌草 30g，山慈菇 15g，生牡蛎（先煎）30g。本方具有理气化瘀、软坚散结之效，可用于气滞血瘀型肺癌。痰中带血，去桃仁、丹参、王不留行，加仙鹤草 30g，生地榆 30g，茜草根 30g，参三七 6g；头面部肿，加生黄芪 15g，防己 15g，车前子（包煎）30g，桂枝 6g，茯苓 30g；疼痛甚，加延胡索 30g，没药 9g，乳香 9g，蟾乌巴布膏贴于痛处或内服新癀片 4 片，每日 3 次。

2. 养阴清肺消积汤（《肿瘤方剂大辞典》）加减 南沙参 30g，北沙参 30g，天冬 15g，麦冬 15g，百合 9g，杏仁 9g，鱼腥草 30g，百部 12g，全瓜蒌 30g，生薏苡仁 30g，冬瓜子 30g，预知子 15g，石见穿 30g，石上柏 30g，白花蛇舌草 30g，苦参 12g，干蟾皮 9g，夏枯草 12g，生牡蛎（先煎）30g。本方具有养阴清肺、软坚解毒之效，可用于阴虚内热型肺癌。若见血痰，加仙鹤草 30g，生地榆 30g，白茅根 30g；低热，加银柴胡 30g，地骨皮 30g；不寐，加酸枣仁 12g，合欢皮 30g，首乌藤 30g；盗汗，加糯稻根 30g，浮小麦 30g。

3. 仙鱼汤（陈锐琛经验方） 鱼腥草 30g，仙鹤草 30g，猫爪草 30g，败酱草 30g，山海螺 30g，生半夏 15g，葶苈子 15g，重楼 30g，天冬 20g，浙贝 15g。本方具有化痰软坚、益气养阴之效，可用于肺癌已失去手术机会或不能接受化疗、放疗者。气虚痰结型，加用六君子汤或生脉散加味；阴虚内热型，加沙参麦冬汤或养阴清肺汤加味；气滞血瘀型，加用血府逐瘀汤或越鞠汤加味。兼症用药：肺癌合并胸水，可另加葶苈大枣泻肺汤加味；肺癌化、放疗后白细胞减少者，阴虚加龟甲、鳖甲、女贞子、何首乌、当归、生地黄、熟地黄；阳虚，加巴戟肉、淫羊藿、补骨脂、附子、肉桂；消化道反应，可加用参苓白术散；咯血者，加侧柏叶、白及、

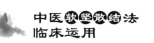

诃子、小蓟、茜草根；高热不退，加羚羊角粉、板蓝根、白薇、生石膏。仙鱼汤辨证加减配合西药治疗中晚期肺癌，可延长生存期。

4. 肺积胶囊（刘世荣经验方）　由制附子、浙贝母、半夏、人参、黄芪、冬虫夏草、薏苡仁、守宫、麝香、皂角刺、蟾蜍皮、海浮石、山慈菇、桔梗、杏仁、参三七、蜀羊泉、全蝎、土鳖虫、大黄、蜈蚣、露蜂房、海藻、昆布、黄药子、瓜蒌等药物组成，共磨细末过 12 目筛，装成胶囊（规格 0.5g×100 粒）。本方具有宣降肺气化痰、活血化瘀、软坚散结、扶正培本、抗癌消瘤之效，可用于肺癌，证属肺脾肾虚、痰瘀毒结者。每次 4～6 粒，每日 3 次，温开水送服，3 个月为 1 个疗程。肺积胶囊治疗肺癌，可缩小肿瘤病灶，提高患者 1 年、2 年及 5 年生存率，疗效优于手术、放化疗、生物免疫治疗等疗法。

方义： 肺积胶囊以制附子、浙贝母、半夏为君药，意在取其"十八反"之相反之性，以毒攻毒，温经通络止痛，燥湿化痰，消结软坚；人参、黄芪、冬虫夏草、薏苡仁补气益阴生津，健脾益肾；全蝎、蜈蚣、蟾蜍皮、守宫、山慈菇、黄药子、海浮石、海藻、昆布、麝香、皂角刺、露蜂房、蜀羊泉等，配合君药攻毒解毒、软坚散结止痛；桔梗、杏仁、瓜蒌宣降肺气化痰；参三七、大黄、土鳖虫等，止血活血、祛瘀通络、行气破积。

5. 重楼软坚汤（西昌市人民医院方）　重楼 15g，白花蛇舌草 30g，半枝莲 30g，醋鳖甲 20g，醋龟甲 20g，炮穿山甲（冲服）12g，浙贝母 20g，菌灵芝 30g，川芎 20g，当归 20g，黄芪 60g，白术 20g，防风 20g，党参 30g，砂仁 20g，木香 20g。本方具有软坚散结、活血化瘀、消肿止痛、补血益气固表之效，可用于肺癌，证属正气不足、痰瘀毒结者。重楼软坚汤联合常规放、化疗治疗肺癌，可缓解临床症状（乏力、血痰、纳差、气短、咳嗽、胸痛），缩小肿瘤病灶，提高生存率。

方义： 方中重楼有清热解毒，消肿止痛，凉肝定惊之效；白花蛇舌草、半枝莲有清热解毒，活血祛瘀，利尿消肿之效；鳖甲有滋阴潜阳，退热除蒸，软坚散结之效；龟甲有滋阴补血止血之效；炮穿山甲有软坚，活血通络之效；浙贝母有清热化痰，软坚排脓之效；菌灵芝有抗癌防癌，护肝解毒，降血糖，防治心血管病，防高血脂、中风，抗衰老及改善神经衰弱之效；川芎有活血祛瘀，行气开郁，祛风止痛之效；当归有润肠通便，活血化瘀，调经止痛之效；黄芪有补气止汗，利尿消肿，排脓之效；白术有燥湿，化浊，止痛之效；防风有解表发汗，除湿止痛之效；党参有健脾胃，益气补血之效；砂仁、木香化湿醒脾，行气和胃。诸药合用，有软坚散结、活血化瘀、消肿止痛、补血益气固表之功。

6. 养肺软坚方（彭海燕经验方）　半枝莲 30g，石斛 30g，薏苡仁 30g，北沙参 20g，白花蛇舌草 30g，百合 20g，党参 20g，守宫 3g，仙鹤草 30g，海藻 30g，猪苓 15g，白僵蚕 15g。本方具有补气养阴、消痰解毒、软坚散结之效，可用于晚期肺癌无法手术或不接受化疗、放疗，且证属气阴不足、痰毒内结者。每日 1 剂，连服 3 个月为 1 个疗程。

方义：晚期肺癌无特效疗法，病情发展快，易在短期内死亡。现代药理研究表明，石斛、百合等中药，既具有补气养阴的养肺作用，又具有抑制癌细胞生长的祛邪作用；半枝莲、薏苡仁、海藻等中药均具有程度不同的抗癌作用。这种养肺抗癌的综合药理作用可能是养肺软坚方治疗肺癌的优点之一。

7. 清热散结颗粒（丁京生经验方）　由白花蛇舌草、羚羊角粉、熟大黄、川贝母、制南星、法半夏、马兜铃、当归、川芎、赤芍、三七、丹参、穿山甲、水蛭、全蝎、蜈蚣、枳实、川楝子、西洋参、冬虫夏草组成。本方具有清热解毒、化痰散结、理气活血、祛瘀软坚之效，可用于肺癌不适合或不接受手术、化疗者，或中医辨证为邪毒痰瘀互结者。每日 3 次，30 天为 1 个疗程。清热散结颗粒治疗中晚期肺癌 3 个疗程，可改善咳嗽、胸闷气急、胸痛等临床症状。

方义：方中重用白花蛇舌草，清热解毒，祛湿利尿，消痈肿，抗肿瘤，为君药。羚羊角粉、熟大黄，散血解毒，活血消痈；川贝母、制南星、法半夏、马兜铃，清肺降气，止咳平喘，化痰软坚，辛散开郁，消肿散结；当归、川芎、赤芍、三七、丹参，养血活血，通经络，化瘀血，止疼痛；穿山甲、水蛭、全蝎、蜈蚣，逐瘀血，通脉络，以利气血之运行；枳实、川楝子，行气散结消痞，与养血活血，逐瘀通络之品合用，共调机

199

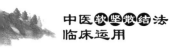

体经络气血之运行。气血和，经络通，郁结散，痰瘀开，则机体健，诸证除。上述诸药共为方中臣药，以辅助君药消痈肿，散瘀结，化肿瘤。方中西洋参健脾益气，清火养阴，润肺生津，益气血之源；冬虫夏草补肺止血化痰，益肾强腰膝，二者合用健脾益肺，补肾强身，扶助机体正气，共同培补先、后天之本，以达治病求本、扶正祛邪的目的，为方中佐使药。合方具有攻补兼施、标本同治的特点。

8. **扶正消瘤汤（河北省冀州市医院中医科方）** 沙参15g，天冬15g，麦冬15g，鱼腥草30g，百部15g，薏苡仁30g，重楼15g，白花蛇舌草30g，海藻15g，半枝莲30g，预知子15g，夏枯草10g，清半夏10g，竹茹10g，牡蛎15g，三棱5g，莪术5g，太子参30g，焦三仙各20g。本方具有益气养阴、清热化痰、软坚散结、活血化瘀之效，可用于中晚期中心型肺癌，证属痰气瘀毒胶结者。扶正消瘤汤配合介入治疗中晚期中心型肺癌3个月，可缩小肿瘤病灶，总有效率为78%。

方义：扶正消瘤汤方中太子参、沙参、麦冬、天冬、百部，益气养阴，止咳；薏苡仁健脾利湿；牡蛎、夏枯草、海藻化痰软坚散结；重楼、白花蛇舌草、半枝莲、预知子清热解毒；三棱、莪术、焦三仙化积消食开胃；清半夏、竹茹和胃止呕。诸药合用，共奏益气养阴、清热化痰、软坚散结、活血化瘀之功。

9. **润肺散结汤（柳州市中医医院方）** 人参10g，海浮石30g，麦冬15g，百合12g，生地黄20g，瓜蒌15g，半夏12g，玄参12g，穿山甲10g，鳖甲20g，生牡蛎30g，白英30g，灵芝10g，炙甘草10g。本方具有滋阴润肺、燥湿化痰、软坚散结之效，可用于肺癌，证属气阴两虚、痰浊犯肺型。咳嗽甚者，加青天葵10g；气喘严重、短气不足以息者，加蛤蚧0.5~1对；胸痛难忍者，加薤白12g；痰中带血者，加用青黛（包）5g、海蛤壳粉20g；咽喉不利甚者，加桔梗10g；发热者，加知母12g。润肺散结汤联合甲磺酸阿帕替尼口服治疗晚期肺癌4周，可缩小瘤体，降低西药剂量，减少不良反应。

方义：方中海浮石软坚散结入肺经，百合润肺止咳，半夏燥湿化痰，共为君药；麦冬、生地黄、玄参滋阴润肺，白英、瓜蒌、生牡蛎软坚化痰，共为臣药；穿山甲、鳖甲软坚散结，灵芝、人参湿补益气，防寒凉太过，共为佐药；甘草调和诸药。全方共奏滋阴润肺、燥湿化痰、软坚散结之功。

10. 溶岩胶囊（天津市北辰中医医院肿瘤科方） 人参20g，黄芪30g，藏红花3g，三七6g，白花蛇舌草30g，麝香0.15g，半边莲15g，桃仁、预知子各10g，莪术15g，凌霄花、香附各10g。按上述比例配药共为细末，装入0号胶囊，每粒含生药0.3g。本方具有扶正固本、活血消肿、软坚散结之效，可用于晚期非小细胞肺癌，证属正气不足、痰瘀互结型。每次服4粒，每日4次，2个月为1个疗程。溶岩胶囊治疗晚期非小细胞肺癌1个疗程，可改善咳嗽、痰血、气急、乏力、纳差等症状，改善胸水，缩小瘤体，提高生存率，改善生活质量。

11. 补肾软坚方（复旦大学附属中山医院中医科方） 由黄精、女贞子、山萸肉、生黄芪、淫羊藿、何首乌、仙鹤草、预知子、山海螺、牡蛎、海藻、石上柏、蜀羊泉、浙贝母、莪术组成。本方具有补肾扶正、软坚解毒之效，可用于正气不足、痰瘀毒结所致的非小细胞肺癌。阴虚，加天冬、麦冬、南沙参、北沙参；阳虚，加补骨脂、肉桂；大便秘结，加望江南、瓜蒌仁。每日1剂。补肾软坚方与化疗MVP方案联用治疗老年晚期非小细胞肺癌2~6个月，可改善生存质量，缩小瘤体，有效率为46.9%，1年生存率为49.2%，中位生存期为11.9个月。

方义：肺癌是由于全身正气亏虚，邪毒积聚于肺产生的。在老年人中，往往存在着肾虚的情况。邪毒指痰、瘀、热等因素。由于正气不足，邪毒乘虚而入，痰瘀互结，形成积块，导致肺癌发生。本方针对肺癌这一产生机制，采取了补肾扶正（黄精、女贞子、山萸肉、生黄芪、淫羊藿、何首乌）、软坚攻毒（牡蛎、海藻、石上柏、蜀羊泉、浙贝母、莪术等）配伍。

12. 十二味抑瘤胶囊（河南省中医院院内制剂） 由丹参、赤芍、川芎、延胡索、水蛭、壁虎、鳖甲、山楂、黄芪、桂枝、当归、紫河车组成。本方具有活血化瘀、散结软坚、益气补血、清热解毒之效，可用于中晚期非小细胞肺癌，证属气虚气滞、瘀热毒结者。每次6粒，每日3次，

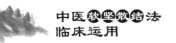

以 21 天为 1 个疗程。十二味抑瘤胶囊联合 GP 方案化疗治疗中晚期非小细胞肺癌 2 个疗程,可缩小肿瘤病灶,改善生活质量。

方义:十二味抑瘤胶囊是一种纯中药制剂。方中丹参苦而微寒,为活血化瘀之要药,联合行滞止痛之赤芍、活血行气之川芎及活血行气止痛之延胡索,共为君药,有行气活血化瘀止痛之效。药理研究证实,活血化瘀类药可以减少渗出,促进吸收,减轻疼痛,缩小瘤体。水蛭、鳖甲、壁虎,破血逐瘀,消癥软坚散结。有研究认为,水蛭对肿瘤细胞有直接抑杀作用。黄芪为补气要药,现代药理认为其可调节机体免疫功能,提高癌症患者抗病能力。当归补血活血,紫河车益气养血,桂枝温通经气,山楂健脾和胃。全方合用,共奏活血化瘀、散结软坚、益气补血、清热解毒之效。

13. 三蛇汤(绍兴市中心医院方) 由蛇莓、白花蛇舌草、蛇六谷组成。本方具有清热解毒、软坚散结之效,可用于晚期非小细胞肺癌毒热内蕴者。肺阴不足者,加沙参麦冬汤;肺脾气虚者,加六君子汤;痰湿内蕴者,加二陈汤;气滞血瘀者,加血府逐瘀汤。三蛇汤联合静脉化疗治疗晚期非小细胞肺癌,可延长生存期,提高生存率,改善生活质量。

14. 消积镇痛膏(乌鲁木齐市中医医院内三科方) 由炙川乌、炙草乌、山柰、三七、三棱、莪术、乳香、没药、徐长卿、重楼、冰片组成。本方具有活血祛瘀、化痰软坚、温阳散寒、理气止痛的作用,可用于晚期肺癌有疼痛表现者。用法:使用碘伏清洁患者肺俞穴皮肤,将消积镇痛膏均匀涂抹于 5cm×5cm 大小的医用纱布上,药物厚度在 1～2mm;用胶布固定药膏,必要时可给予塑料包膜常规包裹,避免药汁渗出;TDP 治疗灯持续加热约 15 分钟,继续保留药物 5 小时。每日换药时,注意观察敷药部位皮肤,若贴敷部位发生溃烂、过敏、水肿等情况,可立即予以停止使用。消积镇痛膏穴位贴敷联合盐酸曲马多缓释片可缓解肺癌疼痛,延长止痛时间,疗效优于单用曲马多。

方义:方中炙川乌、炙草乌性味辛苦热,有大毒,具有祛风除湿、温经止痛的功效。现代药理研究证实,其具有抗炎、镇痛、镇静、解热、免疫抑制、抗肿瘤等作用。三棱、莪术性味辛苦温平,均能破血逐瘀、行气止痛。研究表明，三棱、莪术有效成分具有抗肿瘤、镇痛等药理作用。三七性味甘微苦温，具有散瘀止血、消肿定痛的功效。体外试验表明，三七的抗肿瘤作用可达到90%，通过直接杀伤肿瘤细胞、抑制其生长或转移、诱导肿瘤细胞凋亡或分化使其逆转、增强和刺激机体免疫功能等多种方式起到抗肿瘤作用。现代研究证实，乳香的提取物具有镇痛、消炎、抗肿瘤作用。没药中所含倍半萜、二萜、三萜及木质素等成分，表现出很强的抗肿瘤活性，并且同一个成分常以多种机制抑制肿瘤细胞的生长。徐长卿性味辛温，具有祛风化湿、止痛止痒的功效，其主要有效成分为丹皮酚，有镇痛、镇静、抗炎、抑制肿瘤细胞生长的作用。山奈性味辛温，具有行气温中、消食、止痛的功效；其主要化学成分山奈酚具有的抗肿瘤作用。重楼对肺癌、肝癌、胃癌、乳腺癌、直肠癌、肾癌、胰腺癌、前列腺癌和宫颈癌等多种实体瘤均有一定的抑制作用。冰片芳香走窜，引领众药直达病所，同时又有抗癌、抑菌、止痛和温和的防腐作用。方中所选用药味多辛苦性温，辛能行气血，苦能降气，性温能通行，共达温经止痛、化瘀解毒的作用。诸药共奏活血通络、消积镇痛之功。消积镇痛膏肺俞穴贴敷治疗肺癌疼痛，充分发挥了中药外治的特点，利用贴敷治疗，使药物透皮吸收速度加快，促进药物的有效成分更好地被吸收，从而更快、更有效地起到止痛效果。而且联合消积镇痛膏贴敷治疗后，患者的止痛持续时间延长，生活质量有所改善，能减少阿片类药物过多使用所出现的不良反应。

15. **扶正消瘤逐饮汤（浙江省浦江县人民医院肿瘤科方）** 黄芪20g，人参（另煎）6g，当归12g，牡蛎18g，海蛤壳12g，天南星12g，瓜蒌12g，葶苈子15g，防己12g，薏苡仁12g，茯苓12g，大枣10g，炙甘草9g。本方具有扶正消瘤、化痰软坚、利水逐饮之效，可用于肺癌合并恶性胸腔积液，证属肺脾气虚、水饮内停者。扶正消瘤逐饮汤辅助胸腔引流及胸腔内灌注化疗治疗肺癌合并恶性胸腔积液1个月，可降低癌胚抗原，改善生活质量，疗效优于仅用胸腔引流联合胸腔内灌注化疗。

方义：方中黄芪补益肺脾之气，人参大补元气，当归滋阴补血，三药共起益气扶正之功效；牡蛎软坚散结，海蛤壳清肺化痰、软坚散结，天南星燥湿化痰、消肿散结，瓜蒌化痰宽胸散结，四药共起化痰散结、软坚散

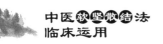

结之功效；葶苈子泻肺平喘、行水消肿，防己利水消肿，薏苡仁和茯苓健脾利水渗湿，大枣补中益气、缓和利水之性，五药共起利水逐饮健脾之功效；炙甘草调和诸药。全方共奏扶正消瘤、化痰软坚、利水逐饮之功效。

16. 活血散结方（新疆维吾尔自治区中医医院呼吸二科方） 当归、生地黄、夏枯草、煅瓦楞子、金银花、蒲公英各 15g，党参、赤芍、桃仁、川芎、杏仁、桔梗、神曲各 9g，伊贝母、皂角刺各 6g。本方具有理气调血、消痰化瘀、软坚散结之效，可用于肺癌合并肺栓塞，证属气虚气滞血瘀者。水肿者，加茯苓、泽泻；咳嗽者或喘促气急者，加葶苈子、紫苏子、瓜蒌；大便干结者，加生地黄、芒硝、大黄；咯血者，加生地黄、槐花、白及。活血散结中药方联合西医常规用药治疗肺癌合并肺栓塞 3 个月，可改善血气指标和凝血功能。

方义：活血散结方中的当归、生地黄、赤芍、桃仁、川芎合用，旨在活血补血、祛瘀通络；夏枯草、金银花、蒲公英、杏仁、桔梗、伊贝母、皂角刺、瓦楞子合用，旨在理气调血、消痰化瘀、软坚散结；神曲、党参合用，旨在健脾益气扶正。

（二）中成药应用

1. 平消胶囊 / 片 有活血化瘀、止痛散结、清热解毒、扶正祛邪之效，可用于肺癌手术 1～2 个月后，无需辅助放、化疗者，有防治肿瘤术后复发或转移，缓解咳嗽、胸痛等症状的作用；也可用于肺癌放疗期间，有增强放疗疗效，减轻放疗引起的咳嗽、胸痛等症状的作用；还可用于不适合或不接受手术、放疗、化疗、靶向治疗者，有控制肿瘤，延缓疾病进展的作用。

2. 参莲胶囊 / 颗粒 有清热解毒、活血化瘀、软坚散结之效，可用于肺癌手术 1～2 个月后，无需辅助放、化疗者，有防治肿瘤术后复发或转移，缓解气血瘀滞、热毒内阻引起的咳嗽、咯血、胸痛等症状的作用；又用于化疗期间，有缩小肿瘤病灶，延长生存期，减轻不良反应的作用；还可用于不适合或不接受手术、放疗、化疗、靶向治疗者，有控制肿瘤，延缓疾病进展的作用。

3. 康力欣胶囊 有扶正祛邪、软坚散结之效，可用于肺癌手术 1~2 个月后，无需辅助放、化疗者，有防治肿瘤术后复发或转移，缓解气血瘀滞引起的咳嗽、胸痛等症状的作用；也可用于肺癌化疗期间，有提高化疗疗效的作用。

4. 康莱特注射液 有益气养阴、消瘀散结之效，可用于肺癌放化疗期间，有提高放化疗敏感性，增强放、化疗疗效，缓解气阴两虚、脾虚湿困证，抗恶病质和止痛的作用；也可用于不适合或不接受手术、放疗、化疗、靶向治疗者，有控制肿瘤，延缓疾病进展的作用。

5. 艾迪注射液 有清热解毒、消瘀散结之效，可用于肺癌放、化疗期间，有提高放化疗敏感性，增强放、化疗疗效的作用；也可用于不适合或不接受手术、放疗、化疗、靶向治疗者，有控制肿瘤，延缓疾病进展的作用。

6. 消癌平注射液 有清热解毒、化痰软坚之效，可用于肺癌化疗期间，有提高化疗敏感性，增强化疗疗效的作用；也可用于不适合或不接受手术、放疗、化疗、靶向治疗者，有控制肿瘤，延缓疾病进展，缓解咳嗽、气喘等症状的作用。

7. 乌三颗粒 有益气养阴、软坚散结之效，可用于气阴两虚并有痰瘀实证的肺癌治疗。乌三颗粒和化疗联合运用，有改善咳嗽、胸胁胀痛、咳血等临床症状，改善生活质量，提高患者对化疗的耐受性，减轻患者对化疗的消化道反应和骨髓抑制不良反应的作用。

（三）中药应用

1. 蛇六谷 有清热解毒、行瘀消瘤、软坚散结之效，可用于治疗痰毒内结型肺癌。针对肺鳞癌，可用蛇六谷配伍紫草根、山豆根、海藻、重楼等；针对小细胞肺癌易复发转移的特点，可重用蛇六谷，用量可至 45g，并配伍石见穿、石上柏、重楼、蜂房、干蟾皮等清热解毒、化痰散结药。蛇六谷配伍山慈菇，具有较佳的化痰软坚功效，可用于治疗肺癌、乳腺癌、恶性淋巴瘤等多种恶性肿瘤及转移性淋巴结肿大等，常用量为蛇六谷 30g，山慈菇 15~30g。

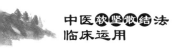

2. **生牡蛎**　有化痰软坚散结之效。与浙贝母相伍可用于肺癌治疗的各个阶段；与夏枯草相配，一辛一咸，化痰软坚之力倍增，可用于治疗肺癌伴有淋巴结转移或两肺转移性小结节等，常用量为夏枯草12g，生牡蛎30g。

3. **僵蚕**　有开顽痰、散结气之效。与鼠妇相配，二者同为虫类药，僵蚕色白属金入肺，鼠妇酸凉无毒，破血利水、解毒止痛，且又体轻亲上，共用可软坚散结、化癥消积。与蝉蜕相伍，两药气味俱薄，引药上行，功能散风清热、化痰软坚、解毒镇痉，相须为用，散风定痉、化痰软坚之力尤著，可用于肺癌脑转移。

4. **鳖甲**　有软坚散结、滋阴潜阳之效。与穿山甲同用可增强化癥消积、散结通络之功；与龟甲同用可增强补益肾阴之功，适用于肺肾阴虚型的肿瘤。

5. **蜂房**　有清热解毒、宣肺解表、软坚散结之效，且其质地轻盈，轻清上浮，可用于肺癌咳喘不止、咳吐黄痰者。与蝉蜕、僵蚕配伍，能起协同作用。

6. **猫爪草**　有化痰浊、散瘀结之效，可用于痰火郁结之肺癌。

7. **浙贝母**　有清热化痰、解毒散结之效，可用于肺癌，症见刺激性干咳、咳痰或痰中带血者。

8. **玄参**　有滋阴清热、解毒散结之效，《本草正》载"其尤走肺脏，故能退无根浮游之火，散周身痰结热痈"。可用于肺癌放疗后。

9. **旋覆花、海浮石**　均有化痰散结之效，两者同用，适用于肺癌痰黏难化者。

10. **蒲公英、夏枯草**　蒲公英可清热解毒、散结消肿，夏枯草可清肝散结，治疗肺癌，证属痰火者。两者相配可治疗肿瘤淋巴结转移。

◇ 小结 ◇

肺癌主因正气虚损，致气滞、血瘀、痰凝、邪毒等病理因素胶着日久而为病。正虚邪实，虚实夹杂，贯穿肺癌的整个病理演变过程。软坚散结法应根据肺癌早、中、晚期及手术前后的病理性质与特点，结合化痰、祛瘀、理气、解毒、养阴、益气等法同用。其中，痰湿凝结妨碍肺金的清浊交运，为发病的首要因素，而肺癌积块是其征象之一，故尤应重视兼具化痰消癌与软坚散结功效的中药使用，软化和消削肺内实质性肿块，以助肺气宣肃功能的恢复。常用药有生天南星、蜂房、山慈菇、泽漆、猫爪草、生半夏等。肺癌的发生与肺气不足、正气亏虚有关，而且癌肿一旦形成，又不断耗精血以自养，使正气愈虚，癌毒愈张，且西医放疗、化疗、分子靶向药物等治疗手段伤阴耗气，因此在应用软坚散结法的同时，**益气养阴，扶正固本，必不可少**。

第六节　甲状腺癌

甲状腺癌临床主要表现为颈中两侧结块，坚硬如石，高低不平，不能随吞咽上下移动。查体可见甲状腺肿大或结节，当甲状腺肿瘤增大到一定程度时，常可压迫气管、食管而引起不同程度的呼吸障碍和吞咽困难，侵犯喉返神经可引起声音嘶哑。目前手术是甲状腺癌的首选治疗方式，术后通常需要接受甲状腺素内分泌治疗。中医药疗法是甲状腺癌治疗的重要辅助手段，配合手术、化疗、放疗可增强疗效。软坚散结法在甲状腺癌的治疗中运用普遍，与其他治法相结合，有改善临床症状、预防或减低复发和转移、提高生存质量的作用，在一定程度上可抑制肿瘤细胞生长、增强免疫功能。

一、软坚散结法适用证型

1. **气郁痰凝型**　症见颈前喉结两旁结块肿大，质软不痛，颈部觉胀，胸闷，喜太息，或兼胸胁窜痛，病情随情志波动，舌质淡红，苔薄白，脉弦。治宜理气化痰，软坚散结。

2. **痰结血瘀型**　症见颈前喉结两旁结块肿大，按之较硬或有结节，肿

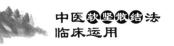
块经久未消，胸闷，纳差，舌质暗苔厚腻，脉弦或涩。治宜化痰软坚，祛瘀散结。

3. **血瘀寒凝型** 症见颈前瘿病，质硬如石，难以推移，或见颌下瘰疬，咽喉梗塞，吞咽不畅，甚则声音嘶哑，形瘦清癯，面暗不泽，苔薄或少，舌色紫暗，可见瘀斑，舌下青筋暴露，脉沉细涩者。治宜活血散寒，软坚散结。

4. **瘀热互结型** 症见肿块较大，或伴有局部淋巴结肿大或转移，颈部僵硬，咽中不适，有痰难咯，胸闷纳差，或有月经不调，唇甲紫暗，面色黧黑，舌质暗红伴瘀斑或舌下络脉瘀滞，苔薄白或淡黄，脉细涩者。治宜清热凉血，化痰散结。

5. **瘀毒内结型** 症见颈部肿块质硬，甚者红肿疼痛，不随吞咽上下移动，舌质红，苔厚腻，脉滑或濡者。治宜化瘀解毒，软坚散结。

6. **肝火旺盛型** 症见颈前喉结两旁轻度或中度肿大突出，肢体颤抖，面部烘热，口苦咽干，烦热，容易出汗，性情急躁易怒，眼球突出，消谷善饥，或失眠，或头目晕眩，大便秘结，舌质红，苔薄黄，脉弦数。治宜清肝泻火，消瘿散结。

7. **阴虚内热型** 症见颈前瘿肿，扪之质硬，心悸烦躁，面部烘热，咽干口苦，手颤失眠，大便干结，舌苔薄黄或苔少舌红，脉弦细数。治宜滋阴清热，软坚散结。

8. **气阴两虚型** 症见乏力，精神萎靡，五心烦热，口干，多汗，心悸气短，寐差，舌暗红少苔，脉沉细无力者。治宜益气养阴，软坚散结，扶正解毒。

9. **脾肾阳虚型** 症见颈前肿块凹凸不平，坚硬固定，面色无华，怕冷，头晕心悸，短气乏力，纳呆食少，形体消瘦，舌淡苔滑，脉沉细无力者。治宜温阳软坚散结。

10. **心肾阴虚型** 症见发病日久，颈前肿块凹凸不平，坚硬固定，面色无华，头晕心悸，短气乏力，纳呆食少，形体消瘦，舌淡苔少，脉沉细无力者。治宜滋阴养血，软坚散结。

二、软坚散结法临床用药

（一）方剂应用

1. 瘀毒方（蔡小平经验方） 山萸肉 15g，生地黄 20g，山药 30g，麦冬 15g，白芍 20g，牡丹皮 15g，海藻 15g，昆布 15g，甘草片 6g。本方具有化瘀解毒、软坚散结之效，可用于甲状腺癌瘀毒内结型，症见颈部肿块质硬，甚者红肿疼痛，不随吞咽上下移动，舌质红，苔厚腻，脉滑或濡者。

2. 四海舒郁丸（《疡医大全》）加减 昆布 15g，海藻 15g，浙贝母 10g，海螵蛸 10g，海蛤壳 10g，郁香 10g，青木香 10g，青皮 10g，陈皮 6g。本方具有理气舒郁、化痰散结之效，可用于甲状腺癌气郁痰凝型。肝气不舒明显而见胸闷、胁痛者，加柴胡 8g，枳壳 10g，香附 10g，延胡索 6g，川楝子 8g；咽部不适，声音嘶哑者，加桔梗 6g，牛蒡子 8g，木蝴蝶 6g，射干 8g 利咽消肿。

3. 真武汤（《伤寒论》）加减 猫爪草 30g，海藻 15g，昆布 15g，茯苓 30g，生姜 9g，附片 9g，白术 15g，甘草片 6g。本方具有温阳、软坚散结之效，可用于甲状腺癌脾肾阳虚型，症见颈前肿块凹凸不平，坚硬固定，面色无华，怕冷，头晕心悸，短气乏力，纳呆食少，形体消瘦，舌淡苔滑，脉沉细无力者。

4. 天王补心丹（《校注妇人良方》）加减 猫爪草 15g，柏子仁 15g，当归 30g，五味子 15g，丹参 15g，甘草片 6g，麦冬 30g，海藻 15g，昆布 15g。本方具有滋阴养血、软坚散结之效。可用于甲状腺癌心肾阴虚型，症见发病日久，颈前肿块凹凸不平，坚硬固定，面色无华，头晕心悸，短气乏力，纳呆食少，形体消瘦，舌淡苔少，脉沉细无力者。

5. 海藻玉壶汤（《外科正宗》）加减 海藻 30g，昆布 15g，海带 20g，青皮 10g，陈皮 6g，半夏（先煎）12g，胆南星 10g，浙贝母 15g，连翘 10g，甘草 6g，当归 10g，川芎 6g，赤芍 10g，丹参 30g。本方具有化痰软坚、祛瘀散结之效，可用于痰结血瘀型甲状腺癌。胸闷不舒，加郁金 9g，香附 9g，枳壳 10g 理气开郁；郁久化火而见烦热、舌红苔黄，脉

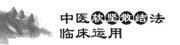

数者，加夏枯草 15g，牡丹皮 6g，玄参 10g，栀子 10g；纳差、便溏者，加白术 15g，茯苓 15g，山药 15g 健脾益气；肿块较硬或有结节者，可酌加黄药子 15g，三棱 6g，莪术 6g，蜂房 6g，僵蚕 3 条等，以增强活血软坚、消瘿散结之功；若结块坚硬不移，可酌加贝母 15g，莪术 6g，山慈菇 15g，半枝莲 15g 等，以散瘀通络、解毒消肿。

6. 小活络丹（《太平惠民和剂局方》）加补阳还五汤（《医林改错》）化裁　桃仁 10g，红花 10g，白芍 30g，当归 10g，川乌 6g，草乌 6g，乳香 15g，没药 15g，三棱 15g，莪术 15g，冬瓜仁 90g，黄芪 30g，生白术 10g，炙甘草 6g。本方具有活血散寒、软坚散结之效，可用于甲状腺癌血瘀寒凝型，症见颈前瘿病，质硬如石，难以推移，或见颌下瘰疬，咽喉梗塞，吞咽不畅，甚则声音嘶哑，形瘦清癯，面暗不泽，苔薄或少，舌色紫暗，可见瘀斑，舌下青筋暴露，脉沉细涩者。

方义：方中桃仁、红花活血，白芍、当归补血，活血补血相辅相成。而瘀血重者往往疼痛的症状也比较明显，乳香、没药、三棱、莪术活血化瘀的同时止痛效果也比较可靠。方中大剂量的冬瓜仁是为软坚，同时有解毒的功效，黄芪、生白术、炙甘草是为顾护正气。纵观全方，其目的性较强，组方合理，临床效果确切。

7. 栀子清肝汤（《医学入门》）合消瘰丸（《医学心悟》）加减　栀子 10g，柴胡 10g，牡丹皮 15g，当归 10g，白芍 15g，牛蒡子 10g，煅牡蛎 30g，浙贝母 10g，玄参 10g。本方具有清肝泻火、消瘿散结之效，可用于肝火旺盛型甲状腺癌。毒热炽盛，大便秘结不通者，加桃仁 10g，玄参 10g，何首乌 15g 润肠通便；火毒伤阴，症见口干多饮，小便短赤者，加墨旱莲 15g，石斛 10g，沙参 10g，麦冬 10g。

8. 沙参麦冬汤（《温病条辨》）或二至丸（《医便》）化裁　由沙参、麦冬、天冬、玉竹、生地黄、女贞子、墨旱莲、枸杞子、鳖甲、玄参、党参、黄芪、太子参、山药、黄精、当归、鸡血藤、龙葵、白花蛇舌草、半枝莲、山慈菇、猫爪草组成。本方具有益气养阴、软坚散结、扶正解毒之效，可用于甲状腺癌气阴两虚型，症见乏力，精神萎靡，五心烦热，口干，多汗，心悸气短，寐差，舌暗红少苔，脉沉细无力者。

方义：甲状腺癌在放射性核素和甲状腺激素抑制治疗后，多以气虚、阴虚表现为主，气阴两虚为甲状腺癌术后病理状态，癌毒残留是复发的根源。沙参、麦冬、天冬、玉竹、生地黄养阴生津；女贞子、墨旱莲、枸杞子补益肝肾之阴；鳖甲、玄参既能养阴清热，又能软坚散结；党参、黄芪补气生津，兼能补气生血，顾护正气，扶正祛邪；太子参补脾肺之气，又养阴生津；山药、黄精补益脾肺肾之气阴；当归、鸡血藤养血活血；龙葵、白花蛇舌草、半枝莲增强机体免疫力，抗癌解毒；山慈菇、猫爪草清热解毒，化痰散结。恰当选药，配伍精准，以扶正为主，祛邪为辅，使祛邪不伤正，扶正不留邪。

9. 周维顺经验方　黄柏 12g，知母 12g，炒黄芩 12g，麦冬 9g，北沙参 9g，葛根 12g，枸杞子 15g，猪苓、茯苓各 15g，半枝莲 30g，白花蛇舌草 30g，黄药子 12g，炙鳖甲 30g，法半夏 12g，广木香 6g，大枣 20g，生甘草 10g。本方具有滋阴降火、软坚散结之效，可用于甲状腺癌阴虚内热型。

10. 犀角地黄汤（《外台秘要》）合消瘰丸（《医学心悟》）加减　由鳖甲、龟甲、生地黄、赤芍、牡丹皮、夏枯草、焦山栀、生牡蛎、浙贝母、玄参组成。本方具有清热凉血、化痰散结之效，可用于甲状腺癌瘀热互结型，症见肿块较大，或伴有局部淋巴结肿大或转移，颈部僵硬，咽中不适，有痰难咯，胸闷纳差，或有月经不调，唇甲紫暗，面色黧黑，舌质暗红伴瘀斑或舌下络脉瘀滞，苔薄白或淡黄，脉细涩者。

方义：临床运用犀角地黄汤、消瘰丸时，取其方意，因犀角无药材来源，而代之以鳖甲、龟甲以增加养阴清热、软坚散结的作用；加夏枯草、焦山栀以加强清热散结的作用。消瘰丸由生牡蛎、浙贝母、玄参组成，善消瘰疬，多用于消散较为浅表的肿瘤包块以及局部淋巴结转移。涉及咽、喉、颈等部位的疾患都可辨证运用消瘰丸，对瘰疬早期有消散之功；病久溃烂者，亦可应用。

11. 柴胡疏肝散（《证治准绳》）合二陈汤（《太平惠民和剂局方》）加减　柴胡 10g，青皮 15g，陈皮 15g，清半夏 10g，茯苓 15g，川楝子 15g，香附 15g，郁金 15g，夏枯草 25g，贝母 15g，瓜蒌皮 15g，胆南星

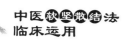

15g，海藻 15g，昆布 15g，猫爪草 25g，穿山龙 15g，白花舌蛇草 25g，山慈菇 25g。本方具有软坚散结、行气解郁化痰之效，可用于甲状腺癌术后，证属气郁痰阻者。夜寐不安伴情绪急躁，属肝阳上亢者，加用石决明 30g，珍珠母 20g；出汗明显者，加用煅龙骨 20g，煅牡蛎 20g，麻黄根 30g；颈肩肿胀疼痛明显者，加皂角刺 25g；口干，皮肤毛发干燥，属阴虚明显者，加用北沙参 30g，麦冬 30g；舌质暗红，有瘀斑，加用三棱 15g，莪术 15g。水煎服，每日 1 剂，分早晚 2 次顿服。柴胡疏肝散合二陈汤联合左甲状腺素钠片治疗甲状腺癌术后患者 3 个月，可减轻临床症状，改善血清促甲状腺激素和甲状腺球蛋白水平。

方义：该方以软坚散结药为主，以行气解郁化痰药为辅。方中柴胡、香附、郁金、青皮等疏肝行气解郁，茯苓健脾，陈皮运脾，体现"土得木则达"，中医既病防变的思想。清半夏化痰结，川楝子疏肝泄热、行气止痛；夏枯草清热解毒散结，调节人体免疫功能，发挥抗癌作用；贝母、胆南星、瓜蒌清热化痰、开郁散结；海藻、昆布活络消瘰核，猫爪草、穿山龙加强通经活络、化痰软坚散结之力；白花舌蛇草、山慈菇清热解毒，散结抗癌。诸药合用，共奏软坚散结、行气解郁化痰之效。

12. 清肝泻火汤（燕树勋经验方） 由龙胆草、黄芩、夏枯草、牡丹皮、栀子、菊花、天麻、牛膝、白芍、郁金、磁石、砂仁、石决明、牡蛎、鳖甲组成。本方具有清肝泻火、软坚散结之效，可用于甲状腺癌术后早期，证属肝火旺盛兼痰瘀互结者。肝火明显者，加用青黛清肝泻火；头晕明显者，加钩藤、代赭石等平抑肝阳；阴虚内热明显者，加龟甲滋阴潜阳；癥瘕积聚甚者，加穿山甲活血消癥，黄药子清热解毒、散结消瘿；头晕兼心悸失眠者，加龙骨镇静安神、平肝潜阳。清肝泻火汤联合左旋甲状腺素片治疗分化型甲状腺癌术后 3 个月，可改善患者口干，口苦口渴，急躁易怒，胁痛，面红目赤，手术部位胀痛不适，眩晕耳鸣，失眠多梦等症状。

方义：龙胆草、夏枯草均苦寒入肝、胆经，善泻肝火，两者合而为君，共奏清肝泻火之功。黄芩、栀子、石决明、菊花、牡丹皮，此五者共助龙胆草、夏枯草泻肝火、明目而为臣。天麻甘平，入肝经，以息风平肝潜阳为主，可治肝火上炎引起的头晕、头痛、失眠；磁石咸寒，归肝经，牡蛎性寒质重，入肝经，二药有平肝潜阳之功，亦具有软坚散结功效；牛膝、白芍一降一敛，平肝抑火。上四味共助君药治疗重要兼症，达到镇潜肝阳、滋阴、导热下行的功效。牡蛎与鳖甲，长于软坚散结，此二味共奏软坚散结之功效，为佐助药。郁金味辛能行能散，既能活血又能行气，调畅全身气机，以助药物达病所；砂仁顾护胃气，以防寒凉伤胃。

13. 养阴拔毒汤（宁波明州医院方） 生地黄、玄参各 15g，女贞子、鳖甲（先煎）、山慈菇、石见穿各 20g，浙贝母 12g，白花蛇舌草 30g。本方具有益气养阴、软坚散结、扶正解毒之效，可用于甲状腺癌术后，证属阴虚火旺、痰郁互结、久蕴化毒者。心悸心慌，自汗或盗汗，局部浮肿者，加黄芪、茯苓各 15g，煅牡蛎、浮小麦各 30g，糯稻根 20g；腰酸背痛，齿摇发脱，耳鸣者，加桑寄生 20g，盐续断、杜仲、怀牛膝、狗脊各 15g；乏力，食欲不振，胃脘饱胀，大便溏薄，舌淡苔白腻，脉缓无力者，加党参、黄芪、白术各 20g，茯苓 15g；声音嘶哑者，加蝉蜕 6g，桔梗、胖大海各 5g。每日 1 剂，水煎分服，4 周为 1 个疗程。养阴拔毒汤联合左旋甲状腺素片治疗甲状腺乳头状癌术后患者 6 个疗程，可改善临床症状，提高生活质量，减少复发。

方义：养阴拔毒汤中生地黄、女贞子养阴生津，玄参、鳖甲、浙贝母既能养阴清热，又可软坚散结；山慈菇、石见穿、白花蛇舌草化痰散结，拔毒抗癌。全方共奏益气养阴，软坚散结，扶正解毒之效。

14. 蔡小平外治方 由猫爪草、海蛤壳、海藻、昆布、黄芩片、黄柏、半夏、槐花组成。本方具有清热解毒、软坚散结之效，可用于甲状腺癌有颈部肿大表现者。用法：外敷颈部局部，予射频电疗局部照射。

（二）中成药应用

1. 小金丸、西黄丸 二药散结、化包块作用明显，可用于甲状腺癌，主要表现为甲状腺肿大或结节，或伴颈部淋巴结转移者。可根据寒热辨证配合应用，辨证为寒证者运用小金丸，热证者运用西黄丸。这两种中成药对胃都有一定的刺激效应，需要向患者交代宜饭后服用。

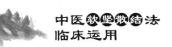

2. **鸦胆子油乳剂**　鸦胆子有清热解毒、腐蚀赘疣、软坚散结、止痢截疟的功效，可用于甲状腺癌伴发肺癌者。用法：中药鸦胆子油乳剂 50ml 加入生理盐水 500ml，静脉滴注，每日 1 次，10 天为 1 个疗程，3 周后重复治疗。有学者报道，以中药鸦胆子油乳剂静滴配合西医常规用药，治疗右侧甲状腺癌术后左侧复发伴双肺多发转移患者 1 例，治疗 3 个疗程后患者咳嗽、咯血、胸闷、气急等症状均有改善，左侧颈部结块明显缩小，生活质量提高，生存期 1 年以上。

3. **平消丸**　有活血化瘀、止痛散结、清热解毒、扶正祛邪之效，可用于毒瘀内结型甲状腺癌性结节。

（三）中药应用

1. **玄参、牡蛎**　玄参以解毒为主，牡蛎以散结为要，相互为用，可滋阴凉血、泻火解毒、软坚散结，适用于火郁痰结所致痰核、瘰疬瘿瘤等。临床用于甲状腺癌时，用玄参 12g，牡蛎 15～30g，常与浙贝母、夏枯草配伍使用，效果更佳。

2. **瓦楞子、海浮石**　二药相伍，软坚化石、散瘀之力加强，适用于顽痰及瘰疬、瘿瘤、痞块。常用量为瓦楞子 15g，海浮石 15g，打碎同煎。

3. **海藻、黄药子**　两药相伍，消瘿散结、凉血降火，适用于缺碘引起的甲状腺功能下降所致癌症，常用量为海藻 12g，黄药子 12g，嘱患者需定期护肝。

4. **动物类药**　穿山甲、地龙、鳖甲、龟甲、僵蚕等，有通经活络、软坚散结之力，适用于甲状腺癌患者经手术和放射治疗后，由于局部组织受损，结缔组织增生，血管淋巴管堵塞破坏，使软组织弹性下降，所形成的颈部凸起性瘢痕。此类药可达到舒通经脉，重建侧支循环，恢复软组织弹性，软化局部瘢痕之目的。具有软坚散结功效的动物类药结合辨证论治，可减轻甲状腺癌经手术及放射治疗后的局部凸起性瘢痕。

◇　小结　◇

中西医取长合治，软坚散结法贯穿始终。临床治疗甲状腺癌应中西医结合，对可以手术切除的患者应积极使用现代医学的手段进行切除治疗，对无法手术切除的患者积极采用放、化疗等手段治疗，但不同阶段应根据不同的证候特点联合中医进行治疗。因甲状腺癌体征主要为甲状腺肿大或结节，结节形状不规则，与周围组织粘连固定，质地硬，故软坚散结法应贯穿整个治疗过程。

重视软坚散结法在手术后的应用。甲状腺癌术后存在复发或转移的风险，中医药治疗应加重化痰软坚、解毒散结之力，抑制术后甲状腺增生及结节的发生，尤其是在恶性程度较高的未分化甲状腺癌等病例的康复期，常用药有牡蛎、土茯苓、夏枯草、浙贝母、白芥子、黄药子、蜂房、白英、龙葵、海藻、昆布等。

含碘中药勿长期过量服用。部分软坚散结中药如海藻、昆布等，因含碘量较高，长期持续过量摄入，会导致机体出现高碘的适应，发生碘阻断的"脱逸"现象，从而导致甲状腺激素合成的增加，引起甲状腺功能亢进症、毒性甲状腺结节的发生。临床应合理使用此类药物。

第七节　乳腺癌

乳腺癌的特点是乳房肿块，质地坚硬，凹凸不平，边界不清，或乳头溢血，晚期溃烂，凸如泛莲或菜花。肿块的迅速增长容易引起压迫、疼痛、溢液、转移等继发病变。乳腺癌治疗遵从综合治疗的原则，中西医并重。中医药疗法是现代综合治疗的重要环节，对乳腺癌晚期患者，尤其是术后患者有良好的调治作用。软坚散结法在乳腺癌治疗中使用广泛，与多种治法联合使用有利于缩小肿瘤病灶，减轻临床症状；此外，对放、化疗有增效减毒作用，可提高患者生存质量或延长生存期，在抑制肿瘤复发转移、减轻术后并发症等方面，具有不可替代的优势。

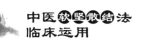

一、软坚散结法适用证型

1. 肝郁气滞型　多见于乳腺癌初期，症见乳房肿块，两胁胀痛，胸闷不适，心烦易怒，口苦咽干，舌质红少苔，脉弦。治宜疏肝解郁，软坚散结。

2. 气滞血瘀型　多由肝郁气滞发展而来，症见乳房刺痛，皮色青紫，脉络显露，胸闷不舒，舌有瘀斑，脉涩。治宜活血软坚，行气散结。

3. 瘀毒内阻型　此型为乳腺癌中期常见证型，症见乳房红肿溃烂，疼痛剧烈，渗液流脓，性情急躁易怒，胁肋攻窜刺痛，舌质暗红苔黄，脉弦数。治宜清热解毒，化瘀散结。

4. 痰瘀毒结型　症见乳房红肿疼痛，皮肤变紫而不平，或溃破不收，乳头溢液，糜烂溃疡，甚至发热，胁肋胸部疼痛，时如火烧电灼，口干渴，大便干结，小便短赤，舌绛有瘀斑，苔薄黄或厚黄，脉涩或弦数或沉弱。治宜清热解毒，活血祛瘀，化痰散结。

5. 冲任失调型　症见乳房内肿块，质地硬韧，粘连，表面不光滑，五心烦热，午后潮热，盗汗，口干，腰膝酸软，兼有月经不调，舌质红，苔少有裂纹，脉细或细数无力。治宜调理冲任，滋阴软坚。

6. 气血两亏型　症见乳中结块，与胸壁粘连，推之不动，乳房遍生疙瘩，头晕目眩，面色㿠白，神疲气短，舌苔少，舌质淡或淡胖，脉虚弱。治宜健脾益气，化痰软坚。

二、软坚散结法临床用药

（一）方剂应用

1. 知柏地黄丸（《医方考》）加减　熟地黄24g，山茱萸12g，知母12g，怀山药30g，鳖甲12g，土贝母10g，白花蛇舌草30g，山慈菇15g，蛇六谷15g，莪术6g，蜂房6g，牛膝10g。本方具有调理冲任、滋阴软坚之效，可用于乳腺癌，证属冲任失调型。

方义：方中熟地黄、山茱萸、牛膝滋补肝肾为君药；山慈菇、鳖甲、土贝母、蛇六谷软坚散结为臣药；白花蛇舌草、知母清热解毒为佐药；莪术、蜂房活血散结为使药。诸药合用，共奏调理冲任、滋阴软坚之功效。

2. 人参养荣汤（《三因极一病证方论》）加减　黄芪 20g，人参 30g，白术 15g，茯苓 15g，熟地黄 15g，当归 15g，川芎 10g，远志 10g，陈皮 10g，白芍 15g，炙甘草 6g。本方具有健脾益气、化痰软坚之效，可用于乳腺癌，证属气血两亏型。

3. 柴山合剂（裴正学经验方）　由柴胡、穿山甲、当归、木通、路路通、郁金、天花粉、三棱、莪术、海藻、昆布、肉苁蓉、贝母、夏枯草组成。本方具有疏肝解郁、软坚散结之效，可用于乳腺癌初期，证属肝气郁结型。疼痛部位固定不移，舌质有瘀斑者，加汉三七、水蛭粉；局部有红热肿痛者，加白花蛇舌草、半枝莲、龙葵、蒲公英、败酱草。

方义：方中柴胡疏肝解郁，使肝脏条达；穿山甲为濒危动物，可用鳖甲和皂角刺代替，有软坚散结、托里透脓之功；三棱、莪术、海藻、昆布破血消积，行气止痛；木通、路路通、郁金疏肝理气通经；天花粉、夏枯草、贝母清热解毒；当归、肉苁蓉补肾养血，填精益髓。裴老认为，肝气郁结是本病发展的重要因素，肝主疏泄，故以疏肝解郁为总纲，辅以清热解毒、软坚散结，收效满意。

4. 散结消瘤方（吴玉华经验方）　生黄芪 15g，党参 10g，灵芝 10g，生牡蛎 15g，土贝母 10g，蒲公英 10g，夏枯草 10g，当归 10g，王不留行 10g，预知子 10g，郁金 10g，甘草 6g。本方具有补脾益气、化瘀解毒、软坚散结之效，可用于晚期乳腺癌，证属气虚血瘀、癌毒内蕴者。对于乳腺癌术后，上肢水肿者，加桑枝、茯苓、冬瓜皮通络利水，引药直达病所；放疗后阴液亏损者，加麦冬、玉竹、石斛养阴清热；食纳较差者，加鸡内金、神曲、焦山楂消食化积；腹胀腹痛者，加大腹皮、安痛藤、醋延胡索行气止痛；呃逆反酸者，加竹茹、旋覆花降逆止呕；盗汗者，加入五味子、五倍子、煅龙骨、浮小麦收敛止汗；咳嗽咳痰者，加枇杷叶、浙贝母、野荞麦根止咳化痰；关节活动不利者，加丝瓜络、怀牛膝、路路通强筋健骨、疏经通络。

方义：方中黄芪味甘性微温，入脾、肺经；党参味甘性平，入脾、肺经，两者合用，健脾益气，扶正固本；灵芝味苦性平，益心气、疗中虚。三药配伍，扶正培本补虚，共为君药。当归甘辛温，入肝、心、脾经，补血活血，其善破恶血、养新血，气血互生，生化有源；蒲公英、土贝母清热解毒，散结消肿；王不留行、郁金通经络而行气血，使恶血得去；诸药共为臣药。夏枯草、生牡蛎、预知子清热解毒，软坚散结，共为佐药。使以甘草调和诸药。全方补脾益气，扶正固本，化瘀解毒，软坚散结，补而不壅，温而不燥，补运结合，以补助攻，从而达到扶正祛邪、抗癌消瘤之效。

5. 潘博经验方　西洋参 6g，白术 10g，茯苓 10g，陈皮 10g，黄芪 30g，灵芝 10g，香附 10g，柴胡 10g，白芍 10g，白花蛇舌草 50g，半枝莲 50g，石见穿 50g，莪术 9g，生牡蛎 30g，紫花地丁 15g，全蝎 3g，甘草 5g。本方具有疏肝补肾、健脾益气、化瘀解毒、软坚散结之效，可用于乳腺癌，由肝脾肾亏虚、瘀毒互结阻滞乳络所致者。淋巴结转移者，多加用猫爪草、山慈菇等，并配合内消瘰疬丸以软坚散结。

方义：方中西洋参、白术、茯苓、黄芪健脾益气，调补后天之本，共为君药；石见穿、半枝莲、白花蛇舌草及紫花地丁清热解毒；莪术、全蝎、生牡蛎祛瘀生新，攻毒软坚散结，共为臣药；佐以灵芝培补肾精，调补先天之本；香附、柴胡、白芍疏肝柔肝解郁；陈皮调节全身气机；甘草调和诸药。此方多药合用，配伍精确，"肝脾肾"同治，扶正解毒抗癌，共奏疏肝补肾、健脾益气、化瘀解毒、软坚散结之功。

6. 固本软坚汤（苏州大学附属第二医院中医康复科方）　黄芪 30g，三棱 30g，生牡蛎 30g，鸡血藤 30g，龟甲 20g，海藻 20g，莪术 20g，黄精 15g，党参 15g，炒白术 15g，枸杞子 10g，炙鸡内金 10g，当归 10g。本方具有软坚散结、健脾益气、滋阴补肾之效，可用于中晚期乳腺癌，证属本虚标实者。每日 1 剂，水煎，早晚 2 次分服，21 天为 1 个疗程。固本软坚汤联合 GP 化疗治疗Ⅳ期乳腺癌 3 个疗程，可纠正患者的免疫缺陷紊乱和缺陷，改善血管内皮功能，提高治疗疗效，降低化疗后的不良反应，提高患者的生存率。

方义：固本软坚汤中黄芪具有益气补血，利尿托毒之功；三棱破血行气，消积止痛；生牡蛎收敛固涩，清热益阴，软坚化痰，敛阴潜阳；鸡血藤补血，活血，通络，和当归配伍，具有补血活血的效果；龟甲能滋阴抑阳，益肾健骨，养血补心；海藻软坚散结；莪术破气行血，消积止痛；黄精补气滋阴，健脾养肝；党参生津养血，补中益气；炒白术健脾益气，燥湿利水；枸杞子滋补肝肾；鸡内金有化坚消石之功。诸药合用，共起益气健脾、清肠温肾、软坚散结、扶正祛邪之效。

7. 固本软坚汤（嘉善县第二人民医院中医科方） 当归、赤芍、白蒺藜各 15g，川芎、柴胡、郁金、香附、青皮、白芍各 10g，昆布、海藻各 15g，山慈菇、蒲公英各 10g，鹿角霜（先煎）15g，白术、茯苓、甘草各 5g。本方具有疏肝解郁、补肾助阳、活血化瘀、软坚散结之效，可用于中晚期乳腺癌，由脏腑、冲任失调、痰浊血瘀所致者。水煎 400ml，早晚温服。固本软坚汤联合 GP 化疗治疗Ⅳ期乳腺癌 8 周，可缩小肿瘤病灶，增强免疫力，减少不良反应（白细胞减少、血小板减少、恶心呕吐、贫血、腹泻）。

方义：固本软坚汤中柴胡、郁金、青皮、香附疏肝解郁，调畅气机；鹿角霜补肾助阳；海藻、昆布软坚散结；白蒺藜平肝解郁，活血祛风；赤芍、川芎活血，行气，祛瘀；山慈菇、蒲公英清热解毒，散结消痈；当归活血养血；白芍养血柔肝；白术、茯苓健脾益气，燥湿利水；甘草调和诸药。全方配伍，以疏肝解郁、补肾助阳为主，以调畅脏腑、冲任功能，夯实机体之本，又活血祛瘀，软坚散结，以消肿块，同时不忘顾护脾胃，以充实气血生化之源，效果显著。

8. 乳益煎（上海中医药大学附属曙光医院肿瘤科方） 太子参 15g，黄芪 15g，地骨皮 9g，鳖甲 9g，知母 9g，蜀羊泉 15g，象贝母 9g，牡蛎 10g，生地黄 10g，玄参 10g，夏枯草 10g，白花蛇舌草 15g。本方具有益气养阴、清热解毒、化痰软坚散结之效，可用于晚期乳腺癌，证属气阴两亏、痰毒蕴结者。每日 1 剂，分 2 次口服，3 周为 1 个疗程。乳益煎联合常规化疗治疗晚期乳腺癌 2 个疗程，可改善临床症状，提高生活质量。

方义：乳益煎是上海中医药大学附属曙光医院肿瘤科数十年治疗乳腺

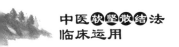

癌经验方，方中太子参、黄芪为君药，具有益气扶正作用；地骨皮、鳖甲、知母、玄参养阴生津；蜀羊泉、象贝母、牡蛎、夏枯草、白花蛇舌草软坚散结抗肿瘤。本方攻补兼施，寓攻于补，蕴含中医"攻补兼施"的核心思想。

9. **乳岩汤（新疆医科大学附属中医医院肿瘤科方）** 薏苡仁 30g，黄芪 25g，党参 20g，蒲公英 15g，女贞子 15g，枸杞子 15g，黄精 15g，白花蛇舌草 15g，菟丝子 15g，茯苓 15g，玄参 10g，甘草 5g。本方具有扶本固正、软坚散结之功效，可用于中晚期乳腺癌，证属正气亏虚，兼有气滞血瘀、痰凝毒结者。诸药加水煎煮 50 分钟，滤后取汁 300ml，每日 1 剂，早晚餐后口服，21 天为 1 个疗程。乳岩汤联合 GP 化疗治疗晚期乳腺癌 3 个疗程，可缩小肿瘤病灶，增强化疗疗效，提高生存率，增强机体免疫功能，减少不良反应（WBC 及 PLT 下降）。

方义：乳岩汤中黄芪、黄精、党参为君药，可健脾益气、补肾养精；枸杞子、女贞子、菟丝子等调节冲任，补肾益气，协同君药以扶正固本，与白花蛇舌草等消肿解毒药共为臣药；玄参、茯苓、蒲公英、薏苡仁共为佐药，擅清热解毒、化痰软坚；甘草为使药，调和诸药。全方共奏扶本固正、软坚散结之功效。

10. **扶正消积方（南阳市中心医院方）** 黄精 20g，熟地黄 20g，黄芪 20g，川贝母 15g，王不留行 10g，香附 10g，三棱 10g，莪术 10g，山慈菇 10g，灵芝 10g，全蝎 6g，炒鳖甲 30g，牡蛎 30g，甘草 10g。本方具有益气补血、行气破血、化痰软坚散结的功效，可用于乳腺癌术后，证属正气亏虚、气痰瘀凝结阻滞乳络者。肝郁气滞者，加柴胡 10g，川芎 12g；气血亏虚者，加党参 30g，白术 20g，当归 10g；热毒蕴结者，加薏苡仁 50g，蒲公英 15g，白花蛇舌草 30g；痰瘀互结者，加昆布 15g，川芎 15g，当归 10g，赤芍 15g；冲任失调者，加枸杞子 20g，淫羊藿 15g，菟丝子 15g。每日 1 剂，常规水煎分 2 次服用。3～6 个月后，制成膏剂方便长期服用。扶正消积方联合西医常规用药治疗乳腺癌病灶手术术后患者 3 年（每年服药不得少于 240 剂），可改善近期生命质量，延长复发／转移时间，延长无病生存期。

方义：扶正消积方中以熟地黄补肝益肾，益精填髓，滋阴补血；黄精滋肾润肺，补脾益气；黄芪补气固表；灵芝益气血，安心神，健脾胃。四药气血双补，以扶正祛邪。三棱、莪术，破血行气，消积止痛；炒鳖甲、牡蛎软坚散结；全蝎、川贝母化痰通络；山慈菇解毒散结；王不留行、香附行气消滞；甘草解毒和诸药。全方标本兼治，共奏益气补血，行气破血，化痰散结之功。

11. 海藻玉壶汤（《外科正宗》）合化痰消核丸（林毅经验方）加减 海藻、昆布、山慈菇、法半夏、浙贝母、夏枯草、泽泻、苍术、藿香、佩兰各 15g，当归、青皮、陈皮各 10g，薏苡仁 30g。本方具有祛湿化痰、软坚散结之效，可用于乳腺癌复发转移，证属痰湿蕴结者。

12. 乳清丸（邵梦扬经验方） 由川芎、鬼箭羽、山慈菇、薜荔果、天花粉、虎杖、预知子、香附组成。本方具有活瘀消积、软坚散结、疏肝止痛之效，可用于乳腺癌术后复发转移，证属肝气郁结型。每次 6g，每日 3 次，连服 3 周为 1 个周期，3 个周期为 1 个疗程。乳清丸联合化疗治疗乳腺癌术后转移患者，可提高 5 年生存率，改善生活质量，缩小癌灶，改善临床症状及体征，减少不良反应。

13. 菊藻丸（湖南中医药大学第二附属医院院内制剂） 由野菊花、金银花、黄连、重楼、马蔺子、莪术、马钱子、山慈菇、海藻、蜈蚣、壁虎、党参、黄芪、当归组成。本方具有清热解毒、破血行瘀、软坚散结、扶正祛邪的功效，可用于乳腺癌术后复发转移，证属正气亏损、毒瘀留滞者。口服，每次 10g，每天 2 次，3 个月为 1 个疗程。菊藻丸联合手术及化疗治疗乳腺癌术后复发转移患者 4 个疗程，可提高 5 年生存率，降低术后复发转移率，改善生活质量。

方义：本方选用野菊花、金银花、黄连、重楼、马蔺子清热解毒为君，臣以莪术、马钱子、山慈菇破血行瘀，伍以软坚散结之海藻、山慈菇、蜈蚣、壁虎之品，佐使党参、黄芪、当归，扶正祛邪，既防大剂解毒破散之品戕伐正气，又可保护和增强机体自身之护卫能力，使正气得复自可"邪去正安"。

14. 陈锐深经验方 山慈菇、浙贝母、瓜蒌、王不留行、鸡血藤、莪

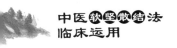

术、半夏各 15g，壁虎 6g，薏苡仁 30g，半枝莲、猫爪草各 20g。本方具有化痰行气、软坚散结之效，可用于乳腺癌术后复发转移，证属痰瘀互结、阻于乳络者。每日 1 剂，水煎服。该方配合华蟾素注射液联合化疗治疗右乳腺癌术后复发肺肝转移 1 例，治疗 3 个疗程后患者的肺部结节及肝内占位性病变消失，临床症状完全缓解，随访 3 个月未见复发。

方义：方中猫爪草、浙贝母、山慈菇、壁虎、半夏、瓜蒌祛痰散结；王不留行、鸡血藤活血化瘀；半枝莲、薏苡仁利水消肿；莪术破血祛瘀，行气止痛；王不留行还可引诸药达于病所。诸药合用，共奏化痰行气、软坚散结之效。

（二）中成药应用

1. **平消胶囊 / 片**　有活血化瘀、止痛散结、清热解毒、扶正祛邪之效，可用于乳腺癌手术 1～2 个月后，无需辅助放、化疗者，可防治肿瘤术后复发或转移，缓解乏力、胸痛等症；可用于放、化疗期间，可增强放、化疗疗效，减轻放疗引起的咳嗽、胸痛等症；也可用于不适合或不接受手术、放疗、化疗、内分泌治疗、靶向治疗者，可控制肿瘤，延缓疾病进展，缓解乏力、胸痛症状。

2. **康力欣胶囊**　有扶正祛邪、软坚散结之效，可用于乳腺癌手术 1～2 个月后，无需辅助放、化疗者，可防治肿瘤术后复发或转移，缓解气血瘀滞、热毒内阻引起的乏力、胸痛等症；也可用于不适合或不接受手术、放疗、化疗、内分泌治疗、靶向治疗者，可控制肿瘤，延缓疾病进展，缓解疼痛症状。

3. **康莱特注射液**　有益气养阴、消瘀散结之效，可用于乳腺癌放疗或化疗期间，可提高放、化疗敏感性，增强放、化疗疗效，缓解气阴两虚、脾虚湿困证，并有抗恶病质和止痛作用；也可用于不适合或不接受手术、放疗、化疗、内分泌治疗、靶向治疗者，可控制肿瘤，延缓疾病进展，缓解症状。

4. **华蟾素注射液 / 片 / 胶囊 / 口服液**　有清热解毒、消肿止痛、活血化瘀、软坚散结之效，可用于乳腺癌化疗期间，可提高化疗敏感性，增强化疗疗效，并有止血、镇痛作用；也可用于不适合或不接受手术、放疗、化疗、内分泌治疗、靶向治疗者，可控制肿瘤，延缓疾病进展，缓解症状。

5. **艾迪注射液**　有清热解毒、消瘀散结之效，可用于不适合或不接受手术、放疗、化疗、内分泌治疗、靶向治疗者，可控制肿瘤，延缓疾病进展，缓解症状。

6. **博尔宁胶囊**　有扶正祛邪、益气活血、软坚散结、消肿止痛之效，可用于乳腺癌化疗期间，可增强化疗疗效，提高生活质量。

7. **西黄丸**　有清热止痛、解毒消痈、软坚散结之效，可用于乳腺癌化疗期间，可增强化疗疗效，提高生活质量，减少恶心呕吐、口苦等不良反应；也可用于乳腺癌化疗不耐受或拒绝化疗者，可控制肿瘤，延缓疾病进展，缓解热毒瘀结证。

8. **乳核内消液**　有疏肝解郁、软坚散结、活血消癥之效，可用于乳腺癌术后化疗患者，可增强化疗疗效，提高生活质量，减少骨髓抑制、消化道不适等不良反应。

9. **乳癖散结颗粒**　有软坚散结、活血化瘀、清热解毒、消炎止痛之效，可用于乳腺癌术后化疗患者，可调节免疫，减少不良反应，提高生活质量。

（三）中药应用

1. **蛇六谷**　有化痰祛瘀、软坚散结的功效，可用于各种恶性肿瘤属痰湿证者。治疗原发性乳腺癌并无远处转移者，可用蛇六谷 30g；如有远处转移，可用至 60g，有缩小肿瘤病灶，控制其远处转移的作用。使用时要考虑蛇六谷败胃之害，适当配伍健脾护胃中药，制约蛇六谷的毒性。

2. **虎眼万年青**　有清热解毒、消坚散结之效。虎眼万年青水煎服与灵芝孢子粉吞服组合有补虚解毒的作用，配合复方治疗乳腺癌术后患者，可防止复发与转移。

3. **鹿角盘**　外用有软坚散结、清热解毒止痛之效。用法：用适量温水，研磨鹿角盘粉末 3～5g，均匀搅拌后外敷到乳房疼痛处，每次调敷

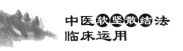

0.5～1 小时，每天 2～3 次。

4. **虫类药** 如穿山甲、地龙、九香虫、全蝎、僵蚕、蜂房、蟾皮、壁虎等，有搜剔逐瘀、软坚消癥之效，有利于消除癥积肿块。全蝎与地龙、露蜂房、蜈蚣等配伍，可治疗乳腺癌及其癌痛。

5. **山慈菇** 有解毒散结、止咳平喘、消肿止痛之效，可用于乳腺癌属痰热瘀结者。本品所含秋水仙碱有毒，中毒表现为恶心、呕吐、腹痛、腹泻，甚则休克。水煎服，3～6g；入丸散剂减半；外用适量。与蜂房同用，可增强抗癌拔毒、软坚散结之效。

6. **夏枯草** 有清泄肝火、化痰散结、平抑肝阳之效，可用于乳癌属痰火、热毒郁结者。

7. **海藻、昆布** 海藻、昆布均有较强的消痰软坚散结作用，且二者皆寒咸，咸能软坚，寒能清热，二者相伍可加强软坚散结的作用。

8. **牡蛎、皂角刺** 牡蛎善于滋阴清热，软坚散结，可消癥瘕痞块；皂角刺性锐，可直达病所，具有搜风消肿排脓的功效。两者合用，可治疗毒热蕴结型乳腺癌。

9. **猫爪草、昆布** 猫爪草解毒散结，昆布消瘿散瘤，可用于乳癖结块之顽症。

10. **生龙骨、生牡蛎、炮山甲（现代用）** 生龙骨、生牡蛎牡镇静安神，软坚散结；炮山甲能通经络，活瘀血，消痈肿，性善走窜，能直达病所。

11. **凌霄花、预知子、鳖甲、龟甲** 凌霄花入血分，能凉血活血；预知子入气分，疏肝行气，两者均有软坚散结之功效，二者相须为用，疏肝理气，活血散结而不伤正气。鳖甲偏于入肝，软坚散结之力更强；龟甲偏于入肾，扶正强壮之效更优，两者合用攻补兼施。四药合用破瘀消癥、养肝柔肝，适用于乳腺癌肝转移。

◇ 小结 ◇

乳腺癌是由郁怒忧思，气机郁滞，导致血行不畅而血瘀，气滞津停而为痰，形成气滞、血瘀、痰浊相互搏结于乳络，日久蕴毒而成。乳腺肿块为乳腺癌的首发症状，软坚散结法有软化消散有形癌肿的作用。由于气滞、血瘀、痰浊、癌毒是形成乳腺癌的重要病理因素，要重视软坚散结法与理气通络、祛瘀化痰、抗癌解毒等法的配伍应用，并根据不同病程阶段的生理病理特点有所侧重。乳腺癌的发生、发展往往呈正气不足，邪毒留滞的态势，治疗应权衡轻重，在运用软坚散结法等祛邪之法时，也注重扶正，标本兼顾，使患者气血渐复，病情方可稳定向愈。

第八节　食管癌

食管癌是从下咽到食管胃结合部之间食管上皮来源的癌，主要症状为进行性吞咽困难，咽食梗阻，疼痛，进行性消瘦，影像学（包括食管造影检查、纤维食管镜检查、内镜超声检查、胸部 CT、MR 和 PET-CT 等）以食管黏膜皱襞迂曲、紊乱、中断，食管壁僵硬，腔内肿块、龛影、充盈缺损、管腔狭窄、钡剂通过缓慢为典型表现。其治疗遵从综合治疗的原则，中西医并重。食管癌属于中医"噎膈"范畴。脏腑亏虚是食管癌发生发展的根本原因，由于机体长期处于内虚的紊乱状态，导致饮食不化、气血不生、正气失充，既不能抵御外邪入侵，又可导致气血津液代谢失调，痰浊、瘀血内生，搏结日久，演变为肿块恶肉，久之化热生毒，耗液伤津。正虚、气滞、血瘀、痰浊、癌毒是食管癌主要的病理因素。中医治疗常以补虚固本为主，辅以降气化痰、活血化瘀、行气泻热、滋阴生津等，加以软坚散结法可增强效用，在改善临床症状，提高生存质量，延长生存期，与放疗、化疗协同增效，减轻不良反应等方面有积极的作用。

一、软坚散结法适用证型

1. 痰气交阻型　症见食入不畅，吞咽不顺，时有嗳气不舒，胸膈痞闷，伴有隐痛，口干，舌淡质红，舌苔薄白，脉细弦。多见于病变初起。

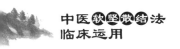
治宜祛瘀散结，化痰解毒。

2. **痰瘀互结型** 症见吞咽困难，胸背疼痛，甚则饮水难下，食后即吐，吐物如豆汁，大便燥结，小便黄赤，形体消瘦，肌肤甲错，舌质暗红，少津或有瘀斑瘀点，黄白苔，脉细涩或细滑。治宜开郁降气，化痰散结。

3. **气滞血瘀型** 症见胸膈疼痛，进食梗阻，食不得下而复吐出，甚至水饮难下，吐出物如豆汁，形体消瘦，面色晦滞，大便坚如羊屎，舌红少津苔薄黄，脉细涩。治宜理气活血，祛瘀散结。

4. **气虚阳微型** 症见饮食不下，泛吐清水或泡沫，形体消瘦，乏力气短，面色苍白，形寒肢冷，面足浮肿，舌质淡，脉虚细无力。多见于晚期食管癌，经多种手段治疗后。治宜益气养血，温阳开结。

二、软坚散结法临床用药

（一）方剂应用

1. **张代钊经验方** 麝香 1.5g，人工牛黄 9g，乳香 15g，没药 15g，三七 30g。本方具有活血化瘀、软坚散结作用，可用于食管癌梗阻，证属痰瘀互结者。用法：共研细末，每次 2g，每日含化 4 次。

2. **旋石汤（贾堃经验方）** 旋覆花 12g，山豆根、蜂房、全蝎各 10g，清半夏、柴胡、郁金、川楝子各 15g，瓦楞子、代赭石各 30g，白芍、茯苓各 20g，料姜石 60g。本方具有降逆镇冲、化痰理气、疏肝解郁、软坚散结、和胃健脾、清热解毒、散瘀止痛、利水消肿之效，可用于气血瘀滞、痰湿热毒互相胶结所致的食管癌。每日 1 剂，水煎服。

方义： 方中白芍、柴胡、郁金疏肝解郁；旋覆花、代赭石、清半夏、料姜石，降逆镇冲，和胃健脾；瓦楞子软坚散结；山豆根、蜂房、全蝎，清热解毒，消肿祛瘀；川楝子理气止痛；茯苓利水理脾。

3. **参芪天蟾汤（陈南扬经验方）** 党参 30g，黄芪 30g，天龙 5g，蟾皮 5g，红枣 5g，炙甘草 5g。本方具有健脾补气、软坚散结、化瘀抗癌的功效，可用于食管癌已经或未经手术／放射治疗患者。每日 1 剂，水煎服，3 个月为 1 个疗程，1 年中服中药 3 个疗程左右。参芪天蟾汤治疗中晚期食管癌 1 年，可改善吞咽困难等自觉症状，延缓肿瘤进展，总有效率为 95.7%。

方义：中晚期食管癌通常有肿瘤未消，正气已虚的表现。参芪天蟾汤方中党参、黄芪健脾补气，扶正固本；天龙咸寒有小毒，可软坚散结破肿块；蟾皮解毒消肿，辟秽浊。天龙、蟾皮一上一下，寒温并用，两毒相配，相须而用，相得益彰，以毒攻毒，化痰软坚，辟秽消肿，有瘤必攻。红枣、炙甘草养血和中，调和诸药。此方六药配合，可助消散肿瘤，减少甚至避免其扩大或转移，同时提高机体免疫力。

4. 消噎汤（崔同君经验方） 败酱草 12g，胆南星 9～12g，三棱 12g，山豆根 12g，黄药子 10g，党参 10～30g，夏枯草 12g，全蝎 3g，陈皮 10g，莪术 12g，蜈蚣 3～4 条，枳实 12g，厚朴 12g，重楼 12g，鳖甲 12g，薏苡仁 15g，半夏 10～12g，白鲜皮 12g，茯苓 12g，穿山甲 12g，木鳖子（制后冲服）1.5g。本方具有活血化瘀、行气和胃、化痰散结之效，可用于各期食管癌，证属痰气瘀互结者。兼气虚者，加人参、黄芪；兼腹胀厌食者，加焦三仙、紫苏梗、砂仁、扁豆；兼阴虚者，加麦冬、生地黄；兼热象者，加黄芩、胡黄连、知母；兼气阴两虚者，加太子参等。每日 1 剂，病情控制后改为 2 日 1 剂或 3 日 1 剂。消噎汤治疗食管癌，1 年存活率及 3 年存活率分别为 87.6%、66.67%。

方义：消噎汤以半夏、胆南星燥湿祛痰；莪术、三棱活血破瘀以除瘀血；厚朴、枳实、陈皮理气降逆，畅利食管气机；痰阻瘀血气郁日久，必有化热之势，故以山豆根、夏枯草、重楼、白鲜皮以清热燥湿，散结消肿；穿山甲、蜈蚣性善走窜，攻毒散结以除食管之痰瘀；黄药子、鳖甲、木鳖子、全蝎解毒软坚散结，以除食管之肿塞；茯苓、薏苡仁健脾化湿；党参补气扶正，以防攻伐太过。

5. 碎岩散（高侃经验方） 生黄芪 20g，炮附片、肉桂各 6g，鹿角胶 12g，熟地黄 24g，沉香 12g，紫檀香 9g，公丁香 6g，生南星 9g，石见穿 15g，莪术、山慈菇各 10g，王不留行、急性子各 12g，紫硇砂（醋制）、

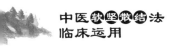

鼠妇各 6g。本方具有益气温阳、破瘀散结、扶正抗癌之效，可用于中晚期食管癌，证属气虚阳微型。用法：共研极细末，每日 30g，用水调开，频频含咽，3 周为 1 个疗程。碎岩散联合 LFP 方案化疗治疗中晚期食管癌 3 个疗程，可改善症状体征及生活质量评分，降低不良反应（白细胞减少、恶心呕吐、脱发、神经毒性）发生率，延长生存期，疗效优于单用 LFP 化疗。

方义：碎岩散方中生黄芪、附片、肉桂益气温阳，可补命门真火；鹿角胶、熟地黄滋补肾阴，于阴中求阳，兼防桂附之燥烈；沉香、檀香、公丁香行气止痛，温中止呕；生南星化痰散结尤擅治脏腑寒湿之痰，兼降逆止呕；石见穿化瘀解毒；莪术、山慈菇软坚散结；王不留行通利血脉，其性擅走，故能引诸药直达病所；鼠妇为虫类，善行走窜，具有通破之力；急性子、紫硇砂得其相助，以奏破瘀消积、软坚蚀腐之效。诸药合用，具有益气温阳、破瘀散结、扶正抗癌之功。需要注意的是，有溃疡的食管癌患者禁用紫硇砂，以防发生穿孔出血。

6. 食管逐瘀汤（潍坊市益都中心医院方）　党参 15g，黄芪 20g，全瓜蒌 15g，生半夏 10g，海藻 10g，昆布 10g，代赭石 30g，郁金 15g，白花蛇舌草 30g，半枝莲 30g，赤芍 15g，桃仁 10g，蜈蚣（研末，冲服）2 条，壁虎（焙干，研末，冲服）1 条。本方具有补益气血、行气化滞、活血化瘀、清热解毒、软坚散结之功，可用于中晚期食管癌，证属正气亏虚、痰气瘀热互结者。用法：如配合放疗使用，自照射之日起，同时服用中药，每日 1 剂，至放疗结束。食管逐瘀汤联合外放射治疗中晚期食管癌，可改善影像学表现，缩短病情好转时间，疗效优于单用外放射治疗。

方义：方中党参（虚弱明显者用人参）、黄芪大补元气以扶正；半夏、瓜蒌宽胸化痰；代赭石、郁金理气降逆；桃仁、赤芍活血化瘀；海藻、昆布软坚散结；白花蛇舌草、半枝莲清热解毒抗癌；蜈蚣、壁虎有消肿、攻毒、散结之功效，药理研究其具有抗肿瘤功能。诸药合用，起到补益气血、行气化滞、活血化瘀、清热解毒、软坚散结等作用。

7. 消膈丸（高峰经验方）　斑蝥 5g，芒硝 60g，北豆根炭 180g，黄芪 90g，当归 60g，白芍 60g，党参 60g，白术 60g，炙甘草 30g。共为细末，炼蜜为丸。本方具有祛痰逐瘀、软坚散结、消肿止痛的功效，可用于晚期食管癌，证属痰瘀互结者。每次 6g，每日 3 次，口服。消膈丸联合低剂量 FP 化疗方案治疗晚期食管癌 2 个周期及以上，近期有效率为 57%，毒性反应较小，主要为白细胞减少、恶心呕吐、口腔溃疡、脱发等。

方义：消膈丸中斑蝥破血散结，芒硝软坚散结，北豆根炭解毒散肿止痛，辅以黄芪、当归、白芍、党参、白术、炙甘草等补气养血，意在扶正祛邪。诸药合用，共收祛痰逐瘀、软坚散结、消肿止痛、扶正祛邪之效。

（二）中成药应用

1. **艾迪注射液** 有清热解毒、消瘀散结功效，可用于食管癌手术前，可阻断食管鳞状细胞癌淋巴结微转移；也可用于食管癌放疗期间，可增强放疗疗效，改善生存质量。

2. **消癌平软胶囊 / 颗粒 / 片 / 滴丸 / 丸** 有清热解毒、化痰软坚之效，可用于食管癌手术 1～2 个月后，无需辅助放、化疗者，可预防肿瘤术后复发或转移，减轻症状；也可用于食管癌放疗期间，可增强放疗疗效，减轻放疗引起的咳嗽、气喘等症。

3. **安替可胶囊** 有软坚散结、解毒定痛、养血活血之效，可用于食管癌手术 1～2 个月后，无需辅助放、化疗者，可预防肿瘤术后复发或转移，减轻症状。

4. **康莱特注射液** 有益气养阴、消癥散结功效，可用于食管癌放疗、化疗期间，有增强放、化疗疗效，减轻不良反应，改善生活质量的作用；也可用于不适合或不接受手术、放疗、化疗者，可控制肿瘤，延缓疾病进展，缓解气阴两虚、脾虚湿困等症。

5. **西黄丸** 有扶正固本、益气补血、活血化瘀、软坚散结之功效，可用于食管癌化疗期间，可改善乏力、纳差、呕吐等症状，提高生活质量；也可用于晚期食管癌不适合或不接受手术、放疗、化疗，证属热毒内攻、瘀血内结者。

6. **金龙胶囊** 有解郁通络、破瘀散结之效，可用于食管癌不适合或不接受手术、放疗、化疗者，可控制肿瘤，延缓疾病进展，调节免疫，防止

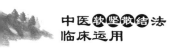

复发转移。

7. 平消胶囊 / 片 有活血化瘀、止痛散结、清热解毒、扶正祛邪之效，可用于食管癌手术 1～2 个月后，无需辅助放、化疗者，可预防肿瘤术后复发或转移，减轻症状；也可用于不适合或不接受手术、放疗、化疗者，可控制肿瘤，延缓疾病进展，缓解咳嗽、胸痛等症。

8. 康赛迪胶囊 有益气解毒散结之效，可用于食管癌不适合或不接受手术、放疗、化疗者，可控制肿瘤，延缓疾病进展，缓解毒瘀互结引起的咳嗽、咯血、胸痛等症。

（三）中药应用

1. 威灵仙、急性子 威灵仙味咸，能软坚而消骨鲠，且能消痰逐饮，可使咽及食管平滑肌松弛，增强蠕动，对于进食有梗阻感者常有较好疗效；急性子微苦辛温，有小毒，归肺肝经，可破血软坚消积，用于噎膈。两药合用于食管癌可缓解进食哽噎的症状，用量为急性子 15g，威灵仙 10g。

2. 炙僵蚕、制南星 炙僵蚕败毒抗癌，祛风解痉，化痰散结消肿；制南星辛开苦泄，温燥化痰，既除经络风痰，又除脾胃湿痰，长于息风止痉，适于风痰诸证及顽痰咳喘。于食管癌术后合用两药可增强解毒抗癌、软坚散结的作用。

3. 旋覆花、代赭石 旋覆花咸能软坚，且有降气化痰，降逆止呕之效；代赭石功能平肝潜阳，重镇降逆，凉血止血。两药相合降逆止呕，化痰消痞，用于痰浊中阻，痞满呕逆者。加人参、生姜、大枣、甘草为旋覆代赭汤，用于胃气上逆。

4. 石上柏、石见穿 石上柏可清热解毒、抗癌、止血，石见穿可活血化瘀、清热利湿、散结消肿。两药均为清热解毒药，且兼具软坚散结功效，广泛用于上消化道、肺、肝肿瘤。

◇ 小结 ◇

食管癌病属本虚标实。标实指气郁、痰阻、瘀血内结而言，三者往往兼杂互见，难以截然划分；本虚有津亏、血耗、阴损及阳、脾肾俱败之别。软坚散结法的应用需根据具体病情，配合理气化痰、活血祛瘀、滋阴养血、益气温阳、补脾益肾等法，有所侧重地结合运用。此外，食管属胃气所主，投药当顾护胃气。

由于肿瘤向食管内生长，形成梗阻，手术虽可切除实体肿物，但痰瘀胶结之势并不能随之祛除，临床容易出现呃逆、嗳气、进食困难等症状，治疗应病症结合，合理选用兼具软坚散结及其他功效的中药。如呃逆、嗳气，可加旋覆花行气降逆；伴有进食梗阻者，可加威灵仙、急性子；反酸者，可加瓦楞子抑酸；伴有淋巴结肿大、肺结节者，可加夏枯草、浙贝母、海藻等化痰散结。

第九节　胃癌

胃癌是发生于胃黏膜上皮细胞的恶性肿瘤，查体可见剑突下及中上腹部肿块，质地坚硬，结节状，伴有压痛，内镜检查可见癌肿浸润、隆起等。胃癌属于中医"伏梁""噎膈""胃脘痛""癥瘕""积聚"等范畴，是由于长期饮食不节、情志失调、劳倦内伤或感受外来邪毒，引起机体阴阳平衡失调，脏腑功能失常，出现食滞、气滞、血瘀、痰结、邪毒内壅等一系列病理改变，最终导致癥瘕积聚，形成癌肿。多学科综合治疗是胃癌治疗的趋势，在常规西医治疗基础上，中药复方具有多成分配伍组合、多靶点联合干预、多通路整合调治的特点。软坚散结法作为胃癌的常用治法之一，通过软化瘤体，使其疏散化解，可逐渐缩小瘤体，对改善症状以及提高胃癌患者生存质量方面也有良好的作用。

一、软坚散结法适用证型

1. **肝胃不和型**　症见胃脘胀痛，窜及两胁，嗳气反酸，呕吐反胃，饮

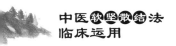

食减少，进行性消瘦，口苦心烦，大便干结，舌质红，苔薄黄，脉弦细。治宜疏肝和胃，软坚散结。

2. **痰湿凝结型**　症见脘腹满闷，食欲不振，腹部作胀，吞咽困难，泛吐黏痰，呕吐宿食，大便溏薄，苔白腻，脉弦滑者。治宜理气化痰，软坚散结。

3. **瘀毒内阻型**　症见胃脘刺痛，灼热刺痛，食后痛剧，口干思饮，脘胀拒按，心下触及痞块，或有呕血便血，肌肤枯燥甲错，舌唇紫暗或见瘀点，脉沉弦、细涩或弦数。治宜理气活血，软坚消积。

4. **痰毒瘀结型**　症见胸闷膈满，胃脘刺痛，心下痞硬，恶心纳呆，大便色黑，甚则呕血，肌肤甲错，面色晦暗，舌质紫暗或有瘀斑，舌苔黄或黄厚，脉沉细涩。治宜化痰解毒，活血散结。

5. **气血两虚型**　症见全身乏力，心悸气短，头晕目眩，面色无华，虚烦不寐，自汗盗汗，甚则阴阳两虚，脉沉细无力，舌淡少苔。治宜软坚散结，益气养血。

二、软坚散结法临床用药

（一）方剂应用

1. **四逆散（《伤寒论》）加减**　柴胡 10g，白芍 18g，枳实 15g，半夏 10g，陈皮 10g，三棱 10g，莪术 30g，威灵仙 30g，预知子 30g，山慈菇 30g，浙贝母 30g，蜈蚣 6g，甘草 6g。本方具有疏肝和胃、软坚散结之效，可用于肝胃不和型胃癌。

2. **小陷胸汤（《伤寒论》）合温胆汤（《三因极一病证方论》）加减**　瓜蒌 30g，半夏 10g，黄连 6～10g，竹茹 10g，枳实 10g，半夏 10g，陈皮 10g，茯苓 10g，菝葜 30g，藤梨根 30g，山慈菇 30g，莪术 30g，石见穿 30g，郁金 15g，砂仁 10g，浙贝母 30g，甘草 6g。本方具有化痰解毒、活血散结之效，可用于痰毒瘀结型胃癌。

3. **导痰汤（《济生方》）加减**　生半夏 10g，生天南星 10g，陈皮

6g, 枳实 15g, 茯苓 20g, 海藻 15g, 昆布 15g, 牡蛎 30g, 象贝母 10g, 黄药子 10g, 木馒头 15g, 山楂 15g。本方具有理气化痰、软坚散结之效, 可用于痰湿结聚型胃癌。

4. 健胃抑瘤汤（中国人民解放军空军总医院中医科方） 党参 30g, 黄芪 30g, 茯苓 15g, 山药 12g, 当归 10g, 鸡血藤 15g, 生薏苡仁 30g, 陈皮 10g, 佛手 10g, 白花蛇舌草 30g, 白英 10g, 山慈菇 15g, 藤梨根 15g, 桃仁 10g, 石见穿 10g。本方具有健脾益胃、理气化瘀解毒、软坚散结之效, 可用于胃癌, 属脾胃受损、气滞血瘀痰毒聚而成形者。消化不良者, 加焦三仙、鸡内金各 10g; 恶心呕吐者, 加竹茹 6g, 法半夏 10g; 疼痛明显者, 加干蟾皮、延胡索、甘松各 10g; 嗳气呃逆者, 加代赭石、姜半夏、紫苏梗各 10g; 腹泻者, 去桃仁, 加炒苍术 15g, 白术 15g, 补骨脂 10g。

5. 郁术汤（贾堃经验方） 郁金、清半夏各 15g, 代赭石、瓦楞子各 30g, 枳壳、苍术各 12g, 蜂房、全蝎、厚朴、陈皮、山豆根各 10g, 生甘草 6g, 料姜石 60g。本方具有清热解毒、降逆镇冲、疏肝理脾、开胃和中、软坚化痰之效, 可用于气血瘀滞、痰湿热毒互相胶结所致的胃癌。每日 1 剂, 水煎服。

方义: 方中清半夏、枳壳、陈皮、郁金理气化痰; 料姜石、代赭石降逆镇冲; 山豆根、蜂房、全蝎解毒消坚; 郁金疏肝解郁; 苍术、厚朴、甘草和胃健脾; 瓦楞子软坚散结。

6. 铁石汤（宁夏固原市人民医院方） 铁树叶 10g, 石见穿 10g, 预知子 10g, 海藻 30g, 川贝母 15g, 生牡蛎 30g, 杭白芍 30g, 桂枝 12g, 炙甘草 9g, 炒枳壳 12g, 制香附 12g, 柴胡 12g, 醋延胡索 12g, 川楝子 12g, 制半夏 10g, 川芎 9g, 焦山楂 30g, 生黄芪 45g, 生大黄 9g, 海螵蛸 12g。本方具有化痰散结、疏肝健脾、行气活血之效, 可用于胃癌, 证属痰毒内蕴者。铁石汤治疗胃癌可改善疼痛等临床症状, 使胃镜及病理活检复查复常。

方义: 胃癌后期可以形成痰瘀合邪（即痰瘀搏结）的情况, 但痰毒为本, 瘀滞为标。又因胃癌的形成因素以内虚为关键, 正不胜邪, 脏腑气血

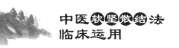

亏虚是癌变的根本。方中用黄芪、白芍等培固元气，配以焦山楂、生大黄寓通于补，脾健则运化功能增强，亦即痰毒无继续滋生之源，诚有截断之意；另外，长期精神抑郁对胃癌的发生有着重要意义，故"铁石汤"又以柴胡、白芍、香附、川芎、枳壳、延胡索、川楝子等疏肝行气健脾，使土木得和而气机通畅；在此基础上主攻痰毒，使用海藻、川贝母、预知子、牡蛎、半夏、铁树叶、石见穿等确属化痰解毒、软坚散结之良药。方中甘草和海藻并用，经反复验证未曾发生不良反应。

7. **菊藻丸（湖南中医药大学第二附属医院院内制剂）** 菊花 60g，海藻 60g，金银花 95g，黄柏 60g，黄连 60g，三棱 60g，莪术 60g，制马钱子 60g，重楼 60g，山慈菇 90g，蜈蚣 30g，制何首乌 120g，黄芪 60g，党参 60g，当归 60g。本方具有化瘀解毒、健脾燥湿、散结消癥止痛之效，可用于中晚期胃癌，证属正气亏虚、瘀毒蕴结者。每次 10g，每日 2 次，温开水冲服，14 天为 1 个疗程。菊藻丸联合替吉奥胶囊治疗中晚期胃癌 4 个疗程，可缩小瘤体，改善血清中肿瘤标志物（CEA、CA199、CA72-4）、免疫细胞水平（CD3$^+$、CD4$^+$、IgA、IgG 及 IgM）及生活质量评分。

方义：方中菊花辛甘苦微寒，具有清热解毒、疏散风热之效；金银花辛甘寒微苦，归心、脾经，具有清热解毒、疏散风热之效；海藻苦咸寒，归肝、脾、肾经，具有消痰软坚、利水消肿之效。三药相须为用，清热解毒、软坚散结，共为君药。莪术辛甘温，归肝、脾经，具有破血行气、消积止痛之效，是治癥瘕积聚之要药；三棱辛苦平，归肝、脾经，亦具有破血行气、消积止痛的作用。两药合用，破血消癥、活血化瘀、行气止痛。黄连、黄柏，清热燥湿、泻火解毒。重楼苦寒，归肝、胃经，清热解毒、消肿止痛。山慈菇甘微辛寒，归肝、胃经，清热解毒、消肿散结。蜈蚣辛温，攻毒散结、通络止痛，以上药物共为臣药，助君药清热解毒、软坚散结。黄芪补气升阳、利水退肿，党参健脾益肺、补血生津，当归补血活血止痛，制何首乌补益精血，四药合用，补气补血活血，共为佐药。诸药合用，共奏化瘀解毒、健脾燥湿、散结消癥止痛之功。

8. **抑癌散（福建省立医院方）** 白术、半夏、瓦楞子各 30g，木香、血竭各 9g，雄黄 6g。本方具有健脾化痰、行气活血、散结止痛之效，可用于晚期胃癌,不宜用西医治疗者。用法:上述诸药混合,研极细末,分成 30 等份,每次 1 份,每日 3 次,开水送服。抑癌散治疗晚期胃癌且无法手术者,可明显改善近期临床症状(腹痛、腹胀、食欲不佳、眠差、恶心呕吐和便秘)。

方义:晚期胃癌患者多为失去手术治疗机会,或因多器官功能不良,而不宜采用放、化疗等治疗。中药抑癌散治疗,近期疗效明显,在减轻腹痛、腹胀,改善食欲、睡眠、恶心呕吐和便秘方面尤为突出。抑癌散中,白术补脾益气,有改善食少腹胀和倦怠乏力之作用;半夏降逆止呕,消痞散结;木香行气止痛,健胃消食;血竭有化瘀止痛,生肌敛疮,促进疮面愈合之功能;雄黄有解毒辟秽和杀菌功能;瓦楞子有制酸止痛,软坚散结,消除瘕癖块之功效。

9. **鳖甲化坚汤(黄骅市人民医院方)** 黄芪 40g,制鳖甲 30g,瓦楞子、黄药子、龙眼肉、白芍各 15g,陈皮、炙甘草各 10g。本方具有软坚散结、益气养血之效,可用于晚期胃癌,证属气血两虚者。每日 1 剂,治疗 4 周后停药 1 周。鳖甲化坚汤联合化疗治疗晚期胃癌 18 周,可缩小肿瘤病灶,缓解临床症状,改善血清肿瘤标志物水平,提高生活质量,疗效优于常规西药化疗。

方义:对于气血两虚型胃癌晚期患者,正气不足是发病主要原因。随着肿瘤侵袭,进一步加重气血损耗,治疗准则应以扶正祛邪、益气补血为主。鳖甲化坚汤方中,制鳖甲与黄芪为君药,制鳖甲滋阴养肾、软坚散结,黄芪补中益气。白芍与龙眼肉为臣药,白芍补益肝血,龙眼肉养血安神,两者可加强君药气血双补功效。瓦楞子、黄药子可加强制鳖甲化痰散结作用,陈皮可理气健脾,炙甘草调和诸药,并可中和黄药子肝脏毒性。上述诸药共奏软坚散结、益气养血作用。

10. **少林佛手昆布胶囊(少林药局方)** 由佛手、昆布、麝香组成。本方具有行气化瘀、软坚散结之效,可用于气血瘀结久积形成的胃癌。每次 2 粒,每日 2 次,连续服用 30 天为 1 个疗程,间隔 7 天,再进行第 2 疗程治疗。少林佛手昆布胶囊联合 FOLFOX4 化疗方案治疗晚期胃癌 2 个疗程,可改善临床症状及生活质量,总有效率达 57.5%,疗效优于单用

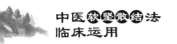

FOLFOX4方案化疗。

方义：方中佛手芳香理气，健胃止呕；昆布消痰软坚，散结抗癌；麝香通经活络，消肿止痛。诸药合用，可使气机通调，瘀血肿块消除，有形之邪得消。

11. 软坚散结胶囊（山西省中医药研究院院内制剂） 由猫爪草、黄药子、山慈菇、莪术、枸橘、夏枯草、浙贝母、壁虎、鸡内金、醋山甲、牡蛎组成。本方具有软坚散结、活血化瘀、清热解毒之效，可用于中晚期胃癌。口服，每日3次，每次4粒。软坚散结胶囊联合化疗治疗中晚期胃癌2个周期，可缓解胃痛、胃胀、恶心、呕吐等临床症状，提高患者生命质量，疗效优于单用化疗。

方义：方中醋山甲、莪术为君。醋山甲破瘀消痈、消肿排脓，其性善走窜，通达经络，直达病所，并有解热败毒的作用；莪术破血力猛，亦善行气、消积、止痛，主治癥瘕积聚、心腹刺痛，为破血消癥要药。莪术为君，可攻补兼施，在破血消癥的同时补益正气，达到祛邪不伤正的目的。二药合用，使瘀血得祛，滞气得行，痈肿得消，疼痛得止，正气得复，进而使患者症状得到缓解。猫爪草、牡蛎、浙贝母、夏枯草、枸橘为臣。猫爪草、牡蛎、浙贝母化痰软坚散结；猫爪草甘辛微温，归肝、肺经，功能化痰散结、解毒消肿；生牡蛎味咸涩微寒，归肝、肾经，有良好的软坚散结作用；浙贝母苦寒，归肺、心经，功可清热化痰、散结消痈；夏枯草辛苦寒，功能清热泻火、散结消肿；枸橘归肝胃经，功能破气散结、疏肝行气，使气滞得行，全身气机通畅，则气血津液运行恢复正常。黄药子、山慈菇、壁虎为佐药，功能解毒软坚散结。黄药子苦寒，归肺、肝经，功能化痰散结消瘿、清热解毒；山慈菇辛甘，有小毒，归肝、胃经，功能清热解毒、消痈散结；壁虎咸寒，有小毒，散结的同时兼能止痛。鸡内金为使药，其味甘平，归脾胃经，有消食健胃、化坚消石的作用。另外，脾胃为后天之本，鸡内金消食健胃，可促进后天之本功能的恢复，对改善患者体力状况，提高患者生存质量大有裨益。诸药合用使瘀血得祛，痰浊得化，癌毒得消，火热得清，正气得复，胃癌形成和发展的病理因素得以祛除。这样不但阻断了疾病进展的可能，而且缓解了局部症状，提高患者的生存质量。

12. 健脾解毒汤（段平经验方） 太子参 15g，炒白术 9g，茯苓 30g，鸡内金 9g，青皮 6g，陈皮 6g，白花蛇舌草 30g，藤梨根 30g，生薏苡仁 30g，白扁豆 30g，生牡蛎 30g，夏枯草 15g，山豆根 9g，天龙 3 条，焦山楂 12g，焦神曲 12g。本方具有健脾理气、软坚散结、解毒抗癌的效用，可用于原发性晚期胃癌，证属脾虚毒结者。每日 1 剂，水煎服，1 个月为 1 个疗程。健脾解毒汤治疗晚期胃癌术后复发，或术中发现肿瘤与周围组织粘连无法切除，或伴转移者，可缩小肿瘤病灶，总有效率 85%。

方义：中医理论认为"四季脾旺不受邪"，正气充沛则免疫力强，就难以形成肿瘤；而"脾虚"则可引起一系列病理病机变化，从而引发肿瘤。健脾解毒汤方中以太子参、炒白术、茯苓、白扁豆、生薏苡仁、青皮、陈皮等健脾益气理气，生牡蛎、夏枯草、鸡内金等软坚散结，白花蛇舌草、天龙、山豆根等解毒抗癌，焦山楂、焦神曲以调和胃气。临床应用可取得一定效果。

（二）中成药应用

1. 消癌平软胶囊 / 颗粒 / 片 / 滴丸 / 丸 有清热解毒、化痰软坚之效，可用于胃癌手术 1～2 个月后，无需辅助放、化疗者，能预防术后复发或转移，减轻症状。

2. 消癌平注射液 有扶正固本、活血止痛、清热解毒、软坚散结之效，可用于胃癌化疗期间，能增强化疗疗效，减轻不良反应；也可用于不适合或不接受手术、放疗、化疗者，能控制肿瘤，延缓疾病进展，缓解腹痛、腹胀等症。

3. 安替可胶囊 有软坚散结、解毒定痛、养血活血之效，可用于胃癌手术 1～2 个月后，无需辅助放、化疗者，能预防术后复发或转移，减轻症状。

4. 平消胶囊 / 片 有活血化瘀、止痛散结、清热解毒、扶正祛邪之效，可用于胃癌手术 1～2 个月后，无需辅助放、化疗者，能预防术后复发或转移，减轻症状；也可用于不适合或不接受手术、放疗、化疗者，能

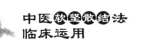

控制肿瘤，延缓疾病进展，缓解咳嗽、胸痛等症。

5. 康莱特注射液 有益气养阴、消癥散结之效，可用于胃癌放疗、化疗期间，有增强放、化疗疗效，减轻不良反应的作用；也可用于不适合或不接受手术、放疗、化疗者，能控制肿瘤，延缓疾病进展，缓解气阴两虚、脾虚湿困等症。

6. 艾迪注射液 有清热解毒、消瘀散结之效，可用于胃癌化疗期间，能增强化疗疗效，减轻不良反应。

7. 康赛迪胶囊 有益气解毒散结之效，可用于胃癌不适合或不接受手术、放疗、化疗者，能控制肿瘤，延缓疾病进展，缓解毒瘀互结引起的咳嗽、咯血、胸痛等症。

8. 博尔宁胶囊 有扶正祛邪、益气活血、软坚散结、消肿止痛之效，可用于胃癌化疗期间，能增强化疗疗效，减轻不良反应，提高生存质量。

9. 鳖甲煎丸 有软坚散结、行气化瘀之效。可用于胃癌术后化疗期间，能防治肿瘤术后复发或转移，提高生存率，改善生存质量。

（三）中药应用

1. 蛇六谷 有化痰祛瘀、软坚散结的功效，对于恶性肿瘤"痰湿证"有较好的疗效。

2. 旋覆花 有软坚散痞、降气行水化痰、降逆止呕的作用，常用于恶心、呕吐、呃逆、纳差等胃气不降症状明显者。

3. 瓦楞子 有消痰软坚、化瘀散结、制酸止痛之效，可"去一切痰积，血积，气块，破癥瘕，攻瘰疬"，其主含碳酸钙能中和胃酸，减轻胃癌所致溃疡的疼痛。煅瓦楞子配伍海螵蛸治疗胃癌，可增强制酸止痛、散结消肿之效，用于无法手术的胃癌患者，常用量为煅瓦楞子 12 ~ 15g，海螵蛸 12 ~ 15g。

4. 芒硝 有泻热通便、润燥软坚及清热消肿的作用。芒硝外敷时，以硫酸根离子形式存在，形成一种高渗状态，可吸收空气中部分水分，也可吸取大量腹腔内渗出液，加快消除水肿，利于术后恢复，可用于胃癌术后胃肠道功能紊乱。用法：采用经高温消毒的 20cm×10cm 棉布袋，内置芒硝 500g，外敷于切口周围 2.5cm，含神阙穴（即脐窝部），胶布固定，防止滑脱。于术后 8 小时开始换药，24 小时更换 1 次，直至患者排便。芒硝外敷治疗胃癌术后的老年患者，可减轻腹胀，缩短肠鸣音恢复时间、肛门排气时间及首次排便时间。

5. 生牡蛎、浙贝母　两药相配，取其软坚散结之功效，可用于治疗胃癌前病变，对胃镜下黏膜粗糙，呈颗粒状或结节状甚至息肉样隆起者尤为适宜；也可用于胃癌合并淋巴结转移者。

6. 天龙、地龙　天龙功能镇惊息风，软坚散结；地龙功能清热定惊，通络平喘利尿。二药均为咸寒之品，取"苦寒清热、咸寒散结"之意；两者皆为灵动之物，痰结难攻，非此类药物而不能入里攻邪；癌肿日久，深及脏腑，此药对常与全蝎、蜈蚣、干蟾皮等虫类药物共用，能有效控制疾病进展，改善患者身体状况。其用量可至 15g，但不宜过大，否则易引起严重过敏反应。

7. 全蝎、蜈蚣　二药均有息风止痉、攻毒散结、通络止痛之效，相须为用可产生协同作用。全蝎以毒攻毒，同时又能开瘀散结，蝎尾较全蝎功效更强，因其有小毒，用量以 3 ~ 6g 为宜。蜈蚣通络止痛功效强于其他虫类药物，其用量以不超过 3 条为宜。

8. 干蟾皮　本品味辛性凉，内服有消积杀虫之功，外用有解毒消肿之效。干蟾皮有小毒且煎煮时气味不佳，用量以 3 ~ 6g 为宜，用量过大易引起恶心、呕吐、心悸等不适，需密切观察。对于局部肿块有进展的瘰疬瘿瘤、难以控制的慢性癌痛以及实验室检查肿瘤指标升高的患者，常将全蝎、蜈蚣、干蟾皮联合应用，共奏解毒散结、消肿止痛的功效。

9. 土鳖虫　有破血逐瘀、软坚散结之功效，善治积聚痞块，可用于胃癌见脘腹刺痛者。胃脘疼痛伴舌有瘀点瘀斑者，与延胡索、白芷配伍应用，止痛效果显著。

10. 水蛭　有破血逐瘀、利水消肿、软坚散结之效，可用于胃癌伴水肿者。药理研究表明，水蛭对肿瘤细胞有明显的抑制作用，可提高心肌缺血的耐受力，具有抗血栓形成、降脂、保肝等作用。

11. 壁虎　有解毒止痛、宽膈散结之功效，可用于气滞血瘀所致的胃

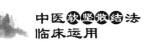

癌，有改善咽部堵闷、吞咽困难等症状的作用。

12. **猫人参、预知子** 猫人参有解毒消肿、祛风除湿的功效，药理研究表明猫人参提取物科罗索酸在体外对人结肠癌细胞、白血病细胞、人宫颈腺癌细胞、人胃癌细胞等具有明显抑制作用，能诱导细胞周期阻滞，导致细胞凋亡。常用量为 30 ~ 60g，水煎服，若只用根皮，用量可达 120 ~ 150g。预知子有疏肝理气、和胃止痛活血、软坚散结、利尿功效，可用于治疗肝癌、胃癌等消化系统肿瘤，以及肺癌、乳腺癌等癌性疼痛及肝胃气痛，赤白痢疾。两药性寒，均入胃经，具有解毒散结之功效。

13. **海藻、昆布、半夏、南星、黄药子** 兼有抗痰浊与软坚散结的功效，可用于肿瘤痰浊较重者。

◇ 小结 ◇

辨证运用软坚散结法。 胃癌的特殊病理表现是病理产物积聚所形成的癌肿。软坚散结法通过软化肿块，使其疏散化解，可逐渐缩小肿块。但胃癌的形成因素复杂，应用软坚散结法时需结合具体辨证，配合健脾益胃、养阴清热、疏肝理气、祛湿化痰、活血化瘀等法同用。由于胃癌各个证型相互关联，不一定典型地出现某一证型，随着病情的发展，证型亦随之变化，临床上应根据病情变化随证灵活用药。

辨证选用软坚散结中药。 胃癌常伴有恶心、呕逆、胃痛等兼夹症状，临证可辨"症"使用兼具软坚散结与其他功效的中药，如有胃气不降表现者使用旋覆花，有胃痛表现者使用瓦楞子等，既达到祛除病邪之目的，又能顾护胃腑的生理病理特点。

第六章　以纤维化为主要表现的疾病

第一节　肺纤维化

肺纤维化与血管异常增生有着密切的关系，其刺激组织不断地重复修复并形成"瘢痕"，即纤维化形成，影像学 HRCT 可见两侧肺部分布多量的小结节。有学者提出"肺络癥瘕"学说，认为肺纤维化形成过程中，无论是炎症细胞浸润、纤维蛋白渗出、胶原蛋白沉积，还是血管增生、细胞外基质增生积聚，均相当于中医理论里的痰浊、血瘀等产物，从瘕聚逐渐发展为癥积的病理过程。以软坚散结法为主的中医治疗在改善患者临床症状、提高生活质量、增加活动耐力等方面有较好的疗效，为该病的治疗开辟了新思路以及提供了新的途径。

一、软坚散结法适用证型

痰瘀痹阻型　症见喘促，呼吸困难，活动后加重，胸中窒闷且疼痛，咳嗽，咳痰，口唇发绀，杵状指。治宜化痰祛瘀，软坚散结。

二、软坚散结法临床用药

（一）方剂应用

1. 肺纤通方（中国中医科学院西苑医院肺病科方）　旋覆花 15g，红景天 30g，威灵仙 15g，海浮石 20g，三棱 10g，莪术 10g，生黄芪 30g，生地黄 20g，甘草 10g。本方具有软坚散瘀、益气养阴之效，可用于特发

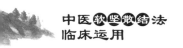

性肺纤维化，证属宗气亏虚、痰瘀痹阻型。每日 1 剂，水煎服。肺纤通方配合吸氧治疗特发性肺纤维化，可改善气短气急、咳嗽等主要症状，改善生活质量，提高活动耐力，疗效优于使用 N- 乙酰半胱氨酸配合吸氧。

方义：本病存在着由肺痹到肺痿的临床演变过程，临床常可见到痹中有痿、痿中有痹的病理状态。其中宗气亏虚是肺纤维化发病的始动和中心环节，痰瘀痹阻贯穿于肺纤维化的始终。肺纤通方中以旋覆花为君药，其味咸温，下气消痰、止咳喘、软坚行水、活血通络；生黄芪味甘性温，入肺、脾经，大补宗气，令气旺血行，瘀去络通，营心脉而行呼吸，治血痹；生地黄滋阴养营而散血；海浮石咸寒软坚，化痰散结以祛顽痰；威灵仙味辛行散，性温通利，通行十二经脉，既能祛风除湿，活血通痹，舒筋脉之拘挛，又能治心膈痰水久积，尤宜于肺络痹阻，宣降失司之证，且具有软坚之功；红景天生长于高寒、缺氧的地区，性平，能补肾润肺；三棱、莪术能破血行瘀而疏通血脉。以上诸品共为臣药。甘草止咳化痰并调和诸药，为佐使之品。全方攻补兼施，寒热相辅，共奏软坚散瘀、益气养阴之功。

2. 旋覆花汤（《金匮要略》）化裁 旋覆花 15g，海浮石 20g，三棱 15g，莪术 10g，丹参 15g，浙贝母 4g，黄芩 15g，茯苓 30g，紫菀 15g，百部 10g，桔梗 6g，山药 15g，地黄 8g，炒党参 10g，陈皮 8g，甘草 6g。本方具有益气养阴、化痰祛瘀、软坚散结之效，可用于特发性肺纤维化，证属脾肾亏虚、痰瘀痹阻型。喘息甚者，加入淫羊藿 15g，巴戟天 10g；乏力甚者，加入炙黄芪 20g；血瘀甚者，加入大血藤 15g，红景天 8g；痰多者，加入前胡 15g，半夏 10g。每日 1 剂，水煎早晚饭后内服，15 天为1 个疗程。旋覆花汤化裁方治疗特发性肺纤维化 4 个疗程，可改善临床症状，提高肺功能，总有效率达 88.1%，疗效优于口服泼尼松。

方义：方中旋覆花性味咸温，可软坚化痰、下气行水、通脉散结；海浮石重在清肺火，软坚化痰；三棱、莪术主入血分，重在活血化瘀。丹参长于活血凉血。最新研究显示活血化瘀类药物是特发性肺纤维化方证用药中最常用的一类药物，因为"血瘀"贯穿其整个病理过程，而丹参为使用频率最高的治疗特发性肺纤维化药物。现代药理实验研究也可以证明，丹参能够通过抗脂质过氧化、抗氧自由基损伤、抗炎、抑制胶原修复失衡等发挥抗纤维化作用。浙贝母可解毒利痰，开宣肺气；黄芩可清热燥湿；茯苓可燥湿健脾；紫菀长于温肺，有消痰、下气、止咳之效；百部长于治疗久咳，可止咳平喘、润肺杀虫；桔梗重在宣肺化痰，载药上行于肺；山药重在健脾益肺；地黄长于滋肾填精，以利于纳气平喘止咳；炒党参长于健脾益气；陈皮长于健脾化痰，行气燥湿；甘草调和诸药。多药配伍，以祛邪为主，补益为辅，尽显标本兼治之功。

3. 抗纤益肺胶囊（山西省中医药研究院制剂） 由黄芪、太子参、陈皮、半夏、川芎、当归、赤芍、白芍、浙贝母、生牡蛎、鳖甲、地龙、炒白术、茯苓、炙甘草、炒杏仁、玄参组成。本方具有补益肺气、化痰祛瘀之效，可用于特发性肺纤维化，证属气虚痰瘀互阻型。每次 3 粒，每日 3 次。抗纤益肺胶囊联合泼尼松治疗特发性肺纤维化 6 周，可改善生活质量，总有效率为 76.7%，疗效优于单用泼尼松。

方义：肺纤维化病变为虚中夹实，痰瘀之中必伤阴液，且肺为清虚娇嫩之脏，喜润而恶燥，故一般不用大辛大热之品补益肺气，选用甘温药作为补益的主体。方中黄芪味甘性微温，虽为补阳之品，而非纯阳刚烈之性，温而不燥，善补脾肺之气，培土以生金，又可顾护卫气，防止外邪入侵引起病情恶化，配以太子参益肺养阴，并补脾养胃、健运中气，助黄芪发挥益气血、布津液、通经脉的作用，并使补而不燥。二药相须为用，共奏益气之效，使气行则血行，使补气之力更胜一筹。臣药陈皮、半夏行气化痰，浙贝母、牡蛎、鳖甲软坚散结，川芎、当归、赤芍、地龙活血通络。《丹溪心法》曰："善治痰者，不治痰而治气，气顺则一身之津液，亦随气而顺矣。"宿疾久病，肺络中痰瘀沉锢，或败血凝痰混处经络，必以虫类药以"搜剔络中混处之邪"，松透病根，从而达到"血无凝着，气可宣通"的目的。地龙搜剔软化肺络中胶结之痰瘀，又可解痉平喘。肺纤维化病程长，血瘀与体虚并存，不可滥用性烈峻猛之品化瘀而伤正，故活血化瘀应遵循和缓行瘀、通中有养的原则，具体地说就是补虚与化瘀同用。选用当归、白芍、黄芪等补气活血、养血益阴，标本兼顾。茯苓、炒白术为佐药，补气健脾，脾气健运而痰自消。炙甘草调和诸药为使。全方共奏

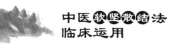

补益肺气、化痰祛瘀之功。

4. 化纤煎（邵长荣经验方）　南沙参 12g，北沙参 12g，麦冬 12g，黄芪 15g，党参 12g，夏枯草 30g，牡蛎 30g，山慈菇 9g，海藻 18g，海蛤壳 18g，当归 15g，桃仁 12g，丹参 15g，郁金 12g，三棱 15g，莪术 15g。本方具有养阴益气、软坚散结、化痰活血之效，可用于特发性肺纤维化，证属气阴两虚、痰瘀互结型。化纤煎联合西医常规用药治疗特发性肺纤维化 3 个月，可改善喘息、咳嗽、咳痰、胸闷等症状，缓解呼吸困难，增强运动耐量，改善生活质量。

方义：化纤煎源自邵长荣治疗矽肺经验方矽肺煎、养肺膏，具有养阴益气、软坚化痰活血之功效，处方中南沙参、北沙参、麦冬养肺阴；黄芪、党参益肺气，针对肺热叶焦的病理改变治疗，恢复肺脏主气，司呼吸，朝百脉，通调水道功能，从而阻断痰浊、瘀血生成。夏枯草、山慈菇、海藻、海蛤壳、牡蛎软坚化痰散结；三棱、莪术、桃仁、当归、丹参、郁金活血化瘀，且三棱、莪术兼具有散结功效，通过化瘀化痰，以消除实邪，达到邪去正安之目的。

5. 二甲消癥汤（北京中医医院顺义医院呼吸科方）　鳖甲 20g，穿山甲 6g，浙贝母 9g，夏枯草 9g，玄参 12g，黄芪 20g，太子参 15g，牡丹皮 15g，海浮石 15g，甘草 9g。本方具有益气养阴、软坚消癥之效，可用于特发性肺纤维化，证属气虚血瘀型。二甲消癥汤治疗特发性肺纤维化 3 个月，可改善临床症状，增强活动耐力，改善生活质量，疗效优于使用乙酰半胱氨酸胶囊。

方义：方中穿山甲活血通络，鳖甲软坚散结，二者共为君药，主治各种癥瘕积聚。牡丹皮活血散瘀，配伍穿山甲、鳖甲，加大软坚之功；浙贝母、海浮石、夏枯草三药联合，化痰散结逐瘀；黄芪补益正气，玄参、太子参益气养阴，以补气行血，同时避免攻邪之品耗伤正气。甘草调和诸药，兼和中补虚。全方共奏软坚消癥、益气养阴之功。

6. 化纤定喘汤（天水市第一人民医院方）　由人参、蛤蚧、海浮石、地龙、五味子、桃仁、瓜蒌、杏仁、橘红、川贝母、桑白皮、丹参、茯苓、胆星、生甘草组成。本方具有补益肺肾、活血化痰、软坚散结、止咳平喘之效，可用于肺肾亏虚、痰瘀阻络所致的特发性肺纤维化。化纤定喘汤联合西医常规用药治疗特发性肺纤维化3个月，可缓解临床症状，改善肺功能，改善动脉血气指标，总有效率达52%，疗效优于单用西医常规治疗。

7. 复方鳖甲化纤方（毕节市中医医院方） 由鳖甲、莪术、地龙、炙麻黄、紫菀、款冬花、桔梗、萹草、川芎组成。本方具有滋阴宣肺、软坚散结、化瘀通络之效，可用于肺部阴虚、湿毒瘀结所致的尘肺病肺纤维化。每日1剂，4周为1个疗程。复方鳖甲化纤方联合西医常规用药治疗尘肺病2个疗程，可改善临床症状和肺纤维化改变，疗效优于单纯西医常规治疗。

方义：方拟鳖甲、莪术、川芎滋阴潜阳，软坚散结兼行血行气，炙麻黄、紫菀、款冬花、桔梗、地龙宣肺止咳化痰，萹草解毒化纤消肿。综合诸药共起滋阴宣肺、软坚散结、化瘀通络，止咳，防止肺纤维化改变。

（二）中药应用

1. **鳖甲** 有养阴清热、软坚散结、退热除蒸之效，可用于肺纤维化，属肺肾阴虚者。药理研究显示鳖甲具有免疫调节和抗纤维化等药理活性。醋炙用可加强消散功用，用量多在10～15g，大剂量可用至30g。

2. **旋覆花** 有下气消痰、软坚行水、活血通络之效，可用治胸中痰结、肺部咳喘。

3. **海浮石** 有清肺火、软坚、化老痰之效，可用治痰热喘嗽、老痰积块。

4. **苏木** 有活血祛瘀、软化顽痰之效，可用于痰瘀互结证者，常用量10g左右。

◇ 小结 ◇

肺纤维化病因病机复杂，其中痰瘀胶结、痹阻肺络贯穿肺纤维化病变过程的始终，是造成疾病缠绵、病机多变的重要因素。软坚散结法可消散痰浊瘀血胶结久积所成的增生物，其应用可贯穿治疗全过程，尤其是肺损

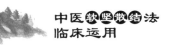

伤期和肺间质纤维化期。应用软坚散结法强调灵活变化，以适应病情的复杂多变。在疾病发展的不同阶段，灵活选用软坚豁痰药，如寒水石、天竺黄、海蛤壳、皂角刺、藤梨根等，以及软坚活血药，如莪术、苏木、川芎、红花、王不留行、桃仁等，同时根据症状配伍清热解毒、行气通络等法。本病的病机特点是本虚标实，本虚是发病的关键，故护正扶正在治疗中处于重要地位，在具体病例中，当审虚实的偏重而用药，注意补益药和逐邪药的合理比例，使补益不助邪，逐邪不伤正。

第二节　肝纤维化

肝纤维化是各种慢性肝病共有的病理特征，是发展到肝硬化的必经阶段。主要表现为肝组织内细胞外基质过度增生与沉积，导致肝脏组织结构异常改变，进一步影响肝脏正常生理功能。有学者认为，以胶原、糖蛋白、蛋白多糖为主的肝组织内细胞外基质在中医范畴内可取类比象看作痰浊类产物，细胞外基质的过度沉积可破坏肝脏微循环，又进一步导致血瘀的病理改变，痰瘀相互胶着，久积坚韧难祛。中医治疗在辨病与辨证相结合的基础上，配合软坚散结法，在改善症状及体征、改善肝功能指标及肝纤维化指标方面有良好疗效。

一、软坚散结法适用证型

1. **气滞血瘀型**　症见胸胁胀闷，走窜疼痛，急躁易怒，胁下痞块，刺痛拒按，妇女可见月经闭止或痛经，经色紫暗有块，舌质紫暗或见瘀斑，脉涩等症。治宜理气活血，软坚散结。

2. **痰瘀互结型**　症见面色晦暗，体态肥胖，纳呆口渴，呕恶痰涎，右胁下肿块，刺痛或钝痛，推之不移，舌体胖大，边有齿痕或舌质暗有瘀斑，脉弦滑或弦涩。治宜理气化痰，化瘀软坚。

二、软坚散结法临床用药

（一）方剂应用

1. **昆藻调脂胶囊（广州省中山市中医院院内制剂）** 由昆布、海藻、丹参、柴胡、何首乌、五味子、泽泻、山楂组成。本方具有化痰利湿、软坚散结、理气活血之效，可用于慢性乙型肝炎肝纤维化，证属气滞痰凝血瘀型。每次 0.6g，每日 3 次。昆藻调脂胶囊联合恩替卡韦治疗慢性乙肝肝纤维化，可改善肝纤维化指标 [层粘连蛋白（LN）、透明质酸酶（HA）、Ⅳ型胶原（Ⅳ -C）、Ⅲ型前胶原（PC- Ⅲ）]，疗效优于单用恩替卡韦。

方义：方中海藻、昆布具有清热化痰、软坚散结、利水作用，以治痰凝气滞血瘀之标，能有效阻断乙肝肝纤维化、肝硬化的发展。研究发现，丹参具有良好的抗氧化作用，可抑制肝星状细胞的增殖及活动，激活胶原酶，促进胶原蛋白降解，阻断细胞外基质导致的胶原积聚，使胶原和层黏蛋白下降，改善肝纤维化的程度；柴胡可显著抑制细胞 I 型胶原蛋白生成及 mRNA 表达，促进正常及急性损伤肝细胞的 DNA 合成及白蛋白生成量，降低慢性肝细胞异常增多的谷丙转氨酶（ALT）、谷草转氨酶（AST）活性，促进损伤肝细胞功能向正常化。

2. **牡甲化纤方（湖北省黄石市中医医院方）** 由海藻、制鳖甲、生牡蛎、莪术、丹参、枳实、生山楂、党参、炒白术组成。本方具有软坚散结、行气活血、益气健脾之效，可用于慢性乙型肝炎肝纤维化，属气滞血瘀痰浊互结于肝者。每次 4 粒（相当于生药 8g），每日 3 次，3 个月为 1 个疗程。牡甲化纤方治疗慢性乙型肝炎肝纤维化 4 个疗程，可改善肝功能指标 [ALT、AST、总胆红素（TBiL）、白蛋白（ALB）]、肝纤维化指标（HA、LN、PC- Ⅲ、Ⅳ -C）及 B 超影像学表现（门静脉内径、脾静脉内径、脾厚度）。

方义：牡甲化纤方，君用生牡蛎、制鳖甲、海藻三药，功能软坚散结；臣以莪术、丹参行气活血，佐以枳实、生山楂消积散坚。积聚患者病程较长，久病多虚，故有脾胃虚弱，在方中加党参、炒白术益气健脾。

3. **健肝软坚丸（河南省中医院院内制剂）** 由西洋参、鳖甲、虎杖、

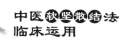

丹参、白术、苦参、郁金、五味子组成。本方具有扶正固本、解毒祛邪、软坚化瘀之功效，可用于正虚瘀毒阻滞所致的病毒性肝炎肝纤维化。每日3次，每次10g。健肝软坚丸联合常规保肝支持用药治疗病毒性肝炎肝纤维化12周，可改善肝功能［ALT、AST、TBiL、直接胆红素（DBiL）］、肝纤维化指标（HA、LN、PC-Ⅲ、Ⅳ-C）及彩超表现（脾脏大小、门静脉内径）。

方义：方中西洋参益气固本，健脾扶正，以补亏损之正气；虎杖具有清热解毒、散瘀止痛、解毒祛邪之功效；鳖甲软坚散结；丹参活血祛瘀止痛，四者共为君药，共奏扶正固本、祛邪化瘀之功效，使祛邪不伤正。白术健脾祛湿，苦参具有解毒燥湿之功，郁金具有解郁活血之效，三者佐君故为臣药。五味子味酸，可收敛固涩，引药入肝，为佐使药。全方共奏扶正固本、解毒祛邪、软坚化瘀之功。

4. 复方化纤散（浙江省玉环县中医院肝病科方）　丹参30g，鳖甲30g，龟甲30g，三七10g，黄芪30g，桃仁10g，灵芝20g，赤芍30g，黄芩10g，白花蛇舌草20g，当归10g，五味子10g。本方具有阴阳兼顾，气血并调，兼有软坚散结之效，可用于肝血瘀阻、邪毒羁留不去所致的慢性乙型肝炎肝纤维化。每日1剂，水煎取汁300ml，分2次温服，3个月为1个疗程。复方化纤散治疗慢性乙型肝炎肝纤维化多久，可改善临床症状（乏力、腹胀）、肝功能（ALT、AST、TBiL）、肝纤维化指标（HA、LN、PC-Ⅲ、Ⅳ-C）、腹部超声影像（肝光点增粗、门静脉增宽），疗效优于使用常规保肝药物。

方义：复方化纤散方中鳖甲、龟甲软肝散结，丹参、桃仁、赤芍行瘀散结，黄芪益气健脾，当归养血活血，三七化瘀止痛，黄芩、白花蛇舌草清热解毒利湿。全方阴阳兼顾，气血并调，兼软坚散结。

5. 三甲消癥饮（杨素勤经验方）　穿山甲10g，鳖甲30g，生牡蛎30g，当归15g，生地黄20g，白芍15g，川芎10g，桃仁10g，红花15g，黄芪30g，柴胡10g，三七粉10g。本方具有活血化瘀、消癥散结之效，可用于慢性乙型肝炎肝纤维化由湿热疫毒阻滞肝络、痞积成块而致者。每日1剂，水煎服，30天为1个疗程。三甲消癥饮联合西药治疗慢性乙型肝炎肝纤维化 2 个疗程，可改善临床症状、体征及肝功能指标、肝纤维化指标。

方义：方中鳖甲咸寒，具有滋肾潜阳、软坚散结之功，主治骨蒸劳热、疟疾、胁下坚硬、腰痛、经闭癥瘕等症，为主药。现代研究证实，其有增强免疫，提高血浆蛋白、肝脏和脾脏功能，并能抑制降解胶原蛋白的合成，促进胶原蛋白的产生，抑制肝组织细胞外基质和抗纤维化。穿山甲味咸，性微寒，归肝、胃经，具有活血散结、通经下乳、消痈溃坚的作用，主治血瘀经闭、癥瘕、风湿痹痛、乳汁不下、痈肿、瘰疬等症。张锡纯说："穿山甲，味淡性平，气腥而窜，其走窜之性，无微不至，故能宣通脏腑，贯彻经络，透达关窍，凡血凝血聚为病，皆能开之……并能治癥瘕积聚，周身麻痹，二便秘塞，心腹疼痛。若但知其长于治疮而忘其他长，犹浅之乎视山甲也……至癥瘕积聚，疼痛麻痹，二便闭塞诸证，用药治不效者，皆可加山甲作向导。"生牡蛎咸微寒，归肝、胆、肾经，具有重镇安神、潜阳补阴、软坚散结、收敛固涩之功，用于惊悸失眠、眩晕耳鸣、瘰疬痰核、癥瘕痞块、自汗盗汗、遗精崩带、胃痛反酸。煅牡蛎收敛固涩，用于自汗盗汗、遗精崩带、胃痛吞酸等；合桃红四物汤养血活血，化瘀散结；黄芪益气；三七散结止痛；柴胡疏肝并引药归经。诸药共奏活血化瘀、消癥散结之功。

6. 抗纤胶囊（夏月根经验方） 由炙鳖甲（研末）1 000g，三七粉 500g，五味子（研末）200g 组成，每粒 0.5g。本方具有补肾扶正、化瘀散结之效，可用于慢性乙型肝炎肝纤维化，属气阴两虚、肝络瘀阻者。每次 1.5g，每日 3 次。抗纤胶囊联合拉米夫定治疗慢性乙型肝炎肝纤维化 6 个月，可改善肝纤维化指标（LN、HA、Ⅳ-C、PC-Ⅲ）。

方义：抗纤胶囊中炙鳖甲、三七、五味子以 10：5：2 的比例配制而成，联合拉夫米定有协同作用，可降低肝纤维化四项。方中炙鳖甲对肝损伤有保护作用，能抑制结缔组织增生，提高机体免疫力；三七具有散瘀止血，消肿定痛之功效；五味子对肝细胞损伤有明显的保护作用，可抑制转氨酶的释放，使 ALT 活性降低，增加肝脏解毒能力。

7. 健脾化瘀方（罗明玉经验方） 人参 15g，黄芪 30g，白术 10g，鳖甲 10g，丹参 20g，赤芍 10g，桃仁 10g，当归 10g，牡蛎 10g。本方具有健脾益气、活血化瘀、软坚散结之效，可用于慢性乙型肝炎肝纤维化，属脾虚血瘀者。每日 1 剂。健脾化瘀方联合阿德福韦酯治疗乙肝肝纤维化 12 个月，可改善肝功能（ALT、AST、TBiL）、肝纤维化指标（LN、HA、Ⅳ -C、PC- Ⅲ）。

方义：方中人参具有健脾、补气、生津之功；黄芪、白术健脾益气，稳固中土，符合仲景"见肝之病，知肝传脾，当先实脾"之旨；鳖甲味咸气寒，入肝脾血分，与牡蛎配伍，可滋阴潜阳，软坚散结；丹参、赤芍、桃仁、当归活血化瘀通络。诸药相配，共奏健脾益气、活血化瘀、软坚散结、扶正祛邪之功效。

8. 抗纤软肝散（张炉高经验方） 由叶下珠、黄芪、土鳖虫、丹参、水蛭、桃仁、炮穿山甲、鳖甲组成。本方具有扶正化瘀、软坚散结之效，可用于慢性乙型肝炎肝纤维化，证属气虚血瘀型。每次 5g，每日 3 次。抗纤软肝散联合西医常规用药治疗乙型肝炎肝纤维化 3 个月，可改善肝功能（ALT、AST、TBiL、ALB）、肝纤维化指标（LN、HA、PC- Ⅲ）。

方义：抗纤软肝散方中叶下珠、黄芪具有抗病毒，改善肝功能，增加总蛋白及白蛋白，抗纤维化作用。土鳖虫、丹参、水蛭、桃仁活血化瘀，可抑制结缔组织的异常增生，促进结缔组织的吸收与分解。炮穿山甲、鳖甲软坚散结消癥，鳖甲还能促进胶原的降解，炮穿山甲有增加血流量及升高白蛋白的作用。诸药共奏扶正化瘀、软坚散结之功。

9. 软肝胶囊（江苏省常州市第三人民医院院内制剂） 由海蛤壳、赤芍、桃仁、防己、黄芪、柴胡组成。本方具有益气柔肝、活血祛瘀、软坚散结、化痰行水之效，可用于慢性病毒性肝炎肝纤维化，属气虚痰瘀蕴结者。每次 5 粒（每粒含生药 0.1g），每日 3 次，饭后温开水送服，3 个月为 1 个疗程。软肝胶囊治疗慢性病毒性肝炎肝纤维化 1 个疗程，可改善肝功能（ALT、AST、ALB）、肝纤维化指标（LN、HA、PC- Ⅲ）。

方义：软肝胶囊方中海蛤壳咸平，无毒，为君药，《食物本草》记载其具有软坚散结、平肝化痰之功。桃仁苦甘平，《神农本草经》有主治"瘀血血闭、癥瘕邪气"的记载，药理证明其能提高胶原酶活性，促进胶原降解，可使汇管区纤维化显著减轻，肝组织胶原量减少，肝血流量增加；防己性苦辛寒，行水利湿，其有效成分汉防己甲素对肝纤维化的主要病理改变——门脉高压有一定疗效，对肝纤维化也有一定作用；柴胡苦辛微寒，疏肝解郁，含柴胡皂苷有抗炎作用，还有较好的抗肝损、抗脂肪肝、利胆、降酶作用，可抑制实验性大白鼠肝纤维化，阻止脂肪在肝内蓄积，抑制纤维增生，促进纤维重吸收；黄芪甘微温，扶正益气，含苷类、多糖、氨基酸及微量元素，可促进淋巴细胞转化，增强吞噬细胞的功能，促进溶血素形成，有良好的免疫调节作用，能抗衰老、保肝；赤芍苦微寒，清热凉血散瘀，能扩张血管，增加组织血流，增进渗出液和出血吸收，增加纤维蛋白的溶解，抗血栓形成，降低门静脉压力，促进结缔组织中微血管再生，促进增生病变的组织转化吸收。诸药合用，共奏益气柔肝、活血祛瘀、软坚散结、化痰行水之功。

10. 柔肝消癥丸（荆州市第三人民医院方）　柴胡 15g，当归 15g，白芍 12g，青皮 15g，枳壳 15g，鳖甲 15g，丹参 15g，地龙 15g，五灵脂 15g，鸡内金 20g，茜草 15g，茅根 30g，水蛭 5g，红花 10g，谷芽 15g，麦芽 15g，黄精 15g，楮实子 15g，三七 15g。本方具有温阳利水、活血化瘀、通经活络、软坚散结、健脾扶正之效，可用于血吸虫病肝纤维化，属血气瘀滞者。水煎，分 2～3 次，口服。柔肝消癥丸联合吡喹酮治疗血吸虫病肝纤维化 6 个月，可改善临床症状（乏力、肝区不适、腹胀、黄疸、恶心、厌食）、肝纤维化指标 [HA、LN、IV -C、PC- III、甘胆酸（CG）] 及 B 超检测结果（门静脉内径和脾脏厚度、肝脏大小），疗效优于单用吡喹酮打虫治疗。

方义：方中柴胡和解表里，疏肝升阳，保护损伤肝细胞和促进肝脏中脂质代谢。当归甘辛温，补血活血、润燥滑肠，主血虚诸证、癥瘕结聚、崩漏、虚寒腹痛；当归含有挥发油、水溶性生物碱、维生素 B_{12}，能保护肝脏，防止肝糖原减少。白芍柔肝止痛又入肝经，可以收敛肝血，通过养血来柔润肝体、缓急止痛、调和肝脾，其功全在平肝，肝平则不克脾胃，而脏腑各安，大小便自利，火热自散，郁气自除，用白芍以利其肝气，肝气利则郁气亦舒。丹参苦微寒，祛瘀消肿、养血安神，能治疗晚期血吸虫

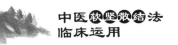
中医软坚散结法
临床运用

病肝脾大，本品含有丹参酮甲乙丙，可以增加肝脏血流量，抑制早期肝纤维化发生。鳖甲咸微寒，归肝、肾经，具有养阴清热、平肝息风、软坚散结之功效。鸡内金、谷芽、麦芽健脾养胃，促进消化功能。诸药配伍，更用食醋为丸，可辅助改善肝脏微循环，促进肝细胞的恢复和再生，平肝息风、柔润肝体、消散肿块，中温脾阳以健运，下补肾阳以益火。楮实子甘寒，入肝、脾、肾之经，能养阴、利水气。水蛭性味咸寒，具有疏通气血、活血化瘀止痛之功效。

11. 化肝汤 1 号方（邯郸市中医院方） 醋鳖甲 24g，黄芩 8g，柴胡 12g，赤芍 10g，石韦（去毛）6g，青皮、陈皮各 6g，牡丹皮（去心）10g，清半夏 8g，党参 15g，益母草 30g，阿胶珠（烊化）6g，丹参 30g，枳椇子 10g，白薇 10g，赤硝（冲服）3g，大黄 6g。本方具有活血化瘀、软坚散结之效，可用于酒精性肝纤维化，证属肝郁脾虚、湿阻血瘀型。湿热重者，加栀子、茵陈；便溏者，去大黄、枳椇子；肝肾阴虚者，加墨旱莲、女贞子。每日 1 剂，上药清水泡透，加水适量，急火煮沸改小火煎约 30 分钟取汁，再加水适量如前法取汁，两煎合约 300ml，分早晚各空腹服 150ml。化肝汤 1 号方治疗酒精性肝纤维化 12 周，可改善临床症状（胁下痞块、腹胀、便溏、头痛等），改善肝功能指标 [ALT、AST、AST/ALT、γ 谷氨酰转移酶（γ-GGT）]，总有效率为 90%。

方义：化肝汤 1 号为临床经验方，其中醋鳖甲滋阴潜阳，入肝脾血分养肝血，柴胡入肝经和解少阳调肝气，共为君药。现代药理研究认为，鳖甲能增强体液免疫，促进肝细胞修复和再生，改善肝内微循环，抑制纤维增生，促进胶原降解和吸收，并能提高血浆蛋白的含量。青皮、陈皮调理肝脾气机，赤芍、益母草、丹参活血利水、养血通脉，白薇滋阴凉血解毒，共为臣药。动物实验表明，丹参能明显降低急、慢性肝损伤动物血清转氨酶活力，减轻间质炎性反应，降低球蛋白水平，促进肝细胞再生，此外，还能抑制胶原纤维增生，促进已形成的胶原纤维降解和肝纤维的重吸收作用。半夏理气化痰，党参、阿胶益气养血，牡丹皮凉血，黄芩、石韦清利湿热，枳椇子解酒毒，赤硝破坚散积，大黄荡涤积滞，为佐使。枳椇子还能减轻肝细胞线粒体肿胀程度，减少内质网扩张，恢复细胞连接，促进细胞结构恢复。大黄可通过刺激大肠蠕动，增加血流量，促进全身血液循环，从而改善肝微循环和供养，具有消除肝细胞炎症和促进肝细胞再生的作用。

（二）中成药应用

1. 鳖甲煎丸　有活血化瘀、软坚散结的功效，可用于肝炎后肝纤维化、非酒精性脂肪性肝病肝纤维化等属气滞血瘀者。口服，每日 3 次，每次 3g。鳖甲煎丸联合核苷（酸）类（如恩替卡韦等）药物治疗肝炎后肝纤维化患者，可提高临床总有效率 [包括肝功能指标（ALT、AST、TBil、ALB）好转、肝纤维化指标（HA、PC-Ⅲ、LN、Ⅳ-C）降低以及临床症状及体征的改善或消失]。鳖甲煎丸联合常规护肝用药治疗血吸虫病肝纤维化 12 周，可改善肝功能及肝纤维化指标，总有效率 92.5%。鳖甲煎丸联合保肝用药治疗老年原发性肝癌 TACE 后纤维化 3 个月，可改善肝纤维化指标及肝脏弹性。

2. 安络化纤丸　有健脾养肝、凉血活血、软坚散结的功效，可用于慢性乙型肝炎肝纤维化、血吸虫病肝纤维化、肝动脉化疗栓塞术（TACE）后纤维化等，属肝脾两虚、瘀热互结证候者。安络化纤丸联合恩替卡韦治疗慢性乙型肝炎肝纤维化 12 个月，可改善肝功能及肝纤维化指标、肝脏硬度以及肝脏 B 超表现（门静脉内径、脾静脉内径、脾脏厚度）。安络化纤丸加扶正中药联合常规护肝用药治疗血吸虫病肝纤维化 6 个月，可改善肝功能及肝纤维化指标，改善临床症状。安络化纤丸治疗中晚期原发性肝癌 TACE 术后肝纤维化 3 个月，在近期疗效及 6 个月、1 年、2 年、3 年生存率方面，与西医护肝治疗具有等效性。

3. 复方鳖甲软肝片　有软坚散结、化瘀解毒、益气养血的功效，可用于慢性肝炎肝纤维化，属瘀血阻络、气阴亏虚、热毒未尽证候者。复方鳖甲软肝片联合恩替卡韦治疗慢性乙型肝炎肝纤维化 48 周，可明显改善肝功能及肝纤维化指标、HBV-DNA 定量及彩超表现（门静脉主干内径、门静脉血流量、平均血流速度、脾脏长径和厚度）。

4. 肝爽颗粒　有疏肝健脾、清热散瘀、软坚散结的功效，可用于肝纤

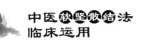

维化，属肝郁脾虚夹湿热血瘀证者。肝爽颗粒治疗慢性病毒性肝炎肝纤维化 6 个月，可改善临床症状，改善 B 超（门静脉主干内径、脾厚度）检查疗效、肝功能、肝纤维化。

（三）中药应用

1. **海蛤壳** 海蛤壳可治痰饮胶结不化者，适用于肝纤维化痰结甚者。

2. **鳖甲** 有软坚散结之效，又有入络之功，可软化脾脏。与丹参、牡蛎配伍，有活血化瘀、软坚散结之效，可用于酒精性肝纤维化，有缩小脾脏、消除胁肋不适，改善肝功能的作用。与海藻、牡蛎配伍，可磨化久瘀老痰，对血积顽痰深痼尤为适用。

3. **三棱、莪术** 有破瘀行气、消积止痛之效，可软缩肝脏。

◇ 小结 ◇

肝纤维化的发生，常因湿热疫毒留着肝体，阻碍气机运行，日久血阻脉络，凝津为痰，导致痰热瘀血互结，胶结难解，壅塞肝络，形成痞块。活血化瘀，软坚消痰是治疗肝纤维化的基本治疗原则。常用药有三棱、莪术、鳖甲、水蛭、穿山甲等，剂量视患者情况，小量开始，据病情缓增。由于肝纤维化病情变化多端，常使临床见证多种多样、错综复杂，随着病程、病性、病情不同而兼有寒热虚实的表现，病机在湿热、瘀阻、痰凝、虚滞方面也有所侧重，所以治疗上应分期论治，多法联用。

第七章　以硬化为主要表现的疾病

第一节　肝硬化

　　肝硬化是由不同病因引起的广泛性肝细胞变性坏死、结节性再生、肝脏弥漫性纤维化伴肝小叶结构破坏和假小叶形成，为多种慢性肝病晚期阶段的共同结局。临床上肝硬化常分为代偿期和失代偿期。代偿期症状较轻，有乏力、食欲减少或腹胀、上腹隐痛等症状；失代偿期症状显著，主要为肝功能减退、脾大、腹水等。肝硬化属于中医"胁痛""癥积""臌胀"等范畴。软坚散结法配合具体辨证用药，在减轻乏力、腹胀、纳差、腹水、肝大等临床症状及体征、改善肝功能及肝纤维化指标方面可取得良好疗效。

一、软坚散结法适用证型

　　1. 瘀血阻络型　症见胁痛如刺，痛处不移，腹大坚满，按之不陷而硬，腹壁青筋暴露，胁下积块（肝或脾大），舌质紫暗，或有瘀斑瘀点，唇色紫褐，面色黧黑或晦暗，头、项、胸腹见红点赤缕，大便色黑，脉细涩或疢，舌下静脉怒张。治宜活血行气，化瘀软坚。

　　2. 湿热蕴结型　症见目肤黄染，色鲜明，恶心或呕吐，口干或口臭，舌苔黄腻，脘闷，纳呆，腹胀，小便黄赤，大便秘结或黏滞不畅，胁肋灼痛，脉弦滑或滑数。治宜清热利湿，活血软坚。

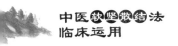

二、软坚散结法临床用药

（一）方剂应用

1. 膈下逐瘀汤（《医林改错》）加减　由当归、川芎、赤芍、桃仁、红花、丹参、乌药、延胡索、牡蛎、郁金、炒五灵脂、枳壳组成。本方具有活血行气、化瘀软坚之效，可用于瘀血阻络型肝硬化。瘀积明显者，加炮山甲、土鳖虫、水蛭；腹水明显者，加葶苈子、瞿麦、槟榔、大腹皮；若兼见气虚者，加白术、人参、黄芪；兼见阴虚者，加鳖甲（研末冲服）、石斛、沙参等；兼见湿热者，加茵陈、白茅根等。

2. 全小林经验方　丹参 15～30g，赤芍 15～90g，醋鳖甲 30～45g。本方具有活血通络、软坚散结之效，可用于肝硬化，证属瘀阻血络者。如出现黄疸，胆红素升高，可配伍茵陈利胆退黄；如肝功能异常，可配伍五味子收敛过度耗损的肝气，保护肝细胞；肝硬化常影响脾胃消化，需配伍炒白术、党参、黄芪等健脾益气药物，使气血生化有源，气血充沛则肝体得养，亦可配伍灵芝提高患者食欲，同时改善肝脏环境，减少肝细胞损伤。

方义：丹参活血祛瘀，通经止痛，养血安神，可改善肝硬化气血状况。现代药理研究显示，丹参可改善肝脏组织的氧化应激损伤，降低肝内血管阻力和门静脉压，缓解由门脉高压引起的多脏器瘀血，减轻微循环障碍。赤芍可调节肝热之态，活血祛瘀，常用于治疗肝郁血滞之胁痛及由瘀热互结于肝，损伤阴分所致肝掌。丹参、赤芍合用活血通络、祛瘀生新，还可去火存阴。鳖甲功能滋阴潜阳、软坚散结，醋制后较生用其有效成分更易煎出。肝硬化引起腹水时，除利水以外，更应注意伤阴，肝硬化后期一旦进入舌卷萎缩、舌绛苔光、小便黄赤短少的肝肾阴伤阶段，即使大量补液，阴伤之证仍难以改善，而此时加入咸寒养阴药，如牡蛎、龟甲、鳖甲可事半功倍。鳖甲既可利肝活血又可养阴，故临床常用于治疗肝癌、肝硬化、肝纤维化等疾病。三药合用，使化瘀而不留痕，软坚而不伤正，标本兼顾，攻补兼施。

3. 鳖甲煎丸（《金匮要略》）化裁　炙鳖甲（先煎）20g，炙龟甲（先煎）20g，大黄 15g，芒硝 6g，桃仁 10g，土鳖虫 6g，蜂房 12g，牡丹皮15g，柴胡 15g，黄芩 12g，赤芍 12g，瞿麦 15g，石韦 30g，葶苈子 15g，厚朴 15g，法半夏 12g，茵陈 30g，白花蛇舌草 30g，半枝莲 30g，郁金30g，白术 15g，砂仁（后下）9g。本方具有清热解毒、祛湿退黄、活血化瘀、散结消胀之效，可用于肝硬化，证属肝胆湿热、血瘀水停者。腹泻明显者，去芒硝，减少大黄用量；有出血倾向者，去桃仁、土鳖虫；合并腹膜炎腹痛者，重用金银花、连翘。每日 1 剂，水煎，分两次服。加减鳖甲煎联合西医常规用药治疗肝硬化失代偿期 3 个月，可改善肝功能（AST、ALT、TBiL）、肝纤维化指标（HA、LN、PC-Ⅲ、Ⅳ-C），疗效优于单纯西医治疗。

方义：鳖甲煎丸原方为医圣张仲景所创，具有寒热并用、攻补兼施、行气化瘀、软坚消积之功，用治疟病日久而成的"疟母""癥瘕"病症。目前有研究结论表明，鳖甲煎丸有抗肝纤维化的作用。临床上，为了便于随证加减药物，从丸剂改为汤剂，同时考虑到失代偿期肝硬化患者以肝胆湿热、气滞血瘀、水液停滞为主要病理特点，方中保留鳖甲，加龟甲为君药，以加强软坚散结之功，入肝络而搜邪，又能咸寒滋阴；去蜣螂、鼠妇、土鳖虫、紫葳、乌扇（即射干）等，改用土鳖虫、桃仁、赤芍、牡丹皮、蜂房以破血逐瘀，助君药以加强软坚散结的作用；大黄、芒硝、厚朴以疏畅气机，破坚散结，攻积祛瘀；瞿麦、石韦，利水祛湿；半夏、葶苈子以祛痰散结逐水；重用郁金 30g，与柴胡、黄芩以加强清热疏肝利胆之功效。考虑到肝硬化失代偿期患者以实证为主，以及南方地理气候因素，加茵陈、白花蛇舌草、半枝莲等，以清热解毒、利湿退黄；去干姜、桂枝、人参、阿胶以防温阳动血，滋补壅滞，佐以白术、砂仁以健脾护胃，防苦寒伤正。全方集清、下、消、补四法于一体，共奏清热解毒、祛湿退黄、活血化瘀、散结消胀之功。

4. 化瘀消癥汤（谢兆丰经验方） 炙鳖甲、生牡蛎各（先煎）30g，丹参、赤芍、白芍各 20g，红花、土鳖虫各 15g，三棱、莪术、炮山甲、延胡索、佛手各 10g。本方具有疏肝行气、破血祛瘀、软缩肝脾、消癥散结之功，可用于早、中期肝硬化，有慢性肝炎、肝大、脾大病史，或有血

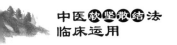

吸虫感染史，或长期嗜酒等；B超提示有肝硬化；有肝硬化的临床体征，肝功能障碍，门脉高压，腹水不重舌质红或淡红，有紫点、紫斑，脉息弦细或细涩者。

方义：化瘀消癥汤用力专效宏，善消痞母之鳖甲，化痰软坚之牡蛎为主，入肝散结消癥，配伍三棱、莪术、炮山甲、土鳖虫、红花、丹参、赤芍、白芍、延胡索，行气破血，祛瘀通络，佐以佛手调气以助血运，共奏疏肝行气、破血祛瘀、软缩肝脾、消癥散结之功。本方还可用于慢性迁延性或活动性肝炎，肝脾大质中者；对子宫肌瘤，腹腔其他积聚肿瘤亦可加减使用。

5. 软坚散结胶囊（承德市中医院院内制剂） 由柴胡、枳壳、陈皮、乌药、大腹皮、黄芪、白术、茯苓、太子参、黄精、桃仁、丹参、当归、穿山甲、鳖甲、板蓝根组成。本方具有疏肝健脾补肾、活血化瘀、软坚散结之效，可用于早期肝硬化，由脾肾两虚、湿热毒邪蕴结、肝经瘀血癥积所致者。每次6粒，每日3次，3个月为1个疗程，治疗期间忌服辛辣刺激性食物。软坚散结胶囊治疗早期肝硬化2个疗程，可改善临床症状（乏力、腹胀、纳差、小便黄、大便溏）及肝功能，使肝脾回缩变软。

方义：方中柴胡、枳壳、乌药疏肝理气；陈皮理气健脾；大腹皮化湿利水；黄芪、白术、茯苓益气健脾化湿，培补后天，以促血行；太子参、黄精滋补阴血，以养先天；桃仁、丹参活血化瘀；当归养血活血；穿山甲、鳖甲软坚散结；板蓝根解毒祛邪。诸药合用，共奏疏肝健脾补肾、活血化瘀、软坚散结，有补而不壅、祛邪而不伤正的优点。

6. 软肝煎（江西省萍乡市人民医院方） 由鳖甲、郁金、丹参、莪术、茵陈、白术组成。本方具有补肾填精、活血软坚、清热利湿之效，可用于肝硬化，由肝肾阴虚、湿热内蕴、肝络瘀阻所致者。中药离子导入疗法：将两块浸透中药软肝煎浓煎剂的衬垫（由10层无菌纱布制成，大小为10cm×10cm），分别置于期门穴、肝俞穴，再在衬垫上和两穴对侧分置正负电极板，电极板分别接光电离子治疗仪的正负输出极。电流强度0.3mA/cm，每日1次，每次30分钟。软肝煎穴位导入联合西医常规用药治疗肝硬化失代偿期45天，可改善肝功能指标及肝纤维化4项指标，改善乏力、纳差、腹胀、肝脾大等临床症状及体征，缩小脾直径和减小门脉宽度。

方义：方中重用鳖甲，鳖甲咸寒，入肝、脾经，既能软坚散结，又能滋阴清热。丹参、莪术、郁金，活血养血、扶正祛邪。白术益气健脾利水，茵陈利湿清热解毒。

7. 内服柴芍丹芪汤、外敷麝香软坚散结膏（山东省汶上县杨店医院方）①内服柴芍丹芪汤：柴胡 12g，白芍 9g，茯苓 12g，神曲 20g，鸡内金 15g，薏苡仁 30g，白术 12g，砂仁 6g，枳实 9g，黄芪 30g，当归 10g，丹参 20g，甘草 10g。肝胆湿热，加茵陈、栀子、大黄；痰湿困脾，加陈皮、半夏；脾气亏虚，加党参、山药；肝肾阴虚，加女贞子、枸杞子、山萸肉；腹水者，加赤小豆、益母草、泽兰；肾阳虚，加附子、干姜；软坚散结，用鳖甲、三棱、莪术；出血倾向者，加三七粉。每日 1 剂，口服，腹水者适当控制汤液量。②外敷麝香软坚散结膏：麝香 1 份，阿魏 2 份，大黄 10 份，延胡索 10 份，甘遂 2 份，粉成细粉，加猪胆汁适量，调和成直径约 3cm，厚约 2mm 的膏，干燥后，贴于章门、期门、涌泉、肝俞、神阙五处穴位上，用敷料粘贴，每 3 天换药 1 次。内外合治，有行气活血、柔肝健脾、软坚散结消痞之效，可用于肝硬化，证属气郁血瘀者。柴芍丹芪汤内服、麝香软坚散结膏外敷联合西医常规用药治疗肝炎肝硬化 1 个月，可缓解临床症状，减轻腹水，改善肝功能指标，总有效率88.41%，疗效优于单纯西医治疗。

方义：柴芍丹芪汤具有行气活血、柔肝健脾的功效，配合麝香软坚散结膏外用以软坚散结消痞，是治疗上的一大特色。此疗法内服外治相结合，扶正亦祛邪，临床应用确能改善症状，修复肝功能，延缓肝纤维化进展。中医理论认为，肝为木脏，主疏泄，宜条达舒畅，"肝者将军之官，谋虑出焉"，又主怒，所以有肝性刚直之说，反应在病理上肝脏受到外邪侵袭，会引起过强抵抗，造成本身的损害，所以治疗肝病应顺应肝脏的生理病理特点，宜柔而不宜一味攻伐，柔有安抚、怀柔之意，反映在治疗上应防伤肝阴耗肝气，用药宜疏、宜行、宜养、宜敛、宜缓、宜助（肝用）。柴芍丹芪汤方中，柴胡疏肝解郁，白芍、丹参、黄芪敛阴，辛而不

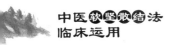

过散，酸而不过收，使肝气得舒而肝阴得以顾护为君药。黄芪具有补肝气、助肝用之功效，民间有"多年的黄芪赛过参"之说，配以活血养血的当归、丹参，使肝血行而气血旺为臣药。白术、薏苡仁、茯苓、砂仁、枳实等药健脾行气共为佐药。甘草调和诸药为使药。诸药配伍合理，治疗开合有度，是治疗肝硬化的有效良方。

8. 藻草软肝灵胶囊（福建省邵武市中医院方） 海藻、甘草、柴胡各15g，丹参、石见穿、茵陈各30g，虎杖、白芍各20g，人参10g。诸药共研细末装入空心胶囊内，每粒含生药1g。本方具有益气养阴、活血化瘀、清热利湿、软坚散结之效，可用于肝硬化由正气虚衰、肝络瘀阻、湿热留恋所致者。口服，每次6粒，每日3次；外敷，取6粒将胶囊药末用米酒或醋调成糊状，平摊于3cm×2cm的胶布上，敷于神阙穴（脐眼），每3天换药1次。每3个月为1个疗程。第1疗程后，停药1周再进行第2疗程。藻草软肝灵胶囊口服加外敷治疗肝炎后肝硬化2个疗程，可改善肝功能，提高乙型肝炎表面抗原转阴率及乙型肝炎e抗原转阴率，改善超声影像学表现（门静脉直径及脾静脉直径）。

方义：方中人参、白芍、甘草益气养阴；柴胡、丹参、石见穿、海藻活血化瘀软坚；茵陈、虎杖清热利湿。药理研究表明，人参、白芍、甘草具有增强机体免疫力，提高机体抗病能力作用；茵陈、虎杖具有消炎、抗病毒作用；柴胡、丹参、石见穿、海藻具有改善血液循环，修复肝脏，调节机体免疫功能作用。方中以海藻、甘草同用，破"十八反"禁区，二品同用软坚散结之力更宏，软坚而不伤正，散结而不悍烈。

9. 利康3号胶囊（湖北黄石市中医院院内制剂） 由海藻、制鳖甲、生牡蛎、莪术、丹参、枳实、党参、炒白术、生山楂组成。本方具有软坚散结、行气活血、益气健脾之效，可用于肝炎肝硬化，证属正气亏虚、气滞痰浊血瘀互结者。每次4颗，餐后口服，每日3次。利康3号胶囊联合阿德福韦酯治疗乙型肝炎肝硬化48周，可改善肝功能及肝纤维化相关指标。利康3号胶囊联合胸腺肽治疗失代偿期丙型肝炎肝硬化24周，可改善肝功能及肝纤维化相关指标。

方义：该方中海藻、制鳖甲、生牡蛎三药功能软坚散结，莪术、丹参、枳实行气活血；积聚患者病程较长，久病多虚，故有脾胃虚弱，故在方中加党参、炒白术、生山楂三药，功能益气健脾。生山楂另有活血化瘀的功效。

10. 白苞蒿鳖甲汤（曾珩经验方） 白苞蒿 50g，炙鳖甲 30g，岩柏 30g，虎杖 20g，赤芍 20g，白芍 20g，薏苡仁 30g，猪苓 15g，白茯苓 15g，玉米须 30g，大黄炭 15g，炒白术 10g，炒苍术 10g。本方具有软坚化癥、利湿退水之效，可用于肝硬化腹水。上药用清水淘洗后，置于净水中浸约 30 分钟，然后置于药锅内加水 500ml，文火煎熬成 100ml，每日服 2 次，2 周为 1 个疗程。白苞蒿鳖甲汤治疗肝硬化可有效改善腹水，总有效率 93.4%。

方义：方中白苞蒿及大黄炭攻补兼施；重用鳖甲软坚消癥；白术、苍术可健脾燥湿，猪苓、白茯苓、玉米须、薏苡仁可利湿退水，阻断病情的恶性发展，且性味平和，去邪而不伤正；虎杖、赤芍、白芍凉血散瘀；岩柏为治疗各型肝炎的有效药物，在本方中取其清肝降酶作用，是辅佐白苞蒿的主要药物。

11. 徒都子补气丸（《圣济总录》） 蛤壳 60g，牵牛子、赤茯苓、防己、葶苈子、川芎、木通、防风、炒大黄、莪术、大腹皮、黄芪、三棱、桑白皮、醋炙鳖甲、郁李仁、赤芍各 30g。上药共研为末，过 100 目筛，炼蜜为丸，如梧桐子大，每丸 2g。本方具有软坚化瘀、活血理气之效，可用于肝硬化腹水。每日服 30 丸，分 2 次用米汤送服（早、晚餐前），1 个月为 1 个疗程。徒都子补气丸治疗肝硬化 1 个疗程，可改善腹水，总有效率 93.75%。

方义：方中蛤壳为主药，清热利胆、化痰、软坚散结、制酸和胃，由于中晚期肝硬化患者均有不同程度的气滞血瘀及痰瘀癥瘕存在，表现为面色黧黑肌肤甲错、赤缕红丝，日久血瘀成块，腹大坚满，治疗当以软坚化瘀、活血理气为主。佐以赤芍、川芎、三棱、莪术、鳖甲，行气活血、破瘀散结之力更佳；与黄芪等配伍尚有健脾养胃之功，鳖甲兼有养阴清热之功。药理研究表明，上述诸药有明显改善肝脏微循环，增强纤维组织的供血供氧，抑制胶原生成，抗氧化作用。该方消肿利水从上、中、下焦把

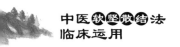

关，使三焦气机通畅，水液生化有源，桑白皮、葶苈子、防风均入肺经，泻肺气，利水消肿，治在上焦；大腹皮、郁李仁、茯苓、大黄主入脾、胃经，共奏下气宽中、泻下去积、健脾化湿、利水消肿之功；防己、牵牛子、木通入肾、膀胱经，为利尿消肿之主药。上方理气破瘀活血以治本，通调三焦，利水消肿以治标。

12. **内服浓缩臌胀胶囊、中药离子导入Ⅴ号方（广东省中医院院内制剂）** 内服浓缩臌胀胶囊：由炙鳖甲、生牡蛎、泽兰、赤小豆、大腹皮、车前子组成。本方具有软坚散结、养阴利水、活血化瘀之效。用法：每次4粒，每天3次，口服。中药离子导入Ⅴ号方：由甘遂、大黄、猪牙皂组成，由中药离子导入机于肾俞、水道、京门等穴交替选取导入，每次30分钟，每天1次。内外合治可用于肝硬化腹水，证属脾肾亏损、气血水互结者。浓缩臌胀胶囊及中药离子导入联合西医常规用药治疗肝硬化难治性腹水2周，可明显改善症状，缩短治疗时间，提高存活率。

方义：浓缩臌胀胶囊方中鳖甲、牡蛎养阴软坚散结；泽兰活血祛瘀，兼能利水；赤小豆、大腹皮、车前子行水消肿。诸药同用，攻补兼施，标本兼顾。中药离子导入Ⅴ号方中的大黄能攻积导滞，为苦寒攻下的要药，《神农本草经》载大黄可"下瘀血，血闭寒热，破癥瘕积聚，留饮宿食，荡涤肠胃，推陈致新，通利水谷，调中化食，安和五脏"；甘遂能泻水逐饮，消肿散结，《神农本草经》记载其"主大腹疝瘕，腹满，面目浮肿，留饮宿食，破癥坚积聚，利水谷道"，《珍珠囊药性赋》谓其"直达水气所结之处，乃泄水之圣药，水结胸中非此不能除"。猪牙皂能祛痰散结消肿，《名医别录》认为其能"疗腹胀满"，《药性论》指其"主破坚症……将皂荚于酒中，取尽其精，煎之成膏，涂帛，贴一切肿毒，兼能止疼痛"。此类药有较强的利水消肿之功效，对于水肿、胸腹腔积液等痰饮结聚、喘满壅实证有较好的临床疗效，但因此类药物多具毒性，大多药性苦寒，易耗气伤阳，故将其制成稀糊状药膏，通过药物离子导入机将药物通过肝经穴位导入，从而避免了苦寒伤脾胃、耗气伤阳之弊。中药离子导入利用电极的正负电性，在穴位电信号治疗的同时，配合药物的导入，使药物形成离子堆，既延长药物的半衰期，又达到增效减毒的作用，同时增加了局部给药的途径，二者具有协同作用，对肝硬化难治性腹水具有较好作用。

13. 中药热敷方（陕西省户县中医医院方） 芒硝 30g，冰片 10g。本方具有清热软坚利水之效，可用于肝硬化腹水。用法：取上药用双层纱布包裹，外敷脐部神阙穴，再用热水袋（温度为 40~60℃）加温 30 分钟，每日换药，10 天为 1 个疗程。中药热敷神阙穴联合西医常规对症支持用药治疗肝硬化，可改善临床症状，消退腹水，有效率 93.93%，疗效优于单用西医治疗。

方义：《灵枢·经脉》曰："经脉者，所以能决死生，处百病，调虚实，不可不通。"穴位是脏腑、经络、气血的汇集点，是邪气的侵入点，疾病的反应点以及中药外治的治疗点。穴位敷贴法是通过在一定的穴位上贴敷药物达到治疗疾病的一种中医外治方法，具有穴位刺激和发挥药理效应的双重作用。神阙穴的敷脐疗法是中医内病外治用药的精髓所在，其理论基础是经络学说。神阙穴位于脐中，为诸脉汇聚之所，内连十二脉，为人体经络总枢，联系五脏六腑。现代医学也证实，脐在胚胎发育过程中，为腹壁的最晚闭合处，皮下无脂肪组织，脐内有丰富的血管及大量的淋巴管与神经，故渗透性强，药物分子较易透过脐部皮肤的角质层进入细胞间质，迅速弥散入血到全身。中药方中芒硝具有泻下、软坚散结、清热的作用。现代药理研究证明，芒硝具有泻下、抗炎、利尿及组织脱水作用。冰片有清热止痛之效，《本草衍义》谓其清香为百药之先，辛香之品具有走窜之能，故此处取其透皮引药，直达病所，以携芒硝内渗从而增加药力。用时加温，一来可以加快药品吸收，芒硝在加温之后其离子形式的存在数量就会增加，离子有利于导入皮肤，另外皮肤受热后其毛孔也会扩张，就像给药品打开了通道一样有利于药物透入；二来可以使患者感到舒适。

（二）中成药应用

1. 鳖甲煎丸 有养血活血、软坚消癥的功效，可用于乙型肝炎肝硬化。每次 3g，每天 3 次，口服。鳖甲煎丸联合恩替卡韦治疗乙型肝炎肝硬化 24 周，可改善肝纤维化指标及谷草转氨酶 / 血小板比率指数，使肝脏

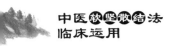

瞬时弹性成像检查肝脏硬度值明显下降，疗效优于单用恩替卡韦。

2. **复方鳖甲软肝片** 有散瘀通络、滋阴潜阳、软坚散结、破血行气的功效，可用于乙型肝炎肝硬化。每次 4 片，每天 3 次，口服。复方鳖甲软肝片联合恩替卡韦治疗乙型肝炎后肝硬化 12 个月，可改善肝功能指标、HBV-DNA 定量及肝纤维化指标，疗效优于单用恩替卡韦。

3. **肝复乐胶囊** 有健脾理气、化瘀软坚、清热解毒之效，可用于乙型肝炎肝硬化、原发性胆汁性肝硬化。肝复乐胶囊联合恩替卡韦治疗乙型肝炎肝硬化 1 年，可降低血清甲胎蛋白（AFP）水平，促进肝功能改善。肝复乐胶囊联合熊去氧胆酸治疗原发性胆汁性肝硬化 24 周，可改善临床症状（乏力、皮肤瘙痒、黄疸），提高疗效。

4. **安络化纤丸** 有凉血活血、疏通脉络、软坚散结之效，可用于乙型肝炎肝硬化、原发性胆汁性肝硬化。安络化纤丸联合拉米夫定治疗慢性乙型肝炎肝硬化 48 周，可改善乏力、纳差、腹胀症状，使脾大缩小，改善肝功能和肝纤维化指标。安络化纤丸联合熊去氧胆酸治疗原发性胆汁性肝硬化 24 周，可缓解临床症状，改善肝功能及肝纤维化指标。

5. **肝爽颗粒** 有软坚散结、清热散瘀、疏肝健脾之效，可用于乙型、丙型肝炎肝硬化。肝爽颗粒联合恩替卡韦治疗慢性乙型肝炎肝纤维化 6 个月，可缓解疲乏、腹胀、肝区疼痛等症状，改善肝功能及肝纤维化指标，减小肝脏硬度值。肝爽颗粒联合干扰素和利巴韦林治疗丙肝肝硬化 48 周，可改善肝功能及肝纤维化指标，使门脉宽度及脾厚缩小。

6. **通络软坚胶囊** 有益气健脾、活血化瘀、软坚散结、疏肝通络之效，可用于肝炎肝硬化，证属气虚血瘀型。通络软坚胶囊治疗肝炎肝硬化 6 个月，可升高白蛋白水平，改善肝纤维化指标，改善肝脾 B 超声像图表现。

（三）中药应用

1. **黑蚂蚁** 味咸，性平，有毒。蚂蚁为力量之王，为补虚之常用药，用于肝硬化，能活血软坚，并能保护肝脏。血虚无瘀者及孕妇慎用，长期使用需定期检查肝肾功能。

2. 鳖甲 以阴补阴，且能软坚散结、消痞通滞、滋阴潜阳，为血肉有形之品，对臌胀日久之人效果尤佳。可用于治疗肝硬化腹水、肝硬化、肝纤维化、慢性肝炎。醋制可增强阴药入肝消积之用。常与生牡蛎合用。

3. 海藻、甘草 有化痰软坚之效，取其相反相激之用，可消有形之邪。

4. 急性子 功能败毒抗癌，散瘀消积，破血软坚。

5. 枳椇子、楮实子 枳椇子甘平，利水消肿，解酒毒，清胸膈之热，还入肝经以软坚。楮实子甘寒，滋肾清肝，助肾气以利尿。二药合用，可醒脾解酒，益气利水消肿，且能滋肝肾之阴兼化瘀软坚，适用于酒精性肝硬化。用量：枳椇子 30g，楮实子 30g。

6. 瓦楞子 有软化肝脾的作用。《本草纲目》云其"咸走血而软坚，故瓦楞子能消血块，散痰积。"

◇ 小结 ◇

肝硬化病情复杂，变化多端，其病机之本在于湿热疫毒隐伏及正气虚弱，其标在于血瘀或癥积成痞致病。对胁下痞块已成，且质地较硬者，使用软坚散结法对癥瘕痞块的软缩有一定作用，并可结合肝脏的生理特性及病机表现，配合疏肝理气、清利湿热及活血化瘀之法使用。在具体用药上，既要兼治又要有所侧重，孰主孰次，因证而定，灵活应用，且攻邪贵在适度。此外，根据本病本虚标实、虚实夹杂的病机特点，在应用软坚散结法的同时，还应注意调治肝、脾、肾等各脏功能以及滋补气血阴阳，从而达到正复邪去病安的目的。

第二节 硬皮病

硬皮病是一组以增厚硬化的皮肤病变为共同表现的异质性疾病，可根据是否伴有内脏系统受累分为局限性硬皮病和系统性硬化症。目前西医治疗本病还缺乏明确有效的药物，多以免疫抑制、抗纤维化及对症支持治疗

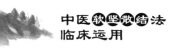

为主。本病属中医学"皮痹""肌痹"范畴，其主要病因病机为先天禀赋不足，阳气亏虚，致风寒湿邪袭表痹阻经络，气血运行不畅，肌肤失养所致；外邪不解，病程逐渐延长，病情进一步发展，邪气由表入里，由浅渐深，最终致脏腑功能紊乱，痰浊与瘀血互结阻滞经络，痰浊瘀血既为病理产物又为致病因子，贯穿于疾病的整个过程，是重要的致病环节，使病情缠绵难愈。软坚散结法的应用体现在疾病的多个阶段、多个证型中，对软化肌肤、消除硬结、通滞消痞有明显作用，为本病的治疗提供了新的思路。

一、软坚散结法适用证型

1. **风寒湿阻型**　此型相当于硬皮病初期。症见四肢或胸前等处皮肤出现片状或条状皮损，摸之坚硬如软骨，伴有蜡样光泽，肤表少汗，毛发脱落，肢端皮肤青紫，口唇色素沉着，伴有关节疼痛，可见舌质淡红，苔薄白，脉浮紧。治宜祛风除湿散寒，活血通络软坚。

2. **寒痰凝滞型**　症见皮肤初起肿胀，成片状，继而肿胀变厚变硬，皮色光滑有泽，畏寒肢冷，舌质胖大，舌苔白厚，脉沉弦。治宜温阳化痰，散寒软坚。

3. **气滞血瘀型**　此型相当于硬皮病硬化期。症见四肢皮肤板硬，麻木不仁，肢端色紫，骨节肿痛，伴有面色较暗晦，舌质瘀斑或紫暗，脉细涩。治宜益气养血，活血通络，软坚散结。

4. **阳虚血瘀型**　此型相当于硬皮病萎缩期。症见面少表情，鼻尖耳薄，眼睑不合，口唇缩小，舌短难伸，伴有畏寒肢冷，面色㿠白，舌质淡红，舌体胖嫩，苔薄白，脉沉细无力。治宜温补脾肾，活血化瘀，软坚散结。

5. **痰瘀痹阻证**　此证多属硬皮病中晚期。症见皮肤坚硬如革，捏之不起，肤色暗滞，面部表情呆板，关节疼痛强直或畸形，屈伸不利，胸背紧束，转侧不便，张口受限，妇女月经不调；或兼有脏腑损伤，侵及肺则咳喘痰多，呼吸不畅，侵及脾则呕吐，吞咽困难；舌质暗，有瘀斑、瘀点，苔白或厚腻，脉沉细涩或沉滑。治宜温阳化痰，活血软坚。

二、软坚散结法临床用药

（一）方剂应用

1. **阳和汤（《外科证治全生集》）合独活寄生汤（《备急千金要方》）加减** 由熟地黄、炮姜、土茯苓、当归、麻黄、赤芍、川芎、白芥子、桂枝、独活、秦艽、威灵仙、桑寄生组成。本方具有祛风除湿、活血散寒、通络软坚之效，可用于硬皮病初期，证属风寒湿阻型者。

2. **牵正散（《杨氏家藏方》）加减** 全蝎 3~6g，僵蚕 6~9g，白附子 3~6g，贝母 6~15g，海藻 6~15g，昆布 6~15g，牡蛎 12~30g，制胆南星 3~6g。本方具有温阳化痰、散寒软坚之效，可用于硬皮病寒痰凝滞型者。皮肤顽厚者，除重用活血化瘀药外，加海藻、昆布、鳖甲、夏枯草等以软坚。1 个疗程一般 5~9 天，防止药物毒性在人体内蓄积。

3. **桃红四物汤（《医宗金鉴》）加减** 由生地黄、鸡血藤、熟地黄、当归、赤芍、川芎、三棱、莪术、制何首乌、水蛭、桃仁、红花组成。本方具有益气养血、活血通络、软坚散结之效，可用于硬皮病硬化期，证属气滞血瘀型者。

4. **附子理中丸（《太平惠民和剂局方》）合右归丸（《景岳全书》）加减** 由仙茅、熟地黄、肉苁蓉、锁阳、当归、熟附子、赤芍、丹参、淫羊藿、鸡血藤、肉桂组成。本方具有温补脾肾、活血化瘀、软坚散结之效，可用于硬皮病萎缩期，证属阳虚血瘀型者。

5. **鳖甲丸（穆怀萍经验方）** 由黄芪、淫羊藿、白芥子、夏枯草、浙贝母、当归、川芎、桃仁、鳖甲、三棱、莪术、水蛭组成。本方具有温阳化痰、活血软坚之效，可用于硬皮病痰瘀痹阻证。

6. **硬皮病 Ⅱ 方（李广瑞经验方）** 麻黄 6g，制附子（先煎 1 小时）24g，当归 12g，鸡血藤 15g，川芎 9g，干姜 9g，白术 9g，吴茱萸 6g，丝

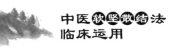

瓜络 9g，醋鳖甲 24g，海藻 15g。本方具有温肾健脾、散寒通络、活血软坚的功效，可用于系统性硬皮病硬化期和局限性硬皮病无明显萎缩症状者。

7. **韩世荣热敷方**　白附子、黄丹、羌活、独活、蛇床子、轻粉、天花粉、栀子、枯矾、云矾、川乌、草乌、木通、甘松各 6g，白鲜皮 8g，狼毒、红花、地骨皮、透骨草、生半夏、木贼、艾叶各 9g，硫黄、花椒各 15g，大皂角（火煨）60g，料姜石（火煅）120g。本方具有温经散寒、祛风活血通络、软坚散结的功效，可用于硬皮病由风寒侵袭，气血亏损，脉络瘀阻所致者。用法：用布包煎后趁热外敷局部，每日 2 次，每次 30 分钟。1 个月为 1 个疗程。注意：热敷后硬斑处发痒如虫行，是有效之征，不必停药；外用药有毒，严禁入口。该方配合中药内服治疗硬皮病（包括局限性硬皮病和系统性硬皮病）3 个疗程以上，可改善皮肤色泽、弹性及化验指标。

8. **阳和汤（《外科证治全生集》）加减**　生黄芪、太子参、伸筋草、路路通各 15g，桂枝、白芥子、桃仁、红花、川牛膝、穿山甲、制附子、肉桂、干姜各 10g，葛根 12g，皂角刺 10g。本方具有温阳散寒、软坚通络之效，可用于局限性硬皮病，证属阳虚寒凝血瘀型者。纳差，加砂仁、焦三仙各 15g；舌苔厚腻，加枳实 10g，厚朴 10g；无汗，加麻黄 10g；肺脾两虚，皮肤变硬干枯，伴面色萎黄，加党参、云苓、白术各 15g。服药方法：服用中药前先服用肥儿丸，成人体格强壮者服用 1 包，体质弱者半包。服药后会有腹泻数次。腹泻止住之后即可服用汤药。汤药用法：水煎 2 次，取汁 500ml 分两次早晚饭后服用，2 个月为 1 个疗程。服药期间嘱咐患者多食辛辣发汗之物，多活动。阳和汤加减方治疗局限性硬皮病 1～2 个疗程，总有效率 94.9%。

方义：方中附子、肉桂、干姜直入肾经，培补元阳，使阳气得充，寒凝之邪可化；白芥子、葛根、桂枝解表散寒，且葛根有解肌作用，使肌肤顽痹得解。桃仁、红花、伸筋草、路路通、川牛膝活血通络，使气血行，脉道通，毒邪去。穿山甲、皂角刺软坚散结。生黄芪、太子参补中益气，气行血行。全方熔温阳散寒、活血通络软坚于一炉，切合病机，故疗效可观。

9. **张志礼经验I方** 由黄芪、白术、茯苓、党参、山药、天冬、桂枝、白芥子、伸筋草、丹参、红花、夏枯草、僵蚕组成。本方具有健脾益肺、温经通络、活血软坚之效,可用于局限性硬皮病,辨证为肺脾气虚,症见皮肤斑块或条索状变硬,中心或呈象牙白色,表面蜡样光泽,萎缩变薄如羊皮纸样或成板状,伴四肢萎倦,舌淡苔薄或白,脉沉缓者。

10. **张志礼经验II方** 由黄芪、党参、白术、茯苓、制附子、肉桂、鹿角胶、白芥子、麻黄、熟地黄、丹参、赤芍、鸡血藤、僵蚕、木香组成。本方具有健脾益肾、温阳化水、活血软坚之效,可用于系统性硬皮病,辨证为脾肾阳虚,症见皮肤浮肿、硬化、萎缩,累及面积大,典型面容,指尖变硬,伴有内脏损害,畏寒怕冷、神疲乏力、四肢不温,关节疼痛或屈伸不利,大便溏泻,妇女月经涩滞或闭经,舌质淡、舌体胖边有齿痕,脉沉或紧或迟缓者。

(二)中成药应用

参赭助运合剂 有温阳益气、理气化痰、行瘀通络、软坚散结之效,可用于系统性硬化症食管病变由脾肾阳虚、中气虚馁,气滞、痰凝、瘀血交格阻滞所致者。每次 20ml,每日 3 次。参赭助运合剂治疗系统性硬化症食管病变 60 天,可明显改善食管病变证候,改善立卧位钡剂食管通过时间及卧位钡剂排空指数,明显提高患者生存质量,疗效优于使用西沙必利治疗。

(三)中药应用

1. **白芥子** 有温阳化滞、消痰散结之效,适用于硬皮病出现肢体麻木,关节肿痛,指端苍白,痰凝筋脉者。除湿热证外,各个证型均可应用。水煎服,3~6g;外用适量,研末调敷,或作发疱用。

2. **浙贝母** 有清热化痰、散结消痈之效,可用于硬皮病凡见肌肤硬肿属痰阻者,如有咳嗽、咳痰则更合适。注意适当伍用温阳通脉之品,以防性寒伤及阳气。水煎服,3~10g。

3. **鳖甲** 有滋阴潜阳、退热除蒸、软坚散结之效，适用于硬皮病硬化期，以及肾阴不足、阴虚内热者，需伍用活血理气之品。常与穿山甲配伍。鳖甲散结，穿山甲以其搜风剔络之性直透所结。水煎服，9～24g，宜先煎。本品经砂炒醋淬后，有效成分更容易煎出，还可去其腥气，易于粉碎，方便制剂。

4. **牡蛎** 有平肝潜阳、软坚散结、收敛固涩之效，适用于硬皮病肌肤变硬以及胃纳反酸、汗出过多者。水煎服，10～30g。宜打碎先煎，除收敛固涩煅用外，余皆生用。

5. **莪术** 有破血行气、散结止痛之效，适用于硬皮病痰瘀阻络证，症见皮肤变硬，色暗甚或萎缩者。水煎服，6～9g，醋制后可加强祛瘀止痛作用；外用适量。

6. **水蛭** 有破血、逐瘀、消癥之效，适用于硬皮病出现肢端变色疼痛，筋脉拘挛者。入煎剂，1.5～3g；研末服0.3～0.5g；或入丸、散；外用适量。

7. **全蝎** 有息风止痉、攻毒散毒、通络止痛之效。本品搜风剔络，散结之力大，可用于硬皮病筋脉拘挛、关节变形、肢体麻木、四肢不温等脉络瘀阻者。水煎服，2～5g；研末吞服，每次0.6～1g；外用适量。

8. **僵蚕** 本品味咸，能软坚散结，又兼可化痰，可单用为末，或与浙贝母、夏枯草、连翘等化痰散结药同用。可用于硬皮病各个时期，尤以皮肤硬肿期、硬化期表现为皮肤粗糙硬化、关节僵痛者更宜。水煎服，5～9g；研末吞服，每次1～1.5g。散风热宜生用，其他多制用。

◇ 小结 ◇

软坚散结法需结合多法同用。硬皮病病程较长，病情缠绵难愈，临证虚实互见，错综复杂，不可固持一法一方，往往两法或数法并用。运用软坚散结法时，需结合发病阶段与辨证，兼顾祛风除湿、温阳散寒、活血通络、化痰涤络、壮阳益肾、益气养血、健脾益肺等法，用复杂之法治复杂之证，力求法活机圆，药效中肯，方得益彰。

重视软坚散结方药外用。无论局限性硬皮病还是系统性硬皮病，其显著的症状是皮肤表现。通过中药外用改善患者的皮肤肿胀、硬化、萎缩以及关节疼痛、挛缩畸形等症状，是一种直接高效的方法。在辨证用药的基础上，皮肤硬化及色素沉着者，可加用温经活血、通络软坚之品，如血竭、三七、蟑螂虫、苏木、土鳖虫、红花、丹参、牡蛎、黄药子、海藻、昆布等。透皮药物可选用醋，又称苦酒，能与中药中的生物碱结合成盐类，更易水溶渗透，其味酸，有软坚散结之功效，可以用来治疗皮肤硬化症状。外治方法可选用外敷、离子导入及药浴三种，对于局限性硬皮病，特别是皮肤症状局限且集中者，可选用外敷和离子导入法，而药浴方法对局限型及系统型均可应用。

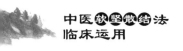

第八章　以增生、结节、囊肿、腺瘤、息肉为主要表现的疾病

第一节　甲状腺结节

甲状腺结节是内分泌系统的多发病和常见病，属于中医学"瘿病""瘿瘤"的范畴。中医学在治疗本病，尤其是无伴发症状的甲状腺结节方面具有独特优势。甲状腺结节多因机体脏腑功能失调，气滞、痰凝、血瘀壅结颈前而发病，以颈前下方肿大为特征。治疗以软坚散结法为主要治疗原则，对于减缓结节生长速度、缩小结节有切中肯綮的作用。

一、软坚散结法适用证型

1. **气滞痰凝型**　颈部可触及结节，质地柔软，时有喉间梗阻感，情志抑郁，善太息，常伴有颌下淋巴结肿大，胁肋疼痛时作，头晕目眩，乳房胀痛，舌质暗红，苔黄腻，脉弦或滑。本型多见于甲状腺结节早期，自觉颈部肿胀，颈肿多随情绪变化而变化明显，结节常小于1cm，数目较少，比较单一。治宜疏肝理气，化痰散结。

2. **痰瘀互结型**　颈部可触及结节，质地坚韧，颈部时有作胀，胸闷痰多，伴颈部憋闷、刺痛时作，妇女痛经、经色暗红有血块，舌质暗紫或舌边有瘀斑，脉涩或细。本证多见于甲状腺结节中期。治宜破瘀化痰，软坚散结。

3. **痰热互结型**　颈前区域正中位置附近有单发或多发结节类包块，表面光滑，无凸起凹陷，质地触碰柔软，触压无疼痛，可伴随生理性的吞咽动作而上下移动，常伴有身热面赤，口欲饮水，口干燥，意烦，寐差或不痱。治宜清热化痰，软坚散结。

二、软坚散结法临床用药

（一）方剂应用

1. **海藻玉壶汤（《外科正宗》）**　连翘、川芎各 10g，浙贝母、海藻、莪术、昆布、玄参、青皮各 15g，牡蛎 25g，当归、姜半夏各 10g，陈皮 5g。本方具有化痰软坚、理气散结、滋阴泻火之效，可用于痰结血瘀型结节性甲状腺肿。连续治疗 1 个月为 1 个疗程，前 3 个疗程，水煎服，每日 2 次；后 3 个疗程，做成水蜜丸，温水送服，每日 2 次。海藻玉壶汤治疗结节性甲状腺肿 6 个疗程，可使甲状腺结节直径及横截面积明显缩小，且治疗前后甲状腺激素指标 [游离三碘甲腺原氨酸（FT3）、游离甲状腺素（FT4）、促甲状腺激素（TSH）] 无明显变化。

方义：海藻玉壶汤方中海藻、昆布化痰软坚、消瘿散结；青皮、陈皮、半夏、浙贝母、连翘理气化痰散结；当归、川芎养血活血；因结节生成多有一定时间，颈前肿块质地较硬，故加牡蛎软坚散结，加莪术破血行气，加强活血功效，加玄参加强泻火解毒、软坚散结之效。海藻玉壶汤需长期用药，在疗程后期可将其制成水蜜丸方便携带及服用，增强患者依从性。

2. **消瘰丸 II 号方（江苏省中医院院内制剂）**　由玄参、煅牡蛎、浙贝母、夏枯草组成。本方具有清热化痰、软坚散结之效，可用于甲状腺结节，证属痰热互结者。每次 6g，每日 2 次，以 1 个月为治疗周期。消瘰丸 II 号方治疗良性甲状腺结节 3 个月，可改善甲状腺结节最大直径、临床疗效以及中医症状积分。

方义：该方是依据程钟龄在《医学心悟》中的消瘰丸（玄参、煅牡蛎、浙贝母）加入夏枯草组方而成，共奏清热化痰、软坚散结之功效，用于治疗瘿瘤瘰疬、赤肿疼痛、痰核等。其中玄参、浙贝母、夏枯草合而为用，清疏肝经之热，化痰软坚、消肿散结。

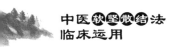
3. 四海舒郁丸（《疡医大全》）加减 青木香 15g，陈皮、海蛤粉各 9g，海带、海藻、昆布、海螵蛸各 15g，黄药子 3g，柴胡 9g，香附 6g，夏枯草 15g，鳖甲 18g 等。本方具有行气化痰、软坚消瘿之效，可用于痰、气、瘀互结所致的甲状腺结节。每日 1 剂，早晚分两次口服，疗程为 3 个月。

方义：四海舒郁丸方中青木香、陈皮理气化痰；海蛤粉、海带、海藻、昆布清热化痰，软坚散结；海螵蛸破血消瘿；黄药子凉血降火，消瘿解毒，能治瘿瘤结气，在愈后继服，可以根除气瘿；柴胡、香附可疏肝解郁，加强理气之力；夏枯草散瘿结气；鳖甲滋阴潜阳，软坚散结。诸药合用，共奏行气化痰、软坚消瘿之效。

4. 软坚汤（施今墨经验方） 瓦楞子（醋煅）30g，海浮石（醋煅）12g，杭白芍（醋炒）30g，柴胡（醋炒）9g，陈皮 9g，枳壳 9g，桔梗 6g，香附 9g。本方具有化痰软坚、疏肝理气之效。可用于治疗甲状腺、乳腺、肝脏部位肿物结节。治疗甲状腺结节，可加用桃仁、红花、川芎；治疗乳腺结节时，可加用夏枯草、瓜蒌、蒲公英；治疗肝脏肿瘤，可加用鳖甲、穿山甲、预知子。有医者以软坚汤治疗甲状腺结节 1 例，治疗 3 个月后甲状腺结节由 25mm×20mm 缩小至 10mm×16mm。

方义：方中瓦楞子、海浮石为施今墨经典药对，同为软坚消顽痰要药，两药同用，具有软坚散结、消积化癥之功；白芍酸敛，柔肝缓急，配合柴胡辛散，疏肝解郁，两者相伍，可助散结，同时亦有行气止痛之功。陈皮、枳壳、桔梗亦为组药，桔梗性升，枳壳性降，陈皮理气，一升一降一理，相互配合，调理脾胃气机升降，斡旋中州，加香附理气宽中，功效更著。柴胡更有引经作用，使药效直达肝经。全方配伍，对肝经循行部位的肿块、癥瘕均有奇效。

5. 夏菇消瘿散（山西省中西医结合医院内分泌科方） 柴胡 15g，当归 15g，白芍 15g，炒白术 15g，茯苓 15g，夏枯草 10g，山慈菇 8g，生牡蛎 30g，鬼箭羽 10g，黄芩 10g，甘草 6g。本方具有疏肝理气、健脾益气、软坚散结、活血化瘀的作用，可用于肝郁脾虚、痰瘀互结型良性甲状腺结节。煎至 150ml 一袋，早、晚各服 1 袋，4 周为 1 个疗程。夏菇消瘿散治疗良性单纯性甲状腺结节 8 周，可使甲状腺体积及结节最大直径明显缩小。

方义：夏菇消瘿散是在逍遥散基础上，加夏枯草、山慈菇、生牡蛎、鬼箭羽组成。方中夏枯草软坚散结，清肝经热，以治其本，为君药。柴胡、黄芩归肝、胆经，疏肝理气；当归、白芍、炒白术、茯苓，益肝健脾，补血活血，以诸上药，共为臣药。山慈菇、生牡蛎、鬼箭羽化痰散结、活血化瘀，以上诸药，共为佐药。甘草补脾益气，调和诸药，为使药。各药合用，疏中有补，补而不腻，相反相成，集疏肝健脾、补血活血、软坚散结，标本兼治，切合病机，故临床疗效显著。

6. 消瘿贴（胡筱娟经验方） 由三棱、浙贝母、夏枯草、昆布、青皮、枳实、红花、川芎组成。本方具有消瘿散结、活血解毒之功，可用于气滞血瘀痰结型良性甲状腺结节。每日 1 贴，每次贴 6～8 小时。消瘿贴外敷联合左甲状腺素片治疗良性甲状腺结节 12 周，可使甲状腺结节最大直径缩小，总有效率为 76.67%，疗效优于单用左甲状腺素片。

方义：本方三棱活血化瘀散结，《施今墨对药临床经验集》中云："三棱……入肝脾血分，为血中气药，长于破血中之气，以破血通经"。夏枯草化痰散结，《景岳全书》谓夏枯草"善解肝气，养肝血，故能散结开郁，大治瘰疬、鼠瘘、乳痈瘿气，并治头疮目疾"。昆布、浙贝母化痰软坚，《本草经疏》谓昆布"主十二种水肿，瘿瘤聚结气，瘘疮"。《医学心语》中浙贝母与昆布、海藻相配伍，用来治疗瘿瘤。青皮、枳实理气化痰，《医学启源》载其散滞气，破坚癥，去下焦诸湿，左胁有积气。红花、川芎活血化瘀。全方共奏消瘿散结、活血解毒之功。

7. 滋阴散结方（林兰经验方） 生地黄 10g，麦冬 10g，连翘 12g，山慈菇 15g，玄参 12g，柴胡 10g，枳实 10g，白芍 10g，甘草 6g，土贝母 10g，海藻 10g，昆布 10g，半夏 9g，生牡蛎 30g，牡丹皮 10g。本方具有滋阴清热、理气化痰、逐瘀散结之效，可用于甲状腺结节阴虚证者。阴虚风动者，加钩藤、白僵蚕；阴精亏虚者，可加龟甲、鳖甲。

8. 温阳散结方（林兰经验方） 淫羊藿 10g，仙茅 10g，白附子 10g，白芥子 10g，柴胡 10g，枳实 10g，白芍 10g，夏枯草 10g，海藻 10g，昆布 10g，半夏 9g，乌药 10g，水蛭 6g。本方具有温补脾肾、理气活血、化痰散结之效，可用于甲状腺结节脾肾阳虚型者。脾虚明显者，加四君子汤（党参、白术、茯苓、黄芪）；血虚者，加当归补血汤（黄芪、当归）；阳虚更甚者，加炮附子、肉桂。

9. 小柴胡汤（《伤寒论》）合消瘰丸（《医学心悟》）加减　柴胡 10g，黄芩 15g，半夏 20g，玄参 20g，天花粉 20g，生牡蛎 30g，浙贝母 10g，夏枯草 40g，青皮 15g，白芥子 10g，昆布 15g，海藻 15g，郁金 10g，鸡血藤 30g，僵蚕 10g。本方具有化痰通络、软坚散结之功，可用于治疗甲状腺囊肿。医者以小柴胡汤合消瘰丸加减治疗右侧甲状腺囊肿 1 例，治疗前 B 超检查示甲状腺囊肿大小为 4.6cm×4.8cm，辨证加减服药 33 剂后，B 超复查显示甲状腺未见异常。

方义：甲状腺囊肿包块位于颈部皮里膜外之间，即中医所谓半表半里处，故用小柴胡汤加白芥子引药，达皮里膜外半表半里处。消瘰丸系中医名家许履和常用化痰软坚散结名方，黄仰模教授治疗甲状腺肿块也用之作为基础方加味，昆布、海藻增强软坚之功，青皮、鸡血藤、郁金、僵蚕理气活血、通络散结。诸药配合，共奏化痰通络软坚散结之功，可取得意想不到的临床效果，与传统疏肝解郁理气化痰的辨证思路不同，验之临床效果明显。

10. 散结消瘿汤（许进林经验方）　连翘 20g，夏枯草 15g，生牡蛎 30g，海藻 15g，半夏 10g，贝母 15g，熟地黄 15g，桃仁 10g，红花 10g。本方具有活血化痰、软坚散结、滋补肝肾之效，可用于肝肾亏虚、痰瘀互结所致的甲状腺囊肿。心慌气短者，加太子参 15g，麦冬 10g，五味子 9g；痰多胸闷者，加柴胡 10g，青皮 10g，海浮石 15g；颈部疼痛，烦躁，加黄芩 10g，僵蚕 10g；病史较久，肿块质较硬者，加三棱 10g，莪术 10g，瓦楞子 20g。治疗期间加服小金片 3 片，每日 2 次；知柏地黄丸 9g，每日 2 次。30 天为 1 个疗程。散结消瘿汤治疗甲状腺囊肿 78 例，治疗 1～2 个疗程后，治愈 38 例，有效 29 例，无效 11 例。

方义：方中连翘、夏枯草、贝母、半夏清热化痰散结；桃仁、熟地黄补肝肾、调冲任。诸药合用具有活血化痰、软坚散结的作用。小金片破瘀通络、消肿散结，可加强疗效；知柏地黄丸补肝肾、降虚火以治其本。此外，治疗本病应坚持服药，不可半途而废，方可取到良好的疗效。对于病史较久，肿块质硬，已坚持治疗 2 个疗程仍无明显效果者，当建议患者以外科手术治疗为好。

11. 理气清热软坚散结方（曹牛经验方） 柴胡 10 ~ 12g，白芍 10 ~ 15g，全瓜蒌 25 ~ 30g，浙贝母 10 ~ 15g，玄参 15 ~ 30g，黄芩 10 ~ 15g，昆布 20 ~ 25g，海藻 20 ~ 25g，夏枯草 15 ~ 20g，牡蛎 15 ~ 20g，王不留行 15 ~ 20g；木鳖子（去壳）1 ~ 2 个，甘草 6 ~ 8g。本方具有理气开郁、清热化痰、软坚散结之功，可用于肝郁气滞、痰瘀热结型甲状腺囊肿。若伴胸闷、颈部憋胀，加青皮、香附；兼见心烦、易怒、手足心潮热者，加生地黄、牡丹皮；苦咽干或痛者，加连翘、射干、马勃；囊肿较硬，压之有痛感者，酌加三棱、莪术、赤芍；服药后胃中不适，加山楂、陈皮。每日 1 剂，水煎，食后 1 小时温服。忌食辛辣刺激性饮食。理气清热软坚散结方治疗甲状腺囊肿 33 例，痊愈 26 例，好转 6 例，无效 1 例。

方义：方中柴胡、白芍疏肝理气开郁；全瓜蒌、浙贝母、黄芩清热化痰开胸膈之郁，佐用玄参清热凉血，泻痰火；昆布、海藻、夏枯草、王不留行软坚散结，活血行瘀；木鳖子消肿散结，逐瘀止痛；甘草调和诸药，且与海藻屡次同用未见不良反应。木鳖子适量内服无不良反应。全方共成去瘀消痰，软坚散结之功。

（二）中成药应用

1. 鳖甲煎丸 具有活血化瘀、软坚散结的作用，可用于由气、痰、瘀所致的甲状腺结节。

2. 内消瘰疬丸 / 片 有疏肝行气、清热解毒、化痰软坚散结之功，可用于气郁痰阻、痰凝血瘀型良性甲状腺结节及甲状腺囊肿。内消瘰疬丸联合左甲状腺素钠片治疗良性甲状腺结节 12 周，可缩小甲状腺结节；内消瘰疬片联合甲状腺素片治疗甲状腺囊肿 9 个月可缩小囊肿，总有效率达 94.44%。疗效优于单用甲状腺素片。

3. 夏枯草胶囊 / 片 有清热泻火、软坚散结之功效，可用于气郁痰

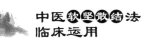

阻、火热内蕴型甲状腺结节及甲状腺囊肿。夏枯草胶囊联合左甲状腺素钠片治疗甲状腺结节 4 周，可缩小甲状腺结节，降低微血管密度、血流阻力指数（RI）及搏动指数（PI），有效率达 92.3%。

（三）中药应用

1. **夏枯草**　有清热泻火、散结消肿、清肝明目的功效，可用于甲状腺结节有热郁者。

2. **玄参**　有滋阴解毒、软坚散结的作用，可用于甲状腺结节阴虚有热者。

3. **玄明粉**　有软坚、泻下、消肿脱水之效。取玄明粉辅以湿化药物，局部热敷，可促进药力内渗，透过皮肤屏障，改善囊壁局部微循环，高渗脱水。用法：根据囊肿大小，取适量玄明粉装入纱布袋，约成 1cm 厚度。于晚间睡眠前敷于患处，以清水喷洒湿润纱布袋表面，上盖同样尺寸塑料薄膜，用胶布固定于皮肤，并加以热敷，留置过夜，晨起去药。每日 1 次，7 日为 1 个疗程，最多 3 个疗程。玄明粉外敷治疗甲状腺囊肿 1～3 个疗程后可缩小囊肿，总有效率为 83.33%。

4. **鬼箭羽、猫爪草**　鬼箭羽有破血通瘀、解毒消肿之功；猫爪草化痰散结、解毒消肿之效。二者合用，皆入肝经，既能活血化痰，又能解毒消肿，用于痰热瘀结型结节。

5. **王不留行、急性子**　王不留行可活血通经、下乳消痈、利尿通淋；急性子能破血、消积、软坚。二者配伍，皆入肝经血分，增强活血化瘀作用，而且都性急善下行，使浊瘀之邪有去路，适用于瘀血偏甚者。

6. **山慈菇、白芥子**　山慈菇能清热解毒、化痰散结消痈；白芥子能温肺化痰、利气、散结消肿。前者辛凉，为"消痰之圣药"，且能清热解毒，后者辛温，善散"皮里膜外"之痰，且能利气消肿。两者合用，适用于痰浊偏甚者。

7. **浙贝母、连翘**　浙贝母善开郁结，可清热化痰、散结消肿，还有镇痛作用；连翘可清热解毒、消肿散结、疏散风热。二者配伍，既能化痰散结消肿，又能清热解毒，适用于痰热型结节。

◇ 小结 ◇

软坚散结法的使用可贯穿甲状腺结节治疗的始末。治疗碘缺乏所致甲状腺结节可用海藻、昆布、海蛤壳、海浮石等化痰散结软坚之品。养阴软坚散结，用玄参、鳖甲、牡蛎、天冬等；清热软坚散结，用连翘、夏枯草等；化瘀散结软坚，用蜣螂虫、土鳖虫等；理气散结软坚，用青皮、枳实等。

守法守方，徐徐以图之。甲状腺结节发病较缓慢，中医药治疗需要较长的疗程。治疗时应谨守病机，守法守方，辨证施治，不宜操之过急。其治疗周期短则 3~6 个月，长则需要数年。此外，海藻玉壶汤、消瘰丸等作为治疗本病的经典名方沿用至今，大部分患者因没有明显的全身症状，可选用有关中成药治疗。

中西医取长合治，不宜固执一法。软坚散结法对于抑制甲状腺结节的增长和缓解颈部不适症状有明显帮助，适用于甲状腺结节术后复发和结节较小的患者。若颈部出现明显压迫症状或结节超过 4cm 大小时，应考虑手术治疗。

第二节　甲状腺腺瘤

甲状腺腺瘤是起源于甲状腺滤泡组织的良性赘生物，其特征为颈前肿物，多为孤立性结节，结节呈圆形或椭圆形，表面光滑，质地较周围正常组织略为坚韧，无压痛，边界清楚，与皮肤无粘连，可随吞咽上下移动。甲状腺腺瘤归属中医"肉瘿"范畴，其基本病机乃气郁湿痰内生，留注结喉，气血壅滞，聚为有形而发病。软坚散结法通过软散有形肿块，疏通气血壅滞，有助于腺瘤的消退，在其治疗中有独特的优势。

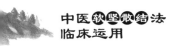

一、软坚散结法适用证型

1. 气郁痰凝型 症见颈部肿块，质地坚韧，表面光滑，局部胀闷不适，情志偶有不舒，兼之平素多痰，肿块能随吞咽而动，舌淡红，苔薄白，脉弦滑。治宜疏肝行气，化痰散结。

2. 痰瘀互结型 症见颈前肿块，质地坚韧，表面光滑，舌淡暗，边有齿痕，脉弦滑。治宜理气化痰，活血消瘿。

3. 气滞血瘀型 发病日久，肿块中等硬度，情志不畅，舌边有瘀点，脉弦涩。治宜疏肝行气，活血散结。

4. 气滞血瘀痰凝型 症见颈前肿块韧实，单发或多发，随吞咽上下移动，伴性情急躁，胸闷不适，舌淡红苔薄腻，脉弦滑。治宜理气活血，化痰软坚。

5. 痰火内蕴型 症见颈前肿块，每因劳累或生气后始觉喉部不适，触之有块，肿块增大可引起呼吸困难，甚则声音嘶哑，伴有情绪急躁、胸闷多汗、心悸、脉数，女性可有月经不调、手部震颤等，少数患者可见体重减轻、面容消瘦等甲状腺功能亢进等征象。治宜化痰散结，解毒软坚。

二、软坚散结法临床用药

（一）方剂应用

1. 海藻玉壶汤（《外科正宗》） 海藻 30g，昆布 10g，海带 10g，制半夏 10g，陈皮 12g，青皮 10g，贝母 10g，当归 12g，川芎 10g，独活 10g，连翘 10g，甘草 6g。本方具有祛湿化痰、软坚散结之效，可用于痰湿结聚所致的甲状腺腺瘤。胸闷不适者，加香附 15g，郁金 12g；潮热盗汗者，加龟甲 10g，鳖甲 10g；纳差者，加茯苓 10g，白术 10g；气滞明显者，加逍遥散；血瘀明显者，加桃红四物汤。每日 1 剂，以 4 周为 1 个疗程。海藻玉壶汤联合左旋甲状腺素钠片治疗甲状腺腺瘤 3 个疗程，可缩小肿块体积，改善临床症状及甲状腺激素（FT3、FT4、TSH）水平，降低不良反应（头痛、失眠、心悸）发生率，疗效优于单用左旋甲状腺素钠片。

方义：海藻玉壶汤是治疗肉瘤的传统方剂。方中海藻、昆布、海带具有化痰消肿，软坚散结之功效；制半夏、贝母化痰散结；陈皮、青皮理气健脾，行气化痰；当归、川芎养血活血；连翘解毒消肿；独活祛湿化痰，引药上行；甘草调和诸药，缓和药性。诸药共用，具有化痰消肿、软坚散结、行气活血、解毒消肿之功效。

2. 五海丸合化核丸（天津中医药大学第一附属医院院内制剂） 五海丸由海藻、昆布、海蛤壳、海带、郁金、桔梗、三棱、细辛、木香、海螵蛸等药按一定比例配方组成，共研细末制成水丸装袋，每袋重 9g。化核丸由蜈蚣、土贝母、土鳖虫、黄连、炙山甲、全蝎、僵蚕、地龙、五灵脂、三棱、莪术等药按一定比例配方组成，共研细末制成水丸装袋，每袋重 3g。二方合用，有消痰化瘀、软坚散结之功效，可用于治疗痰瘀互结所致的甲状腺腺瘤。每次各服 1 袋，每天 2 次，白开水送服，每 30 天为 1 个疗程。服药期间禁忌气恼，郁怒及辛辣刺激，油腻之品。五海丸合化核丸治疗甲状腺腺瘤 3 个疗程，可缩小甲状腺瘤体，有效率为 92.11%。

方义：五海丸方中以海藻、昆布、海蛤壳、海带、海螵蛸擅长消瘿瘤，化痰软坚散结为主药。合以三棱、郁金祛经络之瘀，香附、木香疏肝理气，桔梗引诸药上行达病所。化核丸中以土鳖虫、穿山甲、五灵脂、三棱、莪术破血祛瘀之品为主，合以土贝母、僵蚕化痰散结，蜈蚣、全蝎、地龙通络散结。五海丸、化核丸联合使用，可加强消痰化瘀、消瘿散瘤之功效。

3. 消瘿散结胶囊（济南市中医医院院内制剂） 由柴胡、香附、猫爪草、浙贝母、守宫、炙鳖甲、山慈菇、夏枯草、王不留行、重楼、昆布、海藻、半枝莲组成。本方具有理气解郁、化痰软坚、祛瘀散结的功效，可用于肝郁痰结型甲状腺腺瘤。每次 8 粒，每天 3 次，8 周为 1 个疗程。消瘿散结胶囊治疗甲状腺腺瘤 2 个疗程可缩小瘤体，改善甲状腺功能 [总三碘甲状腺原氨酸（TT3）、总甲状腺素（TT4）、TSH] 情况。

方义：方中柴胡、香附、夏枯草理气疏肝解郁；浙贝母、炙鳖甲软坚破瘀，化痰散结；海藻、昆布咸寒，软坚散结；猫爪草、守宫、山慈菇、

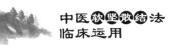

重楼、半枝莲清热解毒散结。山慈菇为治疗甲状腺腺瘤不可缺少之良药，方中加入山慈菇后疗效显著增强。陈藏器在《本草拾遗》中记载，山慈菇"散坚消结，化痰解毒，其力颇峻"。诸药合用，药峻力专，直达病所，能增加病变局部的血流，更好地发挥抗肿瘤能力，共奏理气解郁、化痰软坚、祛瘀解毒散结之效。

4. 消瘿汤（姜兆俊经验方） 海藻 15～30g，昆布 15～30g，生牡蛎 30g，夏枯草 15g，赤芍 15g，黄药子 9g，川芎 10g，三棱 10g，莪术 10g，香附 10g，白术 10g，清半夏 10g，山慈菇 6g，浙贝母 10g。本方具有理气活血、化痰软坚之效，可用于气滞血瘀痰凝所致的甲状腺腺瘤。急躁易怒，加栀子 6g，郁金 10g；憋气，加紫苏子 10g；咽干，加玄参 10g；肿块因出血而突然增大而胀痛，加三七粉 3g；肿块较硬，加山甲珠 10g；有肝病者，减黄药子；肝郁脾虚者，白术改 20g，加太子参 15g，枳壳 10g，郁金 10g，砂仁 6g，玫瑰花 10g。

方义：方中海藻、昆布、生牡蛎、夏枯草、黄药子、山慈菇、浙贝母化痰软坚，散结消瘿，且海藻、昆布含有碘化合物，可促进病理产物和渗出物吸收。川芎、赤芍、三棱、莪术、香附理气开郁，活血化瘀。白术健脾，使脾司健运，以绝生痰之源。半夏燥湿祛痰。诸药合用，共奏理气活血、化痰软坚之功。黄药子对缺碘性甲状腺腺瘤效果好，用量 4.5～9g 为宜，如用量偏大、服药时间较长，可对肝脏造成损害。

5. 消瘿汤（王绪鳌经验方） 海藻、昆布、象贝母、天葵子、预知子各 10g，海浮石、玄参各 12g，当归、川芎、乌药各 6g。本方具有化痰理气、活血化瘀、软坚散结之功效，可用于治疗气郁痰凝血瘀所致的甲状腺腺瘤。若见咽干口燥，舌红少苔，脉细等阴虚征象者，酌加北沙参、生地黄、石斛等；情志抑郁，心烦易怒，胸胁胀满者，加柴胡、郁金、合欢皮、玫瑰花等；肝郁化火者，加牡丹皮、栀子；腺瘤囊内出血伴感染者，局部压痛明显，加金银花、连翘、忍冬藤、仙鹤草之类清热解毒、凉血止血之品；病程日久，肿块质硬者，加炮山甲、皂角刺、丹参等以加重活血化瘀之力。

方义：方中海藻、昆布、天葵子、象贝母、海浮石皆为化痰软坚之品，为治疗瘿瘤之要药；玄参滋阴降火解毒；当归养血活血；川芎为血中气药，又可引诸药上行；预知子、乌药疏肝理气。辨证时应根据肿块的软硬及病程的长短、舌苔脉象的变化，来区分痰瘀的侧重。肿块小、质软，病程短，舌淡苔白腻，脉滑细，则痰多瘀少，治以理气化痰散结为主；质硬，病程长，舌红有瘀斑或见舌下青紫，脉弦涩，则为痰瘀互结，治以行气化痰消瘀为主。

6. 消瘿散结汤（刘维雍经验方） 穿山甲珠 6～10g，酥鳖甲 15～20g，柴胡 10～15g，三棱 6～10g，郁金 10～15g，半夏 6～10g，浙贝母 10～15g，桃仁 10～15g，皂角刺 10～15g，陈皮 6～10g，赤芍 10～15g，荔枝核 10～20g，瓜蒌 15～30g。本方具有理气活血、软坚散结、培补正气之效，可用于治疗痰火内蕴所致的甲状腺腺瘤。气滞明显者，加木香、香附；热象较甚者，加金银花、连翘；心悸易汗者，加茯神、酸枣仁；手部震颤者，加钩藤、珍珠母；能食善饥者，加石膏、知母；便秘口干者，加大黄、枳实；四肢不温，便溏，舌淡者，加鹿角胶、白芥子。

7. 甲瘤煎（林起铨经验方） 生黄芪 12g，潞党参 12g，生白术 12g，云茯苓 15g，天冬 12g，天花粉 12g，紫草根 10g，荆三棱 10g，海浮石 12g，海藻 12g，明乳香 6g，明没药 6g。本方具有益气健脾、软坚散结化痰之效，可用于气血瘀滞、痰湿凝结而成的甲状腺腺瘤。

方义： 甲瘤煎中黄芪、党参、白术、茯苓、鸡内金具益气健脾之功；三棱、乳香、没药、海藻、海浮石具软坚散结化痰之力；佐以天花粉、天冬、紫草养阴清热之品，对于消散瘤体有一定疗效。

8. 散结消瘤汤（解放军第一五九中心医院方）加减 海藻、柴胡、浙贝母各 12g，白芍、夏枯草各 15g，炙甘草 6g，枳壳、炒穿山甲各 10g。本方具有疏肝软坚散结之效，可用于痰气互结所致的甲状腺腺瘤。对于易出汗及心悸者，可加龙骨 9g，五味子 10g；对于肿块色泽暗淡者，可加以丹参 15g，赤芍 10g；对于呼吸障碍者，可加以紫苏梗 9g，旋覆花 10g。每日 1 剂，水煎 300ml，分早晚服用。散结消瘤汤加减联合左旋甲状腺素钠片治疗甲状腺腺瘤半年，可改善甲状腺激素（TT3、TT4、TSH）水平，总有效率为 92.86%，疗效优于单用左旋甲状腺素钠片。

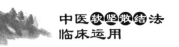

方义：方中海藻、穿山甲具有疏肝散结之功效，柴胡、白芍、枳壳、甘草具有行气解郁、滋阴养血之功效；浙贝母、夏枯草具有清热祛痰之功效。上述药物综合应用，不但可以增强机体免疫功能，发挥抗菌、抗炎之功效，还能阻断促甲状腺激素的释放，从而改善患者的临床症状，提高临床效果。

9. **黄药脂海藻汤（沈玉明经验方）** 酒炒黄药脂15g，海藻12g，昆布10g，浙贝母10g，夏枯草10g，煅牡蛎、海浮石各30g，青皮6g，陈皮6g。本方具有化痰散结、解毒软坚之效，可用于痰火内蕴所致的甲状腺腺瘤。口干、舌红无苔者，加玄参、生地黄；胸闷胁胀，加郁金、香附；手足震颤，加钩藤、珍珠母；脾虚便溏乏力，加白术、怀山药、白扁豆；大便干燥，加玄明粉；痰多，加姜半夏、茯苓。每日1剂，水煎服。黄药脂海藻汤治疗甲状腺腺瘤15天至3个月，可明显缩小腺瘤，改善症状。

10. **消瘤汤（上海群力草药店方）** 蛇六谷、牡蛎、蒲公英各30g，夏枯草、海藻、猫爪草、白术、黄芪、茯苓、白芍、丹参各15g，浙贝母12g，灵芝9g。本方具有清热解毒、软坚散结、化痰消瘿之效，可用于热毒火邪内蕴、气滞血瘀、痰凝聚结于经络所致的甲状腺腺瘤。有医者以消瘤汤治疗单侧甲状腺腺瘤1例，治疗前B超检查腺瘤大小为1.27cm×2.36cm，质硬，患者服药21剂后，颈部压痛感减轻，腺瘤明显缩小，喉部不适感也消失。3个月后复查B超显示甲状腺腺瘤消失。

方义：方中蛇六谷、夏枯草、猫爪草、蒲公英清热解毒，消肿散结；海藻、牡蛎、浙贝母软坚散结，化痰消瘿；丹参活血祛瘀，通利脉络；白术、黄芪、茯苓、白芍、灵芝，益气养血，以扶正气。诸药配伍攻补兼顾，可使瘿消结散。

11. **四海青贝汤（张长寿经验方）** 海藻15g，昆布15g，海浮石30g，牡蛎30g，青皮9g，浙贝母12g，姜半夏9g，王不留行12g，甘草6g，三棱9g，莪术9g，皂角刺30g，天葵子9g。全方具有活血化瘀、理气化痰、软坚散结之效，可用于治疗气滞痰凝血瘀所致的甲状腺腺瘤。胸闷不适，加香附、郁金、佛手；心悸易汗，失眠，脉数，加茯神、酸枣仁、生地黄、丹参、麦冬；手足震颤，加天麻、钩藤、石决明、白芍；多食善饥，加生石膏、知母、石斛、玉竹；苔腻便溏，加焦白术、炒薏苡仁、炒扁豆；肿块突然增大伴疼痛者，投黄芩、黄连、连翘、野菊花、紫花地丁、蒲公英，去姜半夏、三棱、莪术；肿块坚硬，脉涩舌紫者，增赤芍、红花、桃仁；肿块有恶变倾向者，再增入山海螺、重楼、毛慈菇、夏枯草等。每日1剂，以2个月为1个疗程。四海青贝汤治疗甲状腺腺瘤1个疗程，可使颈部肿块缩小，症状减轻。

方义：四海青贝汤由《疡医大全》的四海舒郁丸和《金鉴外科》的海藻玉壶汤加减而成。方中海藻、海浮石、昆布、牡蛎化痰软坚；三棱、莪术、王不留行、皂角刺活血化瘀、消肿散结；青皮、浙贝母、姜半夏、天葵子理气化痰、开郁解结；甘草调和诸药。全方具有活血化瘀、理气化痰、软坚散结之功。

12. 消瘿膏（赵可君经验方） 夏枯草、三棱、莪术各30g，牡蛎、半夏各20g，海藻、昆布各40g，白芷、黄芩各15g，穿山甲10g。本方具有理气祛瘀、化痰软坚之效，可用于治疗气滞痰凝血瘀所致的甲状腺腺瘤。用法：把以上药物加入植物油中煎至药物为炭后过滤，去掉药渣，重新加热药油，然后再加入樟丹匀成膏。外敷患处，每4天敷1次，30天为1个疗程。消瘿膏外敷治疗甲状腺腺瘤1～2个疗程，可缩小甲状腺部位肿块，总有效率达80.8%。

方义：方中夏枯草、牡蛎、海藻、昆布软坚散结；白芷、黄芩清热燥湿；三棱、莪术、穿山甲活血行瘀通络；半夏化痰降气、开结散郁。诸药配伍，共收理气化瘀、燥湿化痰散结之效。内治之药外治，其理与内治之理相同。

13. 四海舒郁丸内服联合紫金膏加海碘雄姜散外敷 ①内服四海舒郁丸（《疡医大全》）：由青木香、陈皮、海蛤粉、海带、海藻、昆布、海螵蛸组成，服用丸剂或辨证内服汤剂。每日1剂，分2次口服。②外敷紫金膏加海碘雄姜散（潘炳璋祖传秘方）：紫金膏由松香、蓖麻仁、香柏油、广丹、大黄、牡蛎、青黛等组成并制成膏药。雄姜散由1%三碘甲烷加干姜、雄黄按5：1的比例组成。每周1次，30天为1个疗程。内外合治，有疏肝解郁、化痰软坚之效，可用于肝郁痰凝所致的甲状腺腺瘤。

方义：四海舒郁丸方中青木香、陈皮理气化痰；海蛤粉、海带、海藻、昆布清热化痰、软坚散结；海螵蛸破血消瘿。合用共奏行气化痰、软坚消瘿之效。膏药是中医外治法中直接作用于机体病变部位的一种治疗方法，具有活血化瘀、软化角质、软坚消肿的作用。紫金膏加海碘雄姜散外贴患处，使碘化物进入组织及血液，能促进病态的组织崩溃和溶解，达到治疗瘿病的目的，其疗程短、疗效高。

（二）中药应用

1. **海藻**　有软坚消痰散结之功，治瘿瘤常配昆布、贝母等同用，如海藻玉壶汤。服用方法上多为煎服，常用量为 10～15g。使用注意：海藻含有丰富的碘，对甲状腺激素的合成和释放起着重要的调节作用，对于具有自主功能的甲状腺瘤、甲状腺结节，大量摄碘会合成过多的甲状腺素，从而引发甲亢。

2. **海藻、甘草**　以海藻伍甘草治疗甲状腺腺瘤可加强化痰软坚散结之功，是取其"相反相激，激之以溃其坚"之理。用量上，一般体质患者，淡海藻用 15g，甘草仅用 3g 即可，体强者可加到 6g。因海藻、昆布味咸而难以下咽，故临床上使用淡海藻、淡昆布使患者易服而效不减。

3. **昆布**　功能消痰软坚，利水消肿。其用同海藻，常与海藻相须为用。多煎服使用，常用量为 6～12g。使用注意与海藻相似。

4. **黄药子**　能消痰软坚，散结消瘿，是治疗瘿瘤的要药。黄药子主要作用于颈部，甲状腺瘤、甲状腺囊肿、甲状腺癌等常伴有颈部胀感不适、疼痛、感觉异常类症状者均可用之。黄药子中也含有丰富的碘，对因缺碘引起的甲状腺肿有一定的治疗作用，但对甲状腺毒性结节尤不适宜，因其可增加甲状腺聚碘功能，加重甲亢症状。黄药子对肝肾组织有一定毒性，其毒性与给药剂量、给药时间有关。如长期服用黄药子，对血清谷丙转氨酶有一定毒性，因此对合并肝功能不良的甲状腺疾病患者尤应慎用。在临床应用中应把握两个原则，一是小剂量，二是短期用药。

5. **山慈菇**　性味辛寒，有小毒，有化痰解毒、散结消肿之效，可用于体积较大、多发性、病程较长的甲状腺腺瘤，对促进甲状腺腺瘤缩小作用显著。常用剂量为 3 ~ 6g，临床上根据患者体质及病情严重程度可逐渐加量，久煎，用至 10 ~ 30g。结合丹参、桃仁、红花等破瘀散结药及石见穿、白花蛇舌草、预知子等肿瘤抑制药同用，疗效满意。

6. **玄参** 有软坚散结、养阴生津的作用，多用于阴虚型瘿病。

7. **浙贝母** 具有清热化痰、开郁散结之功，尤适用于甲状腺腺瘤、甲状腺结节、甲状腺囊肿等疾病痰凝较重者，临床伴见颈前不适，异物梗阻感，自觉喉中有痰等症状者，常与其他化痰散结药物配合使用。

◇ **小结** ◇

甲状腺腺瘤多由忧思郁怒，湿痰凝结而成，气滞痰凝日久则必见血行不畅而成瘀，痰瘀交结，易使瘿肿趋于坚硬。软坚散结法的应用对于软化及缩小局部病灶有明显疗效。由于气滞、痰凝、血瘀是形成甲状腺腺瘤的三要素。临床治疗应审证求因，辨证论治，**重视软坚散结法与理气、化痰、活血法的联用**。同时因病程较长，久用攻伐之品，恐伤其正，故久治必用扶正之品。甲状腺腺瘤的形成、发展是一个长期、复杂的过程，治疗时须假以时日，以缓图之。尤其是以痰瘀为患者，痼疾胶着，其治有如抽丝剥茧，需**守法守方，缓缓消磨**。一般中药治疗 3 个月起效，6 个月方可见明显效果，1 年效果最为满意。临床对于内服中药 3 个月以上，无肿块变软、体积缩小等明显改善者，或近期肿块增大有恶变倾向者，均应尽早细针穿刺行病理检查以明确诊断，一旦确诊宜尽早采取手术治疗。

第三节 甲状腺功能亢进症

甲状腺功能亢进症简称甲亢，是甲状腺激素分泌过多导致机体兴奋性增高和代谢亢进为主要表现的一组临床综合征，Graves 病是其最常见的类型。本病归属于中医学"瘿病""瘿气""中消"等范畴。其基本病机为气机失常，血行瘀滞；又气郁化火，煎灼津液，炼液成痰，最终导致气滞、血瘀、痰凝等病理变化。软坚散结法在治疗甲亢，尤其是伴有甲状腺肿大

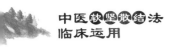

时作用明显，是治疗甲亢的常用治法之一。

一、软坚散结法适用证型

1. **肝火旺盛型**　颈前瘿肿，眼球突出，目光炯炯，情绪易激动，烦躁不安，恶热多汗，口苦，口渴多饮，面红，心悸不宁，手指震颤，失眠多梦，舌红苔黄，脉弦数，多见于甲亢初期。治宜清肝泻火，消瘿散结。

2. **痰气交阻型**　颈前肿大，无明显结节，质软不硬，常伴颈部觉胀，胸闷，善太息，心烦易怒，舌淡红苔薄白，脉弦。多见于甲亢后期。治以疏肝行气解郁，兼软坚散结。

3. **痰瘀互结型**　颈前肿块按之质硬或有结节，肿块经久不消，胸闷纳差，舌紫暗或有瘀斑，舌苔薄白或白腻，脉弦或涩。多见于甲亢后期。治以化痰祛瘀为主，兼行气软坚散结。

4. **痰气瘀结型**　甲状腺肿胀，突眼，舌暗有紫气，脉涩或弦滑。多见于甲亢中后期。治宜理气化痰，活血消瘿。

5. **气阴两虚型**　甲状腺肿大，质地偏韧，形体消瘦，神疲乏力，心悸气短，口干咽燥，五心烦热，舌质淡红，边有齿印，苔薄白，脉细弱，或舌红少苔，脉细数。多见于甲亢后期。治宜益气养阴，软坚散结。

二、软坚散结法临床用药

（一）方剂应用

1. **消瘰丸（《医学心悟》）**　由玄参、牡蛎、贝母组成。本方具有化痰软坚散结之效，可用于甲状腺功能亢进症，临床结合具体辨证加减用药。加减：①肝气犯脾证，临床表现为颈前轻度肿大或无明显肿大，胸胁胀满，默默不欲饮食，大便次数增多，可加逍遥散、参苓白术散以柔肝健脾。②肝胃火盛证，临床表现为颈前肿块肿大明显，质地柔软光滑，口苦耳鸣，头晕头痛，手颤，食欲亢进，便秘等，可加大柴胡汤内泻热结，加丹参、三棱、莪术增强活血软坚、散结消瘿的作用。③痰热瘀结证，临床表现为颈前肿块坚硬明显，可加血府逐瘀汤与黄连温胆汤三方合用，配合鬼箭羽、鳖甲、穿山甲加强活血化瘀散结之功，如有癌变倾向者可加用半边莲、半枝莲、山慈菇等解毒散结。④阴虚火旺证，临床表现为颈前肿物或大或小，质软，心悸不宁，心烦易怒，纳亢消瘦，口咽干燥，舌红少苔，脉细数，加天王补心丹滋阴降火散结；阴虚肝旺证，表现为目眩手颤，头晕耳鸣，腰膝酸软，加天麻钩藤饮加减以平肝息风、滋阴潜阳；若自汗、盗汗明显，加当归六黄汤加减以消瘿散结，滋阴降火敛汗。

方义：消瘰丸原方用浙贝母化痰散结解郁，煅牡蛎软坚散结，蒸玄参滋阴降火、润燥软坚，三药合用既有清热、化痰、散结、解郁，亦兼有养阴之效，有未病先防之意，是治疗瘰病的传世名方。在原方基础上可改煅牡蛎为生牡蛎，加用连翘、夏枯草、山慈菇、生薏苡仁等，以增强清热散结之力。心率偏快者，可加用黄连，因据研究表明黄连具有明显减慢心率的作用。

2. 消瘿汤（青海省中医院内分泌科方） 生牡蛎、海藻、昆布各30g，夏枯草15g，柴胡、制半夏各12g，黄药子、海马、莪术、川芎、制香附各10g。本方具有清肝疏肝、理气化痰、消瘿化积之效，可用于甲状腺功能亢进，证属痰气交阻者。每天1剂，水煎取汁400ml，早晚分服，4周为1个疗程。消瘿汤联用甲巯咪唑治疗高原地区甲状腺功能亢进2个疗程，可改善甲状腺激素（TT3、TT4、FT3、FT4、TSH）水平及中医证候积分，总有效率达97.5%，疗效优于单用甲巯咪唑。

方义：该病主要与情志内伤、环境失宜以及先天禀赋不足密切相关，病机主要为情志抑郁、气滞津停、肝郁脾虚，久而阴虚火旺，灼津凝痰，颈前因气痰交阻而发病，故治疗多以益气养阴、化痰软坚、疏肝解郁为原则。消瘿汤以生牡蛎、海藻、昆布为君，有益阴潜阳、软坚散结之功；夏枯草为臣，功能清肝，散结消肿；黄药子、海马、川芎、制香附、莪术为佐，功能疏肝理气，散结消瘿；柴胡、制半夏为使，功能疏肝解郁，燥湿化痰。诸药合用，全方共奏清肝疏肝、理气化痰、消瘿化积之效。

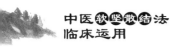

3. 养阴清火消甲汤（东莞市中医院方） 生地黄 15g，玄参 15g，麦冬 10g，生牡蛎 30g，鳖甲 20g，栀子 10g，蒲公英 15g，浙贝母 10g。全方有育阴潜阳、清肝火、散痰结之功，可用于甲状腺功能亢进症，证属阴虚阳亢、肝火上炎型。每日 1 剂，水煎 200ml，早晚两次，饭后温服，8周为 1 个疗程。养阴清火消甲汤联合甲巯咪唑治疗甲状腺功能亢进症 8周，可改善中医症状积分、甲状腺素水平（FT3、FT4、TSH）、SF-36 生活质量评分，总有效率为 88.1%，疗效优于单用甲巯咪唑。

方义：全方以吴鞠通之增液汤合程国彭之消瘰丸为基础，加用鳖甲、蒲公英、栀子化裁而成。方中以生地黄、玄参、麦冬为君药，滋阴增液、清热降火；生牡蛎平肝潜阳，鳖甲滋阴潜阳，栀子清心除烦，共为臣药；浙贝母化痰散结，蒲公英清热解毒，为佐使药。全方以养阴为主，育阴以潜阳，辅以散痰结、清肝火之药，共奏清补兼施之良效，达阴平阳秘之功，从而改善症状，缩短病程，提高生活质量。

4. 滋阴散结平亢方（河南中医药大学第三附属医院方） 知母 10g，黄柏 10g，白芍 10g，生地黄 15g，浙贝母 15g，牡丹皮 15g，醋三棱 15g，醋莪术 15g，昆布 15g，海藻 15g，白蒺藜 15g，玄参 20g，天花粉 20g，夏枯草 30g，海浮石（先煎）30g，煅牡蛎（先煎）30g。本方具有养阴清热、化痰散结之效，可用于甲状腺功能亢进，属气、痰、瘀、火壅结，兼有气阴两虚者。心悸失眠者，加炒酸枣仁、炙甘草以养心安神；手指颤抖、肝风内动者，加石决明、龙骨、钩藤、川芎等平肝息风；急躁易怒、肝火偏旺者，加郁金、龙胆草、黄芩，清肝泻火、开郁除烦。每日 1剂，加水 500ml 煎煮，取汁 200ml 分早晚两次服用。滋阴散结平亢方联合甲巯咪唑治疗甲状腺功能亢进 3 个月，可改善各项中医症状（恶热多汗、烦躁易怒、消瘦乏力）积分，改善甲状腺激素（FT3、FT4、TSH）水平，缩小甲状腺体积，缩短显效时间，疗效优于单用甲巯咪唑。

方义：方中生地黄、玄参、天花粉养阴生津为君；伍知母、夏枯草、黄柏清热泻火为臣；佐以煅牡蛎、白芍、白蒺藜、海浮石、浙贝母等平肝潜阳、化痰散结；佐以昆布、海藻以软坚消瘿；加牡丹皮、醋三棱、醋莪术以活血化瘀。诸药合用，可养阴清热，能化痰散结，有攻补兼施、调和阴阳之效。与常规抗甲状腺药物联合应用，能发挥出协同作用，从而提高治疗效果。

5. 疏肝消瘿方（许公平经验方） 柴胡 10g，青皮 10g，郁金 10g，浙贝母 12g，夏枯草 10g，牡蛎 30g，山慈菇 9g，海藻 10g，昆布 10g，金银花 30g，猫爪草 6g。本方具有疏肝解郁、消瘿散结、清热解毒之效，可用于甲状腺功能亢进症，属肝郁气滞、痰热互结型。咽部不适者，加木蝴蝶6g；突眼明显者，加青葙子 10g，密蒙花 20g，谷精草 20g；心悸失眠者，加磁石 30g，酸枣仁 10g；多汗，加浮小麦、麻黄根各 30g。每日 1 剂，诸药合煎 400ml，分 2 次，餐后 30 分钟后温服，4 周为 1 个疗程。疏肝消瘿方联合甲巯咪唑治疗甲状腺功能亢进症，可改善颈前肿大、烦躁易怒、胸胁胀满、心悸、口干欲饮等临床症状，改善 TSH、FT3、FT4 及促甲状腺素受体抗体（TRAb）水平，减少西药用量。

方义：方中柴胡、青皮、郁金疏肝理气，调畅气机，以除其因；山慈菇、牡蛎是消瘿之要药；浙贝母化痰软坚散结；夏枯草味辛苦，性寒，具有清肝泻火、消肿散结之功效；海藻、昆布能理瘿瘤结气、散颈下硬核；金银花、猫爪草清热解毒、化痰消瘿。诸药合用，共奏疏肝解郁、消瘿散结、清热解毒之效。

6. 小柴胡汤（《伤寒论》）合旋覆花汤（《金匮要略》）加减 旋覆花、醋柴胡、夏枯草、浙贝母各 10g，炒白芍、赤芍各 15g，黄芩 6g，法半夏9g。本方具有疏肝行气、散结消瘿、养血柔肝之效，可用于甲状腺功能亢进，属肝郁火旺、痰瘀互结型者。若肝火上炎，目赤肿痛者，加青葙子、密蒙花；心烦、不寐者，佐以莲子心、淡豆豉；若颈部胀痛不适者，加三棱、莪术；若失眠不寐者，加炒酸枣仁、百合。每日 1 剂，中药水煎取汁200ml，分早晚两次温服；4 周为 1 个疗程。小柴胡汤合旋覆花汤联合小剂量甲巯咪唑治疗甲状腺功能亢进症 3 个疗程，可缓解临床症状，改善促甲状腺激素受体刺激性抗体（TSAb），减少不良反应（肝损害、粒细胞减少），降低 6 个月内病情反跳率。

方义：小柴胡汤合旋覆花汤，二方合用，加减化裁，一则为增强疏达肝气之功，使肝木条达，则六腑之气通达无阻；二则为增益化瘀散结之

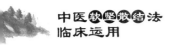

效，使气滞、痰凝、瘀血消而散之。方中醋柴胡，味苦，性微寒，主"酸入肝"，选用药味偏酸之醋柴胡可以增加其升散之性，增强其疏肝作用。黄芩，其味苦，主降少阳之相火，具有清泻肝火之功。柴胡、黄芩二药合用，清中有散，少阳经受邪并累及肝经，内寓少阳相火郁而化热，《素问·至真要大论》曰"火淫于内，以苦发之"，黄芩、柴胡二者同为苦味，可发肝胆内郁之少阳相火。旋覆花味辛、苦，性温，归肝经，《神农本草经》载旋覆花"主结气，胁下满，惊悸，除水，去五脏间寒热，补中下气"。此为走散之药，善行胁肋之气，其味咸，又兼备软坚散结之功，重用旋覆花 10g，意在通行胸胁瘀滞结气。白芍，性平，具有养血柔肝、平抑肝阳之功。赤芍味苦，长于清热凉血、散瘀止痛。芍药"主邪气腹痛，除血痹，破坚积，止痛，益气"。二芍共用，寓散于补，一散一敛，调和肝经之气血。半夏味辛，性温，善消痞散结；夏枯草味辛、苦，性寒，归肝、胆二经，长于清肝泻火、散结消肿、明目；浙贝母味苦，性寒，取其清热化痰、解毒散结之功。半夏、夏枯草、浙贝母三药合用，共助旋覆花消瘿散结之功。全方诸药相配，以疏肝行气、散结消瘿为主，以养血柔肝为辅。

7. 清肝泻火消瘿方（湖州市中医院内分泌科方） 柴胡 15g，山栀子 15g，夏枯草 15g，牡蛎 30g，浙贝母 15g，牡丹皮 15g，玄参 15g，当归 15g，龙胆草 10g，白芍 15g，制香附 15g，生甘草 3g。本方具有清肝泻火、消瘿散结之效，可用于肝火旺盛型甲状腺功能亢进症。每日 1 剂，水煎服，早晚两次各 200ml。清肝泻火消瘿方联合他巴唑治疗甲状腺功能亢进症 2 个月，可改善甲状腺激素（FT3、FT4、TSH）及临床症状（进食较多、心慌、手抖、便次频数等）。

方义：鉴于甲状腺与肝脏关系密切，故可以清肝泻火消瘿法组方治疗肝火旺盛型甲亢，方中柴胡、夏枯草、龙胆草、牡丹皮、山栀子等清肝泻火；牡蛎、浙贝母软坚散结；玄参滋阴降火；当归、白芍养血柔肝。全方配伍，达到清肝泻火、消瘿散结目的，最终本病痊愈。

8. 牡蛎黄芪汤（曹胜雁经验方） 黄芪 30g，生牡蛎 30g，黄连 6g，连翘 12g，知母 12g，香附 12g，浙贝母 15g，白附子 12g，龟甲（先煎）

15g，夏枯草 12g，玄参 12g。本方具有祛热、疏肝、活血、散结之效，可用于甲状腺功能亢进症，由肝气郁结、痰热内扰、血阻经脉所致者。合并心悸者，加百合、生龙骨；合并多汗者，加五味子、山茱萸；合并甲状腺肿大坚硬者，加炙鳖甲、蜈蚣。每日 1 剂，分 2 次温服。牡蛎黄芪汤联合他巴唑治疗甲状腺功能亢进症 6 周，可改善临床症状（多汗、消瘦、甲状腺肿、心悸）及甲状腺素水平（TT3、TT4、FT4、FT3）。

方义：牡蛎黄芪汤方中黄芪归肝、脾、肾经，具有保肝、抗菌的作用，可提高机体免疫力；生牡蛎具有生津止渴、宁心的效果，能够有效地改善患者失眠、口干症状；生牡蛎也有散结、软坚等作用，可用于颈淋巴结核的治疗；黄连、知母具有清热解毒、祛火、除燥的效果；连翘、浙贝母具有散结、祛热、消肿的作用；香附可疏肝解郁；白附子可疏经活络，改善血液循环异常症状；龟甲可提高机体免疫力；夏枯草具有清肝、明目、散结的效果，可用于治疗瘿瘤。现代药理学研究表明，夏枯草中的有效成分为三萜皂苷、芸香苷、金丝桃苷等物质，具有明显的抗炎作用，有利于降低机体炎性水平。玄参具有散结、凉血、降火的功效，现代药理学研究表明，其具有扩张冠状动脉、降压的作用，可抗缓慢及快速心律失常的双重作用，能够有效改善心肌缺血症状，提高心脏功能，改善患者心悸、气短等症状，降低临床不适感。诸药合用，具有祛热、疏肝、活血、散结之效。

9. 海藻消瘿汤（吴西芳经验方） 黄芪 30g，海藻 15g，昆布 15g，柴胡 10g，陈皮 12g，栀子 9g，夏枯草 30g，天花粉 15g，半夏 12g，川芎 10g，当归 15g，独活 15g，玄参 15g，浙贝母 15g，牡蛎 12g，连翘 9g，甘草 9g。本方具有疏肝解郁、化痰软坚、清热解毒、益气养阴之效，可用于痰气交阻型甲状腺功能亢进症。手抖严重者，加石决明、珍珠母、天麻；热毒炽盛、胃热熏蒸者，加栀子、黄芩、黄连、知母；眼突严重者，加龙胆草、菊花；痰湿盛者，加竹茹、白术、白芥子；脾虚胃不受纳者，加山药、人参、茯苓、白术；心律不齐、心动悸者，加用炙甘草汤加减；阴虚火旺偏盛者，加知母、生地黄；水肿甚者，加泽泻、车前子、猪苓。每日 1 剂，先浸泡药物 30 ~ 60 分钟，水煎 2 次，共计 400 ~ 500ml，分早

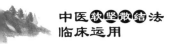

晚2次口服，90天为1个疗程。海藻消瘿汤联合甲巯咪唑片治疗甲状腺功能亢进症2~4个疗程，可改善甲状腺激素水平（FT3、FT4、TSH），减少不良反应（白细胞减少、药物性皮疹、肝功能损害），降低1年内复发率。

方义：海藻消瘿汤方中浙贝母、半夏、海藻、昆布化痰软坚散结；柴胡、陈皮、夏枯草疏肝理气解郁；川芎、当归、独活活血通脉，与理气药相配，行气活血，促进消散；栀子、连翘、天花粉清热解毒散结；黄芪、玄参、牡蛎益气养阴潜阳；甘草调和诸药。

10. 甲亢宁胶囊（中国中医科学院广安门医院院内制剂） 由夏枯草、玄参、土贝母、黄药子、牡蛎组成。本方具有滋阴潜阳、化痰散结之功，可用于治疗 Graves 病，证属肝火旺盛兼痰凝者。口服，每次4粒，早晚饭后半小时服。甲亢宁胶囊联合抗甲状腺药物治疗 Graves 病24周，有改善甲状腺肿大等症状、改善甲状腺功能、减少西药剂量、减少肝损害、改善造血功能、抗复发的作用。

方义：甲亢宁胶囊是根据广安门医院林兰教授的经验方研制而成，方中牡蛎性味咸、涩，性微寒，归肝、肾经，具有平肝潜阳、软坚散结之功，《本草备要》曰其"咸以软坚化痰，消瘰疬痰核，老血疝瘕"。玄参功效为清热凉血、滋阴解毒，《本草品汇精要》谈到玄参可"消咽喉之肿，泻无根之火"。土贝母具有解毒散结消肿之功，《本草从新》曰其"治外科痰毒"。夏枯草味辛、苦，性寒，归肝胆经，具有清肝明目、消肿散结之功，《本草纲目》记载夏枯草"能解内热，缓肝火"。黄药子可化痰软坚、散结消瘿、清热解毒，《本草纲目》记载本品可"凉血，降火，消瘿，解毒"。这些均属于含碘量较少的中药，合方共奏滋阴潜阳、化痰散结、清热解毒等作用，既可以改善甲状腺肿大，又能够缓解和稳定甲亢症状。

11. 散结消瘿汤（南征经验方） 天竺黄10g，黄药子10g，生地黄15g，麦冬15g，五味子30g，三棱5g，莪术5g，龙骨50g，牡蛎50g，夏枯草10g，黄芪50g。本方具有消瘿散结、活血化瘀、滋阴益气之效，可用于 Graves 病，证属痰瘀互结、气阴两虚者。每日1剂，水煎取汁，早晚分温服，6周为1个疗程。散结消瘿汤联合西医常规用药治疗 Graves 病

2个疗程，可改善甲状腺指标（FT3、FT4、TRAb），缩小甲状腺结节，临床愈显率为86.7%，疗效优于单用常规西医用药。

方义：此方主以豁痰化瘀、消瘿散结为主，并郁久化火，必伤阴耗气，气阴两虚多见于疾病后期，药亦相合。方中天竺黄甘寒，入心、肝、胆经，可活血化瘀、镇心安神。《本草备要》称其"利窍豁痰"。黄药子苦寒，入肺、肝经，《本草纲目》谓其"凉血降火，消瘿解毒"。二药合用，共奏消瘿散结、化痰解毒之功，同为君药。三棱行气破血祛瘀，《本草汇言》言其可"破血通经，入血则破血，入气则破气"。莪术破血祛瘀行气，《本草经疏》言其"行气破血散结"。三棱偏入血，莪术偏入气，共奏活血行气祛瘀之力，助君药为臣。龙骨，《本草汇言》谓其"定心神，安魂魄"，《名医别录》称可"定魂魄"。牡蛎，《神农本草经》载"主惊恚怒气"，《本草纲目》言其可"化痰软坚"。上二药，同属介类，质重能安神定志，龙骨长于清心镇惊，牡蛎长于软坚散结，助君药亦为臣。夏枯草清肝散火，散郁结，《滇南本草》称"开肝郁，散瘰疬"，《本草正义》谓"破癥散结，消释坚凝"，《本草逢原》言其"宣散肝胆火之郁窒，而顺利气血之运行"。此药为佐，辅臣药共增散结清肝之力。生地黄，《本草逢原》言其"凉血滋阴"。麦冬益气生津，《本草汇言》谓其为"清心润肺之药"。五味子生津宁心，《用药法象》言其可"生津止渴"。黄芪益气固表、实卫安中，《医学启源》言其"补肺气，实皮毛"，《本草汇言》言其"补肺健脾"，《日华子本草》言其"助气壮筋骨，长肉补血"。上四味，功能益气生津滋阴，固本求源，并防解毒散结之力过大伤及正气，同为佐药。全方合用，有散有收，有攻有补，共奏消瘿散结、活血化瘀、滋阴益气之功。

12. 瘿肿宁内服联合甲肿一号方外敷（辽宁中医药大学附属医院内分泌科方） ①瘿肿宁内服：紫苏子、柴胡、夏枯草、郁金、生牡蛎、法半夏、陈皮、浙贝母、制鳖甲。本方具有软坚散结、疏肝理气之效。用法：每日1剂，水煎分3次温服。②甲肿一号方外敷：紫苏子、厚朴、香附、郁金、生牡蛎、鳖甲、麝香。本方具有清肝泻火、消瘿散结之效。制备方法：将上述各种药物粉碎成细粉备用，将薄荷脑、冰片研细，与上述细粉

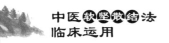

混匀。将香油、蜂蜡炼至 200℃，放凉后加入上述细粉及青黛混匀即得。含膏量为大于 5.0g/100cm。规格：7cm×5cm；7cm×10cm；10cm×20cm；10cm×30cm。用法：外敷于甲状腺（人迎、水突）部位，每日 1 次贴敷，1 周为 1 个疗程，可连用 4 个疗程。内外同治可用于 Graves 病由肝气郁结、肝火亢盛、气滞血瘀痰结所致者。中药瘿肿宁内服联合甲肿一号方外敷治疗 Graves 病 3 个月，可降低 FT3、FT4，减轻甲状腺肿大，总有效率达 95%，疗效优于使用甲巯咪唑片。

方义：本病病机以肝气郁结，肝火亢盛为本，气滞血瘀痰结为标。在一定的体质因素下，由于水土失宜或情志失调，致肝火旺盛，气机郁滞，血行不畅，津液不输，凝聚成痰，气、痰、瘀交结，壅于颈前而成。治疗当以清肝火、疏肝气、潜肝阳以治其根本，活血化瘀、软坚散结以治其标。瘿肿宁方中，紫苏子辛温，归肺经，降气消痰，用于痰壅气逆。柴胡苦微寒，归肝、胆经，与郁金同奏疏肝理气之功，长于肝阳上亢，肝风内动之手颤，陈皮入脾、肺经，长于健脾行气、燥湿化痰，半夏在《御药院方》中有述："法制白半夏，消饮化痰，壮脾顺气"，《药性论》"新生者摩涂痈肿不消，能除瘿瘤"，主治瘿瘤痰核。莪术理气活血化瘀，破血行气，用于气滞血瘀而致的瘿肿。夏枯草味苦辛，性寒，是清肝火散郁结的要药，用于肝气郁结，久而化火，痰火郁结而成的瘿瘤肿痛，常与浙贝母、生牡蛎同用。生牡蛎与制鳖甲敛阴潜阳，软坚散结，散结消癥。浙贝母味偏苦，有"泄、消"的意味，多用于散结消痈。诸药相合，共奏软坚散结、疏肝理气之效。外敷甲肿一号方已获国家发明专利，具有清肝泻火、消瘿散结的功效，在颈部外敷可以刺激相应的穴位，通过经络系统之间的相互作用，使气血运行通畅，从而消除了导致本病的基本病理因素，达到治疗的目的。

13. 平突方（陆芝兰经验方） 生地黄 15g，赤芍 15g，浙贝母 12g，三棱 6g，莪术 6g，穿山甲 5g，红花 10g，柴胡 12g，郁金 20g，女贞子 15g，陈皮 10g，川芎 10g，三七粉 3g，甘草 5g。本方具有疏肝清热、软坚散结之效，可用于肝火旺盛型 Graves 眼病。由于肝肾同源，本病病位在肝，终可累及肾脏，可加枸杞子、熟地黄滋养肝肾；若情志抑郁甚且心神不宁，可加川楝子疏肝泄热、酸枣仁宁心定志；若双眼突出、眼胀明显，可加牡蛎，夏枯草加强软坚散结之功；若热象明显，可加黄芩、栀子清热泻火。

方义：本病发病与肝密切相关。长期抑郁、忧思，导致肝气郁结，气郁化火，肝火循经上行目系，随着病情的进展，肝木乘土，导致脾失健运，聚湿生痰，痰湿停聚，目珠不养；再者肝气郁滞，气行不畅，无以推动血行，导致瘀血阻滞目系发为本病。综上，本病病位在肝，火、痰、瘀是本病的主要病理因素。本虚标实，虚实夹杂是本病的病理特点。Graves眼病在临床以肝火旺盛证较为普遍，且以女性患者最为多见，亦与情志起病相关。因此，恢复肝气的条达疏畅是该病的治疗要点。方中生地黄清热生津、滋阴养血，赤芍清热凉血、活血祛瘀，浙贝母清热化痰、散结消痈，共为君药；穿山甲、三七粉活血化瘀、软坚散结，柴胡、郁金疏肝解郁，四者合为臣药；三棱、莪术、红花破血行气、活血祛瘀，陈皮理气健脾，女贞子滋补肝肾，川芎活血行气，共为佐药；甘草调和诸药，是为使药。穿山甲是平突方中的点睛之笔，其软坚散结在全方中起重要作用，最佳剂量为 3~5g，剂量过小则穿山甲软坚散结之力不足，剂量过大则患者经济压力过大且药效并不会成倍增加。

（二）中成药应用

1. 消瘿五海丸 有消瘿软坚、破瘀散结的功效，可用于 Graves 病。每天 2 次，每次 1 丸。消瘿五海丸联合甲巯咪唑片治疗 Graves 病 4 周，可减轻甲状腺肿，改善甲状腺激素水平（TT3、TT4、FT3、FT4、TSH），疗效优于单用甲巯咪唑片。

2. 甲亢灵胶囊 有滋阴潜阳、软坚散结之效，可用于阴虚阳亢型甲亢。口服，每日 3 次，每次 4 粒。甲亢灵胶囊联合甲巯咪唑片治疗甲状腺功能亢进症 6 周，可改善临床症状及体征，降低 FT3、FT4，升高 TSH，疗效优于单用甲巯咪唑片。

3. 夏枯草胶囊/口服液/片/颗粒 有清肝泻火、散结消瘿之功，可用于肝火旺盛型甲状腺功能亢进症，尤其是 Graves 病伴有结节及毒性结

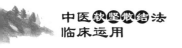

节性甲状腺肿者。

（三）中药应用

1. 猫爪草　有解毒化痰、养阴散结、破癥除积之功，可用于阴虚火旺以及夹有血瘀痰浊之甲亢患者。

2. 白僵蚕　属于虫类药，善于搜剔，软坚散结，其性寒凉，配伍海浮石，可化老痰，适用于肝火灼津成痰所致之甲亢。

3. 鳖甲、龟甲　鳖甲可清虚火、滋阴而潜阳，纠正阴阳失衡，且擅长软坚散结；龟甲滋补力强，质重善降，补心疗悸。两者合用有滋阴降火之效，可用于阴虚火旺型甲状腺肿大。

4. 三棱、莪术　有破瘀除积结之效，配合黄芪益气固正，可起到消坚磨积而正气不衰的良好作用，可用于弥漫性甲状腺肿伴甲亢者，长期服用有缩小肿瘤的作用。若患者出现精神不支，可增大黄芪的用量。

5. 白芥子、生半夏　白芥子可搜内外之痰结；生半夏长于化痰散结，为治疗痰核之要药，且因痰核之顽固，非生用不能为功。两药相合可治皮下结节。根据药理学研究，白芥子是通过抑制甲状腺功能来达到治疗目的，若是由缺碘引起的甲状腺肿大，则不宜使用此药。

6. 夏枯草、浙贝母、玄参　浙贝母能清热化痰、降气止咳、散结消肿，主风热或痰热咳嗽、肺痈吐脓、瘰疬瘿瘤。玄参有清热凉血、养阴、泻火解毒、软坚散结的作用，在治疗肝肾阴虚为主的甲状腺肿大，尤其是伴有目睛突出、目胀不适等症状之瘿病时多用到玄参，主要取其软坚散结、养阴明目之功效。夏枯草对血液流变学部分指标有改善，从而可起到软坚散结之作用，可用于肝郁化火之甲亢有颈前肿块及突眼表现者。三药合用，能奏软坚散结，消肿之功。

7. 蒺藜、海浮石　有清肝明目、软坚散结之功效，可用于治疗甲亢突眼症，酌加牡蛎、青葙子疗效更佳。

8. 海藻、甘草　二药配伍相反相成，互相激荡，可提高海藻、牡蛎软坚散结的功效，可用于甲状腺功能亢进症。海藻与甘草比例为 3 : 1。

9. 富碘中药　海藻、昆布、海带饮片中的碘含量为 0.081 46mg/g，因其饮片碘含量远高于其他常用中药故称为富碘中药。本品具有化痰软坚散结之效，可用于"消瘿"。富碘中药治疗 Graves 病的剂量建议为单药 5～30g，疗程一般为 3 个月，治疗过程中 2 周监测 1 次甲功，根据结果调整用量和疗程。重度 Graves 病如血清 FT4 和 TRAb 水平大于实验室所测定的范围上限的患者应慎用。治疗过程中应注意可能会出现的碘过敏样反应及碘脱逸现象。

◇ 小结 ◇

详察病机，灵活应用软坚散结法。 甲状腺功能亢进症的中医病机以气阴不足为本，气滞、痰结、瘀血、火旺为标。软坚散结法多用于甲亢有甲状腺肿大或结节表现者。治疗时应根据甲亢不同阶段的不同病机和证候之变化，圆机活法，以疏肝解郁、滋阴潜阳、活血消瘿、清热化痰与软坚散结法相兼应用。

含碘中药取舍有度。 软坚散结中药根据含碘量多少可分为两类：一类是含碘较多的（富碘中药），多为海生药物，如海藻、海带、昆布、生牡蛎等；另一类是含碘较少的非海生药物，如黄药子、香附、夏枯草、浙贝母、土贝母、玄参等。临床应根据病情、病理机制及药理研究结果合理选用富碘或少碘中药，以及是否与 ATD 联用。

第四节　亚急性甲状腺炎

亚急性甲状腺炎临床表现可概括为上呼吸道感染前驱症状：如不明原因发热、颈部疼痛、肌肉疼痛、咽喉疼痛吞咽困难、倦怠疲劳等；甲状腺区特征性疼痛；甲状腺肿大；甲状腺功能变化相关临床表现，即分为甲状腺毒症、甲减、甲功恢复三个阶段。本病属于中医学"瘿病""瘿痈"范畴，多因外感风温、风热，或肝胃郁热，积热上壅，灼津为痰，蕴阻经络，以致气血运行不畅，气血痰热凝滞结于喉部而成。早期病性多属实，邪留日久，损伤正气，则可见虚实夹杂之证。中医药在治疗本病时有独特

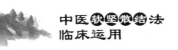

优势，可明显缓解临床症状和缩短病程，无不良反应，且复发率低。其中，软坚散结法在亚急性甲状腺炎治疗上，尤其是缩小甲状腺肿方面，发挥着积极的作用。

一、软坚散结法适用证型

1. **风热痰凝型** 主症起病急骤，颈部结块且疼痛剧烈，颜色红且灼热明显，并可伴有寒战高热、头痛、咽干，舌苔薄黄，脉浮数或滑数；次症兼见胸部胀闷不舒，善太息，可随情志变化；或兼见结块质硬，经久不消，舌色紫暗；或兼见潮热盗汗，五心烦热，心悸不宁，颧红。多见于急性期。治宜疏风清热，化痰消瘿。

2. **痰瘀互结型** 颈前结块坚实，按之如石，或有压痛，肿块经久未消，或伴胸闷心悸，面唇晦暗，舌质暗或紫，苔腻，脉弦或涩。多见于缓解期。治以活血化瘀，祛痰散结。

3. **痰热蕴结型** 颈部肿块坚硬，灼热疼痛，头晕目眩，痰多黏稠，恶心痞闷，发热或不发热，舌红苔黄厚腻，脉弦。多见于缓解期。治宜清热化痰，软坚散结。

4. **阳虚痰凝型** 颈前结块有紧束压迫感，皮色不变，质韧，压之微痛或不痛；畏寒肢冷，纳呆，腹部胀满，体重增加，面目浮肿，下肢沉着，小便清长；舌质淡，舌苔薄白，脉沉。多见于缓解期。治宜温阳散寒，化痰软坚。

5. **气郁痰凝型** 颈前肿块质地不坚，压之隐痛或不痛，吞咽不畅，或感喉间有物，咯吐不爽，或有咳嗽；心悸胸闷，胁肋胀闷，郁郁不快，喜太息，病情常随情绪波动而变化；舌淡红苔白，脉弦。多见于缓解期及恢复期。治宜理气化痰，软坚散结。

二、软坚散结法临床用药

（一）方剂应用

1. **生脉散（《医学启源》）合消瘰丸（《医学心悟》）**　由人参、麦冬、五味子、玄参、浙贝母、牡蛎组成。本方具有益气养阴、化痰散结之效，可用于亚急性甲状腺炎缓解期气阴两虚，出现神疲乏力、口干口渴、自汗盗汗等症状者。加强理气化痰、软坚散结作用，可加香附、郁金、半夏、海浮石、射干、连翘、陈皮、山慈菇、生薏苡仁、夏枯草、鳖甲、生龙骨；加强益气生津、滋阴清热作用，可加生地黄、天冬、党参、太子参、沙参、天花粉、芦根。

2. **阳和汤（《外科证治全生集》）加味**　由熟地黄、肉桂、干姜、当归、紫苏子、鹿角胶、麻黄、白芥子、党参、山慈菇、夏枯草组成。本方具有温阳散寒、化痰软坚之效，可用于亚急性甲状腺炎缓解期（甲减期）阳虚痰凝证，表现为颈部肿胀，疼痛有所缓解，甲状腺局部有质硬的小结节，形寒乏力，神倦纳差，面色白，舌质淡苔薄白，脉沉迟者。

3. **桃红饮（《类证治裁》）合消瘰丸（《医学心悟》）加减**　桃仁10g，红花10g，川芎10g，黄芩10g，威灵仙15g，莪术10g，浙贝母10g，制半夏10g，玄参10g，牡蛎15g，僵蚕10g。本方具有化瘀祛痰、软坚散结消瘿之效，可用于亚急性甲状腺炎缓解期痰瘀互结型，主要表现为颈前结块坚实，按之如石，或有压痛，肿块经久未消，或伴胸闷心悸，面唇晦暗，舌质暗或紫，苔腻，脉弦或涩者。

4. **银甲散（戴芳芳经验方）**　金银花、连翘、黄连、天花粉、夏枯草、白芍、皂角刺、浙贝母、山慈菇、雷公藤、生薏苡仁、猪苓、茯苓、泽泻、生甘草。本方具有清热解毒、化痰软坚之效，可用于热毒痰凝血瘀所致的亚急性甲状腺炎。

方义：银甲散中金银花清热解毒，祛上焦头面热毒，为君药；连翘、黄连清心泻火，天花粉、夏枯草清泄肝火，白芍泻肝敛阴，以正本清源，共为臣药；生薏苡仁、猪苓、茯苓、泽泻健脾化痰、淡渗利湿，使邪有出路，山慈菇、皂角刺、雷公藤、浙贝母解毒散结、化痰软坚，共为佐药；

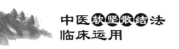
甘草为使药，调和诸药。诸药相和，共奏清热解毒、化痰软坚之功。

5. **蔡炳勤经验方** 由柴胡、枳壳、香附、白芍、川芎、甘草、苍术、厚朴、陈皮、生姜、大枣、牡蛎、玄参、浙贝母、夏枯草组成。本方具有疏肝健脾、软坚散结之功效，可用于亚急性甲状腺炎恢复期，症见甲状腺结节，无明显疼痛，晨起喉中有痰，舌尖偏红苔白或有齿印，脉弦滑或沉细者。

方义：亚急性甲状腺炎恢复期若见甲状腺结节仍未消散，应坚持中医药治疗，巩固疗效以防复发。此类患者多有肝郁气滞、脾虚湿困，表邪去则应治其本，治宜疏肝健脾、软坚散结。此方由柴胡疏肝散、平胃散合消瘰丸加减组合而成。柴胡疏肝散方中用柴胡、枳壳、香附理气，白芍、川芎和血，甘草调和诸药。平胃散中苍术、厚朴燥湿，陈皮理气行痰，生姜、大枣和胃，甘草调和。消瘰丸由牡蛎、玄参、浙贝母、夏枯草组成，有清润化痰、软坚散结之功效，常用于治疗甲状腺结节患者。

6. **导痰汤（《济生方》）加减方** 海藻、半夏、海浮石各15g，茯苓20g，竹茹15g，胆南星、枳壳、陈皮各12g，昆布30g。本方具有清热化痰、软坚散结之效，可用于亚急性甲状腺炎，证属痰热蕴结型。每日1剂，日服2次。

7. **黄晓军经验方** 柴胡、三棱、莪术各9g，夏枯草、法半夏、浙贝母、茯苓、生牡蛎（先煎）、玄参各15g，地龙、郁金各12g，陈皮5g。本方具有理气化痰、软坚散结之效，可用于亚急性甲状腺炎恢复期，证属气郁痰凝型。

8. **三甲消瘿汤（何炎燊经验方）** 炮山甲10g，鳖甲25g，牡蛎30g，玄参25g，浙贝母15g，猫爪草30g，夏枯草20g，王不留行15g，罗汉果10g，风栗壳15g，丝瓜络15g，半夏15g，瓜蒌仁15g。本方具有清火除痰、软坚散结功效，可用于气、痰、瘀、热相互交结所致的亚急性甲状腺炎。如无甲亢症状而吸碘-131率不高者，加昆布30g，海藻30g；如瘿瘤坚实、自痛或压痛明显者，可加三棱15g，莪术15g；痰多，可加白芥子10g，莱菔子15g。水煎服，每日1剂，1剂200ml，分早晚2次温服，4周为1个疗程。三甲消瘿汤联合西医用药治疗亚急性甲状腺炎4周，可明显缩短甲状腺肿块消退时间，降低西药减量过程中的复发率。

方义：本方以清代程国彭《医学心悟》的消瘰丸（玄参、贝母、牡蛎）为基础，玄参清热凉血，解毒散结，且具有抗炎、镇痛效果，贝母功能化痰解毒，牡蛎咸以软坚散结；加山甲、鳖甲软坚，猫爪草、夏枯草散结。《本草纲目》中记载，夏枯草可清热泻火，消肿散结，兼有"养阴之功"，用于治疗瘰毒可有效控制病毒感染，改善肿痛症状，内解郁结，外解风热。瓜蒌、半夏、罗汉果、风栗壳除痰清火，丝瓜络宣通脉络。民间草药屈头鸡治痰火结核有效，与诸药配合奏功，但现药店无出售，改用王不留行代之。《本经疏证》谓王不留行"能使诸血无所留滞，内而隧道，外而经脉，无不如之，则痈疽、恶疮、乳痈，自然轻则解散，重而分消矣"。

9. 化瘿煎（陈岩经验方） 黄芩10g，青蒿10g，连翘15g，牡丹皮10g，竹茹7g，浮海石12g，法半夏12g，海藻10g，昆布10g，牡蛎15g。本方具有疏肝泄热、化痰软坚之功，可用于痰热互结所致的亚急性甲状腺炎。疼痛较甚者，加延胡索10g，郁金12g；热甚伤津者，加天花粉12g。每日1剂，水煎取汁300ml，分2次服用。化瘿煎治疗亚急性甲状腺炎1~2个月可改善临床症状、红细胞沉降率（ESR）、TT3、TT4、TSH指标，缩小颈部肿块，总有效率与单用西药者相近，但治愈时间更短。

方义：化瘿煎方中用黄芩、青蒿、连翘、牡丹皮以清肝胆之热，竹茹、浮海石、法半夏化痰；海藻、昆布、牡蛎软坚散结。诸药合用，共奏疏肝泄热、化痰软坚之功。

10. 消瘿散内服联合夏枯消瘰方外敷（张珂珂经验方） ①口服自拟消瘿散：夏枯草30g，龙骨20g，牡蛎20g，延胡索20g，细辛15g，浙贝母20g，鳖甲15g，木鳖子15g，土鳖虫15g，蒲公英30g，胆南星20g，金银花20g，冰片（后下）6g。本方具有清热祛火、化痰散结的作用。胸胁疼痛、气郁明显者，加香附15g；大便干者，加生大黄（后下）6g；热盛伤津者，加麦冬15g，知母15g。②外敷夏枯消瘰方：玄参20g，牡蛎20g，浙贝母20g，夏枯草30g，金银花20g，白花蛇舌草30g，蜈蚣15g，壁虎15g。共研极细末过筛，再将药末与米醋调匀成膏状。用时推

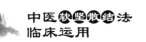

摊于棉纸上敷贴于颈部甲状腺部位，胶布固定。内服、外敷相结合可用于火郁痰阻型亚急性甲状腺炎。中药内服、外敷治疗亚急性甲状腺炎 4 周可，改善血清学指标（ESR、FT3、FT4、TSH），降低 1 年内复发率。

方义：内服中药以夏枯草清泄肝经郁火，龙骨、牡蛎软坚散结为主药；以浙贝母清热化痰、散结解毒，延胡索疏肝行气以止痛，蒲公英、金银花清热解毒，祛上焦头面热毒为臣药；再佐以细辛、鳖甲、木鳖子、土鳖虫以增强祛瘀消肿止痛之功，胆南星增强清火化痰之效，最后以冰片后下引药入经，并兼清热之效。诸药相和，共奏清热祛火、化痰散结的作用，能够起到消肿止痛并消除甲状腺肿大或结节之作用。中药外敷也是中医药方剂的制剂形式之一，临床应用广泛。外敷中药以夏枯草、玄参、牡蛎、浙贝母、金银花、白花蛇舌草、蜈蚣、壁虎等药敷于患处，通过皮肤渗透到达皮下组织，在局部直接作用于病患部位，从而起到较强的清热化痰散结作用。

11. 解肌消瘿汤内服联合消肿止痛散外敷（陈敏龙经验方） ①口服解肌消瘿汤：牛蒡子 10g，葛根 15g，桔梗 10g，法半夏 5g，昆布 10g，川芎 15g，红花 10g，生地黄 10g，麦冬 10g，川楝子 5g，酸枣仁 10g，甘草 5g。②外敷消肿止痛散：延胡索 5g，夏枯草 5g，黄药子 3g，姜黄 5g，海藻 5g，冰片 10g。将诸药研磨为粉剂混合均匀，并使用 75% 医用酒精调和为糊状，将调和后的药物完全覆盖在颈部肿胀处，并用 TDP 神灯照射药物覆盖处 30 分钟，每日 1 次。中药内外结合，有疏风清热、化痰消瘿、通络止痛功效，可用于风热痰凝型亚急性甲状腺炎急性期及恢复期维持性治疗。急性期以 7 天为 1 个疗程，恢复期以 30 天为 1 个疗程。解肌消瘿汤内服联合消肿止痛散外敷加西药治疗亚急性甲状腺炎（急性期）14 天，可改善甲状腺功能相关生化指标（ESR、FT3、FT4、TSH）、急性期 VAS 评分，缩短临床症状改善时间（疼痛消失时间、肿胀消失时间、ESR 恢复时间、体温恢复时间）。

方义：内服解肌消瘿汤方中君药牛蒡子辛散苦泄之性，使其升散之中兼有清降之能，既可疏散风热，又可宣肺祛痰，利咽消肿；再辅以臣药葛根与桔梗，既能增强君药解肌、宣肺、祛痰、利咽之力，又能内清郁热；

同时以法半夏、昆布、川芎、红花、生地黄、麦冬、川楝子、酸枣仁为使药，其中半夏与昆布两药配合可祛痰消瘿散结；川芎与红花相配，行气活血；生地黄与麦冬相配，滋阴降火；川楝子与酸枣仁相配宁心柔肝；甘草为使，既可缓解诸药之毒性，又可调和诸药。

外用消肿止痛散以延胡索为君药，其辛散温通，可行气、活血、止痛；夏枯草与黄药子为臣，两药合用共达清热化痰、软坚散结之效；姜黄与海藻为使，两药合用共同增强君臣药物止痛、行气、消瘿、化痰之力；冰片为使，既可增强诸药止痛之力，又可用其辛香走窜之力而引导诸药透肤入里。

12. 散结止痛汤内服配合芒硝外用（沈广礼经验方） ①口服散结止痛汤：由柴胡、黄芩、浙贝母、生石膏（先煎）、大青叶、白芷、莪术、连翘、半夏组成。水煎服，每日 1 剂，分 2 次口服。10 天为 1 个疗程，一般治疗 2～5 个疗程。服药禁忌：禁酒及辛辣之品。②外敷芒硝：芒硝50g，加水适量，将上述芒硝水溶液浸湿纱布外敷患处。每日 3 次，每次0.5 小时。以上诸药内服外用，共奏疏肝解郁、清热解毒、化痰散结之功，可用于治疗亚急性甲状腺炎痰火郁结证。散结止痛汤内服配合芒硝外用治疗亚急性甲状腺炎 1～3 个疗程，可改善甲状腺症状（疼痛等）、体征（肿大等）、血清 TT3、TT4、FT3、FT4、TSH、TGAb、甲状腺过氧化物酶抗体（TPOAb）、甲状腺摄碘率。

方义：方中柴胡、黄芩治病之本，为君药，起疏肝理气、清热泻火之用。足厥阴肝经之脉，布两胁循咽喉，故瘿痛的病位在肝，治疗上应重视疏肝调肝。柴胡入肝经，性善条达肝气，疏肝解郁，用以疏散郁结之火邪，祛邪解表退热。黄芩味苦，性寒，清热燥湿、泻火解毒。浙贝母清热化痰，散结消肿；石膏、大青叶清热凉血，通络消肿。二药共为臣药。《本经逢原》云："贝母浙产者，治疝瘕喉痹乳痈，金疮风痉，一切痈疡。"石膏《本草备要》谓其"体重泻火，气轻解肌"。大青叶在《名医别录》中云："味苦，大寒，无毒。主治时气头痛，大热，口疮。"浙贝母、石膏、大青叶三药合用，清热解毒，通络化痰，消除瘿肿疼痛。现代研究发现，石膏、大青叶有解热、镇痛、消炎作用。白芷、莪术、连翘、

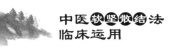

半夏四味共为佐药。白芷解表散寒、燥湿止痛、解毒排脓，《日华子本草》谓其主"乳痈发背，瘰疬，肠风痔瘘，排脓"。莪术行气破血、消积止痛，《本草图经》云："莪术，古方不见用者。今医家治积聚诸气，为最要之药。"连翘清热解毒、消肿散结，《神农本草经》曰其"主治寒热，鼠瘘瘰疬，痈肿，恶疮，瘿瘤，结热，蛊毒"。半夏燥湿化痰、降逆止呕、消痞散结，《名医别录》曰其"消痈肿，胎堕"。现代研究证明，白芷有解热镇痛、抗炎作用；莪术油有消炎作用，莪术油、莪术醇对白细胞有明显保护作用；连翘有明显的抗炎、解热作用。柴胡入肝经，性升散，引药上行直达病所，兼有使药之功。

外用药芒硝味咸、苦，性寒，归胃、大肠经，取其外用达到泻热、软坚、消肿的作用。《神农本草经》云其："主治百病，除寒热邪气，逐六腑积聚，结固留癖。能化七十二种石。"《景岳全书》谓其"其性峻速。咸能软坚，推逐陈积"。现代研究证明，芒硝有抗感染和消炎作用。以上诸药内服、外用，共奏疏肝解郁、清热解毒、化痰散结之功。内服方药以疏肝泄热为本，清热解毒，化痰散结而不伤正，配伍严谨，切合病。芒硝外用，泄热软坚。两者结合起到较好的临床疗效，且服用、外用方便，未发现不良反应。

13. 夏银散膏（洪兵经验方）　由夏枯草、金银花、连翘、牡蛎、三棱、莪术、冰片（剂量比例为 3∶2∶2∶2∶1∶1∶2）组成。本方具有理气化瘀、活血止痛、解毒散结之效，可用于血瘀痰浊热毒凝滞所致的亚急性甲状腺炎。上述药研末后，用醋调和成糊状，将药涂于敷料上，厚约 5mm，敷于患处，大小超出肿块边缘 2cm，用胶布固定，每日换药 1 次，共外敷 2 周。夏银散膏局部外敷联合醋酸泼尼松片治疗亚急性甲状腺炎 2 周，可改善 ESR、FT3、FT4、CRP、甲状腺摄碘率，降低不良反应率及 6 个月内复发率，疗效优于单用醋酸泼尼松片。

方义：夏银散膏中夏枯草为君药，可散结消肿；金银花、连翘为臣药，疏散风热，清热解毒；三棱、牡蛎、莪术、冰片为佐使药，软坚散结，活血化瘀，消肿止痛。诸药共同作用于局部，通过皮肤吸收，对炎症组织具有导向性，使炎症局部药物浓度高，使其治疗作用更强，从而明显抑制甲状腺局部的免疫反应，抑制甲状腺激素释放，改善高代谢症候群，缩小肿大的甲状腺。

（二）中成药应用

1. 夏枯草片/胶囊/口服液/颗粒　有清肝明目、软坚散结、消肿止痛的功效，可用于火热内蕴所致的亚急性甲状腺炎。每次 6 片，每天 2 次。夏枯草片联合糖皮质激素治疗亚急性甲状腺炎 8 周，可缩短各项临床症状消失时间，降低 ESR、T3、T4 水平，总有效率为 96.7%，疗效优于单用糖皮质激素。

2. 西（犀）黄丸　有清热解毒、豁痰散结、活血祛瘀之效，可用于热毒内结型亚急性甲状腺炎有结节肿痛表现者。

（三）中药应用

1. 夏枯草　有泻火明目，消肿散结之效，可用于亚急性甲状腺炎，证属肝经蕴热，有甲状腺肿大、目赤肿痛表现者。常用剂量为 15g。

2. 浙贝母　有开郁散结、化痰解毒之效，可用于亚急性甲状腺炎后期痰瘀互结所致的甲状腺结节。

3. 山慈菇　有解毒散结、化痰软坚之效，可用于因热毒、血瘀互结而导致的甲状腺肿大。既可内服，又可研粉外用。

4. 猫爪草　有化痰散结、解毒消肿之效，可用于痰凝所致的甲状腺肿大。可内服或外敷。

◇ 小结 ◇

注意兼夹病证，灵活应用软坚散结法。 亚急性甲状腺炎可分成急性期（甲状腺毒症期）、缓解期（甲减期）、恢复期（甲状腺功能恢复期）三个阶段，治疗根据疾病发展的不同阶段分期论治。但每个阶段的证型之间常多相互兼夹，且随着病程发展变化，病程之间的证候可以相互转化或兼夹其他病程之证候。临床用药要注意主症与兼夹证候，运用软坚散结法时，需灵活配合疏风清热、活血化痰、理气通滞、益气养阴、温阳散寒等法。

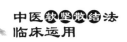
内外合治，相得益彰。软坚散结方药局部外敷，可明显改善甲状腺肿大，减轻局部疼痛。如清代名医徐灵胎言："若其病既有定所，在皮肤筋骨之间，可按而得之，用膏贴之，闭塞其气，使药性从毛孔而入其腠理，通经贯络，或提而出之，或攻而散之，较之服药尤有力……故凡病之气聚血结而有形者，薄贴之法为良。"内外相合，相辅相成，可增强消瘿散结之功，有效缩短治疗时间。

第五节　慢性淋巴细胞性甲状腺炎

慢性淋巴细胞性甲状腺炎又称桥本甲状腺炎，临床表现为甲状腺弥漫性肿大，质地坚硬，甲状腺球蛋白抗体（TGAb）和甲状腺过氧化物酶抗体（TPOAb）滴度明显升高是本病的特征之一。现代医学目前尚无针对病因的治疗方法，甲状腺肿大显著、疼痛、有气管压迫者，常予手术切除，术后往往发生甲减，需要甲状腺激素长期替代治疗。本病归属于中医"瘿病"范畴，基本病机为气滞、痰凝、血瘀壅结颈前。以软坚散结法为主，结合分期、辨证论治，对于缩小甲状腺肿、缓解临床症状、调节免疫有明显疗效。

一、软坚散结法适用证型

1. **气滞痰凝型**　甲状腺质地较软，可随吞咽动作而上下移动。发病常与精神因素有关，神疲气短，胸闷心慌，易劳累，喜太息，情志较抑郁，易怒，舌淡红，苔薄白腻，脉缓或滑。治宜疏肝理气，化痰散结。

2. **痰瘀互结型**　甲状腺坚韧如革或有结节感，皮色不变，疼痛不显。全身症状可伴有下肢非指凹性浮肿，或有关节酸痛，表情淡漠；女性可有月经不调，经行血块。舌淡胖，边有齿痕或带瘀斑，苔薄白腻，脉滑或涩。治宜破瘀化痰，软坚散结。

3. **脾肾阳虚型** 甲状腺弥漫性或结节性肿大，质地坚韧或硬，可伴有疼痛。患者全身乏力，精神萎靡，表情淡漠，少言懒语，动作迟缓，对答反应慢且声音嘶哑；面色㿠白，睑结膜苍白，口唇较厚，皮肤粗厚脱屑；可有浮肿，腹部胀满，下肢呈非指凹性浮肿；手足清冷，腰膝酸痛，小便清长，下肢羸弱等。舌体淡胖或有齿痕，苔薄白，脉沉细。实验室检查抗体阳性，TSH 升高；甲状腺扫描呈不规则浓聚与稀疏。治宜温补脾肾，软坚散结。

二、软坚散结法临床用药

（一）方剂应用

1. **张冰经验方** 夏枯草 10g，浙贝母 10g，制鳖甲（先煎）30g。本方具有软坚散结、解毒化痰之效，可用于痰毒互结所致的桥本甲状腺炎。对于甲状腺质地不均、结节多发或性质待定患者，辅以猫爪草 30g，白花蛇舌草 30g，野菊花 10g 消肿解毒散结。

2. **软坚散结汤（王晖经验方）** 由夏枯草、三棱、莪术、浙贝母、猫爪草、山慈菇组成。本方具有化痰散瘀、软坚散结之效，可用于桥本甲状腺炎痰瘀互结证，基本症状为颈前出现肿块，按之较硬或有结节，肿块经久未消，胸闷，纳差，舌质暗红，苔薄白，脉弦而涩者。①气虚痰瘀，伴神疲乏力，气短汗出，面色㿠白，大便稀溏，舌质暗淡，苔薄白，脉弦滑，加黄芪、党参、麦冬、五味子。②血虚痰瘀，伴面色无华，头晕眼花，心悸怔忡，失眠健忘，舌质暗淡，苔薄白，脉弦细涩，加黄芪、当归。③阴虚痰瘀，伴形体消瘦，腰膝酸软，夜间盗汗，手足心热，大便干燥，舌质红苔少，脉细，加生地黄、玄参、知母、麦冬、鳖甲、功劳叶。

方义：药理研究表明，夏枯草不仅具有清火、消肿、散结之功用，还可调节恢复机体免疫功能，抑制机体体液和细胞的免疫反应，抑制 T 淋巴细胞受体的生成，减少血中的淋巴细胞数量。三棱与莪术相须为用，既能破血祛痰，又能行气止痛。浙贝母、猫爪草、山慈菇则有软坚散结的异曲

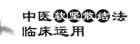

同工之妙。

3. **解毒散结消瘿汤（孙科经验方）** 夏枯草 12g，桔梗 8g，重楼、莪术、穿山龙、薄荷各 10g，白芍 18g，柴胡 12g，玄参、醋鳖甲、浙贝母各 10g，煅牡蛎 20g，甘草 6g。本方具有清热解毒、活血化瘀、化痰散结消瘿、疏肝解郁、利咽消肿之效，可用于桥本甲状腺炎属痰瘀毒气互结者。每日 1 剂，水煎 200ml，早晚口服，28 天为 1 个疗程。解毒散结消瘿汤联合左旋甲状腺素治疗桥本甲状腺炎 3 个疗程，可缓解临床症状，使甲状腺体积缩小、质地变软、结节变软，改善血液及生化指标（TGAb、TMAb、TSH、FT3、FT4），总有效率达 95%，疗效优于单用左旋甲状腺素。

方义：夏枯草味辛，性寒，辛能散结，苦寒能泄热；重楼苦以降泄，寒能清热，与穿山龙相伍，清热解毒。穿山龙可降低血清 TGAb、TPOAb 水平，减轻甲状腺病理损害，减缓甲状腺功能减退。莪术、白芍活血通络、破血散瘀、消瘿化积、养肝柔肝；薄荷、柴胡、桔梗、玄参疏散上焦风热、疏肝解郁、行气止痛、祛痰利咽；甘草清热解毒、消肿散结、调和诸药。诸药共用清热解毒、活血化瘀、化痰散结消瘿、疏肝解郁、利咽消肿。

4. **消瘿方（姜兆俊经验方）** 柴胡、香附、夏枯草、牡蛎、浙贝母、玄参、虎杖、重楼、板蓝根、海藻、昆布。本方具有疏肝理气、化痰散结之效，可用于肝郁痰凝型桥本甲状腺炎。伴甲状腺结节者，加半夏、僵蚕、山慈菇等化痰散结；气阴两虚者，去海藻、昆布，加白芥子、紫苏子、莱菔子、黄芪、生地黄；脾肾阳虚者，加淫羊藿、鹿角胶、熟地黄。

方义：方中柴胡、香附疏肝理气，夏枯草散结消肿，浙贝母、玄参、牡蛎化痰软坚，板蓝根、重楼、虎杖清热解毒、利咽镇痛。板蓝根、重楼、虎杖有使 TPOAB 和 TGAB 滴度降低甚至恢复正常的作用。药理研究表明，清热解毒类药物具有抗菌抗病毒及免疫抑制的作用。海藻、昆布含碘化物，对缺碘性甲状腺肿有治疗作用。随病情发展，可出现气阴两虚、脾肾阳虚，而软坚散结法贯穿治疗始终。

5. **清瘿化痰汤（山东中医药大学附属医院甲状腺外科方）** 夏枯草 15g，鳖甲 15g，浙贝母 12g，牡蛎 30g，青蒿 15g，知母 9g，生地黄

15g，牡丹皮 9g。本方具有清肝化痰散结的功效，可用于治疗肝火痰凝型桥本甲状腺炎，症见颈前粗肿，烦躁易怒，失眠多梦，多汗，心悸不宁，口苦，胸闷，胁胀，手指震颤，大便秘结，舌红苔黄，脉滑数或弦数者。每日 1 剂，水煎服，以 2 个月为 1 个疗程。清瘿化痰汤联合西医用药治疗桥本甲状腺炎 1 个疗程，可改善中医证候评分、自身抗体滴度（抗甲状腺球蛋白抗体、抗甲状腺过氧化物酶抗体）及甲状腺峡部厚度。

方义：清瘿化痰汤是借鉴青蒿鳖甲汤化裁而得，方中夏枯草主入肝、胆经，苦寒清泄肝热，辛能化痰散结，为君药；青蒿苦辛寒，气芳香，清热透邪；知母甘寒，滋阴润燥，清肝降火；生牡蛎、鳖甲化痰软坚散结；浙贝母苦寒，清热化痰散结，共为臣药，强化化痰软坚散结之功，并助君药清肝火，散痰结。佐以牡丹皮、生地黄，滋阴清热、活血散瘀。诸药合用，达到清肝化痰散结之功效。

6. 许芝银经验方 党参、熟地黄、鹿角胶、麻黄、白芥子、防己、海藻、丹参、仙茅、淫羊藿、甘草。本方具有温补脾肾、软坚散结之效，可用于桥本甲状腺炎日久转化为甲状腺功能减退，表现为脾肾阳虚者。心悸汗多者，加茯神、熟地黄、浮小麦、糯稻根须；能食善饥者，加生石膏、知母；咽干者，加生地黄、麦冬、天冬、天花粉；纳差者，加焦山楂、焦麦芽。根据现代药理研究证实，麻黄有免疫抑制作用，防己有激素样作用。

7. 软坚消瘿颗粒（北部战区总医院方） 柴胡 10g，当归 15g，白芍 15g，香附 15g，夏枯草 15g，王不留行 20g，玄参 20g，海藻 10g，昆布 10g，陈皮 10g，茯苓 10g，白术 10g，砂仁 10g。本方具有疏肝理气、健脾化痰、软坚散结之效，可用于桥本甲状腺炎合并甲状腺功能减退，属肝郁气滞、痰浊瘀血互结者。每日 100ml 温开水冲服，分 2 次口服，4 周为 1 个疗程。软坚消瘿颗粒联合左甲状腺素钠片治疗桥本甲状腺炎伴甲状腺功能减退 6 个疗程，可改善 TSH、FT4、TPOAb、TGAb 抗体水平，有效率达 93.3%，疗效优于单用左甲状腺素钠片。

方义：软坚消瘿颗粒以逍遥散为基础方，组方特点为疏肝理气配伍健脾化痰药物。现代药理研究结果显示，柴胡、当归、夏枯草、海藻、昆布

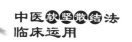

等均具有增强免疫进而起到调节甲状腺功能减退的作用。本方虽运用含碘中药，如夏枯草、海藻、昆布等，但以上药物均含碘较低，可以降低甲状腺自身抗体水平，改善甲状腺病理形态，故本方选用以上药物。

8. **九味散结胶囊（山西省中医药研究院院内制剂）** 由浙贝母、山慈菇、生黄芪、莪术、玄参、牡丹皮、鳖甲、郁金、夏枯草组成。本方具有散结化瘀、理气活血的作用，可用于桥本甲状腺炎伴甲状腺功能减退，属肝郁脾虚者。每次 2g，口服，每日 3 次。九味散结胶囊联合左甲状腺素钠片治疗桥本甲状腺炎 12 周，可改善临床症状、体征和甲状腺功能，改善自身抗体指标（TGAb、TPOAb）。

方义：九味散结胶囊中，郁金、莪术有行气、化瘀、活血的功效，为君药；浙贝母、鳖甲有散结化痰、软坚润燥的作用，为臣药；夏枯草消肿散结，山慈菇消痈且清热解毒，为佐药；黄芪健脾益气，牡丹皮清热化瘀凉血，玄参降火滋阴解毒，为佐使药。诸药联合应用，起到散结化瘀、理气活血等作用，达到治疗的目的。

（二）中成药应用

1. **夏枯草胶囊／口服液／颗粒／片** 夏枯草具有清热泻火明目、散结消肿的作用，可用于以甲状腺肿大为特征的桥本甲状腺炎实热证患者。夏枯草胶囊治疗单纯甲状腺自身抗体异常的桥本甲状腺炎患者 3 个月，可显著降低 TGAb、TPOAb 水平。夏枯草胶囊联合左甲状腺素钠片治疗桥本甲状腺炎 3 个月，可提高临床疗效，改善甲状腺功能，降低自身免疫反应和 Th17 细胞水平。

2. **小金胶囊／丸** 有温通祛瘀、化痰散结、消肿止痛之功，可用于阳虚痰凝型桥本甲状腺炎伴有结节者。采用小金胶囊联合左甲状腺素钠片治疗桥本氏甲状腺炎 6 个月，能缩小甲状腺肿大或结节，改善甲状腺抗体水平，调节自身炎症因子平衡，临床治愈率高达 50.9%。

（三）中药应用

1. **夏枯草** 有清肝泻火、软坚散结的作用，可治疗甲状腺肿大，适用于肝火旺盛者。与浙贝母配伍有化痰散结之功，可用于痰火凝聚者。

2. 牡蛎 有重镇安神、潜阳补阴、软坚散结的作用，可治疗甲状腺肿大，适用于阴虚火旺、神志不宁者。与玄参配伍滋阴凉血、泻火解毒、治疗消肿之力益彰，可用于痰火凝结者。与夏枯草、浙贝母、瓦楞子伍用，可增强软坚散结功效，对颈部肿块明显者疗效显著。

3. 黄芪 为补气之要药，以气虚证为主要前提，根据气虚程度用量为 20～120g，为机体提供活血通络、化痰软坚的动力。

4. 三棱、莪术 二药伍用，气血双施，有活血化瘀、行气止痛、化积消块的作用，常用于桥本甲状腺炎血瘀证表现程度较重，临床表现有瘿肿较硬或有结节或皮下青筋隐约可见等症者。

5. 含碘量少的中药 包括浙贝母、山慈菇、牡蛎、玄参、鳖甲（研末，一般 6～9g 冲服）等，既能软坚散结消瘿瘤，又能间接合成甲状腺素，可用于甲状腺功能减退阶段。

◇ 小结 ◇

整体与局部相结合，灵活运用软坚散结法。桥本甲状腺炎主要临床表现是甲状腺肿大，病位虽然局限于颈前，但临床需结合患者体质辨识以及就诊时的整体状态，从产生痰湿、瘀血等病理产物的根本病机入手，立足于阴阳失衡和五脏功能失调，将软坚散结法与疏肝理气、破瘀化痰、健脾益气、补肾温阳等方法有机结合运用，使有形之邪消失于无形。

根据病情分期，慎用含碘药物。软坚散结中药根据含碘量多少可分为富碘中药和含碘较少的中药。摄入过量碘是桥本甲状腺炎发生的重要病因，故治疗时应谨慎使用含碘中药。如甲状腺功能亢进期，忌用含碘中药，以防止碘脱逸；甲状腺功能减退期，应选用含碘量少的中药；甲状腺功能正常期，可选用富碘中药。

治疗全程慎用毒性药物。桥本甲状腺炎患者，特别是伴有甲状腺功能亢进的患者，由于甲状腺激素异常，体内基础代谢率改变，药物代谢与正常人有异，用药尤应慎重。且桥本甲状腺炎多发于育龄期女性，部分患者有生育需求，因此在软坚散结药物选用上，需谨慎使用半夏、山慈菇等有

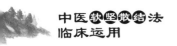

毒性药物，而用浙贝母、制鳖甲、夏枯草等药性平和之品，以保护肝肾功能。

<h1 style="text-align:center">第六节 结肠息肉</h1>

结肠息肉是一种隆起于结肠黏膜表面的赘生物，临床表现以腹痛、腹胀、腹部不适，大便性状及排便习惯改变或血便为主，肠镜所见为息肉增生，现代医学治疗以内镜下切除为主。但结肠息肉具有反复发作特点，软坚散结法是此类有形积聚疾病的主要治法，对缩小甚至消除息肉、减少复发有明显作用，根据患者体质及结肠息肉形成的病因病机配合其他治法，在结肠息肉的治疗中有着重要的意义。

一、软坚散结法适用证型

1. **瘀血阻滞型** 腹胀痛或刺痛，痛有定处，甚则腹部有包块，大便有脓血，可有黑便病史，口渴而不欲饮，肌肤甲错，面色晦暗，月经紫暗或有夹有血块，舌暗，有瘀斑瘀点，脉弦涩。治宜活血祛瘀，软坚散结。

2. **湿热蕴结型** 腹痛拒按，胀满不适，口苦口干，大便溏滞不爽，或者大便干结，解下困难或夹有鲜血，潮热汗出，肛门灼热，小便短赤，潮热汗出，舌红，苔黄厚腻，脉滑数。治宜清热利湿，软坚散结。

二、软坚散结法临床用药

（一）方剂应用

1. **济生乌梅片（重庆市中医院院内制剂）** 由乌梅、僵蚕、莪术、红花组成。本方具有软坚散瘀之效，可用于瘀血阻滞所致的结肠息肉。每日

3次，每次3片，1个月为1个疗程。济生乌梅片治疗结肠息肉内镜治疗后患者3个疗程，可明显降低1年后、2年后及3年后复发率。

方义：济生乌梅片中乌梅极酸，可去死肌、蚀恶肉；僵蚕咸辛而平，可行经络、化浊邪、软坚结；莪术、红花味辛行血化瘀，诸药配伍，得极酸以去死肌，蚀恶肉，并以咸软之，以辛散之，舒经通络，使气血和、瘀结散，息肉自消，大幅降低结肠息肉治疗后远期复发率。药理研究表明，全方具有增强机体的免疫力和抗感染、抗肿瘤、抗肉芽以及抗炎镇痛的功效，不仅可以抗感染、恢复胃肠功能，以加强抗异常增生机制，还能有效地抑制或杀灭各种病原微生物，避免致病因子的侵袭，维持肠道的正常菌群并保持平衡，达到保护大肠的屏障功能，使大肠黏膜再生与修复能够正常而有序地进行。

2. 乌梅汤（江西省南城县人民医院方）　乌梅30g，丹参15g，大血藤30g，穿山甲珠10g，重楼15g。本方具有活血软坚祛瘀之效，可用于络脉瘀阻所成之消化道息肉。有学者报道，以乌梅汤加味治疗慢性溃疡性结肠炎并乙状结肠息肉（2粒均为广蒂，约2cm×2cm）1例，辨证加减给药月余后，复查纤维结肠镜示溃疡性结肠炎基本痊愈，息肉脱落。

方义：《本经》论乌梅能"……蚀恶肉"。《伤寒杂病论》曰"乌梅丸主久痢"。结肠息肉所致黏液血便当属久痢。《外科大成》"平胬丹"中也以乌梅为主药消蚀腐肉。方中重用乌梅为主药，取其酸柔软坚祛瘀消恶肉之效，《外科大成》中"平胬丹"也以乌梅为主药消蚀腐肉，更配以丹参、穿山甲珠软坚化瘀，重楼、大血藤活血解毒。诸药合用，恶肉得平。

3. 五倍子乌梅汤（徐富星经验方）　乌梅12g，五倍子9g，夏枯草30g，五味子9g，紫草15g，煅牡蛎30g，海浮石12g，贯众15g。本方具有收涩止血、软坚散结、平胬去腐之效，可用于结肠息肉。上药煎成150~200ml浓汁，保留灌肠，每日1次，2周为1个疗程，间歇1周后，重复使用。五倍子乌梅汤保留灌肠，或加服中药辨证治疗结肠息肉2个月至1年，可使息肉消失或减少，有效率达92.86%，其中3个月消失的占有效病例的61.53%。

方义：方中五倍子、乌梅、五味子有收敛作用，能收湿止血，平胬去

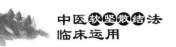
腐，配以紫草、夏枯草、贯众清热解毒，牡蛎、海浮石软坚散结，共奏收涩、止血、平胬之功效。据现代药理研究证明，五倍子中含有鞣酸，对蛋白质有凝固沉淀作用。紫草、夏枯草、贯众有抗菌消炎功用，紫草局部应用还可促进创伤愈合。

4. 结肠息肉常用方（许芝银主编《中医外科学》）　半枝莲 30g，白花蛇舌草 30g，山豆根 30g，诃子 15g，薏苡仁 15g，黄芪 30g，白术 15g，夏枯草 15g。本方具有清利湿热、活血化瘀、软坚散结之效，可用于湿热下注、经络阻滞、瘀血浊气凝聚所致的结肠息肉。腹痛者，加延胡索、茴香；腹泻者，加黄连、马齿苋；便血量多者，加地榆、槐角；血瘀者，用桃红四物汤加蒲黄、夏枯草；气血亏虚者，用八珍汤或十全大补汤加减。水煎服，1 日 3 次。

5. 软坚散结方（顾丕荣治验方）　党参 15g，焦白术 12g，茯苓 20g，生薏苡仁 30g，制半夏 10g，黄连 6g，干姜 4g，炒枳壳 12g，柴胡 10g，炒赤芍 15g，三棱 6g，莪术 6g，冰球子 15g，海藻 20g，制僵蚕 12g，炮山甲 6g，生牡蛎 30g，红枣 20g。本方具有化痰消瘀、软坚散结之效，可用于痰瘀互结所致的消化道息肉。水煎服，每日 1 剂。有医者以软坚散结治验方加减治疗消化道多处息肉（胃镜示胃体内、十二指肠球部、胃窦部、肠部广泛性息肉）1 例，服药 60 剂后，胃镜检查消化道息肉明显缩小。

方义：消化道多处息肉病机为痰瘀互凝成疣，辨证立方以四君子汤、四逆散、半夏泻心汤调和肝脾，辨病用药以三棱、莪术、昆布、海藻、冰球子祛瘀软坚，炮山甲、生牡蛎、僵蚕散结消痰以消息肉。证病合参，可取得满意疗效。

（二）中药应用

1. 乌梅　兼具腐蚀赘肉、涩肠止泻之功，可用于结肠息肉有久泻久痢症状者。

2. 僵蚕　兼具消风化痰、软坚散结之效，配伍乌梅可消除息肉生长的基础，阻滞结直肠息肉复发。

3. 牡蛎　有化痰软坚散结之效，可用于结肠息肉便血，证属痰瘀交结者，常配伍穿山甲、川芎等活血药，增强软坚散结之功。

◇ **小结** ◇

灵活选用软坚散结中药，以消息肉。结直肠息肉是人体的赘生之物，瘀血、气滞、食积、痰聚，都是发生本病的主要原因。治疗时，根据疾病的既定属性，以及病因之由来、积之大小、部位之深浅、病程之长短，选用软坚散结法。若以痰凝为主者，可选山慈菇、漏芦、白芥子、炙僵蚕、土贝母、生牡蛎、夏枯草、海藻、昆布等。若血瘀为主者，常用紫丹参、炒当归、川芎、赤芍、莪术、土鳖虫、鸡血藤、石见穿等。瘀血之因主要有气滞、气虚、寒凝等，可根据患者不同情况，佐以理气、益气、温里之品，不仅可以散瘀消肿，还可起到止痛、止血的作用。

重视辅用调理脏腑之法，以防复发。结肠息肉病位在大肠，与肺之宣降、脾之运化、肝之疏泄关系密切，运用软坚散结法的同时，可加用运脾通腑、宣降肺气或疏肝理气之品，如生白术、枳实、桔梗、杏仁、郁金、预知子等，以防治复发及恶变。攻伐之法多伤元气，必须先详审患者身体的盛衰，盛者可攻削之，衰者可先补后攻或攻补兼施。

合理应用灌肠等外治手段，使药物直达病所。将软坚散结药以药液灌肠方式直接作用于直结肠，通过肠黏膜吸收，可充分发挥药物疗效，软化直结肠内息肉，加速息肉消除与脱落。

第七节　胆囊息肉

胆囊息肉是指凸向腔内的胆囊壁隆起性病变，临床表现以胁肋胀痛、胁下痛满、厌油纳呆等为主，现代医学主要以手术切除为治疗手段。本病多由情志所伤，或饮食失节，肝失疏泄，胆失通降，日久脾失健运，以致湿热痰瘀蕴结于胆腑而成。遵循"留者去之""结者散之"原则，以软坚散结法配合其他治法治疗胆囊息肉，在缩小、消除息肉及改善症状方面，

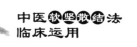

可取得良好疗效。

一、软坚散结法适用证型

1. 瘀血阻络型　症见胁肋刺痛，痛处固定而拒按，胁下积块，面色晦暗，或头颈胸臂等处可见红点赤缕，舌质紫暗或有瘀斑，脉涩。治宜活血化瘀，软坚散结。

2. 痰瘀互结型　症见右胁闷胀刺痛，痛有定处，脘痞胀满，口黏不渴或渴不欲饮，头昏或素体肥胖，吐痰，神疲懒言，大便黏腻不爽，舌质淡苔白腻，脉沉滑或弦滑。治宜化痰散结，祛瘀消积。

3. 湿热蕴结型　症见胁肋胀痛灼热，脘腹胀满，厌食油腻，或进食油腻食物病情则加重，口苦泛恶，大便溏垢或秘结，小便短赤，或有黄疸，舌红苔黄腻，脉弦滑数。治宜清利湿热，活血软坚。

二、软坚散结法临床用药

（一）方剂应用

1. 胆囊息肉方（尹常健经验方）　海蛤壳、炒王不留行、麸炒白术、黄芪各30g，败酱草、麸炒苍术、浙贝母各20g，三棱、莪术、醋香附、皂角刺各12g，郁金、当归、醋鳖甲各15g。本方具有化痰散结、祛瘀消积之效，可用于痰瘀互结所致的8mm以下的胆囊息肉。若不欲饮食，可加焦山楂、麸神曲、炒麦芽以消积化滞；若失眠健忘，可加柏子仁、炒酸枣仁、琥珀粉以宁心安神；若肝郁胁痛，可加柴胡、制延胡索以疏肝止痛；若胃脘不适，可加清半夏、黄连、制吴茱萸，以奏辛开苦降、温中和胃之功。

方义：该方着重强调海蛤壳的使用。海蛤壳为化痰圣药且颇具软坚散结之功，善治瘿、瘤、积、聚、痔疝等症。方中重用王不留行，因其具有活血通经消肿的功效，且炒后利于有效成分的煎出，增强走散力，故本方中选用炒王不留行。佐以浙贝母，能清化痰涎、散结消痈。黄芪可健脾补中，现代药理研究表明，其具有促进机体代谢的功能。当归、黄芪合用能增强补气生血功效。而败酱草具有很好的消痈排脓、祛瘀止痛功效，多用它来治疗痈疮。应用麸炒白术、麸炒苍术燥湿健脾以化痰。三棱、莪术均入肝、脾经，两者相伍，可共奏破血逐瘀消癥、行气消积止痛之功，在临床常可用于治疗癥瘕积聚和痞块。香附归肝、脾经及三焦经，具有疏肝解郁、理气止痛的功效，醋制后能使其疏肝止痛的作用增强，并能消食化滞。皂角刺具有软坚透络的功效，与活血软坚的炒王不留行配伍使用，可以涤痰散结，能祛痰瘀以消肿痛。郁金有活血止痛、行气解郁的功效，现代药理研究表明郁金可以促进胆汁的分泌，且有助于抗血脂。因醋制具有增强药物入肝消积、软坚散结的作用，故方中的鳖甲采用醋鳖甲，以增强软坚散结消积的作用。方中诸药合用，软坚消积，攻补兼施，化痰与祛瘀并重，兼以补气活血以祛瘀、健脾燥湿以化痰，共奏化痰散结、祛瘀消积之功。

2. 海藻玉壶汤（《外科正宗》）加减 海藻、昆布、半夏、川芎、青皮、连翘、浙贝母各 10g，当归、独活各 15g，陈皮 6g。本方具有疏肝理气、活血化瘀、清热软坚的功效，可用于湿热蕴结、瘀血内停日久所致的胆囊息肉。海藻玉壶汤治疗胆囊息肉 4 个月，可使临床症状改善，息肉缩小或消失，总有效率为 96.7%。

方义：海藻玉壶汤本用于石瘿等疾病，将其用于治疗胆囊息肉，也可获得较为满意的疗效。方中海藻、昆布化痰软坚；青皮、陈皮疏肝理气；当归、川芎、独活活血通脉，与理气药同用，可使气血和调，肿块消散；连翘散结消肿；半夏、浙贝母化痰散结。诸药合用，气血畅通，湿热祛除，胆腑通降功能复常，胆囊息肉自消而达病愈之效。

3. 二陈汤（《太平惠民和剂局方》）加味 由陈皮、半夏、乌梅、紫硇砂、威灵仙、天仙子、莪术、郁金、大黄组成。本方具有燥湿化痰、疏肝利胆之效，可用于痰瘀互结所致的胆囊息肉。上述诸药研磨细粉，过 6 号筛，装 0 号硬质胶囊，每粒重 0.5g，每次 4 粒，每日 3 次，餐后温开水

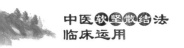

冲服或就餐服用，1个月为1个疗程。二陈汤加味治疗胆囊息肉3个疗程，可改善患者自觉症状，缩小或消除息肉，治愈率达84%。

方义：方中陈皮、半夏燥湿化痰为君，郁金、乌梅、威灵仙等疏肝利胆，消除胆囊炎症，协助君药开郁化痰作用为臣。佐以莪术、紫硇砂行气破血，消积软坚，祛瘀散结。且乌梅、紫硇砂是消蚀息肉类赘生物传统效药。大黄为使，通调肝、胆、胃肠功能，促进息肉脱落排出，寓"六腑以通为用"之意。胆囊息肉因直径＞10mm者有恶变倾向，被列为十大癌前病变之一，加入天仙子有直接抑杀腺癌细胞作用。

4. 加味乌梅僵蚕汤（皮心诚经验方）　乌梅10g，僵蚕10g，丹参20g，三棱12g，莪术12g，穿山甲15g，白花蛇舌草20g，半枝莲12g，山楂10g，黄芪30g，党参20g。本方具有益气健脾，活血化瘀，清热解毒、软坚散结之效。可用于治疗瘀血内停所致的胆囊息肉。有医者报道以乌梅僵蚕汤加味治疗胆囊息肉（胆囊颈部息肉约8mm×7mm）1例，初服乌梅10g，僵蚕10g，20剂后腹痛减轻，后服乌梅僵蚕汤加味10剂后已无不适，查体无阳性体征，肝胆B超检查显示息肉消失。

方义：方中乌梅可去青黑痣，蚀恶肉，平胬肉；僵蚕可治瘰疬瘤结，散风痰结核。丹参益气活血，破癥除瘕；三棱、莪术活血祛瘀，主治老癖癥瘕，积聚结块，解毒止痛；穿山甲通经络，消痈肿；白花蛇舌草、半枝莲清热解毒，活血祛瘀，主治疮痈肿，有抗癌作用；山楂化饮食，消癥瘕；黄芪、党参益气健脾，重用黄芪，旨在大补元气，气为血帅，气行则血行，以促进活血化瘀之力。因此，本方具有益气健脾、活血化瘀、清热解毒、软坚散结的综合效应，有利于化解瘀血所化生之肉。

5. 柴金化瘀方（杨倩经验方）　柴胡15g，郁金12g，金钱草30g，海金沙30g，鸡内金30g，茵陈15g，白芍20g，醋青皮12g，蒲公英15g，黄芩12g，厚朴15g，茯苓12g，薏苡仁30g。本方具有化浊解毒、逐瘀散结软坚之效，可用于浊毒内蕴、胆络瘀阻所致的胆囊息肉。有学者报道，以柴金化瘀方加减治疗胆囊息肉1例，服药45剂后，诸症渐愈，复查腹部彩超胆囊息肉已消失。

方义：方中柴胡疏肝解郁化浊；郁金活血祛瘀，行气解郁，利胆退黄；金钱草、海金沙、鸡内金疏肝利胆，清热利湿化浊，散瘀消肿，使胆汁下泄于小肠；茵陈清胆利湿，为治肝胆疾病之要药；浊毒结滞经络，阻碍气血运行，方用青皮、白芍、厚朴疏肝理气活血，茯苓、薏苡仁健脾助运化浊，使瘀祛浊化，毒无所依；蒲公英、黄芩清热化浊。诸药合用，通胆腑，泄浊毒，疏肝郁，畅气血，肝胆疏泄正常则气机调畅，胆汁得以正常分泌和排泄，息肉无生成之源。

6. 清胆散结丸（阳云芳经验方）　由柴胡、枳壳、半夏、黄芩、郁金、丹参、赤芍、茵陈、大黄、鳖甲、乌梅、僵蚕、连翘、蒲公英、薏苡仁、玄参、夏枯草组成。本方具有理气活血、清热解毒、化湿祛痰、软坚散结之效，可用于气滞血瘀、痰湿热毒阻于脉络所致的胆囊息肉。水泛为丸，口服，每次10g，每日3次，3个月为1个疗程。清胆散结丸治疗胆囊息肉，可改善临床症状、体征，缩小息肉，总有效率为93%。

方义：清胆散结丸方中，柴胡、枳壳疏肝理气，连翘、黄芩、蒲公英清热解毒，郁金、丹参、赤芍活血化瘀，半夏、薏苡仁、僵蚕燥湿祛痰散结，鳖甲、乌梅、玄参、夏枯草软坚散结，茵陈利胆，大黄通利腑气并凉血活血。诸药合用，共奏理气活血、清热解毒、化痰散结之功。

（二）中药应用

1. 乌梅　有去死肌除恶肉之效，可消痰瘀凝结所成之息肉。治胆管息肉，可用乌梅配威灵仙、桑枝；治肠道息肉，可用乌梅配大黄藤、金荞麦；治子宫息肉，可用乌梅配小茴香、艾叶；治声带息肉，可用乌梅配虎杖、桔梗。常用量为5～10g。

2. 鳖甲　有去息肉之功。《神农本草经》云："鳖甲……去痔息肉。"

3. 煅龙骨、煅牡蛎　有软坚散结之效，可消痞结之息肉。

4. 僵蚕、蝉蜕　均有解毒散结之效，二药相合，可升阳中之清阳，佐以大黄、片姜黄行气活血散结，升降相宜，可使气机调畅，则结聚之息肉可除。

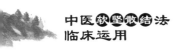

◇ **小结** ◇

胆囊息肉属有形之征，软坚散结法为治标消息肉之主线，常用药有乌梅、鳖甲、白僵蚕、煅牡蛎、煅龙骨、穿山甲、蝉蜕和全蝎等。因胆囊息肉为慢性迁延性疾病，临证应审证求因，辨证论治以治其本，根据息肉生成之源配合疏肝利胆、清热利湿、化瘀消痰、健脾消积等法同用。中医药治疗对于息肉直径 < 5mm 的患者疗效较好，一般需要服用中药 3 个月，绝大多数胆囊息肉可消除。对介于 5～10mm 的息肉，服药后可使息肉逐渐缩小，可避免手术治疗。对息肉直径在 10mm 以上，单发或广基息肉，胆囊颈部位的息肉，合并结石或慢性胆囊炎，年龄在 50 岁以上，息肉增长速度快者，建议积极进行胆囊切除手术。

第八节　乳腺增生病

乳腺增生病的主要临床表现是乳腺疼痛、结节状态或肿块，部分患者合并乳头溢液。乳腺结节状态包括颗粒状结节、条索状结节以及局限性或弥漫性腺体增厚等，结节常为多个，可累及双侧乳腺亦可单发。肿块一般较小，形状不一，可随月经周期性变化而增大、缩小或变硬、变软。本病归属于中医"乳癖"的范畴，多由于情志不遂，郁怒伤肝，肝郁气滞，气血凝结乳络，思虑伤脾，脾失健运，痰湿内生，气滞痰凝瘀血结聚形成肿块；或因冲任失调，使气血瘀滞，或阳虚痰湿内结，经脉阻塞而致乳房结块、疼痛、月经不调。软坚散结法对于消块和止痛有明显疗效，是乳腺增生病中医治疗的常用治法之一。

一、软坚散结法适用证型

1. **肝郁气滞型**　本证临床多见。症见忧郁寡欢，少气懒言，心情烦躁，经前可见乳头疼痛，肿块疼痛轻，并随喜消怒长，舌苔薄白，质红，脉弦。局部肿块质软，活动，边界欠清，无粘连，常两侧乳房同时患生包块，以两乳外上象限为多，其次是外下象限，皮色如常，按之绵软，不破溃。治宜疏肝行气，软坚散结。

2. 冲任不调型 本证临床多见。症见月经紊乱，或月经量少，甚者经闭。经前包块疼痛加重，腰痛及肿块增大明显；经后疼痛明显减轻或消失，肿块缩小明显，个别患者有不孕史，舌苔薄白质常，脉弦细。局部肿块质软，活动，边界不清，无粘连，常发多个肿块，以单侧或两侧乳房发生，发外上象限为多，皮色如常，不破溃。治宜调摄冲任，软坚散结。

3. 气滞血瘀型 症见胸胁闷胀，胁下疼痛或不舒，肿块疼痛时重时轻，经前或经后疼痛加重，随情志变化可加重或减轻，舌苔薄质红，边有瘀点，脉弦细。局部肿块质中等硬，压痛，边界欠清楚，按之有囊性感，乳头可有淡绿色分泌物或血性分泌物溢出，肿块可现于一侧乳房，亦可两侧同时患生，以外上象限为多，外下象限次之，皮色如常，活动，无粘连，不破溃。本证个别患者日久失治有转乳癌之虑。治宜疏肝和营，化痰散结。

4. 气滞痰凝型 症见乳房肿块质韧，疼痛，以经前尤甚，经后症状减轻，伴胸脘痞闷，纳谷欠振，舌淡红，苔薄腻，脉弦滑。治宜疏肝健脾，化痰散结。

二、软坚散结法临床用药

（一）方剂应用

1. 海藻玉壶汤（《外科正宗》）加减 海藻、昆布、海带、青皮、陈皮、浙贝母、法半夏、独活、连翘、当归、川芎各 10g。本方具有化痰软坚、行气活血的功效，可用于气滞痰凝型乳腺增生。胀痛甚者，加川楝子、延胡索各 10g；结块大者，加王不留行、穿山甲各 10g；兼肾虚者，加杜仲、续断各 10g；兼有血虚，加熟地黄 10g；冲任虚寒，加鹿角霜、肉桂各 10g；火旺者，加黄柏、青蒿各 10g；血热有瘀者，加丹参 10g。于

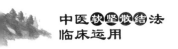

经前8天开始服用至月经第2天，每日1剂，共10剂。3个月为1个疗程。海藻玉壶汤治疗轻、中、重度乳腺增生1个疗程，均可使乳腺结节或肿块缩小变软，疼痛减轻，总有效率达93.48%。

方义：方中海藻、昆布、海带化痰软坚；青皮、陈皮疏肝理气，陈皮更兼健脾化痰之效；当归养血补脾，与川芎、独活共达活血通脉；半夏燥湿化痰；浙贝母、连翘散结消肿，共收化痰软坚、行气活血之功。现代医学普遍认为，雌激素过高，长期刺激是发生乳腺增长的重要原因。而海带、昆布、海藻含有碘，碘具有降低雌激素水平作用。

2. 消瘿五海丸（《古今医鉴》）加减 海藻20g，海带20g，昆布20g，海螵蛸15g，海蛤粉20g，浙贝母10g，王不留行10g，三棱10g，莪术10g，甲珠5g。本方具有软坚散结、行血通经、消肿止痛、行气解郁之效，可用于治疗乳腺小叶增生。性格内向，情志抑郁，胸闷不舒，乳房胀痛，夜寐多梦，舌苔薄白，脉弦细者，加郁金、瓜蒌壳、合欢皮、首乌藤；面色少华，精神萎靡，腰酸痛，经期前乳房胀痛明显，并伴有痛经，舌淡苔薄白，脉虚细者，加阿胶、黄芪、杜仲、益母草；五心烦热、心中懊恼者，加栀子、生地黄、淡竹叶；体虚乏力，神疲纳差，脉细弱者，加党参、黄芪、白术、砂仁。水煎服，每日1剂，分早晚服，经期停服。消瘿五海丸加减方治疗乳腺增生1个月，可改善乳房疼痛，缩小肿块。

方义：消瘿五海丸出自《古今医鉴》，云其"治瘿瘤、瘰疬、乳核胀痛"。方中海藻、海带、昆布，均为寒咸之品，具有软坚散结、清热消痰之功效；海蛤清热利湿，化痰软坚；海螵蛸咸温，消肿软坚治癥瘕；浙贝母苦寒，清火散结；王不留行行气通经，下乳消肿；甲珠通经络，下乳汁，直达病所，《开宝本草》谓甲珠"治老癖、癥瘕、积聚结块"。三棱、莪术破血行气，消积止痛。诸药合用，共奏软坚散结、行血通经、消肿止痛、行气解郁之功。

3. 毓麟珠（《景岳全书》）合越鞠二陈汤（《寿世保元》）加减 由当归、白芍、山药、牡丹皮、茯苓、续断、鹿角片、穿山甲、菟丝子、五灵脂、青皮、陈皮、制香附、制苍术组成。本方具有养血助阳、软坚散结、疏肝理气之效，可用于乳腺增生患者经前期，症见乳房肿块增大变硬，疼痛加重者。

4. 开郁汤（张志远经验方） 柴胡 15g，白芍 9g，枳壳 9g，甘草 3g，香附 9g，橘叶 30g，夏枯草 9g，瓜蒌 15g，郁金 9g，丹参 9g，象贝母 9g，木香 9g。本方具有疏肝理气、软坚散结之效，可用于治疗肝气郁结型乳腺小叶增生，在月经前加重、经期过后逐渐消失者。

方义：方中柴胡疏肝利胆，散郁结，白芍滋阴、养血，二者配合缓肝止痛，化郁息火。枳壳可以破气行痰；香附、木香均可疏肝理气；橘叶入肝经，可以疏肝行气、化痰散结；瓜蒌开胸散结；国医大师张志远称郁金为"郁证之金"，可以行气活血、开通瘀积。张老指出此方还适用于慢性胆囊炎、围绝经期综合征、肋间神经痛。

5. 逍遥蒌贝散（赵尚华经验方） 柴胡 9g，当归 9g，白芍 9g，白术 9g，茯苓 9g，瓜蒌 15g，贝母 9g，半夏 9g，南星 9g，生牡蛎 15g，山慈菇 9g。本方具有疏肝理气、化痰散结之效，可用于治疗乳腺增生，证属肝脾两伤、痰气互结、瘀滞成块，表现为乳房胀痛，心烦易怒，结块随喜怒而消长，苔白或薄黄，脉弦滑者。

方义：方中柴胡疏肝解郁；当归、白芍养血柔肝，肝得条达，气顺则痰消；白术、茯苓健脾祛湿，使运化有权，则杜绝生痰之源；瓜蒌、贝母、半夏、南星散结化痰；牡蛎、山慈菇软坚散结，共奏疏肝理气、化痰散结之功。乳腺增生病乳房胀痛者，往往有急躁易怒等化热之象，加蒲公英取效更捷，蒲公英解热毒，消肿核，散滞气，治乳病内服外敷皆宜，可谓乳病圣药。颈部瘰疬久病不消者，加黄芩、丹参、百部；乳岩成形者，加夏枯草、半枝莲、莪术散结攻毒。

6. 凋瘤丸（河南省中医院院内制剂） 由郁金、香附、穿山甲、马前子、山慈菇、三棱、莪术、海藻、党参、黄芪、女贞子等药组成。本方具有行气散瘀、化痰消癖的功效，可用于气血痰凝所致的乳腺增生。每次 6g，每日 3 次，温开水送服。凋瘤丸治疗乳腺增生 3 个月后，可缩小乳房肿块，改善乳房疼痛，有效率与口服乳癖消相近。

方义：气、血、痰三者常夹杂而致病，故遣方用药时应随证施用。方中香附香窜辛散，血中之气药，气病之总司，妇科之主药，理气解郁，调

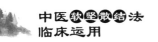

经止痛，得郁金之助，行气中兼有破血，解郁中兼调肝血；气血痰凝结，最不易消散，非强悍攻破难收其功，故以穿山甲锐利直前之品，通经络透乳窍，软坚散结，直达病所，得海藻、三棱、莪术、山慈菇等药利水化痰，软坚散结之药相助，消瘰结、散瘀块，药力更大；适量加入马前子剧毒之药，活血消肿，通络止痛，有其奇效。为防耗伤正气，非补养不能防及祸患，故以黄芪、党参、女贞子等药以补元气，养阴精，调营血，攻补兼施，使祛邪不伤正。诸药合用，气郁可解，血瘀可散，痰凝可化，癖块自消，诸症自除。

7. 海藻消瘤胶囊（湖北中医药大学附属襄阳市中医医院院内制剂）由海藻、昆布、浙贝母、夏枯草、鳖甲、生牡蛎、三棱、莪术、桃仁、柴胡、白芍、延胡索、茯苓、陈皮、甘草组成。本方具有消痰软坚、散结祛瘀、疏肝理气健脾的功效，可用于气滞痰凝血瘀所致的乳腺增生。每次10粒，每天3次，饭后服用，10周为1个疗程。海藻消瘤胶囊治疗乳腺增生1个疗程后，可缩小乳房肿块，缓解乳痛，总有效率为95.56%。

方义：海藻消瘤胶囊处方由"海藻玉壶汤"加减化裁而得，功效消痰软坚、散结祛瘀，兼以疏肝理气健脾。海藻、昆布性咸寒，相须为君，取其"热淫于内，平以咸寒……"之意。《本草纲目》记载："……咸能润下，寒能泄热引水，故……除浮肿、脚气、留饮、痰气之湿热，使邪气自小便出也。"二药合用，共奏消痰清热软坚之效。臣以浙贝母、夏枯草，性味苦寒，最降痰气，善开郁结；鳖甲、生牡蛎增强化痰软坚之功；佐以三棱、莪术、桃仁破血祛瘀通络；柴胡、白芍、延胡索疏肝解郁，理气止痛；茯苓、陈皮健脾化痰。使药一味国老甘草，调和诸药，且与甘药相配，酸甘化阴，缓急止痛。与海藻相反为用，取其相反相成，不仅能更好地发挥海藻消痰利水、消肿止痛的功效，而且可使该方药力大增，收效更速，作用更持久。李时珍云："按东垣李氏，治瘰疬，散肿溃坚汤，海藻、甘草两用之。盖以坚积之病，非平和之药所能取捷，必令反夺以成功也。"

8. 逍海散结汤（张翠月经验方） 柴胡10g，香附15g，当归15g，白芍12g，白术12g，茯苓15g，海藻15g，昆布15g，土贝母15g，青皮、陈皮各 12g，瓜蒌 30g，橘络 10g。在月经前期（即月经后 16 天至下次月经来潮前 1 天），加熟地黄 15g，枸杞子 15g，女贞子 15g，墨旱莲 30g，益母草 15g；在月经后期（即月经后 5～16 天），加淫羊藿 15g，杜仲 12g，补骨脂 15g，熟地黄 20g。本方具有理气化痰、散结软坚之效。可用于治疗肝郁气滞、痰瘀凝结、冲任不调所致的乳腺增生。若患者出现乳房痛有定处，或月经血块多，舌质紫暗或见瘀斑瘀点者，加丹参 18g，桃仁 10g；若乳房肿块硬韧，或伴乳头溢液者，加牡蛎 30g，山慈菇 6g。每日 1 剂，水煎取汁 300ml，每次 150ml，每日分 2 次内服，月经期停服。逍海散结汤治疗乳腺增生 3 个月经周期，可有效缓解乳房疼痛，缩小、软化乳房肿块，改善月经量色、经行腹痛、烦躁易怒、胸胁胀闷等临床症状，总有效率达 96.7%。

方义：乳癖多由肝郁气滞、痰瘀凝结所致，与肝、脾、肾等脏功能失调有关，必须强调的是本病的形成与冲任不调也存在着密切关系。方中柴胡、香附、青皮、陈皮疏肝解郁，理气止痛，橘络理气活络；当归、白芍养血活血，柔肝止痛。一疏一柔，重在调肝，使肝气畅达，气机条畅，冲任气血和调。方中白术、茯苓健脾祛湿，以绝生痰之源；方中瓜蒌、海藻、昆布、土贝母化痰软坚，散结止痛。鉴于患者在月经前期，胞宫血海满盈，机体在阳气推动下，冲任之气即将下泄，故此期尚兼有阴常不足，阳常有余，加熟地黄、枸杞子、女贞子、墨旱莲、益母草，兼以滋肾养阴，活血通络，以调冲任；患者在月经后期，经血已泄，血海空虚，阴虚阳亏，故加淫羊藿、杜仲、补骨脂、熟地黄，兼以温补肾阳，滋阴养血，调摄冲任。海藻、昆布等含碘丰富的中草药，可刺激垂体产生黄体生成素，使卵巢滤泡囊肿黄体化，雌激素降低，恢复卵巢功能，同时有消肿作用。

9. 调冲消癥方（孙巧云经验方） 莪术 10g，当归 10g，制鳖甲（先煎）20g，郁金 10g，白芥子 12g，浙贝母 10g，昆布 10g。本方具有化瘀消癥之功。冲任不调者，加淫羊藿 10g，鹿角霜 10g，女贞子 20g；肝气郁结者，加柴胡 10g，白芍 15g，王不留行 10g；痰瘀互结者，加制乳香、制没药各 10g，全蝎 3g，僵蚕 10g；疼痛明显者，加延胡索、五灵脂各 10g；

肿块明显者，加土鳖虫、三棱各 10g。常规水煎煮，每日 1 剂，分早晚两次服用。调冲消癥方治疗乳腺增生 12 周，可减轻乳房疼痛，软化、缩小肿块，降低复发率。

方义：方中莪术破血行气、消积止痛，鳖甲软结散结，当归、郁金活血行气止痛，白芥子化痰、散结通络止痛，浙贝母、昆布消痰软坚。冲任不调则加淫羊藿、鹿角霜温补肾阳，女贞子补肝益肾；肝气郁结加柴胡、白芍以疏肝解郁，王不留行行气止痛；痰瘀互结则加乳香、没药活血化瘀、散结止痛，全蝎、僵蚕通络化顽痰、以散癥积；痛甚则加延胡索以行气止痛，五灵脂化瘀止痛；肿块明显则加土鳖虫破瘀消癥，加三棱配莪术以化积块。

10. 乳癖散（程俊祥经验方）　由柴胡、香附、青皮、王不留行、郁金、皂角刺、川楝子、橘核、橘叶、夏枯草、当归、赤芍、五灵脂、乳香、没药、山慈菇、蒲公英、淫羊藿、白芥子、海蛤壳组成。本方具有疏肝行气、祛寒通络、化痰软坚之功效，可用于肝郁气滞型乳腺增生。血瘀痰凝型者，加甲珠、浙贝母、生牡蛎；冲任不调型，加仙茅、鹿角、巴戟天等。上述诸药共为细粉，每服 10g，每日 2 次，温开水送服。1 个月为 1 个疗程，月经期及月经后 2 天停服。乳癖散治疗乳腺增生 2～6 个月，可以缩小乳房肿块，减轻疼痛。

方义：乳癖散以柴胡、香附、郁金、青皮、橘核、橘叶、川楝子、皂角刺等疏肝解郁行气；以当归、赤芍、乳香、没药、五灵脂等活血散瘀止痛；以白芥子和海蛤壳相配化乳络之痰凝，佐以蒲公英、山慈菇、夏枯草等清热散结；以王不留行、青皮疏通乳络。全方具有疏肝行气、祛寒通络、化痰软坚之功。在临床治疗中发现所用剂量与疗效有关，一些病例开始时每次服药 5g 而效果不显，以后加大剂量才见效。

11. 软坚散结方（王丽颖经验方）　当归 10g，瓜蒌 10g，海藻 12g，昆布 12g，川芎 9g，青皮 9g，山甲 9g，三棱 9g，莪术 9g，夏枯草 9g，桃仁 6g，生牡蛎 15g。本方具有理气活血、软坚散结之效。可用于治疗乳腺增生冲任不调型，症见月经失调或闭经，肿块随经期及喜怒而消长，情绪郁闷，心烦易怒，舌质淡嫩，苔薄白，脉弦细者。每日 1 剂，水煎服。口

服软坚散结方 20 ~ 40 剂对乳腺增生患者有缩小肿块，减轻乳房胀痛的
疗效。

12. 消癖膏外贴（衡阳市中医医院院内制剂） 以昆布 100g，夏枯草
100g，法半夏 100g，浙贝母 150g，牡蛎 200g，乳香 60g，没药 60g，皂
角刺 60g，露蜂房 60g，柴胡 50g，香附 50g，白芷 50g，冰片 5g 制成膏
药，每贴含膏药 25g。本方具有理气化痰、活血散结之功，可用于治疗乳
腺增生痰瘀互结型。取穴：乳根穴、阿是穴、神阙穴。隔天贴敷上述穴位
1 次，每次贴 6 ~ 8 小时。消癖膏外贴治疗乳腺增生 3 个月，可减轻乳房
疼痛，软化乳房肿块，缩小肿块大小及范围。

方义：方中浙贝母、牡蛎化痰软坚散结；乳香、没药散瘀消肿止痛；
昆布消痰软坚；夏枯草清热消肿；法半夏燥湿化痰消肿；皂角刺走窜行
散、通行经络；香附行气止痛；白芷疏风透邪散结消肿，使邪从外透解；
柴胡疏肝理气，并引领诸药直达病所；冰片加强透皮吸收之作用。根据局
部取穴原则选取阿是穴，能增强药物的局部血药浓度，使药物直达病所，
从而达到肿消痛除的功效。乳根穴是足阳明胃经腧穴，可达到调畅经络气
血的作用。

13. 乳癖汤内服配合小叶增生膏外敷（罗淑文经验方） ①乳癖汤：
柴胡 15g，当归 15g，白芍 30g，白术 15g，茯苓 15g，浙贝母 15g，海藻
20g，水红花子 20g，鹿角片 10g，郁金 15g，延胡索 15g，预知子 20g，
穿山甲 10g。单纯肝郁气滞型，加瓜蒌壳 30g，川楝子 12g；肝郁化火型，
上方去鹿角片加栀子 15g，赤芍 20g，夏枯草 30g；兼肾阴虚型，去鹿角
片，加鳖甲 15g，天冬 15g，生地黄 20g；兼肾阳虚型，加仙茅 10g，淫羊
藿 10g；兼脾虚型则，加薏苡仁 30g，白术用量加至 30g；痰瘀凝结型，则
加京半夏 10g，三棱 20g，莪术 20g。每日 1 剂，日服 3 次。经净 3 日后服
药，经期停药。治疗 10 天为 1 个疗程。②小叶增生膏：大黄 20g，芒硝
20g，浙贝母 30g，细辛 10g，穿山甲 20g，当归 15g，胆南星 15g，乳香
10g，没药 10g，水红花子 20g，樟脑 3g，研末过筛，用蜂蜜调膏，置于
纱布袋内，敷贴于乳房患部，2 日换 1 贴，10 天为 1 个疗程。乳癖汤内服
配合小叶增生膏外敷治疗乳腺小叶增生 1 ~ 3 个疗程，总有效率达

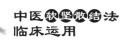

86.7%。

方义：方中柴胡、白芍、郁金、预知子疏肝理气，白术、茯苓健脾化痰，当归养血活血，浙贝母、海藻化痰散结，水红花子、穿山甲、延胡索活血通络止痛，鹿角片温补肝肾。诸药合用，共奏疏肝理气、健脾化痰、调理冲任之功，使气血调畅、乳络调和。小叶增生膏方中大黄、芒硝软坚攻积、活血化瘀，浙贝母、胆南星化痰散络，乳香、没药活血止痛，水红花子、当归、穿山甲活血通络，细辛散寒止痛、温化痰饮，樟脑温散止痛、开窍辟秽。诸药合用外敷，可使药物直达病所，达到化痰消癖、活血止痛的目的。中药内服治本、外敷治标，标本同治，故收效显著。

（二）中成药应用

1. 消乳散结胶囊　有疏肝理气化痰、软坚散结之效，可用于乳腺增生，结节直径小于 2cm 者。口服，每次 3 粒，每日 3 次，1 个月为 1 个疗程。消乳散结胶囊治疗乳腺增生 3 个疗程，可缩小乳房肿块，减轻乳房胀痛。

2. 岩鹿乳康胶囊　有益肾、活血、软坚散结作用，可用于治疗肾阳不足、气滞血瘀所致的乳腺增生症。口服，每次 5 粒，每日 3 次，饭后服用，经期停药，绝经者连续服用，4 周为 1 个疗程。岩鹿乳康胶囊治疗乳腺囊性增生症 3 个疗程，有缩小乳房肿块，减轻乳房疼痛的疗效，总有效率达 94.6%。

3. 红金消结胶囊　有疏肝理气、软坚散结、活血化瘀、消肿止痛，提高机体免疫力等功效。每次 1.6g，每日 3 次，15 天为 1 个疗程，在月经期及月经期后 1 周停药。红金消结胶囊联合维生素 E 治疗乳腺增生 3 个疗程，可缩小乳房肿块，减轻乳房疼痛，治愈率达 76.07%，但可能出现恶心、食欲不振、月经失调（月经周期紊乱、月经量过多、经期提前或推迟）等不良反应。

4. 乳癖散结胶囊　有行气活血、软坚散结之功，可用于气滞血瘀所致的乳腺增生，乳房疼痛，乳房肿块，胸腔胀满诸症。每次 4 粒，每日 3

次，15 天为 1 个疗程。乳癖散结胶囊治疗乳腺增生 1～3 个疗程，对缩小乳房肿块，减轻乳房疼痛有明显疗效。乳癖散结片配合手术治疗乳腺增生结节 1 个月，可提高治疗有效率。

5. **十味香鹿胶囊** 有疏肝解郁、理气化痰、软坚散结之功效，可用于肝郁痰凝所致的乳腺增生。口服，每次 5 粒，每天 3 次，月经期停药，以 1 个月经周期为 1 个疗程。十味香鹿胶囊联合托瑞米芬治疗乳腺增生 3 个疗程，能够明显减轻患者疼痛，缩小乳房肿块，且不增加不良反应的发生风险。

6. **鳖甲煎丸** 有行气活血、祛湿化痰、软坚消癥之效，可用于治疗痰瘀互结所致的乳腺增生。口服，每次 3g，每日 3 次，经期停服，以 30 天为 1 个疗程。鳖甲煎丸治疗乳腺增生 2 个疗程，可缩小乳房肿块，减轻乳房疼痛，有效率为 90%。

7. **内消瘰疬丸** 有软坚散结的功效，可用于治疗肝气郁结、痰火凝结所致的乳腺增生。口服，每次 8 丸，每日 3 次。内消瘰疬丸联合美迪克乳腺病治疗仪治疗乳腺增生病 3 个月，有缩小乳房肿块，减轻乳房疼痛，改善伴随症状的疗效。

8. **平消胶囊** 有活血化瘀、软坚散结、清热解毒等作用，可用于肝郁气滞、痰瘀交阻所致的乳腺增生。每次 6 粒，每日 3 次，饭后口服，1 个月为 1 个疗程，月经期停药。平消胶囊治疗乳腺增生 1 个疗程，可减轻乳房疼痛，软化乳房结节，缩小乳房肿块，总有效率达 85%。

9. **乳康片** 有疏肝解郁、理气止痛、活血破瘀、消积化痰、软坚散结、补气健脾的功效，可用于气痰瘀互结所致的乳腺小叶增生。每次 5 片，每日 2 次，饭后服用。经期结束后开始服，至下次月经来潮时停止。此为 1 个疗程，间隔 7 天后继续第 2 个疗程。乳康片治疗乳腺小叶增生有减轻乳房疼痛，软化、缩小乳房肿块的疗效，总有效率达 93.3%。

10. **祛瘀散结胶囊** 有祛瘀消肿、散结止痛的作用，可用于瘀血阻络所致乳腺增生。口服，每次 6 粒，每日 3 次，月经期间停药。祛瘀散结胶囊联合托瑞米芬治疗乳腺增生 2 个月经周期，可缩小乳腺肿块，缓解疼痛。

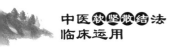

11. **消结安胶囊** 有活血化瘀、软坚散结的功效，可用于治疗气滞血瘀所致的乳腺增生。口服，每次 2 粒，每日 3 次。消结安胶囊联合他莫昔芬治疗乳腺增生 2 个月，可缩小乳腺肿块，缓解疼痛，改善雌激素、催乳素、孕酮水平。

12. **小金丸** 有散结消肿、化瘀止痛的功效，可用于治疗肝气郁结、痰阻血瘀所致的乳腺增生。口服，每次 1.2g，每日 2 次，经期停药，1 个月为 1 个疗程。小金丸联合他莫昔芬治疗乳腺增生 1 ~ 3 个疗程，可缩小乳房肿块，缓解乳房胀感，有效率达 95%。

13. **乳癖消** 有清热解毒、活血化瘀、软坚散结的功效，可用于痰热互结型乳腺增生。口服，每次 3 片，每日 3 次。乳癖消联合三苯氧胺治疗乳腺增生 1 ~ 3 个月，可缩小乳腺肿块，减少乳房胀痛，改善雌激素、促黄体激素、孕酮水平。

14. **乳核散结片** 有疏肝解郁、理气活血、软坚散结的功效，可用于治疗乳腺增生小叶增生型、纤维腺病型、纤维化型以及男性乳房增生肿块。对伴结节、囊性易癌变的乳腺增生有治疗和预防作用。饭后口服，每次 4 片，每日 3 次，24 天为 1 个疗程，间歇或不间歇继服第 2、3 疗程，经期停服。乳核散结片治疗乳腺增生 2 个疗程，可缩小乳房增粗腺体或肿块，减轻乳痛、溢液等症状。

15. **散结乳癖膏** 有破血散结、活血通络之效，可用于气血瘀滞所致的乳腺增生。用法：双乳结块或疼痛明显处局部外敷，贴敷 1 片持续 12 小时，无过敏者隔天继续贴敷，3 贴为一盒，一般治疗 2 ~ 8 盒。散结乳癖膏外用联合中医周期疗法治疗乳腺增生 3 个月，可缩小肿块，减轻乳痛，治疗 453 例，其中临床治愈 256 例，显效 90 例，有效 98 例，无效 9 例。

（三）中药应用

1. **芒硝** 有清热泻火、软坚散结的功效。芒硝 60g，加生南星 20g，露蜂房 20g，乳香 15g，没药 15g，共研细末，以凡士林调和，外敷患处，每日 1 次，每次 2 小时，治疗乳腺增生软坚散结消肿之功甚佳。

2. **蜂房** 归胃经，有小毒，有逐瘀散滞的功效。乳房为胃经循行所过，蜂房可通过快速开郁散结，消除气血郁导致的乳房肿结疼痛，佐以生黄芪可牵其毒性，配鸡血藤能更好地活血化瘀，散结止痛。

3. **牡蛎** 有化痰软坚散结功效。若乳腺增生之肿块肿大坚硬，可重用牡蛎，酌加鳖甲、夏枯草以增强滋阴降火、化痰软坚散结之功。

4. **山慈菇** 可解毒散结，适用于乳腺增生，尤其是形成乳腺结节者，但有小毒，入煎剂用量为 5~10g。现代研究该药有效成分为秋水仙碱，有明显的抗癌作用，以山慈菇治疗乳腺增生可防止癌变。

5. **夏枯草** 可泻肝、散结祛痰浊，加浙贝母、海藻、生牡蛎、海浮石，可用于乳腺增生结节质中，有囊性感，辨证属痰凝者，临床煎剂可用至 15g。

6. **玄参** 有清热凉血、滋阴降火、解毒散结之效，治疗乳腺结节可用玄参配夏枯草、浙贝母、僵蚕，用量可用至 30g。

7. **海藻、昆布** 海藻能软坚散结、利水泄热，偏于有形实证；昆布消痰结、散瘿瘤、消导之力较强。海藻、昆布同用，可用于乳腺增生肿块硬、痛者。常用量：海藻 15g，昆布 15g。

8. **三棱、莪术** 二药合用，可破血祛瘀、行气止痛，适用于气滞血瘀所致的乳腺增生，对于增生结节质韧或硬，或乳房肿块较大，辨证属血瘀者，也可加三棱、莪术。

◇ 小结 ◇

软坚散结法可用于乳腺增生、乳腺纤维瘤、乳腺结节，尤其是质地偏硬、结节难消者，有消散肿块的作用。且根据乳腺增生的病机特点，**软坚散结法常与疏肝理气、活血化痰、调理冲任、益肾健脾等法合用**。因乳腺增生与月经周期紧密相关，乳腺肿块随经期及喜怒而消长，治疗可按月经周期的阶段特点进行论治，**软坚散结法通常用于非经期**。此外，**软坚散结法给药途径多样**，除传统中药煎剂口服外，还可采用中药外敷，或内服外敷相结合的方式。由于乳腺增生病程较长，中成药无需煎煮，服药方便，患者依从性较好，临床也可根据患者需求，病证结合，选用符合辨证的中

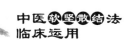

成药。

第九节 良性前列腺增生症

良性前列腺增生症是由于前列腺增生压迫尿道形成尿道梗阻，以致引起排尿困难、尿线变细、排尿时间延长、尿频、尿急、尿潴留、尿失禁等一系列的下尿路梗阻症状。有学者认为，前列腺增生之因多为年老肾亏，阴阳失和，经脉不利，相火妄动，煎熬津血，致使痰凝瘀阻滞结肝经形成肿物，而局部腺体增生，出现肿块并梗阻尿道这一临床特点，属于有形之征，类似于中医学之"癥积"。软坚散结法对于减轻排尿困难、减少排尿次数、改善尿潴留等症状以及缩小前列腺体积有一定疗效。

一、软坚散结法适用证型

1. **气滞血瘀型** 症见小便不畅，尿线变细或点滴而下，或尿道涩痛，闭塞不通，或小腹胀满隐痛，偶有血尿，舌质暗或有瘀点瘀斑，苔白或薄黄，脉弦或涩。治宜疏肝活血，软坚散结。

2. **痰瘀互结型** 症见小便淋漓，点滴而下，或尿如细线，或点滴不通，小腹拘急，胀满疼痛，前列腺增大，按之不坚，中央沟饱满，舌苔白滑，舌质紫暗，脉弦而滑。治宜祛瘀化痰，软坚散结。

3. **湿热蕴结型** 症见小便频数，尿黄而热或涩痛，或小便不通，小腹胀满，口苦口黏，大便秘结，舌红苔黄腻，脉滑数或弦数。治宜清热利湿，软坚散结。

4. **肾虚血瘀型** 症见夜尿频多，小便频数而清，排尿无力，小腹胀痛，或尿后余沥不尽，或排尿中断，或失禁，或癃闭；面色㿠白，神疲乏力，腰膝酸软，或畏寒肢冷，或头昏耳鸣，舌淡或见瘀斑瘀点，苔白或薄腻，脉细弱或涩或弦。治宜滋肾化气，活血软坚。

二、软坚散结法临床用药

（一）方剂应用

1. **疏肝散结方（印会河经验方）**　柴胡、牛膝各 10g，生牡蛎（先煎）30g，丹参、当归、赤芍、海浮石（先煎）、海藻、昆布、夏枯草、玄参各 15g，川贝粉（分冲）3g，肾精子（以桂圆肉包裹，于第一次服药时吞服）5 粒。本方具有疏肝理气、理血消瘀、软坚散结之效，可用于前列腺增生，由痰凝瘀阻、滞结肝经所致者。

方义： 疏肝散结方是名老中医印会河治疗肝经癥积的经验方。方中取当归、赤芍、丹参养血活血，调理肝经，疏通经脉；柴胡疏肝解郁，条达气机，引药入于肝脏及其经脉，牡蛎、海藻、昆布、海浮石、玄参、贝母、夏枯草、肾精子软坚消积，消除癥结肿块；牛膝引诸药下行，直达病所，发挥药力；肾精子颗粒甚小，取胶囊装吞或以龙眼肉包裹，可防止肾精子黏附留置口腔中，不能发挥药力。诸药合用，可使癥积得消，经脉疏通，尿路通畅，癃闭之证，乃可由此而愈。

2. **前列舒通汤（王琦经验方）**　川桂枝 12g，茯苓 15g，牡丹皮 10g，赤芍 10g，桃仁 10g，莪术 20g，三棱 10g，昆布 20g，海藻 20g，炙水蛭 6g，泽兰叶 15g，乌药 20g。本方具有活血通络、软坚消癥之效，可用于前列腺增生症，证属瘀血阻络型，症见排尿困难、尿无力、尿等待、夜尿频多等，舌淡暗苔薄，脉细涩者。辨症状癥块较大者，加炙鳖甲、炮山甲、土鳖虫加强活血化瘀、缓消癥块之作用；阴茎硬结痰瘀阻络疼痛者，加白芥子、浙贝母、法半夏、橘络、昆布、海藻等消癥散结、涤痰软坚。辨病伴有盆腔综合征，有腰部以下、耻骨以上或膀胱区域的疼痛不适，加复元活血汤疏肝活血散瘀止痛；伴有抑郁倾向，有胸闷不舒，失眠多梦者，加血府逐瘀汤化瘀解郁；合并慢性前列腺炎，配合五草汤（车前草、鱼腥草、白花蛇舌草、益母草、茜草）；合并有泌尿系结石者，加金钱草、鸡内金、郁金、石韦等化石排石，利尿通淋。

方义： 前列舒通汤由桂枝茯苓丸加味而成。方中桂枝温通血脉，温阳化气利水；茯苓渗利水湿通利小便；桃仁活血祛瘀；牡丹皮活血散瘀，兼

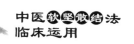

凉血以清退瘀久蕴热；赤芍能"除血痹"，缓急止痛，兼养血以兼顾新血不生。用桂枝茯苓丸活血消癥，可治疗下焦气滞血瘀、脉络痹阻而见瘀结、肿胀、疼痛的男科病症。在桂枝茯苓丸的基础上加三棱、莪术破血止痛而兼行气，加海藻、昆布软坚散结而能化痰，炙水蛭破血化瘀散结，泽兰活血祛瘀利水，乌药行气散寒止痛，增强了原方活血软坚、化痰散结的力量。诸药合用，对于癥病，摇其根本，衰其大半，如锤如凿，可使由于前列腺肥大而引起的排尿困难、尿无力、尿等待等症都有所好转。

3. 鳖甲泽兰汤（罗贤林经验方） 淫羊藿20g，益母草20g，黄芪20g，鳖甲15g，莪术15g，苦参15g，泽兰15g，昆布15g，仙茅15g，补骨脂15g，皂角刺12g，黄柏10g，知母10g，穿山甲6g，肉桂粉3g。本方具有补肾、利湿清热、祛瘀化痰、软坚散结之效，可用于前列腺增生，证属肾虚，兼有痰瘀互结者。鳖甲泽兰汤治疗前列腺增生90天，可改善临床症状、尿流率、残余尿量情况，有效率达88.89%。

方义：该方药中莪术、穿山甲、益母草、泽兰、皂角刺具活血化瘀之效；昆布、鳖甲具软坚散结之功效；知母、苦参、黄柏具通淋利尿、清热利湿之疗效；补骨脂、仙茅、肉桂、淫羊藿、黄芪补肾行水化气。

4. 益气软坚汤（张邦道经验方） 党参、黄芪、王不留行、牡蛎各30g，白术20g，山茱萸、炮穿山甲各15g，莪术12g，三棱、川芎各10g，肉桂5g，水蛭6g。本方具有益气健脾补肾、活血化瘀软坚散结之效，可用于前列腺增生，证属气虚，兼有痰瘀阻滞者。痛甚，加小茴香、荔枝核、青木香；尿频急，加石韦、萹蓄、木通。每日1剂，水煎2汁混匀，早晚分服。益气软坚汤加减连续治疗前列腺增生90天，可改善临床症状、排尿通畅程度、残余尿量及血液流变学指标，缩小前列腺体积，疗效优于西医常规治疗。

方义：方中党参、黄芪、白术益气健脾；肉桂、山茱萸补肾；三棱、莪术、穿山甲、川芎、王不留行、牡蛎、水蛭化瘀软坚散结。诸药合用，共奏益气健脾补肾、活血化瘀软坚散结之功。

5. 海藻玉壶汤（《外科正宗》）加减 柴胡9g，海藻15g，昆布15g，浙贝母（研冲）3g，当归15g，丹参15g，赤芍15g，生牡蛎（先煎）

30g，海浮石（先煎）15g，夏枯草 15g，牛膝 9g。本方具有疏肝活血、软坚散结之效，可用于前列腺增生气滞血瘀型。每日 1 剂，10 剂为 1 个疗程。海藻玉壶汤加减治疗前列腺增生 1~3 个疗程，可改善排尿症状，减少残尿量，总有效率为 92%。

方义： 海藻玉壶汤本为治疗瘿病而设，前列腺增生和甲状腺增生同为腺体增生，根据异病同治的原则，海藻玉壶汤加减方也可用于前列腺增生的治疗。原方去独活、青皮、陈皮、半夏、川芎，加柴胡、夏枯草、赤芍、丹参、牛膝、生牡蛎、海浮石，可增其疏肝活血、软坚散结之功。前列腺增生是由于肝郁日久，气滞血瘀水停所致。方中用柴胡为主药，疏肝解郁、理气；用赤芍、丹参、牛膝、当归活血化瘀；用海藻、昆布、夏枯草、浙贝母、生牡蛎、海浮石软坚散结。诸药相配，合力围攻，使肝郁得解、血瘀得化、坚结得散，从而使增生之前列腺缩小，排尿症状改善。

6. 化痰软坚汤（章关根经验方） 海藻、昆布、泽泻各 15g，制半夏、浙贝母各 12g，海蛤壳、茯苓、荔枝核、王不留行各 30g，陈皮 10g。本方具有软坚散结、化痰祛瘀之效，可用于前列腺增生痰瘀内结型。前列腺质地硬，脉涩，舌紫，加丹参、炮山甲、莪术；痰湿较盛，形胖便溏，苔厚腻，加厚朴、薏苡仁、苍术；若兼形寒肢冷，腰膝酸软，加仙茅、肉桂、益智仁；若兼潮热心烦，小便赤热，舌红，脉细数，加生地黄、知母、黄柏。化痰软坚汤治疗前列腺增生 15~60 天，可改善临床症状，使前列腺缩小变软。

方义： 海藻、昆布、蛤壳、浙贝母化痰软坚、消核散结为君，佐以王不留行、荔枝核祛瘀通络，陈皮行气，制半夏燥湿祛痰，茯苓、泽泻利湿。诸药合用，共奏软坚散结、化痰祛瘀之功。如若尿潴留严重，则宜先导尿应急，再行药物治疗。

7. 滋肾通关片（广东省中医院院内制剂） 由知母、黄柏、肉桂、鳖甲、王不留行、牡蛎组成。本方具有滋肾化气、活血软坚之效，可用于良性前列腺增生症肾虚血瘀型。每次 10 粒，每日 3 次，连续服药 15 天为 1 个疗程。滋肾通关片治疗前列腺增生 2 个疗程，可改善临床症状及尿流率，改善生活质量。

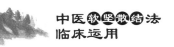

方义：该方由李东垣的滋肾丸加减化裁而来。方中黄柏，苦寒微辛，以清肾中之伏热，补水润燥，泻膀胱相火；知母，辛苦寒滑，上清肺金而降火，下润肾燥而滋阴。二药每相须而行，为补水之良剂。肉桂辛热，假以反佐，为少阴引经药，引火归原，以助膀胱气化。鳖甲、牡蛎滋阴潜阳以助前药，共奏益肾之功，软坚散结以消有形之癥瘕积聚（增大的前列腺组织）。王不留行引药下行，其活血化瘀可助消癥散结，利尿通淋可祛膀胱湿热。诸药合则肾气得固，使有形之邪得消，水道通调得复。

8. **樊学中经验方**　生水蛭、穿山甲、萆薢各15g，西洋参10g，桃仁12g，生牡蛎30g，川牛膝20g，生大黄、生甘草各6g。本方具有软坚散结、化瘀降浊、清热利湿之效，可用于前列腺增生，证属湿热互结阻滞下焦者。若湿热下注较重，影响膀胱气化功能者，可选加黄柏、知母、石韦、车前子、木通、泽泻等；若兼肺热壅盛者，加桑白皮、牛蒡子、黄芩等；若因肝郁气滞，疏泄失职，水液排泄受阻，以致小便不爽或点滴不通者，加柴胡、沉香、龙胆草、郁金、牡丹皮等；若兼中气不足而致清气不升，浊阴不降者，加柴胡、升麻、白术、黄芪等，或合用补中益气汤；若兼肾阳亏虚，命门火衰，膀胱气化不利者，加肉桂、巴戟天、制附子、山茱萸、鹿茸、熟地黄等。每天1剂，水煎取药液500ml，分2～3次服，连续服药2个月为1个疗程。该方治疗前列腺增生217例，临床治愈71例，显效115例，有效20例，总有效率约为94.93%。

方义：方中用抵当汤直入下焦，破结祛瘀泻热，促进血液循环；用西洋参大补元气，可增强机体免疫及抗病能力，以助抵当汤破结祛瘀之功；穿山甲可助水蛭、牡蛎软坚散结，疏通经络透达关窍；牛膝、萆薢利湿祛浊；甘草调和诸药。全方共奏软坚散结、化瘀降浊、清热利湿之功，故取得比较理想的疗效。

9. **软坚消瘀汤（河北省邢台市第三医院外科方）**　丹参15g，莪术12g，水蛭10g，穿山甲20g，赤芍15g，桂枝12g，黄芪20g，白术10g，茯苓10g，泽泻12g，陈皮15g，甘草6g。本方具有软坚消瘀、行气利尿之效，可用于前列腺增生肾虚血瘀型。每日1剂，水煎2次，早晚分服，15天为1个疗程。软坚消瘀汤治疗前列腺增生2个疗程，总有效率为

96.6%。

方义：软坚消瘀汤方中莪术、水蛭破瘀散结；赤芍清热凉血，《本经》谓其"主邪气腹痛，除血痹，破坚积，寒热疝瘕，止痛，利小便"，且能凉血消痈，活血祛瘀，治疗前列腺增生有良效；丹参，性苦微寒，为活血化瘀之要药；穿山甲活血通络，通络透窍，软坚散结，《本草从新》谓之"善窜，专能行散，通经络，达病所"；黄芪、白术、甘草益气健脾，助膀胱气化；陈皮理气以助气行；桂枝、茯苓化气行水；泽泻利水；甘草缓急止痛；莪术、水蛭、穿山甲、桂枝等，亦有缓解挛急之效。

10. 蛤壳散（王素芹经验方） 由海蛤壳、鳖甲、泽兰、鸡子壳组成。本方具有软坚散结、利水通便的功效，可用于前列腺增生痰瘀阻滞型。用法：上述药物各等份，共研细末，每日3次，每次6g，开水冲服，1个月为1个疗程。蛤壳散治疗前列腺增生2个疗程，可改善临床症状，缩小前列腺体积，总有效率为87.07%。

方义：蛤壳散中，海蛤壳清热利水、化痰软坚，鳖甲软坚散结，泽兰活血行水，鸡子壳用于治疗癃闭出于《太平圣惠方》，其机制尚需进一步探讨。诸药合用，共起软坚散结、利水通便的作用。

11. 二石三海汤（胡先兴经验方） 海浮石、滑石、海金沙、海藻各15g，泽泻、知母、茵陈、白芍各10g，炙甘草、荆芥、大黄、砂仁、肉桂、琥珀（研末分2次冲服）各6g。本方具有清热利湿、滋阴温阳、化瘀行滞、软坚散结之功效，可用于前列腺增生湿热痰瘀蕴结者。舌质暗有瘀斑者，加桃仁、水蛭等；肾阳虚者，选加制附子、沉香等；相火旺者，加黄柏。每日1剂，水煎，取汁400ml，分2次饭前温服，1个月为1个疗程。二石三海汤治疗前列腺增生1～3个疗程，可改善排尿症状，缩小前列腺体积，总有效率为96.5%。

方义：滑石、海金沙、茵陈等清热利湿，荆芥解表化湿，知母、白芍、甘草滋阴气，砂仁、肉桂温阳气，大黄、琥珀化瘀行滞，海浮石、海藻、泽泻等软坚散结。

12. 软坚散结方（王浩经验方） 生牡蛎（先煎）30g，海藻20g，穿山甲20g，地龙30g，皂角刺10g，当归15g，王不留行12g，木通10g。

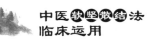

本方具有软坚散结、化痰利尿之效，可用于老年前列腺增生，症见排尿困难，点滴而下，或排尿闭塞不畅，尿道无涩痛，小腹胀满，夜尿增多，排尿时间延长，排尿费力，尿流变细，或急迫性尿失禁者。脾气虚，加黄芪30g，白术20g，茯苓20g；肾气亏虚，加金匮肾气汤加减；膀胱湿热，加八正散加减；肝郁气滞，加龙胆草20g，香附15g；瘀血阻络，加怀牛膝12g，丹参20g，虎杖12g。该方治疗老年前列腺增生可改善排尿症状，缩小前列腺腺体，治疗1个月总有效率88.5%，2个月总有效率100%。

方义：软坚散结中药方中海藻、牡蛎软坚散结为君药，《名医别录》中海藻"疗皮间积聚，暴溃，留气，热结，利小便"，《本草纲目》中牡蛎"化痰软坚，清热除湿"；皂角刺、穿山甲、当归、王不留行活血化瘀散结，为臣药；地龙、木通行气活血利水，为佐使药。前列腺增生属中医学"癃闭"范畴，其病位在膀胱，与肺、脾、肝、肾关系密切。肺热气闭，水道不利；脾气不升，浊阴不降；元气亏虚，气化无权；肝气郁滞，疏泄不及，三焦气化不利，均可形成癃闭。故临床用药在软坚散结的基础上再根据疾病的中医证型不同辅以党参、白术、黄芪益气健脾，金匮肾气汤温补肾气，八正散清热除湿利尿，龙胆草、香附疏肝行气，牛膝、丹参、虎杖活血祛瘀。诸药相伍，标本兼治，共奏软坚散结、化痰利尿之效。

13. **消坚通窍内外并治法（陈功辉经验方）** 内服消坚通窍汤：黄芪50g，海蛤壳25g，皂角刺10g，川牛膝10g，海藻15g，木通9g，马鞭草30g，炮山甲25g，水蛭6g，王不留行15g。气虚，加党参；阴虚，加生地黄、熟地黄；阳虚，加菟丝子、巴戟天；热盛，加黄柏、栀子；湿重，加薏苡仁、猪苓。内服，每日1剂，煎2次，上下午分服。待病情改善后，每周服5剂停药2天。**中药熏洗坐浴：**由芒硝、大黄、桂枝、虎杖、当归尾、路路通、地龙组成。用法：上药各等分，煎取药液置于盆内，先蒸阴部，待温度降后坐浴至水凉为止。每日2次，每剂煎1次。内外合治，有消坚通窍、内化瘀血、外通脉络之效，可用于老年前列腺增生肾虚水瘀内停者。消坚通窍汤内服配合中药熏洗坐浴治疗老年前列腺增生，可减轻排尿困难，减少排尿次数，改善尿潴留等症状。

（二）中成药应用

鳖甲煎丸 有活血化瘀、软坚散结之效，以鳖甲煎丸合并经方可用于治疗前列腺增生。①证属冲任虚寒、痰凝瘀阻者，治以温养气血、化痰祛瘀、散寒消癥，以鳖甲煎丸合温经汤；②证属肺虚气逆，肾不纳气，痰瘀互阻者，治以补肺纳肾、化痰平喘、祛瘀消癥，以鳖甲煎丸合人参蛤蚧散；③证属气血虚弱，肝风阻络、痰瘀互结者，治以补气养血、息风通络、散结消癥，以鳖甲煎丸合侯氏黑散；④证属肾阳虚衰，气化无力，气虚血瘀者，治以温补肾阳、益气固摄、散结消癥，通塞并用，以鳖甲煎丸合人参鹿茸丸。

（三）中药应用

1. 穿山甲 其味咸，咸能软坚散结，用于前列腺肥大，能使增生病理改善；其性走窜，凡血凝血聚为病，皆能开之。可用于前列腺增生有瘀血困阻下窍的病机，症见小便滴沥不尽或尿时涩痛，或小腹胀痛者。

2. 蜣螂 有清热利湿、破瘀软坚散结之功，可用于良性前列腺增生症有肾虚肝实的病机，症见小便不利者。应用时采收加工应多阴干，炮制多低温焙干，入药多研末冲服。

3. 芒硝 有软坚泻下、清热泻火之效，以芒硝敷脐可用于前列腺增生合并急性尿潴留的治疗。用法：取芒硝20～40g，装布袋内或用纱布包好敷在脐上，再把热水袋放在布袋上热敷，热水袋温度以患者能耐受为准，脐部有潮湿感，药量较大时，可有药水外渗，持续敷至排尿，之后每日敷1～3次以巩固疗效，5日为1个疗程。有学者报道，以芒硝敷脐治疗前列腺增生合并急性尿潴留可减轻腹部疼痛，敷1次尿畅通率为96.67%。

4. 夏枯草 有行肝气、清肝火、通经络、解郁散结的功效，可用于前列腺增生并有炎症者。

5. 三棱、莪术 有活血化瘀、软坚散结之效，可用于前列腺体积、尿路不畅者。

6. 牡蛎 有软坚散结、收敛固脱的功效，常与龙骨配伍，用于前列腺增生、肥大、尿频、尿急等小便不利诸症。

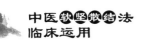

◇ 小结 ◇

前列腺增生为本虚标实之证，本虚主要是指肺、脾、肾之正气亏虚，尤其是肾之精气亏虚；标实是指局部腺体增生，出现肿块并梗阻尿道而言。扶正祛邪为总的治疗原则。但治疗过程中，辨证无论何型，都应注意软坚散结法的应用，以保证小便排出顺畅。对于癥块较大者，选用炙鳖甲、炮山甲、土鳖虫，活血化瘀、缓消癥块；对于阴茎硬结痰瘀阻络疼痛者，选用白芥子、浙贝母、法半夏、橘络、昆布、海藻等，消癥散结、涤痰软坚。同时需依据体质及病理变化之不同，结合疏肝理气、清热利湿、活血散瘀等法，以除病理产物之源，并根据具体情况参用益气、温通之法培补其本，寓通于补，以补助通。

第十节　肺结节

肺结节是指影像学上表现为直径≤3cm的局灶性、类圆形、密度增高的实性或亚实性肺部阴影，不伴肺不张、肺门淋巴结肿大和胸腔积液。肺结节属于中医学"肺积"范畴，其形成常因肺气虚损而致肺气不利，肺气虚滞无以推动水、血运行，水湿积留为痰、湿、饮，瘀血留阻于肺络，最终气、痰、瘀互阻于肺络形成结节，影像故见痰瘀凝结的"结节疙瘩"。中医药绿色干预通过调理脏腑，或可起到截断肺结节进一步发展、恶化的可能。其中，软坚散结法的应用有助于肺结节的消磨缓散，对其治疗有重要意义。

一、软坚散结法适用证型

1. 痰湿结聚型　咳嗽有痰，或白痰，或黄痰，或黏稠不易咯出，伴见倦怠乏力、纳呆、便溏或大便不爽，舌淡红，舌体多胖大，舌苔白腻或黄腻，脉滑。治宜软坚化痰，健脾祛湿。

2. **痰瘀互结型** 胸闷或刺痛，咯血或痰中带血，局部肿块，面色晦暗，咳嗽痰稠，头身困重，脘腹满闷，舌暗红或有瘀斑，脉弦涩。治宜祛痰化瘀，软坚散结。

二、软坚散结法临床用药

（一）方剂应用

1. 消瘰丸（《医学心悟》） 由生牡蛎、玄参、浙贝母组成。本方具有化痰软坚之效，可用于肺结节痰湿结聚型，日久性硬质坚者。偏顽结者加大软坚效力，偏顽痰者加大祛痰剂量。

2. 宋祚民经验方 生牡蛎（先煎）15g，生蛤壳（先煎）15g，海浮石（先煎）15g，生薏苡仁15g，茯苓10g，山药10g，生黄芪15g，沙参15g，丝瓜络10g，穿山甲（先煎）10g，鳖甲（先煎）10g，川贝母6g，白芥子6g，鸡内金10g，桑白皮10g，酒黄芩10g。本方具有软坚化痰、健脾祛湿之效，可用于肺结节痰湿结聚型。初起以湿痰为主，加法半夏、苍术以健脾燥湿，加菖蒲、郁金芳化湿痰；后期以顽痰阻络为主，可加重牡蛎、蛤壳、海浮石药量；咳嗽较重者，加葶苈子、麻黄、杏仁以宣肺降气止咳。

方义：肺为储痰之器，结节为痰湿凝聚，故以软坚化痰为主。湿为痰之源，脾为湿脏，故佐以健脾化湿为辅。方中牡蛎、蛤壳、海浮石、穿山甲、鳖甲软坚散结，化痰块，消结节；生薏苡仁、茯苓健脾祛湿，以绝痰之来源；山药益气养阴，生黄芪健脾益气，沙参养阴润肺；川贝母清化热痰，桑白皮、黄芩清肺热，鸡内金健胃消积，白芥子利气豁痰；丝瓜络通经达络。全方合用，主辅分明，连服可效。

3. 益肺活血化痰散结复方（姜良铎、张晓梅经验方） 黄芪、党参、茯苓、白术、川芎、当归、丹参、三七、赤芍、牡丹皮、水蛭、地龙、全蝎、白芥子、苍术、石菖蒲、半夏、胆南星、浙贝母、夏枯草、穿山甲、牡蛎。本方具有益肺活血、化痰散结之效，可用于肺虚痰瘀互结所致的肺

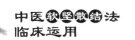

结节。益肺活血化痰散结复方加减治疗肺结节 3 个月，可缩小肺结节，其中低危、中危、高危、多发、单个实性、单个部分实性、单个纯磨玻璃结节，总有效率分别为 45.24%、41.94%、23.08%、38.57%、38.71%、24.39%、46.67%。

方义：肺结节属有形之物，益肺活血化痰散结复方通过补益流通肺气，活血化痰清除有形邪阻，软坚散结药物散其聚结，使结节局部慢慢消磨，尤适用于低、中危结节及单个纯磨玻璃结节。

4. 余莉芳经验方　太子参 15g，炙黄芪、炒白术、茯苓各 10g，法半夏、陈皮各 5g，玄参、丹参各 15g，海带、海藻各 15g，海蛤壳 15g，浙贝母、桃仁、杏仁各 10g，生牡蛎（先煎）30g，生甘草 3g。本方具有益气活血、化痰软坚之效，可用于痰瘀交阻所致的肺结节。有学者报道，以此为基础方辨证加减治疗肺结节病 1 例，服药半年后全胸片复查显示：两肺门阴影及单侧纵隔淋巴结增大改变有明显缩小。

方义：肺气虚弱容易导致气滞不利，肺络瘀阻，肺失宣肃而致痰浊内聚，痰瘀交阻于肺而为结节病变。治从益气活血、化痰软坚入手。参、芪、六君子汤益肺气、健脾运，海带、海藻、海蛤壳、消瘰丸等化痰软坚散结，丹参、桃仁等活血祛瘀通络。扶正祛邪双管齐下，可获良效。

5. 柏正平经验方　党参 10g，臭牡丹 20g，郁金 10g，土茯苓 15g，夏枯草 10g，浙贝母 10g，鳖甲 10g，淫羊藿 10g，菟丝子 10g，鸡内金 10g，蒲公英 15g，天葵子 10g，桑白皮 10g，野荞麦根 15g，黄芩 10g，甘草 5g。本方具有祛痰化瘀、软坚散结之效，可用于痰瘀互结、痹阻肺络所致的肺结节。有学者报道，以该方辨证加减治疗双肺多发结节（最大直径为 6mm）1 例，服药 3 个月后双肺多发结节数量明显减少，直径明显缩小（最大直径为 2mm）。

方义：痰瘀互结型肺结节的形成与肝之疏泄，脾之转输，肾之气化密切相关，且病位在肺，治疗应以祛痰化瘀、软坚散结治其标，并兼顾肝、脾、肾三脏以固其本。处方中土茯苓、蒲公英、天葵子、夏枯草、浙贝母、鳖甲均取其软坚消肿散结之功效。其中蒲公英、天葵子消肿散结，清热解毒；浙贝母、夏枯草清肺化痰止咳，散结消肿；郁金疏肝理气，开郁散结；党参益肺气，健脾气；鸡内金消积滞，健脾胃，能防软坚散结之苦寒药物损伤脾胃；淫羊藿、菟丝子补益肝肾。痰为水也，源于肾，强调肺肾同治。臭牡丹解毒散瘀；桑白皮配伍黄芩、野荞麦根清解肺热，止咳化痰；甘草调和诸药。

（二）中成药应用

内消瘰疬丸 有软坚散结之效，可用于痰热瘀结所致的肺结节。每次8丸，每天3次。内消瘰疬丸联合西药己酮可可碱与泼尼松治疗肺结节病1个月，可缩短各症状（呼吸困难、咳嗽、淋巴结肿大）改善时间，疗效优于单用西药者。

（三）中药应用

1. **山海螺** 入肺经，既具草木平和之性，能养阴益气，又具有软坚散结之性，能消肿排脓解毒；佐入鳖甲、穿山甲，能显著加强山海螺软坚散结之力。

2. **鳖甲** 有滋阴潜阳、软坚散结、退热除蒸之效，可用于肺结节，属痰热久蕴、气阴两虚者。对于肺结节术后病理明确为恶性肿瘤者，需加用半枝莲、白花蛇舌草、猕猴桃根等解毒抗癌之品。

3. **山慈菇** 有清热解毒、化痰散结之效，可用于肺结节伴有热象者。

4. **浙贝母** 有清热散结、化痰止咳之效，可用于肺结节伴咳嗽明显者。

5. **生牡蛎** 可化痰软坚以治标，又可育阴潜阳顾护正气，尤适用于肺结节属本虚标实者。

6. **玄参** 有清热凉血、滋阴降火、苦寒消瘰之效，可用于肺结节，伴热象、阴虚者。

7. **海藻、昆布** 均有消痰软坚散结、利水之效，常相须为用，尤适用于合并有甲状腺结节、甲状腺囊肿等症者。

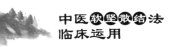
◈ 小结 ◈

肺结节为有形之积,软坚散结法的应用对缩小结节大小、减少结节数量有明显疗效。由于痰湿、瘀血阻滞脉络,结而为癥是形成肺结节的重要病机。临证时应重视软坚散结法与活血化瘀、理气消痰法的联用。同时,肺结节为虚实夹杂之证,临床治疗应从整体出发,不仅注重消有形之结节,亦应兼顾调节脏腑之虚。

肺结节病变结聚非一日形成,故其治疗亦非一二日之功即可奏效。软坚散结法具有"缓图消磨"的特点,处方用药之初可以汤剂服之,以方便患者因病情变化而调整方剂。中后期可以用较固定的方药制成丸剂,蜜丸、水丸皆可,长期服用,既方便患者,又切合本病的治疗特点。

第九章　辅以软坚散结法治疗的疾病

第一节　类风湿关节炎

类风湿关节炎是一种以关节病变为主的慢性全身自身免疫性疾病。肢体关节疼痛、肿胀、僵直拘挛是本病的基本特点。风、寒、湿、热之邪乃痹证之外因。在人体气血失调、肝肾亏虚的内在因素下，外邪得以乘袭，痹着经络关节，进一步导致气血凝滞、经络痹阻、脏腑虚损，产生痰浊、瘀血等病理产物，呈现痰瘀交阻、凝滞不通、邪正混淆、胶着难解、虚中夹实的局面。正虚邪羁、有形实邪交阻、滞络附骨、留注关节是本病的主要病机。有学者认为，病理产物蓄积，虽然不能直观观察或触摸可得，但从病理角度符合癥瘕形成的特点，可视为"微型癥瘕"。在常规辨证的基础上，辅以软坚散结法治疗，在改善关节肿胀、疼痛、屈伸不利等症状方面可起到积极的作用。

一、软坚散结法适用证型

1. **风寒湿痹型**　关节肿胀疼痛，痛有定处，晨僵屈伸不利，遇寒则痛剧，局部畏寒怕冷，舌苔薄白，脉浮紧或沉紧。治宜祛风除湿散寒，活血软坚通络。

2. **湿热痹阻型**　关节肿痛，触之灼热或有热感，口渴不欲饮，烦闷不安，或有发热，舌质红，苔黄腻，脉濡数或滑数。治宜清热除湿，活血通络，软坚散结。

3. **痰瘀痹阻型**　关节漫肿日久，僵硬变形，屈伸受限，疼痛固定，痛如锥刺，昼轻夜重，口干不欲饮，舌质紫暗，苔白腻或黄腻，脉细涩或细

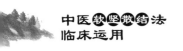

滑。治宜逐瘀除痰，软坚散结。

二、软坚散结法临床用药

（一）方剂应用

1. **二龙蠲痹汤（栗德林经验方）** 由穿山龙、地龙、秦艽、威灵仙、羌活、防风、桂枝、乌蛇、苍术、泽泻、生龙骨、生牡蛎、人参组成。本方具有除湿散寒、活血软坚、通络止痛之效，可用于类风湿关节炎属风寒湿痹者。

方义： 方中穿山龙、地龙舒筋活血、化痰祛风；秦艽、威灵仙、羌活、防风、桂枝祛风除湿、通络止痛；乌蛇祛"顽痹诸风"；苍术、泽泻燥湿利湿；生龙骨、生牡蛎软坚散结；人参补气生津。

2. **软筋化坚洗药（四川省骨科医院院内制剂）** 由天南星、白蔹、赤芍、王不留行、川芎、川木香、木鳖子、三棱、莪术、生川乌、生草乌、鸡血藤、红花、海桐皮、青泽兰、土茯苓、木瓜组成。本方具有祛风除湿、活血通络、软坚散结的功效，可用于类风湿关节炎，证属风寒湿痹者。用法：先将上述中药袋放入锅内，加 1 000ml 温水，浸泡 20 分钟，煮沸 15 分钟后将药液倒入洗手盆中，熏洗双腕关节、双手掌指关节及双手指间关节等处，待水温适宜时浸泡手关节，每次 20 分钟，每天 2 次，洗后立即将患部擦干，保暖。软筋化坚洗药配合手部韵律操锻炼辅助西医常规用药治疗类风湿关节炎 4 周，可改善临床症状（关节疼痛、关节肿胀、关节屈伸不利、晨僵）和关节主要指标（红细胞沉降率、C 反应蛋白、类风湿因子），疗效优于单用常规西药。

方义： 在类风湿关节炎急性发作期，风寒湿邪客于肢体关节，可见关节疼痛，肢节屈伸不利，或麻木不仁，治宜祛散风寒湿邪、活血化瘀、通络止痛。方中海桐皮、木瓜祛风湿、舒筋活络；生川乌、生草乌、天南星祛风除湿、温经止痛；赤芍、川芎、鸡血藤、红花活血化瘀，有"治风先治血，血行风自灭"之意；王不留行、木鳖子、三棱、莪术破血祛瘀、消肿散结；川木香、泽兰行气利水消肿，土茯苓、白蔹清热解毒、除湿利关节。纵观全方，以活血祛风除湿为主，辅以行气止痛、消肿利关节。

3. **活络通痹丸（佛山市中医院院内制剂）** 鹿骨 3g，制鳖甲 10g，川牛膝 15g，全当归 20g，制乳香 10g，制没药 10g，川芎 10g，肉桂心 5g，羌活 10g，鸡血藤 30g，桑枝 30g。本方具有通络软坚、祛瘀止痛、通利关节之效，可用于风寒湿热之邪痹阻经络关节所致的类风湿关节炎。用法：将上述药物打粉，提取，烘干磨粉，混匀，加蜜糖、酒制成丸，每丸重7.5g，每次 1 丸，一天 2 次。活络通痹丸联合西医常规用药治疗湿热痹阻型类风湿关节炎 12 周，可改善临床症状（关节肿胀、关节压痛、晨僵时间、双手握力）和实验室指标（类风湿因子、红细胞沉降率、C 反应蛋白等）。

方义： 活络通痹丸中含有的鹿骨具有强筋骨、除风湿之效，制鳖甲具有软坚散结、滋阴潜阳之效，川牛膝具有通利关节、祛风除湿、通络活血之效，川芎、全当归、制乳香、制没药、鸡血藤具有祛瘀止痛、通络活血之效，肉桂心具有散寒止痛、活血通经之效，羌活具有解表散寒、祛风胜湿、活络止痛之效，桑枝具有祛风湿、利关节之效。诸药合用，共同发挥通络软坚、祛瘀止痛、通利关节之效。

4. **海藻玉壶丸（《外科正宗》）加减** 由海藻、昆布、海带、独活、连翘、青皮、陈皮、浙贝母、全蝎、土鳖虫、炮甲珠、蜈蚣、甘草组成，炼蜜为丸，每丸重 9g。本方具有逐瘀除痰、软坚散结之效，可用于痰瘀痹阻型类风湿关节炎。每次 1~2 丸，每天 2 次口服，60 天为 1 个疗程。海藻玉壶丸加减治疗类风湿关节炎 1 个疗程，可缓解关节肿痛症状，改善关节功能。

方义： 海藻玉壶丸多用于痰结血瘀之瘿病，痹证与其病机有相同之处。大胆采用海藻玉壶丸加减化裁，合理应用其配伍禁忌，可收到满意疗效。海藻、昆布、海带与甘草相伍，软坚散结，使痰湿瘀浊消散而不伤正；青皮、陈皮、连翘、浙贝母理气化痰散结；独活理气活络、祛湿止痛；全蝎、蜈蚣、炮甲珠搜风通络止痛；土鳖虫养血活血、化瘀通络。诸药相伍，共奏浊去凝开、气通血和、经行络畅，深伏之邪除之效。

5. **活血化瘀软坚散结方（夏翠霞经验方）** 夏枯草 30g，皂角刺 15g，海藻 12g，穿山甲、半夏、橘红、桃仁、红花、赤芍各 10g，干漆 6g。本方具有活血化瘀、软坚散结之效，可用于类风湿关节炎，证属血瘀型者。每日 1 剂，水煎 2 次分服，连用 1 个月后间隔半月再继续用药。该方配合金诺芬治疗类风湿关节炎，可缓解关节疼痛、肿胀、晨僵等症状。

6. **风湿骨痛贴方（郝斌经验方）** 大黄 10g，马钱子 1.5g，乳香 6g，没药 6g，冰片 1g，地龙 6g，玄明粉 10g。本方具有清热解毒、活血软坚、散结止痛的功效，可用于类风湿关节炎活动期，证属热毒痹阻、湿瘀互结者。用法：将药物研为细粉，与蜂蜜按 1 ：1 比例调和，均匀涂于敷料上，贴于关节肿胀、疼痛部位，每天换药 1 次（贴敷 18 小时，间隔 6 小时），连续用药 7 天为 1 个疗程。风湿骨痛贴方外用贴敷联合西医常规用药治疗类风湿关节炎 2 个疗程，可减轻疼痛及关节肿胀，改善炎性指标，疗效优于单用西药。

方义： 风湿骨痛贴方是在郭辉家传秘方基础上，结合中医理论及临床实践改良而成。风湿骨痛贴方全方以马钱子透达关节，通络止痛为君药。乳香、没药活血化瘀，消肿止痛；大黄清热解毒，活血止痛，共为臣药。玄明粉、地龙，清热、软坚、消肿，为佐药。冰片清热透达，能增强其他药物化瘀散结、消肿止痛之功效，为使药。全方药物精炼，配伍恰当。

7. **四妙散（《成方便读》）加味** 黄柏 20g，苍术 20g，川牛膝、薏苡仁、生南星、生半夏、牡蛎、丹参各 15g。本方具有清热利湿通络、止痹痛、软坚结之效，可用于湿、热、瘀交结所致的膝关节类风湿关节炎。用法：上述诸药研成 100 目细粉备用，每次取中药粉末 30g，蜂蜜调敷搅拌均匀，根据患部的大小，用 2 层纱布块中间加垫厚约 0.5m 的棉花，然后将药泥均匀地涂在纱布棉垫上，敷贴在滑膜炎部，外用绷带将其包扎固定，每 2 天换药 1 次，4 周为 1 个疗程。四妙散加味方外敷配合药物滑膜切除术治疗膝关节类风湿关节炎，可以明显改善关节疼痛、肿胀、晨僵等临床症状、体征，达到关节镜下手术滑膜切除的效果。

方义： 人体由于营卫失调，腠理空疏，气血虚弱，风寒湿邪侵入经络，凝滞关节，引起气血运行不畅，关节腔积液，瘀久生热，湿热交结于膝关节从而使肌肉、筋骨关节发生重着，酸楚，疼痛、肿胀、积液，局部肤温高，关节滑膜在长期刺激和炎性的反应下逐渐增厚，出现纤维化，引起关节粘连，产生关节屈伸不利，甚至关节韧带僵直发硬，引起功能活动障碍。治宜清热利湿通络，止痹痛，软坚结为主。四妙散加味中黄柏苦寒，寒以清热苦以燥湿，且偏入下焦；苍术善能燥湿。二药相伍共奏清热燥湿之效，使热祛湿除。牛膝能祛风湿、补肝肾，且引药下行，再加薏苡仁清热利湿作用尤佳。生南星与生半夏辛温，燥湿化痰，祛风解痉，消肿散结，为治滑膜炎之要药，且辛温可以佐制黄柏寒凉之性。牡蛎咸涩微寒，软坚散结。丹参活血通络。诸药混合外用，故肿胀得以消失，疼痛得以缓解，关节功能得以恢复，从而达到治疗作用。

8. 和血祛风三两三（张炳厚经验方） 当归30g，黄芪30g，川芎30g，忍冬藤30g，白芍15g，桂枝10g，穿山甲10g，三七粉（分冲）3g，防风10g。本方具有和血祛风、温经通络之效，可用于寒湿瘀阻型类风湿关节炎。

方义：血虚是寒湿瘀阻型类风湿关节炎发病的基础病因，因虚致瘀，最终导致瘀血痹阻脉络是病机关键。方中当归甘温而润，辛香善走，既可补血又可行血，且能消肿止痛，《日华子本草》载当归"治一切风、一切血，补一切劳"；黄芪升阳通阳，走而不守，与当归配伍可旺气生血，达到"补血、养血"的目的；川芎为血中之气药，秉升散之气，通达气血，《本草求真》云其"养血行血无如当归，行血散血无如川芎"，故当归与川芎合用，可"养血、活血、化瘀"；忍冬藤通行经络，疏利关节，有通络之功，其药性甘寒，又可使全方不温燥太过，以上四药共为君药，同彰和血之效。白芍和血脉，收阴气；桂枝解肌表风邪，温通经络，与白芍相配，一散一收，调和营卫；穿山甲性善行散，能活血化瘀、软坚散结，同时搜风通络、透达关窍，以上三味同为臣药。三七即为"三两三"中所谓"秘不外传"之药，属既补血又活血的调血之品，祛瘀而不伤正，寓消瘀于补血，为佐药。防风伍桂枝祛风散寒，加强祛邪之效，亦为佐药。综观本方，在"补血、养血"的基础上，兼有"活血、通络、化瘀"的综合作用。

9. 类风湿Ⅱ号口服液（北京中医医院院内制剂）　麻黄 10g，熟地黄 30g，肉桂 10g，干姜 10g，炒白芥子 15g，生黄芪 60g，紫河车 30g，鹿角胶 10g，全蝎 10g，炮穿山甲 10g，土鳖虫 30g，蜈蚣 5 条，乌梢蛇 30g，白鲜皮 30g，蛇床子 15g，土茯苓 30g，虎杖 30g，酒大黄 10g，昆布 30g，海藻 30g，桂枝 10g，淫羊藿 30g，仙茅 30g，肉苁蓉 30g，黑附子（先煎 1 小时）30g。本方具有培补肝肾、温化寒湿、散结通络、逐瘀解毒的作用，可用于中、晚期类风湿关节炎，肝肾不足、寒湿瘀毒痹阻经络者。用法：以上诸药制成浓缩口服液，每剂药分装 2 瓶，每瓶 200ml。每服 50ml，每日服 2 次，饭后温服。剂量大小可根据病程长短、体质强弱及病情轻重适当调整，服药 3 个月为 1 个疗程。类风湿Ⅱ号口服液治疗中、晚期类风湿关节炎，可提高类风湿因子阴转率，总有效率约 93.7%。

方义：本病病变在骨与关节，而肾主骨、肝主筋，故以培补肝肾、温化寒湿、散结通络、逐瘀解毒为基本治疗大法。组方用药以熟地黄、淫羊藿、仙茅、肉苁蓉培补肝肾，壮阳散寒；以紫河车、鹿角胶等血肉有情之品温肾填精，提高机体抗病能力。湿毒久稽，非大剂附子不能驱散，并以肉桂、干姜的燥烈之性，使其温化寒湿而无伤阴动火之弊。白鲜皮、蛇床子、土茯苓清热利湿解毒，并配以酒大黄、虎杖逐瘀解毒降红细胞沉降率。按久病及血、久痛入络之说，本病病位较深，非一般枝藤类药物所能到达，故选全蝎、蜈蚣、乌梢蛇、土鳖虫、炮穿山甲之类透骨搜风，通络止痛。配伍桂枝温通经络，助诸药通达四末。海藻、昆布以软坚散结。正气的强弱对类风湿关节炎的演变和预后有重要作用，使用扶正药物在一定程度上能起到病因治疗作用，故重用生黄芪与补肾填精之品协同共补先后天之本。

（二）中药应用

1. 制南星　软坚散结之力强，可用于疼痛难忍，关节肿胀、类风湿结节明显者，配伍炙鳖甲可加强通络软坚散结之力。

2. 制马钱子　有散结消肿、通络止痛之效。制马钱子研粉装入胶囊，随药服下，剂量一般为每天 0.3～0.5g（若为煎剂，每剂 0.5～1g），可以

"急则治其标"而提高疗效。

3. 白芥子、穿山甲 白芥子利气豁痰，温中散寒，通络止痛，可透达经络，善搜皮里膜外、筋骨之间的寒痰凝聚，常用于痰滞经络。穿山甲活血散结，通经下乳，消痈溃坚。二药配伍，痰瘀同治，有搜痰祛瘀、软坚散结之效，并能引药直达病所。

4. 虫类药 有软坚散结、搜剔通络之功，可用于类风湿关节炎晚期关节肿大僵硬，刺痛难忍，甚则关节变形者，常用药有蜈蚣、全蝎、白花蛇、僵蚕、露蜂房、水蛭、地龙、土鳖虫等。

◈ **小结** ◈

类风湿关节炎病机复杂，病程较长，正虚邪实，相互为病，治疗应注重整体观念，随症施以补益气血、滋补肝肾、祛风散寒、化湿清热、逐瘀消痰、通络止痛等法。由于疾病发展过程中病理产物蓄积留滞，可作为继发病因，又加重病情，临床配合软坚散结法可增强疗效。常用中药包括南星、白芥子、穿山甲、僵蚕、牡蛎等。除内服中药外，膏贴、熏洗等外治疗法，可使临床疗效得到进一步提高。

第二节　骨关节炎

骨关节炎是指关节软骨变性、破坏，以相邻软骨下骨板骨质增生、关节边缘骨赘形成为特征的慢性、进展性、退行性关节疾病，主要表现为关节疼痛、肿胀、活动受限、关节畸形等。本病属于中医"骨痹"范畴，多由肝肾不足，风、寒、湿、热等外邪侵入筋骨致脉络不通，客邪留滞，发为痹证。气血运行不畅日甚，瘀血痰浊阻痹经络，则进一步加重病情。中医药治法包括补益肝肾、祛风除湿、散寒止痛、祛瘀化痰等，加用软坚散结法对减轻已成之病理产物蓄积，缓解疼痛，恢复关节活动功能有独到的疗效。

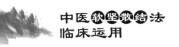
一、软坚散结法适用证型

1. 瘀血阻络型 此型以关节疼痛、肢体麻木为主。患者常有舌质暗红、瘀点瘀斑，多见于年龄偏轻、有明确剧烈运动史者，亦可见于患病日久、关节变形、X线检查发现关节面狭窄者。治以活血化瘀为主，辅以软坚散结。

2. 风寒湿痹阻型 此型以关节疼痛为主。多遇风寒加重，周身畏寒，身体乏力，面色苍白，夜尿多，舌淡胖苔薄白，脉沉细。X线片示骨赘不严重，对阴雨天气变化非常敏感。治以温经散寒、祛风除湿为主，辅以软坚散结。

3. 湿热互结型 此型以活动性膝关节骨关节炎为主。临床表现为膝关节肿胀，局部皮温高，双下肢沉重，口干、口苦、舌红，舌苔薄黄或黄腻，脉滑数等。膝关节腔常有积液，生化检查显示红细胞沉降率和C反应蛋白水平升高等。常见于患病日久或失治、过用温热镇痛药物者。治以清热解毒、利湿通络为主，辅以软坚散结。

4. 痰瘀痹阻型 关节僵硬、刺痛，或夜间痛甚，关节肿大变形，肢体沉重，屈伸不利，肢体麻木，舌质紫暗或有瘀斑，苔薄或薄腻，脉沉涩或沉滑。治宜活血化痰，软坚散结。

二、软坚散结法临床用药

（一）方剂应用

1. 黑虎丹（石氏伤科方） 炉甘石30g，五倍子15g，炮山甲15g，乳香15g，没药15g，轻粉15g，儿茶15g，全蝎20只，炙蜘蛛40只，蜈蚣20只，雄黄粉40g，冰片7.5g，麝香7.5g。本方具有活血化瘀、软坚散结、化痰消肿之效，可用于骨关节炎，证属痰瘀交凝型，有疼痛及骨关节粘连、活动受限表现者。

方义：清代叶天士《临证指南医案》载："初为气结在经，久则血伤入络，辄仗蠕动之物松透病根。"方中五倍子、全蝎、蜈蚣、炙蜘蛛、炮山甲皆属于血肉有情之品，善于走窜搜剔，具有息风通络、解毒止痛、化痰散结的功效，治疗久病顽疾或病深在肌骨者多有奇效。乳香和没药属于对药，均有活血化瘀的功效；乳香辛温芳香，善走窜而行气活血；没药性平，重在苦泄散瘀；两者联用可以起到协同增效的作用。唐代甄权《药性论》载乳香、没药"主打扑损，心腹血瘀，伤折跌损，筋骨瘀痛，金刃所损，痛不可忍，皆以酒投饮之"。轻粉和雄黄粉可以燥湿祛痰，解毒杀虫。儿茶可以收湿敛疮、祛腐生肌，且有活血定痛的功效。麝香和冰片均属芳香走窜之品，可以通诸窍、开经络，不仅能引药直达病所，又能散结活血、解毒止痛。炉甘石可以清热利湿，而且能够减轻外用药物对皮肤的刺激，有利于防止过敏等不良反应。上述药物合用，共奏活血化瘀、软坚散结、化痰消肿的功效，可用于治疗痰瘀交凝的疼痛及骨节黏着、活动受限等证。

2. 独活寄生汤（《备急千金要方》）加减　独活 24g，桑寄生 15g，杜仲 15g，怀牛膝 15g，秦艽 15g，茯苓 12g，防风 15g，川芎 20g，当归 15g，甘草 6g，熟地黄 15g，炒白芍 15g，醋鳖甲（先煎）60g，制龟甲（先煎）30g，延胡索 15g。本方具有补肝肾养气血、祛风湿软坚结之效，可用于由肝肾不足，气血两虚，风寒湿邪阻络所致的增生性骨关节炎，症见下肢关节疼痛者。寒邪重者，加肉桂、附子、威灵仙；湿邪重者，加猪苓、防己；正虚者，加黄芪、党参；关节红肿者，加知母、生石膏。水煎服，每日 1 剂，早晚空腹服用，6 剂为 1 个疗程。独活寄生汤加味治疗增生性骨关节炎 3 个疗程，可减轻下肢关节疼痛，改善关节活动。

方义：独活寄生汤方出自孙思邈《备急千金要方》，为治疗肝肾不足，气血两虚，风寒湿邪阻络之痹证的名方。独活寄生汤中桑寄生、杜仲、牛膝补肝肾祛风湿；当归、白芍、熟地黄、川芎养血活血；黄芪、党参健脾行气；独活祛下焦及筋骨间风寒湿邪；细辛发散阴经风寒，搜剔筋骨风湿而止痛；秦艽除风湿而舒筋；重用醋鳖甲软坚散结，通血脉而清虚热，龟甲助鳖甲清虚热而软坚散结，兼益肝肾；延胡索活血散瘀，行气止痛。全方共奏扶正祛邪，表里兼治之效。

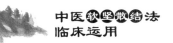

3. 骨刺消痛散（惠成新经验方） 白花蛇 4 条，威灵仙 60g，土鳖虫 30g，血竭 30g，细辛 30g，当归 30g，白芍 60g，牛膝 30g，杜仲 30g，女贞子 60g，焦山楂 30g。本方具有软坚化瘀、养血通络、调补肝肾、强筋壮骨之效，可用于肝肾亏损、瘀血停滞所致的增生性关节炎。上肢，加桑枝 30g，桂枝 30g；颈部，加葛根 45g，天麻 15g；腰部，加狗脊 30g，九香虫 30g；下肢，加木瓜 30g，独活 30g；热者，加蚕沙 30g，银花藤 30g；寒者，加川乌 15g，九香虫 45g。用法：以上诸药共研细末，混匀，每次 10g，每日 2 次，温开水空腹送服，连服 20 天为 1 个疗程。骨刺消痛散治疗增生性关节炎 1～3 个疗程，可改善疼痛等症状体征，总有效率达 98.7%。

方义：方中血竭、土鳖虫软坚散结，祛瘀生新。细辛、白花蛇、威灵仙疏通经络而止痛，以治其标；当归、白芍、杜仲、牛膝、女贞子养血柔肝，调补肝肾，以治其本。焦山楂既能化瘀，又能保护胃土，预防矿石药物败伤脾胃。全方共奏软坚化瘀，养血通络，调补肝肾，强筋壮骨，标本兼治之功。临床观察结果表明，此方可以促进局部气血运行流畅，肿胀消退，症状解除，功能活动恢复，达到"通则不痛"之效。

4. 增生汤（李恒敏经验方） 三棱 10g，莪术 10g，皂角刺 15g，血竭（溶化）1g，土鳖虫 10g，炙山甲 10g，鸡血藤 30g，威灵仙 12g，虎杖 15～30g，徐长卿 10g，苍耳子 10g。本方具有软坚化瘀、解毒清热之效，可用于骨关节炎由瘀、痰、毒、热所致者。颈椎增生，颈肩痛肢麻者，加羌活 10g，片姜黄 10g，木瓜 30g；伴眩晕或晕厥者，加葛根 12g，天麻 10g，半夏 10g。腰椎增生，单纯腰痛者，加狗脊 15g，自然铜（醋淬）10g，菟丝子 15g；腰痛牵引下肢痛麻者，加白芍 30g，炙甘草 10g，木瓜 30g，生薏苡仁 30g。膝关节增生，膝痛明显者，加鹿衔草 15g，独活 10g，生牡蛎 30g；合并滑膜炎者，加僵蚕 10g，露蜂房 15g，炒黄柏 6g。踝关节增生，单纯踝关节痛者，加蜈蚣 2 条，全蝎 6g；踝关节肿痛者，加槟榔 10g，草果 6g，制乳香、制没药各 6g。

5. 平乐郭氏下肢洗药 当归 15g，川芎 15g，川续断 15g，川木瓜 15g，川牛膝 15g，鸡血藤 30g，艾叶 15g，伸筋草 30g，透骨草 15g，赤芍 15g，红花 15g，大黄 15g，五加皮 15g，防风 15g，制乳香、制没药各30g，白芷 15g，威灵仙 15g。本方具有活血祛瘀、软坚散结、除湿通络、消肿止痛之效，可用于增生性膝关节炎，证属气血凝滞者。用法：上述药物用纱布包好，加水约 3 000ml，煎沸约半小时后取出药包，把药液倒入盆内，加入芒硝 30g，食醋 250ml 搅匀。熏洗时先以热气熏蒸，并用毛巾蘸药液交替热敷痛处，待水温降至 50～60℃时，将患膝浸入盆内浸洗，若水温下降可加温再洗。每次熏洗约 1 小时，每日 1～2 次，次日仍用原药液加热再洗。冬季 1 剂药可熏洗 3～4 天，春秋 3 天，夏季 2 天。平乐郭氏下肢洗药治疗增生性膝关节炎，可减轻膝关节疼痛，总显效率为96%。

6. 痹痛汤方（武汉市中医院骨科方） 鳖甲 5g，当归 15g，狗脊20g，熟地黄 20g，威灵仙 12g，土鳖虫 10g，独活 12g，党参 15g，川牛膝 20g。本方具有调和气血、祛风除湿、软坚散结、活血通络之效，可用于肝脾肾亏损、风寒湿痹阻所致的膝关节骨性关节炎。伴发心慌、气短、失眠、乏力等症状者为气血虚型，加黄芪 30g，当归 20g；伴发关节疼痛而酸者为风寒偏重型，加防风 10g，细辛 3g；伴有下肢疼痛肿胀等症状者为湿热型，加土茯苓 30g，薏苡仁 30g；伴有腰膝酸软、四肢无力等症状者为肾亏损型，加淫羊藿 10g，肉苁蓉 15g；伴有肿块、血瘀症状者为血瘀型，加桃仁 10g，红花 5g；伴有膝关节剧烈疼痛者，加没食子 10g，乳香 10g。每日 1 剂，水煎服，早晚各 1 次，饭后 1 小时服用。痹痛汤方联合玻璃酸钠治疗膝关节骨性关节炎关节镜清理术后患者 1 个月，可改善疼痛和运动能力，改善膝关节功能。

方义：方中鳖甲滋阴潜阳，退热除蒸，软坚散结；当归活血化瘀止痛；狗脊苦能燥湿，甘能益血，温能养气；熟地黄抑制血栓、补血；威灵仙祛风除湿，通络止痛；土鳖虫破血逐瘀，续筋接骨；独活祛风除湿，散寒止痛；党参补中益气，健脾益肺；川牛膝活血通经，祛风除湿，利尿通淋。辨证加减中药，诸药合用有调和气血功效。口服汤药能够更好地使药物发挥活血通络的作用更加明显。

7. 黄芪鳖甲丸（广东省佛山市中医院院内制剂） 由黄芪、鳖甲、桑

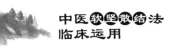

寄生、何首乌、熟地黄、山萸肉、木瓜、大枣组成。本方具有补肾填精、强壮筋骨、通络软坚之效，可用于膝关节骨性关节炎，证属肝肾不足型。每次 15g，每日 3 次。黄芪鳖甲丸治疗膝关节骨性关节炎 6 周，可改善膝关节功能。

方义：黄芪鳖甲丸方中黄芪善补中益气，鳖甲善滋阴清热、软坚散结，桑寄生益肝肾而强筋骨，三药为君药；以何首乌、熟地黄、山萸肉为臣，取其补益肝肾、养血滋阴之效；以木瓜为佐，取其化湿和胃、祛湿止痛之效；以大枣为使，以养血和胃，调和诸药。方中各药共奏补肾填精、强壮筋骨、通络软坚之功。

8. 中药塌渍方（长春中医药大学附属医院风湿科方） 威灵仙 10g，猫爪草 15g，泽兰 10g，泽泻 10g，黄柏 5g，丝瓜络 5g，木瓜 10g，白芥子 10g，桃仁 5g，红花 5g。本方具有祛风通络、活血化瘀、软坚散结、消肿止痛之效，可用于膝骨关节炎湿热痹阻型。中药渍渍疗法：按中药处方将中药饮片打成细粉备用，将相应剂量药粉加蜂蜜水搅匀后放锅中蒸熟，待熟后加入蜂蜜水拌匀呈黏稠状，冷却至 35～45℃时，可直接敷在患处，或涂抹在垫有保鲜膜的纱布上敷在患侧，用红外线灯的灯头对准患部照射，调节适量的温度，每次 30 分钟，各部位每日 1 次。中药渍渍疗法配合中西医基础用药治疗膝骨关节炎 14 天以上，可改善肿胀、疼痛，降低炎症指标（hsCRP、ESR）。

方义：方中白芥子善于散结消肿、通络止痛，能引药入经；猫爪草常用于化痰散结，解毒消肿，二者合用具有软坚散结、消肿通络止痛之功，善治骨节疼痛、脚膝酸软。威灵仙能祛风除湿、通络止痛，善治风湿痹痛、肢体麻木、筋脉拘挛、屈伸不利、骨鲠咽喉；丝瓜络具有通经活络，清热解毒，利尿消肿的作用；木瓜祛湿疏筋，能治关节麻木、疼痛等症，三药合而为臣，以助君药祛风除湿、利水消肿、通络止痛。桃仁和红花具有活血通经、散瘀止痛的作用；泽兰辛散苦泄以温通，行而不峻以利水；泽泻甘寒淡渗；四者相需为用，共为佐药，起活血化瘀、利水渗湿之功。黄柏苦寒沉降，作为使药能清利湿热。以上诸药，可达祛风通络、活血化瘀、软坚散结、消肿止痛之功效。

9. **五瘟解凝膏（重庆市中医院院内制剂）** 肉桂 150g，干姜 60g，丁香 60g，细辛 60g，胡椒 30g。本方具有温经散寒、软坚散结的作用，可用于早中期膝骨关节炎，证属风寒痹阻型者。用法：将上述诸药制成膏剂，装瓶内密封备用，规格为每瓶 30g。取 30g 均匀摊于长 20cm、宽 10cm 的棉布一端，将另一端折叠上去压平，形成布夹药，外敷于膝关节疼痛部位，纱布绷带包扎，外敷 48 小时左右（以患者耐受程度而定）去掉，清洗膝关节外敷区域，休息 1～2 小时，同样方法再敷第 2 次，以 3 周为 1 个疗程。五瘟解凝膏外用治疗膝骨关节炎 1 个疗程，可减轻膝关节疼痛，改善膝关节功能。

方义：方中肉桂散寒止痛，温经通脉；胡椒辛热，外用具有温经散寒的功效；干姜辛热燥烈，功善温经散寒，尤善外寒内侵之实寒证；丁香辛温，外用散寒止痛；细辛长于祛风散寒，止痛之力颇强，常用于治疗风寒湿痹、腰膝冷痛。上诸药合用，共奏温经散寒、祛风止痛之功。因此，对早中期风寒痹阻型膝骨关节炎有明显疗效。

10. **软坚化瘀洗药（海南省文昌市人民医院方）** 黄芪 90g，鸡血藤 90g，海藻 90g，川芎 60g，生南星 60g，莪术 60g，赤芍 60g，白蔹 60g，山豆根 60g，生半夏 30g，苍术 30g，生川乌 30g，生草乌 30g，穿山甲 15g。本方具有祛风胜湿、散寒止痛、软坚化瘀、消肿止痹之效，可用于风寒湿热痹阻经脉所致的膝关节骨关节炎。用法：将药物装入纱布袋中，加水至 2 000ml，煎煮 40 分钟，先用蒸汽熏蒸患处 10 分钟，当水温低于 45℃时可泡洗患膝 30 分钟。每天 3 次，2 周为 1 个疗程。软坚化瘀洗药熏洗配合关节镜清理术治疗膝关节骨关节炎，可减轻疼痛，改善膝关节功能，降低复发率，疗效优于单纯关节镜清理术治疗。

方义：方中黄芪、鸡血藤、海藻共为君药。黄芪味甘性温，善入脾胃，补气健脾；鸡血藤行血养血，舒筋活络；海藻软坚散结。三药合用，脾、肝、肾三阴并补，软筋化坚，舒筋通络。川芎、生南星、莪术、赤芍、白蔹、山豆根共为臣药。川芎行气活血，祛风止痛；生南星行气散结消肿；莪术行气破血，消积止痛；赤芍活血散瘀，通络止痛；白蔹消肿散结；山豆根清散湿热。六药合用，行气活血，散瘀止痛，消肿化坚。生半

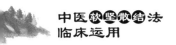

夏、苍术、生川乌、生草乌、穿山甲共为佐药。生半夏消肿散结止痛；苍术祛风胜湿，散寒止痛；生川乌、生草乌祛风胜湿、散寒止痛；穿山甲活血化瘀，消肿散结。五药并用，共奏祛风胜湿、软坚化瘀、消肿散结、散寒止痛之效。中药熏洗是体现中医学中"内病外治""由表透里"思想的一种治疗手段。热力可以扩张局部的毛细血管，药物可以通过皮肤渗透，直接作用于患处，改善局部微循环障碍。药物的吸收和扩散熏洗治疗还可以减轻肌肉痉挛，促进炎症反应介质吸收，缓解疼痛，滑利关节。

11. **养血软坚胶囊（上海中医药大学附属曙光医院院内制剂）** 由白芍、牡蛎、秦艽、全蝎、蜈蚣、甘草组成。本方具有养血舒筋、通络止痛之效，可用于肝肾不足、筋脉瘀滞型膝骨关节炎，症见关节疼痛，腰膝酸软，活动不利，动作牵强，舌质偏红，苔薄或薄白，脉滑或弦者。口服，每天 3 次，每次 3 粒。养血软坚胶囊治疗膝骨关节炎 4 周，能有效缓解关节疼痛、僵硬、功能障碍等症状。

方义：中老年人肝气亏虚，阴血不足，血行滞涩，痹而作痛；筋失其润，由柔转坚，故而动作牵强。养血软坚胶囊以白芍为君，养血柔肝，润筋止痛；秦艽为臣，和血舒筋，疏解通利。二药相配，使关节筋络能得阴血濡养而复归柔润通达。加以牡蛎敛阴软坚，佐白芍解筋络之坚结牵强，甘草和中缓急；全蝎、蜈蚣通络透剔，解痉散结，使筋络气血畅达以增缓解膝痛功效。诸药和参，养血舒筋，络脉通畅，筋络复得滋润舒展，关节滑利，疼痛见消，症情可得以缓解。

（二）中药应用

1. **牡蛎** 有化痰软坚散结之效，与僵蚕联用，可涤除关节流痰，使痰瘀消散，经络自通，兼有敛精止遗之效，使精气足而筋骨坚，可用于有骨赘形成，关节疼痛、肿胀表现者。

2. **全蝎** 有息风止痉、攻毒散结、通络止痛之效，可用于关节肿痛、顽固难治、经久不愈者。常用量为 3 ~ 6g。

3. **蜈蚣** 有息风止痉、解毒散结、通络止痛之效，可用于久痹关节僵硬变形、拘挛不利者。常用剂量为 2 条。

4. **穿山甲**　有通利关节、软坚散结之效，可用于骨关节炎有关节疼痛、关节粘连表现者，常用量为 3 ~ 6g。

5. **僵蚕**　味咸能软坚化痰，可用于关节僵硬肿痛变形、肢体蜷缩者。

◇ 小结 ◇

骨关节炎以关节面骨赘形成为主，临床治疗时各型均可加用软坚散结药。但由于骨赘形成多由肝肾亏虚、外邪乘袭留滞，造成筋络瘀滞而致，用药需顾护肝肾，且在骨关节炎的不同发病阶段，其病邪不尽相同，因此辨清"邪"的性质和特点，有侧重地施药，是软坚散结法使用的重点。在应用虫类药软坚散结时，由于虫类药多燥，应适当配伍养血滋阴之品以制其偏胜而增强疗效。此外，软坚散结方药给药途径多样，除中药口服外，还可采用中药外敷、熏洗等方式，直接作用于患处，改善局部微循环，提高疗效。需要注意的是，关节间隙明显狭窄甚至融合者，不适合单纯中医药治疗，不宜固执一法，应与骨外科协商，适时行关节置换术。

第三节　下肢静脉曲张

下肢静脉曲张是以筋脉色紫、盘曲突起如蚯蚓状、形成团块为主要表现的浅表静脉病变。本病属于中医"筋瘤"范畴，是由多种因素导致瘀血阻滞，脉络不通，瘀结而成。若瘀血日久，死血凝滞，败瘀凝痰，痹结脉络，可触及静脉迂曲硬结或条索状硬物，肿胀疼痛，不易消退。由于病程年久，邪深入络，胶结不散，非一般药物所能攻逐，中医治疗除活血化瘀以外，软坚散结也越来越受重视，对减轻筋脉硬索结节等有一定作用。

一、软坚散结法适用证型

1. **瘀血阻滞型**　患肢青筋迂曲，或扭曲成团块状，刺痛、酸痛或胀

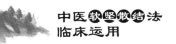

痛，肢体沉重，活动后加重，皮肤色素沉着，皮下硬结或成条索如蚓状，压痛，皮肤纤维性硬化，舌质紫暗或有瘀点，苔薄白，脉弦或涩。此证属疾病早期，或并发瘀血性皮炎以及血栓性静脉炎等。治宜行气活血，化瘀散结。

2. 痰瘀痹阻型　症见下肢麻木，发凉，疼痛，步履滞重，可触及静脉迂曲硬结或条索状硬物，肿胀疼痛，不易消退，舌苔滑腻，脉弦滑者。治宜祛瘀通络，软坚散结。

3. 血热瘀结型　常见于下肢静脉曲张伴发下肢静脉性溃疡或血栓性浅静脉炎者，症见患处浅静脉疼痛、发红、肿胀、灼热，有硬索状，压痛明显，或红斑硬结此起彼伏，无全身症状，舌质红，苔黄腻，脉滑数。治宜清热解毒，活血散结。

二、软坚散结法临床用药

（一）方剂应用

1. 软坚活血汤（航天中心医院方）　由桃仁、红花、当归、赤芍、川芎、橘核、海藻、夏枯草、络石藤、皂角刺、穿山甲组成。本方具有祛瘀软坚、散结通络之效，可用于痰瘀痹结脉络所致的下肢静脉曲张。

2. 消瘤胶囊（广东省中医院院内制剂）　由水蛭、牡蛎、延胡索组成。本方具有活血化瘀、软坚散结的功效，可用于下肢静脉曲张属血瘀证者。口服，每次3粒，每日3次。消瘤胶囊治疗下肢静脉曲张2个月，可减轻和改善患者不适症状（沉重、酸胀、困倦/疲劳、痉挛、湿疹/瘙痒、色素沉着等），缩小和减轻体征（踝围、水肿），疗效与口服地奥司明片相当。

方义：水蛭善于搜剔瘀血，其攻力虽猛，但不伤正气，能使瘀血默消于无形，水蛭取其生用，破血逐瘀之力最强。牡蛎，"咸以软坚化痰，消瘰疬结核，老血疝瘕"；延胡索"能行血中气滞，气中血滞，专治一身上下诸痛"。以水蛭为主，配合生牡蛎、延胡索，能活血散结，有破瘀而不伤新血，散结而不损正气之效。

3. 软坚散结方（甘肃省第二人民医院方） 水半夏 10g，陈皮 10g，茯苓 12g，三棱 10g，莪术 10g，山慈菇 10g，牡蛎 15g，海螵蛸 15g，青皮 10g，海藻 10g，昆布 10g，鳖甲 10g，金银花 15g，连翘 15g，白花蛇舌草 15g，半枝莲 15g，乳香 8g，没药 8g，延胡索 15g。本方具有活血化瘀、软坚散结之效，可用于下肢静脉曲张硬化治疗术后触诊有硬结或不可压缩的条索状物表现者。用法：研末，以白醋调糊状，外敷硬结或纤维条索处，每日 2 次，每次 1.5 小时。软坚散结方于泡沫硬化剂治疗术后第 3 天开始外敷治疗下肢静脉曲张 21 天，可使硬化治疗术后患者局部疼痛、静脉炎等并发症显著减少，术后生活质量明显提高，疗效优于单纯泡沫硬化手术治疗组。

方义：泡沫硬化治疗术是治疗下肢静脉曲张的一线手段，但术后静脉炎发生率较高，且术后硬结形成往往伴随肢体疼痛，患者日常活动受限。软坚散结法通过消散筋脉硬结，对其他症状也有改善作用。软坚散结方中的金银花、连翘含有多种成分的挥发油，具有广谱抗菌作用，乳香、没药、海藻、水半夏、牡蛎等活血化痰类药中含有树脂、树胶、挥发油等成分，具有抑制炎症的作用，术后使用可预防静脉炎的发生，降低局部炎性渗出导致的疼痛等并发症，山慈菇、三棱、昆布则具有消肿散结的作用，能够在一定程度上使硬化治疗后的硬结或纤维条索加速软化，进而促进其吸收，缩短治疗时间。

4. 软消止痛汤（秦皇岛市中医医院方） 由当归、赤芍、川芎、延胡索、桃仁、红花、地龙、丹参、牡丹皮、防己、川牛膝、金银花、蒲公英、黄芪、穿山甲、牡蛎、甘草组成。本方具有清热解毒、活血化瘀、软坚散结、消肿止痛的作用，可用于下肢静脉曲张行静脉腔内激光闭合术后，有下肢酸困感，活动时有短缩感，小腿及足踝部有水肿，皮下有瘀斑，可触及不同范围大小的条索状硬块或血栓样硬结者。每日 1 剂，水煎 2 次，每次煎 40 分钟取 200ml，早晚温服；并以内服中药煎剂，残渣外用熏洗。方法：用纱布缝袋装入中药煎剂残渣，上带屉铝锅蒸 20 分钟后，用药袋熏蒸患肢，每日 3～4 次。中药软消止痛汤内服外熏配合静脉腔内

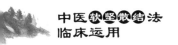

激光闭合术治疗下肢静脉曲张 7～14 天，治愈率达 97%，治愈时间较单行静脉腔内激光闭合术明显缩短。

方义：中药软消止痛汤内服及外用熏洗疗法遵循中医整体观念，标本兼治。方中以当归、赤芍、川芎、桃仁、红花、地龙、丹参、金银花、蒲公英，清热解毒、活血化瘀；延胡索、牡丹皮、防己、川牛膝，消肿止痛；黄芪补中益气扶正；穿山甲、牡蛎软坚散结；甘草调和诸药。

5. 增液汤加味内服联合臁疮散外敷　①内服增液汤（《温病条辨》）加味：玄参、麦冬、生地黄、茯苓、益母草、蒲公英各 30g，赤芍、丹参、金银花各 20g，当归 15g。若小腿有条索硬结者，加软坚散结之药，如海藻、昆布、牡蛎、鳖甲；溃疡分泌物多者，加泽泻、防己、赤小豆、生薏苡仁；疼痛明显者，加川楝子、延胡索；局部紫暗瘀血明显者，加鸡血藤、红花。水煎服，每日 1 剂。②外敷臁疮散（甄达夫经验方）：由黄连、乳香、没药、生大黄、赤芍、生甘草、人工牛黄、冰片、青黛、紫河车组成，隔日换药 1 次。内服外敷同用，有滋阴养血濡脉、清热解毒利湿、软坚散结消肿、消炎止痛生肌之效，可用于阴虚血热、瘀毒蕴结、聚阻筋络所致的下肢静脉曲张，或伴小腿溃疡，表现为下肢浅静脉扩张、伸长和弯曲，患肢浮肿，压之凹陷，皮肤色素沉着，溃疡面覆盖分泌物，肉芽微红，触之稍痛，易出血，局部红肿热痛者。增液汤加味内服联合自拟臁疮散外敷治疗下肢静脉曲张性静脉炎伴小腿溃疡，可使局部红肿热痛消失，溃疡形成结痂，自然脱落。

6. 张林森外敷方　大黄 20g，芒硝 10g，重楼 10g，冬青叶 10g，硼砂 2g，冰片 2g。本方具有清热解毒、活血化瘀、软坚散结之功，可用于下肢静脉曲张伴急性血栓性浅静脉炎，辨证属血热瘀结型，表现为沿浅静脉走行部位红、肿、热、痛，有条索状物或硬结节，触痛明显者。用法：上述诸药共研细末，以温水、陈醋调制均匀呈糊状，外敷患处，以纱布包裹，每日更换 1 次。该方治疗下肢静脉曲张伴急性血栓性浅静脉炎 10 天，可明显缓解皮肤红肿热痛，减轻筋脉硬索结节。

方义：血热瘀结型当属该病的急性期，热壅络脉致瘀，瘀热互结，恶血积于脉络不散，其中热邪是因，血瘀是果，热不去则瘀不除，治疗应以清热解毒、活血散结为原则。方中大黄外敷可治热毒痈肿、水火烫伤，取其泻火解毒之功效；芒硝主要成分为硫酸钠、硫酸钙、硫酸镁等，可抗炎消肿，外用有软坚散结、消肿止痛之效；重楼浸液湿敷抗炎镇痛效果优于普鲁卡因；冬青叶治疗血栓闭塞性脉管炎具有扩张血管，改善循环的作用，对感染创面还有一定的抗菌消炎作用；硼砂外用清热解毒，消肿，防腐；冰片有抗炎镇痛作用，且其本身能透皮吸收，并促进其他药物的透皮过程。

（二）中药应用

1. 玄参 有养阴软坚散结之效，可用于下肢静脉曲张，或合并血栓性浅静脉炎，浅表筋脉处出现坚硬条索状物时，有软化索条作用。可用至30g，其配穿山甲软坚效果更好。因穿山甲目前为濒危动物，因而索条未坚硬时，可使用化痰散结药，如牡蛎、浙贝母、炒僵蚕代替。

2. 芒硝 外用有清热利湿、软坚散结之效，可用于湿热瘀结所致的血栓性浅静脉炎合并下肢静脉曲张。

◇ 小结 ◇

辨证论治，依法选药。软坚散结法适用于下肢静脉曲张及合并疾病辨证为瘀血阻滞、痰瘀痹阻或血热瘀结者。常以患肢结节、硬索状物、肿胀疼痛，或肢体麻木、疼痛为辨证要点。常用药物有夏枯草、牡蛎、玄参、海藻、昆布、海浮石等，常与化痰药如瓜蒌、贝母或活血药当归、莪术、红花同用。若病情顽固难愈，可用虫类搜剔，如水蛭、虻虫、全蝎、地龙等以加强疗效。

标本兼顾，内外同治。下肢静脉曲张是由下肢浅表静脉功能障碍所致，病症在表，中药内服侧重于整体调理，中药熏洗或外敷可使药力透过皮肤直达患处。将软坚散结方药以内治与外治有机结合的方式治疗下肢静脉曲张及其并发症有批隙导窾之效。

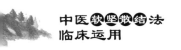

第四节　其他疾病

一、慢性肾脏病

慢性肾脏病发展至一定程度均会发生相应的微细结构变化，如肾小球硬化、肾小管损伤、肾间质纤维化等，属于"肾络癥积"范畴。慢性肾脏病4期属慢性肾脏病后期，其原因复杂、病机多变、本虚标实，使用软坚散结药物祛除浊邪、阴邪、痰湿、瘀血，使胶固之肾络软之、散之，可减轻肾络癥积的形成，延缓慢性肾脏病的进展。

活血软坚散结方（于思明经验方）　丹参15g，当归15g，赤芍15g，酒蒸大黄10g，生牡蛎30g，鳖甲10g，猫须草20g，夏枯草15g，蒲公英30g，浙贝母10g，姜半夏15g，陈皮15g。本方具有活血软坚散结之效，可用于慢性肾脏病4期，包括脾肾气虚证、湿浊证、湿热证、血瘀证、肝郁气滞证。脾肾气虚者，加党参、黄芪、山药；湿浊证者，加草果仁、土茯苓、藿香；湿热证者，加黄柏、萆薢、薏苡仁；肝郁气滞者，加柴胡、香附、枳壳。每日1剂，早晚分服。活血软坚散结方治疗慢性肾脏病4期8周可以减轻患者的临床症状，降低患者血肌酐、血尿素氮、血尿酸、胱抑素C及24小时尿蛋白定量水平，升高肾小球滤过率，其作用优于尿毒清颗粒。

方义：本方以肾络癥积理论为指导而立法，应用活血药、软坚药、散结药而成方。其中以活血药物为主，重用丹参、当归、赤芍与酒蒸大黄。丹参活血通经，为入血络要药，除寒热积聚，破癥积；当归为血之润药，补血活血，走散癥瘕结聚而不伤血；赤芍散瘀止痛，除血痹，破坚积，味苦又能凉血，解热毒；酒蒸大黄，炮制后除其苦寒泻下之性，存其破积滞，行瘀血之用。上四味活血药，丹参、当归苦而微温，赤芍、大黄苦而微寒，又皆可推陈致新，通调血络，其寒温并适，阴阳互用，为软坚散结活血方之主药。生牡蛎入足少阴，软坚散结，收涩精微；鳖甲主癥瘕坚积，可治疟，功擅软坚散结。牡蛎、鳖甲两药合用，皆可软结块之坚硬，奏癥消积化之功。猫须草清热利湿，排石利水；夏枯草散瘿结气，疏通宣散；蒲公英清热解毒，消诸硬结，且利膀胱；浙贝母善开郁结，泄热散瘕，清降为性。是以姜半夏除痞散结，消痰涎而止呕恶；广陈皮理气健脾，化痰湿而散结气。活血软坚散结方熔活血化瘀散结、软坚散结、解毒散结、清热散结、消痰散结、理气散结等方法为一炉，诸药协同，亦走亦守，相互为用，共增效果，均散癥瘕积聚，切中肾络癥积存在的浊毒、痰湿、血瘀、气滞之病机，可减轻肾络癥积的形成，延缓慢性肾脏病的不断进展。但临床使用须与患者具体辨证而配合，邪正兼顾，标本同治。

二、肾病综合征

肾病综合征按中医辨证论治属本虚标实之证，以脾肾气虚、脾肾阳虚、脾肾阴虚为本，兼有外感、水湿、湿热疮毒、血瘀为标，其中肾血瘀证为本病的重要病理改变和基本病机特点。肾为水脏，若瘀血内阻于肾则气化失司，三焦不通，水道不利，水湿泛滥。

陈翔飞经验方 益母草 10～30g，川芎 15g，莪术 6g，桃仁 10g，红花 9g，当归 15g，丹参 30g，赤芍 9g，海藻 10～15g，昆布 10g，大黄（先煎）30g，僵蚕 10g，胆南星 9g，半枝莲 30g，白花蛇舌草 30g，金银花 12g，蒲公英 15g，板蓝根 30g，黄芪 30g，生甘草 9g。本方具有活血化瘀、软坚散结之效，可用于肾病综合征肾血瘀证。脾肾气虚者，加大黄芪用量（60～120g），并与参苓白术散合用；脾肾阳虚者，主方加菟丝子、补骨脂、淫羊藿、锁阳等，并与金匮肾气丸、真武汤等协同运用；肝肾阴虚者，选加二至丸、知柏地黄丸、龟甲、地骨皮、生地黄、麦冬、白芍、五味子等。此外，对兼有外感者，选加麻黄连翘赤小豆汤或银翘散；水湿明显者，选加五皮饮、苓桂术甘汤；湿热疮毒及血瘀明显者，在重用主方中清热解毒、利湿及活血化瘀、软坚散结药物基础上，加用有关方药，如黄连解毒汤、少腹逐瘀汤等；湿热证明显者，去黄芪。45 天为 1 个疗程。该方配合西医常规用药治疗 22 例，治疗 2～3 个疗程，可减轻尿蛋白和血

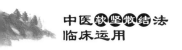

清蛋白，改善肾功能，缩短水肿消退和尿蛋白阴转时间，改善血液流变学指标。

方义：方中桃仁、红花、川芎、赤芍具有疏通微循环、抑制血小板聚集、加速纤溶过程、制止血管内凝血和降低血中胆固醇的作用；大黄除具有抗炎、导泻、抗肿瘤、抗病毒等作用外，尚有止血、降低胆固醇、调节免疫、抗凝方面的作用（先煎大黄可减缓其导泻作用）；海藻、昆布除具有降血脂、改善高凝状态作用外，还可改善结缔组织代谢、抑制其增生，使增生硬化的纤维组织、微血栓，沉积于肾内的纤维蛋白、凝血块、质脂、免疫复合物或炎性渗出物等病理成分软化、溶解、崩溃、吸收。在此基础上辨证加减，灵活用药，把益气健脾、补肾壮阳、滋阴潜阳、利水消肿、逐饮化痰、清热利湿或清热解毒等扶正祛邪药与活血化瘀、软坚散结药物相互配合，标本兼治，相得益彰。

三、难治性肾病综合征

难治性肾病综合征指激素抵抗、激素依赖或反复发作的原发性肾病综合征，病情缠绵，迁延不愈，日久可能导致肾衰竭，最终发展为尿毒症。本病痰瘀互结证最常见且关键，痰性黏滞，多有兼夹，与寒、湿、热、瘀相合，胶结缠绵。痰乃人体津血之变，痰涎愈多则津血愈伤，久伏人体，又成新的致病因子。瘀血凝结，水津混参，水津同源，同属阴邪，更能碍气伤阳，痰瘀互结互生，相搏为病即为顽瘤沉疾。

消痰软坚方（吴康衡经验方） 三棱 10g，莪术 10g，瓦楞子 10g，白芥子 10g，王不留行 10g。本方具有行气活血、软坚散结之效，可用于难治性肾病综合征痰瘀互结证，症见水肿，腰酸乏力，面色少华，晦暗，腹胀纳差，肢体麻木，口淡不渴，大便溏濡，小便短少，舌胖暗红边有齿痕、瘀斑，苔白厚腻，脉沉弦、弦滑、涩者。每日 1 剂，水煎服，每日 3 次。消痰软坚方联合西药治疗难治性肾病综合征 6 个月，可改善中医证候积分，减少尿蛋白，升高血浆白蛋白，疗效优于单用西药治疗。

方义：方中以三棱与莪术破血行气为君药；王不留行活血通经为臣药；瓦楞子消痰化瘀、软坚散结，白芥子温通经络、利气豁痰共为佐药。组方中佐以"温药及行气之品"，体现出"阴邪者得温则散"之理，痰瘀皆属阴邪之致病因素，贯穿疾病发展始终，得温则气血行，能增整体药性。诸药合用，共奏消痰软坚行气之功效，直达病所，诸症皆退。

四、慢性心力衰竭

慢性心力衰竭是由于心室舒张功能减低导致心室充盈不良引起的，在心室收缩功能正常或轻度减低情况下，心肌舒缓性和顺应性降低引起心室充盈减少、充盈压升高，从而出现心悸、气短、呼吸困难等症状。本病属于中医学"心悸""怔忡""喘证""水肿"等范畴，为本虚标实之证，以气虚、阳虚、阴虚为本，血瘀、痰浊、水饮为标。随着现代生活条件及环境的改变，痰瘀互结日趋成为该病发病的重要因素，因而软坚散结法为本病的重要治疗方法。

新生脉散方（天津中医药大学第一附属医院院内制剂） 由鳖甲、三棱、莪术、五加皮、丹参、党参、泽泻、麦冬组成。本方具有益气活血、化痰散结之效，可用于舒张性心力衰竭气虚血瘀水饮证。多项研究表明，新生脉散方用于治疗射血分数正常心力衰竭，能够明显改善患者的临床症状、血压、血脂、左室肥厚及 C 反应蛋白等危险因素，改善心室舒张功能。

方义： 方中鳖甲性味咸寒，具有软坚散结之效，在攻除坚积的同时不损耗正气，可使气滞得疏，瘀血得化，癥瘕积聚之毒得清，痰湿得除。现代药理研究证实，鳖甲有强壮和促进免疫作用，能抑制结缔组织增生。三棱、莪术破血行气，消积止痛。药理学研究发现两者有抑制血小板聚集、抗血栓形成和抗炎的作用，与鳖甲配伍可增强软坚散结的作用。丹参活血化瘀，党参补心气，麦冬滋阴，五加皮、泽泻强心利水。现代研究亦证实，泽泻有利尿作用，其利水消肿作用亦是治标的重要环节，可明显减轻

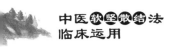

心脏前负荷。诸药合用，共奏益气活血、化痰散结之功。

五、高脂血症

高脂血症，其本虚涉及肺、脾、肾；标实指瘀血、痰浊结聚脉道，而标实是形成本病的关键。

逐瘀散结方（中国人民解放军第四六一医院方） 由生大黄、丹参、郁金、姜黄、红花、生山楂、昆布、海藻、茵陈组成。本方具有逐瘀散结之效。用法：适量混合粉碎后过 100 目筛，分装，每包 2.5g，每次 1 包，每日 3 次，口服。逐瘀散结法治疗高脂血症 4 周，可升高高密度脂蛋白（HDL）、降低总胆固醇（TC）、甘油三酯（TG）、低密度脂蛋白（LDL）及极低密度脂蛋白（VLDL），从而使 HDL/LDL 正常。

方义：方中生大黄、丹参、姜黄、郁金、红花、生山楂均有活血化瘀，开郁行结的功效。同时生大黄促进肠道蠕动，增加排便次数，促进肠道胆固醇排泄，抑制外源性胆固醇吸收；丹参有促进脂肪在肝内氧化的作用，影响血脂分布、运转和清除，还有抑制血小板聚集，扩张冠状动脉，抗动脉硬化作用。姜黄、红花等抑制胆固醇、甘油三酯的合成。海藻、昆布软坚散结，逐顽痰积聚，并可竞争性地抑制肠道胆固醇的吸收。其他药物也有明显的降脂作用。

六、脂肪肝

脂肪肝属于中医"胁痛""积聚"范畴。中医认为本病的病因病机是长期嗜食肥甘厚味，或饮酒过度，或因肝炎病后调摄失当，使脾胃运化失司，肝用失调，导致各种代谢紊乱，瘀阻肝络而形成本病。

疏肝活血软坚散结汤（驻马店地区公疗医院方） 党参、当归、山楂、郁金各 15g，泽泻、法半夏、苍术、海藻、昆布、陈皮、川厚朴、白芍各 12g，丹参 30g，柴胡、甘草各 9g。本方具有疏肝活血、软坚散结之效。肝区痛甚者，加姜黄 10g；血压高，加石决明或草决明各 30g；有黄疸者，加茵陈 20g。

方义：疏肝活血软坚散结汤方由逍遥散合平胃散加减而成。逍遥散疏肝解郁，平胃散燥湿运脾、行气导滞。现代药理学研究证明，山楂、当归、丹参、郁金、泽泻、柴胡具有降血糖抗脂肪肝的作用，可作用于脂肪代谢的不同环节，如通过干扰外源性胆固醇的吸收，抑制内源性胆固醇的代谢，干扰脂质合成和抑制胆固醇沉积，增加胆固醇排泄等发挥作用。方中当归、白芍养血活血祛瘀，改善微循环，增加血流量；苍术、川厚朴、法半夏燥湿健脾化痰；海藻、昆布消痰软坚散结，防止肝脂肪变及纤维增生。诸药合用，标本同治，使脾能健运，肝得条达，湿痰无滋生之源，肝络无瘀阻之患，脂肪无蓄积之虑。

七、胆石症

胆石症多为饮食不节，寒暖失常，外邪内侵，情绪失调等，使体内代谢障碍，感染及胆汁瘀滞，导致气血瘀滞，逐渐形成结石。

软坚散结汤（杭州市下城区妇幼保健院方） 炮山甲（先煎）、郁金、海金沙（包）、大金钱草、柴胡、黄芩、焦栀子、皂角刺、威灵仙、怀牛膝、王不留行、生鸡内金、虎杖。本方具有软坚散结排石之效。大便干结，加生大黄；脾虚便烂，加怀山药、炒白术；发热恶寒，加蒲公英；疼痛剧烈，加炒白芍、制延胡索、炒川楝子；恶心，加姜半夏、炒陈皮；脘腹作胀，加大腹皮、预知子。1剂2煎，早晚各服1煎，3个月为1个疗程。软坚散结汤治疗胆石症，可排石、减轻临床症状。

方义：姚亦陶谓"久则血伤入络，辄仗蠕动之物，松透病根。"虫类药多偏辛咸，辛能入络，咸能软坚。久病积聚之结石，非咸辛不能通络散积。故软坚散结汤以炮山甲为主药，其性善走窜，能直达病所，化瘀血，通经络，散结滞。焦栀子、黄芩清热解毒，同时有明显的促进胆囊收缩功

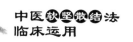

能；金钱草、海金沙、虎杖，清热解毒，利胆排石；郁金、威灵仙、皂角刺扩张胆管，疏其郁滞，使胆汁下行，冲涤结石；生鸡金消食化石；大黄荡涤肠胃，推陈致新，通腑排石；柴胡、郁金，疏肝利胆，通络排石。诸药合用，可促进胆汁分泌，增强胆囊收缩，消除胆囊炎症，舒张胆总管括约肌，降低十二指肠平滑肌的张力，增加肠蠕动，阻止结石形成，达到溶石、化石、排石的目的。胆石症的治疗在发作期比缓解期排石率高而快，肝管、胆管、胆总管结石排石率比胆囊结石排石率高而快。

八、胃石症

胃石症是指进食某些食物或药物，在胃内聚集形成特殊的凝固物或硬块，既不能被消化，也不能顺利通过幽门部的异物，也称胃内结块，属于外源性胃异物。临床中最常见的是柿子、山楂、大枣等植物性胃石。本病病机为胃气和降失常、运化不力，气机郁滞，瘀积成块，阻于胃内，损伤胃膜，脘痛饱胀，采用内镜下治疗与中药内服相结合，临床疗效较为显著。

周福军治验方　莱菔子30g，山楂15g，神曲10g，川厚朴10g，大黄6g，太子参10g，茯苓10g，白芍10g，连皮槟榔10g，枳壳10g，瓦楞子30g，海螵蛸15g，川贝母10g，穿山甲10g，甘草6g。本方具有消食导滞、软坚散结之效。每日1剂，水煎，分2次服。胃内镜下异物钳碎石配合中药治疗胃石症并胃角溃疡1例，服药17剂后，患者腹痛症状消失，腹胀明显好转，复查胃镜，胃石消失，胃角溃疡呈红色瘢痕。

方义：方中莱菔子、神曲、山楂等消食导滞，含消化酶，助消化；川厚朴、大黄、茯苓、连皮槟榔、枳壳导滞通腑，和降胃气，使胃肠加速排出粉碎后的结石；瓦楞子、海螵蛸、川贝母、穿山甲等软坚散结，碱性可中和胃酸、加快胃内结石的溶解，防止粉碎后的结石重新凝结。对病程长、年龄大的患者，胃结石消失后适当使用一些补脾健胃的药，如太子参、茯苓、白芍、甘草等以扶助正气，防止前药攻伐太过损伤胃气。

九、肝内胆管结石

肝内胆管结石属"胆胀""胁痛"等范畴，多因饮食、情志、湿热、虫积引起，肝失疏泄，脾失健运，酿生湿热，阻滞气血，胆汁化生失常、排泄不畅，瘀滞日久，湿瘀互结，煎熬胆汁，而成结石，胆石阻滞，肝胆疏泄愈发受阻，循环往复，砂石结聚增大，气滞瘀阻不解，湿热不清，缠绵难愈。

陆与放经验方 蒲公英、鸡内金各15g，金钱草、生牡蛎各30g，瓦楞子20g，浙贝母、炙穿山甲片、炒三棱、炒莪术、生大黄各10g。本方具有软坚散结、利胆化瘀之效，可用于肝内胆管结石。肝胆湿热，苔黄腻者，加茵陈、山栀子，并增加大黄剂量；肝郁脾虚者，去大黄，加白术、太子参；痛甚者，加川楝子、延胡索。水煎服，每日1剂，20天为1个疗程。治疗40例，服用1~3个疗程后，治愈（结石消失，症状与体征完全消失，1年内无复发）16例；显效（结石部分消失，症状减轻）23例；无效（治疗前后无改善）1例。

十、脑瘤

脑内肿瘤，中医学多认为其属髓海病变，临证多以剧烈头痛、眩晕、目疾等为主要表现。究其成因，多因痰湿之邪凝聚于脑，脑部气滞血瘀、痰瘀互结所致。在其病变过程中，痰瘀互结，脑络痹阻，日久化热动风，风火鸱张，同时损伤阴液，肝肾不足，以上病理互相作用，从而出现剧烈头痛、头昏目眩、耳鸣、目赤等。

周容华经验方 由全蝎、僵蚕、蜈蚣、地龙、当归尾、赤芍、桃仁、红花、丹参、钩藤（后下）、天麻、半夏、川贝母、半枝莲、白花蛇舌草等药组成。本方具有化瘀通络、软坚散结、清热息风、滋补肝肾之效，可用于痰瘀互结型脑瘤。风火甚而头痛剧烈者，可加青蒿、山栀子、菊花、夏枯草；视力障碍，加女贞子、墨旱莲；颅内压增高，加川牛膝、葛根；

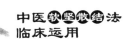

呕吐，加生姜、竹茹；便秘，加火麻仁、番泻叶；多饮多尿，加石斛、芦根、龟甲、益智仁、桑螵蛸等。

方义：本病初期头痛剧烈者，用全蝎、僵蚕、蜈蚣、地龙等虫类药与桃仁、红花、丹参、钩藤、天麻、法半夏、川贝母等合用，有显著的化瘀通络、软坚散结、息风止痉等功效，对消散肿块、解除刀割样的剧烈头痛有效。头痛缓解后，应及时加入滋养肝肾之品，以滋水涵木，扶正祛邪。脑内占位性病变常致颅内压增高，故辛燥助阳之品如细辛、川芎、白芷、吴茱萸之类，宜慎用，用之可使风火肆虐，于病有害无益。

十一、肾癌

肾癌是临床常见的肾实质性肿瘤疾病，主要由正气不足、饮食内伤或外邪入侵，使阴阳失调、气血紊乱而致。在放、化疗和干扰素等常规治疗基础上配合软坚散结中药治疗肾癌，有增效减毒的作用。

软坚散结方（阳山县人民医院方） 牡蛎 30g，昆布 12g，海藻 12g，鳖甲 30g，黄芪 15g，白花蛇舌草 20g，川芎 12g。本方具有软坚散结、活血化瘀、健脾补肾、扶正抑癌之效，可用于肾癌。水煎取汁 300ml，早晚分服，14 天为 1 个疗程。软坚散结方辅助放、化疗等治疗肾癌 4 个疗程，可提高临床疗效，改善生存质量，促进患者体力恢复，减少脱发、呕吐、腹泻等不良反应发生率。

方义：软坚散结药物具有直接抗癌效果，还能够调节人体的免疫功能，改善患者体质，促进康复。白花蛇舌草、海藻、川芎等可有效清除患者的内毒素并具有抗癌作用；黄芪则能有效地清除氧自由基并具有抗氧化功效。诸药合用，可有效提高肾癌的治疗效果。

十二、浆细胞骨髓瘤

浆细胞骨髓瘤即多发性骨髓瘤，是由于合成和分泌免疫球蛋白的浆细胞恶性增生所致的一种疾病，目前病因尚不明确。本病与中医的"骨瘤""骨痹""骨蚀"等类似，系外感寒、热、毒邪侵袭人体后留着不去，侵入机体，以致脏腑失和，气血不畅，经络闭阻，而使邪气伤及筋骨，留注骨节，骨络阻塞，蕴结成瘤。

消瘤方（闫丽珠经验方） 三棱 20g，莪术 20g，黄芪 50g，党参 30g，丁香 20g，香附 20g，川芎 20g，鳖甲 30g，穿山龙 30g，半边莲 30g，白花蛇舌草 30g。本方具有软坚散结、活血行气、疏经通络、消肿止痛之效，可用于浆细胞骨髓瘤。每日 1 剂，以蜂蜜调成糊状，外敷于肿物处，以烤灯照射 30 分钟。

方义：消瘤方中以三棱、莪术为君药，此二味药归肝、脾经，可破血行气、消除癥瘕，对本病的治疗至关重要。鳖甲、穿山龙为臣药，鳖甲入肝、肾经，穿山龙可入肝经，二者均有软坚散结、消除癥瘕之功，辅助君药，治疗骨瘤。黄芪、党参补气固表；香附、川芎行气止痛；半边莲、白花蛇舌草清热解毒，消肿止痛，与君药、臣药相辅相成。丁香归脾、肾经，有温中助阳之效，引方中诸药直达病所，提高疗效。消瘤方外用治疗浆细胞骨髓瘤主治其标，祛肿消瘤，外敷患处，直达病灶，可减少药物损失，使疗效更好地发挥，效果更为显著。

十三、多囊肾

多囊肾是一种以双侧肾脏出现大小不一的囊肿为特征的遗传性肾脏疾病，具有病程绵长、病死率高等特点，也是一种多系统疾病。患者患病初期多无明显症状，后期多表现为肾脏增大、腰腹疼痛等症状，并累及其他脏器。本病属于中医"积聚""肾胀"等范畴，属本虚标实之证，正虚为本，邪实为标。由于先天正气不足，劳逸失度而致肾气亏虚；肝失疏泄，

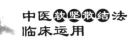

气血失调致气血痰浊瘀阻，流注于肾；受病渐久发为痰核、积聚（囊肿）等，加重肝、脾、肾三脏之虚，脾肾阳衰，终至危重之候。

软坚散结活血行气法（南通市中医院急诊科方）　内服方：三七、桂枝、桃仁各 12g，三棱、莪术、酒大黄、土鳖虫各 15g，茯苓、薏苡仁、鳖甲各 30g。肝肾阴虚者，加生地黄、山药；脾肾阳虚者，加白术、干姜；湿热中阻者，加黄连、陈皮。水煎服，早晚各服用 1 次。穴位敷熨验方：红花 5g，桃仁、川芎、赤芍、茜草各 10g，五灵脂、当归、白茅根、墨旱莲、蒲黄炭、仙鹤草各 15g，白芷、白及各 30g。熬制成中药汤剂并浸入纱布垫，加热后敷贴于两侧肾俞穴部位，使用中频离子治疗仪对患者进行治疗，每次 40～60 分钟，每日 2 次。内外合治有软坚散结、活血行气之效，可用于肾功能不全衰竭期的多囊肾。软坚散结活血行气法治疗肾功能不全衰竭期的多囊肾 6 个月，可改善血肌酐、尿酸、肾小球滤过率、血红蛋白、肾脏体积、最大囊肿直径等指标。

方义：内服方中，三棱辛苦，具有破血行气、镇心明目、止痛利气之效；三七味甘，可以消肿散瘀、散血定痛；莪术辛苦，有消食化积、行气止痛之功效；桂枝味辛甘，性温，有散寒止痛、发汗解表、通阳化气之效；茯苓、桃仁、酒大黄、薏苡仁有利水渗湿、活血祛瘀、泻热通便、解毒散结之效；土鳖虫、鳖甲能通经止痛、缓中补虚、滋阴潜阳、软坚散结，可解阴虚发热、阴虚阳亢之症。外用方中，五灵脂、红花、当归、白茅根，有活血散瘀、去瘀止痛、补血活血、清热利尿之效；川芎味辛，性温，能行气开郁、活血止痛，对头痛眩晕、痈疽疮疡、风湿痹痛等症均有良好效果；赤芍、墨旱莲、仙鹤草、白芷、白及，可清热凉血、止血消肿、益气强心、止痛化瘀、消肿生肌。诸药合用，共奏补脾益肾、活血化瘀、止痛消癥之效。

十四、多囊肝

多囊肝属中医学"积聚""癥瘕"范畴，因情志所伤、饮食失节，以致肝郁气结，滞而成瘀。虽证情复杂，邪实正虚，然气滞血瘀乃为其本。

枳术三甲汤（刘少臣经验方） 炙鳖甲、生牡蛎、鸡血藤、牡丹皮各15g，炙山甲、白术、枳实、桃仁、红花、山慈菇、赤芍、茯苓、远志各10g，鸡内金5g，木香4g，炙甘草8g。本方具有行气活血、软坚散结之效，可用于多囊肝，证属气滞血瘀者。每日1剂，水煎服。

方义：方以枳实、白术、穿山甲、鳖甲、牡蛎行气消满，软坚散结；辅以活血化瘀，益气养血之品，以达邪祛正不伤之效。

十五、疣状胃炎

疣状胃炎是一种形态和病理都具有特征性变化的胃黏膜病变，形态特点为胃黏膜上形成带脐窝的隆起型病变，故又称隆起糜烂性胃炎，发病时间长，易反复迁延。疣状胃炎属中医学的"胃痛""嘈杂"等范畴，多因机体平素饮食不节，或情志抑郁，或外邪内侵，或久病体虚，或素体虚弱，以致脾失健运，胃失和降，湿邪内生，日久聚湿生痰，病久入络，气机阻滞，血运失畅，痰瘀湿互结，或寒凝，或郁热，聚于中焦而发病，属本虚标实，中虚为本，湿、热、寒、痰、瘀为标。

软坚散结方（刘善京经验方） 丹参10g，三棱6g，鸡内金10g，生牡蛎10g，莪术6g，石见穿10g，茯苓15g，白术12g，皂角刺10g。本方具有软坚散结之效，可用于各型疣状胃炎。肝脾不和型，加柴胡12g，香附12g，郁金12g；脾胃湿热型，加黄芩9g，黄连9g，吴茱萸6g；脾胃虚寒型，加党参15g，干姜6g，黄芪15g；胃阴亏虚型，加麦冬12g，沙参12g，芍药12g。水煎服，每日1剂，4周为1个疗程。软坚散结方治疗疣状胃炎可改善胃脘痛、痞满、嘈杂、纳差、嗳气等临床症状，减少内镜下疣状结节数目，尤其是减少完全型疣状结节数目，疗效优于使用西药治疗者。

方义：方中以丹参、三棱、莪术、石见穿、生牡蛎、皂角刺等化瘀通络、软坚散结；鸡内金、茯苓、白术运脾化滞，燥湿化痰。

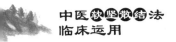

十六、慢性萎缩性胃炎

慢性萎缩性胃炎是胃黏膜固有腺体萎缩，黏膜肌层增厚或有肠上皮化生、不典型增生的一种退行性变，为胃癌的癌前病变。本病属于中医学"胃痛""痞满"等范畴。

1. **益气活血消癥方（黑龙江中医药大学附属医院方）** 党参、茯苓、白术各 20g，黄芪 30g，三七、丹参、白花蛇舌草各 15g，枳实、法半夏、乌梅、甘草各 10g。本方具有益气活血、软坚散结之效，可用于气虚痰瘀交结型慢性萎缩性胃炎。如痞闷较重者，加厚朴、木香各 10g；大便秘结者，加大黄（后下）10g。每天 1 剂，水煎，分早、晚 2 次温服。

2. **善胃Ⅲ号方（袁红霞经验方）** 白人参 6g，太子参、黄精各 20g，黄芪 30g，石斛、鳖甲各 10g，玄参 15g，山慈菇 5g。本方具有益气养阴、软坚散结的功效，可用于萎缩性胃炎伴肠上皮化生和 / 或异型增生，属气阴两虚者。每日 1 剂，空腹服，每日 3 次。善胃Ⅲ号方治疗慢性萎缩性胃炎伴肠上皮化生和 / 或异型增生 12 周，可缓解临床症状，改善生化检查积分（萎缩积分、肠上皮化生积分、异型增生积分）。

十七、结核性渗出性胸膜炎

结核性渗出性胸膜炎是临床常见的多发性疾病。因各种因素造成疾病迁延，致使胸膜广泛粘连或包裹性积水，最终变成难治愈性结核病。

石金生经验方 全瓜蒌 20g，百部 15g，青皮 10g，白芥子 9g，黄芪 30g，茯苓 12g，血竭 10g，龙胆草 30g，玄参 20g，煅牡蛎 30g，薤白 10g，浙贝母 15g。本方具有清热解毒、软坚散结、行气利水之效，可用于结核性渗出性胸膜炎。每日 1 剂，水煎服。胸水较重者，加赤小豆 30g，制甘遂 6g，葶苈子 10g，大枣 7 枚；胸膜广泛粘连、呼吸胸痛者，加鳖甲 20g，制乳香 9g，制没药 9g；煅龙骨 30g。用药 7 ~ 10 天为 1 个疗程。该方结合外用药膏及西药治疗 1 ~ 3 个疗程，治疗 38 例，显效 25 例，有效 12 例，无效 1 例。

十八、痛风性关节炎

痛风性关节炎简称痛风，是由于嘌呤代谢障碍，血尿酸增高，尿酸盐结晶沉积在关节或皮下引起的代谢性疾病。临床上表现有高尿酸血症，急、慢性关节炎，痛风石形成，严重者形成痛风性肾病等。有学者认为，痛风石与尿路结石、胆结石、胃结石等疾病的病因病机类似，软坚散结消石法治疗这类疾病可取得令人满意的疗效。

王玲经验方 由金钱草、海金沙、芥子、海藻组成。本方具有软坚散结消石之效，可用于急、慢性痛风性关节炎。急性期配伍清热利湿、活血通络止痛药，如山慈菇、红花、鸡血藤、延胡索、川芎、桃仁等；缓解期则配伍滋养肝肾、健运脾土之药，如淫羊藿、茯苓、熟地黄、泽泻、菟丝子等。该方辨证加减配合洛索洛芬钠片治疗急性痛风性关节炎 14 天，可改善患者关节疼痛、关节肿胀度及关节活动度，降低血尿酸和 C 反应蛋白。

方义：金钱草、海金沙利尿通淋，消肿止痛，消石化石；芥子、海藻化痰软坚散结，消肿止痛。现代药理学研究显示，金钱草提取物可以降低血尿酸，增加尿量，具有抗炎、镇痛、免疫抑制、抗氧化、抗菌、抑制结晶等作用，同时可以改善酸性环境，有利于痛风石的降解。海金沙利胆，具有抗氧化、抗菌等作用。芥子有散肿止痛的作用。海藻具有抗肿瘤、降血脂、抗氧化、抗菌、增强免疫等多种药理活性。

十九、淋巴结核

淋巴结核是由结核分枝杆菌感染所致的一种以淋巴结组织结构及功能发生病理性改变为主的慢性感染性疾病。颈部为淋巴结核好发部位。临床

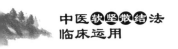

表现除病变部位肿胀、疼痛外，还常伴有低热、乏力、盗汗、厌食等常见的全身结核中毒症状。淋巴结核属于中医"瘰疬"范畴，气滞痰凝是瘰疬的早期病因，而痰瘀经络是疾病转归的关键因素，早期治疗应以软坚散结为主。

消瘰散结散（霍炳杰经验方） 夏枯草 10g，猫爪草 10g，煅牡蛎 10g，海藻 10g，昆布 10g，厚朴 10g，浙贝母 10g，赤芍 10g，玄参 20g，甘草 3g。本方具有软坚散结、消肿止痛之效，可用于气滞痰瘀所致的硬结型颈淋巴结核。用法：以凡士林调匀后外敷于病变部位，厚度 1～3mm，每次贴敷时间 8～12 小时。消瘰散结散外敷加西药抗结核治疗颈部硬结型淋巴结核 8 个月，可缩小肿大淋巴结，改善疼痛、低热、乏力、盗汗、厌食等症状。

方义： 组方中夏枯草、猫爪草，清肝泻火、软坚散结，共为君药。海藻、昆布、煅牡蛎、浙贝母、厚朴，化痰散结、清热消肿，共为臣药。赤芍、玄参，活血散结、消肿止痛，共为佐药。甘草，清热解毒、调和诸药，为使药。全方共奏软坚散结、消肿止痛的功效。

二十、皮下脂肪瘤

脂肪瘤是起源于脂肪组织的良性肿瘤，由成熟的脂肪组织所构成，凡体内有脂肪存在的部位均可发生。皮下脂肪层是脂肪瘤的好发部位。西医的治疗方法主要是手术切除，但对于多发性脂肪瘤，只能针对大的病灶进行切除，小病灶依然存在。中医学认为，肿瘤多因痰瘀、气滞、热毒等相互胶结凝滞而成，其中痰凝郁结是肿瘤最终形成的关键病机。痰浊凝滞可以直接导致肿瘤形成、发展甚至恶变，又可使体内津液水湿气血代谢失调，导致气滞血瘀等病理产物，加重病情。

温胆汤（《三因极一病证方论》）加味 法半夏 15g，陈皮 12g，茯苓 20g，竹茹 15g，枳实 15g，白芥子 15g，浙贝母 15g，海蛤壳（先煎）15g，瓦楞子（先煎）15g，生甘草 3g，夏枯草 15g，连翘 15g，莪术

15g。亦可去甘草，加海藻、昆布各 20g。本方具有化痰软坚散结之效，可用于痰凝郁结所致的皮下脂肪瘤。水煎服，每日 1 剂。每个疗程 20 ~ 30 剂，一般 2 个疗程显效。

方义：温胆汤是化痰散结的有效方剂，方中法半夏、陈皮偏于温性，温阳而涤痰化饮；枳实、竹茹偏于凉性，清热化痰、行气开郁；茯苓健脾渗湿；甘草缓急和胃。加上海藻、昆布具有消痰软坚之功；白芥子能祛经络之痰，并能利气散结；浙贝母、夏枯草、连翘，具有清热化痰、散结消肿的功效，诸药寒温并调，辛开苦降，相得益彰，增强了化痰散结之功效。莪术活血祛瘀，使瘀祛痰消。海蛤壳、瓦楞子化痰散结，且质重下趋，有利于痰湿从下焦而去。

二十一、下肢深静脉血栓形成

下肢深静脉血栓形成属中医学的"股肿""脉痹""流注""恶脉"等疾病范畴，其发病或因气血失调而营卫稽留经脉，或因风、寒、湿、热之邪侵袭经脉而使血行瘀滞、痹阻不通。

1. 心脉康片（东莞市中医院院内制剂） 由鳖甲、三棱、莪术、枳实、天南星、石斛组成。本方具有软坚散结、益气通脉之效，可用于下肢深静脉血栓形成，证属痰瘀互结者。口服，每日 3 次，每次 3 片。心脉康片联合西医标准用药治疗下肢深静脉血栓形成 3 个月，可改善临床症状及体征，改善血液流变学指标（全血高切黏度、全血低切黏度、血浆黏度），在保证疗效的前提下，减少抗凝药物剂量，加速血栓溶解与血管再通，或促进侧支血管生成，缩短治疗疗程。

方义：三棱、莪术功能破血行气，消积止痛；枳实、天南星化痰软坚，与三棱、莪术相伍，共奏活血瘀、化顽痰、软坚积、散结肿之功效；鳖甲可滋阴扶助正气，而且兼具清热、潜阳息风、软坚散结的作用；石斛可以防止其他五味药对胃肠的损伤，滋养胃阴顾护后天之本。

2. 软坚散结膏（中国人民武装警察部队河北省总队医院方） 乳香、

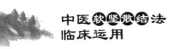
没药、山慈菇、拳参、漏芦、重楼各等份，自然铜与前药比例为1：0.5，冰片与前药比例为1：0.1。本方具有清热解毒、抗菌消炎、活血消肿、软坚散结、通络止痛之效，可用于下肢深静脉血栓形成综合征，证属瘀热互结者。用法：上药共研细粉，过120目筛备用。取麻油1 000g，樟丹50g，熬炼为基质，以4：1比例加入药粉，充分搅匀收膏，分摊于纸上，每张净重15g。患部用盐水冲洗，擦干，将软坚散结膏用火烤软后贴敷患部，3日后揭掉，间隔2日后再行贴敷。如用药后局部及全身瘙痒，应即刻揭除并脱敏治疗。15日为1个疗程，间隔3日后行第2个疗程。软坚散结膏治疗下肢深静脉血栓形成综合征2个疗程，可缓解疼痛、硬结及色素沉着，软化纤维化皮肤。

方义：方中山慈菇、拳参、漏芦、重楼清热解毒消肿散结；乳香活血，没药散血，二药皆能止痛、消肿；冰片可散郁火。软坚散结膏利用药物的渗透机制，贴敷患部以增强疗效。

二十二、关节功能障碍

关节功能障碍是关节损伤后常见并发症之一，多见于腕关节、肘关节、指掌关节、踝关节及膝关节等。主要是由于创伤导致关节及周围的肌肉、肌腱以及韧带损伤，导致关节腔内积血或血肿机化，产生肌肉、肌腱及韧带等软组织挛缩或粘连等。此外，由于创伤后对关节进行牵引、固定等，使得关节长期处于制动状态，肌肉长时间缺乏有效活动，导致淋巴液及静脉血回流不畅，引发组织水肿、关节周围组织粘连，进而导致肌肉萎缩和关节功能障碍。中医学认为，气血瘀阻、脉络不畅和筋脉失养是该症的主要致病原因。软坚散结综合疗法对关节损伤后功能障碍有积极疗效。

软坚散结内外同治法（郑州市中心医院方）　内服软坚汤：穿山甲6g，当归尾、白芍、赤芍、橘核各15g，昆布、海藻各30g，甘草10g。水煎服，每日1剂，分2次服用。关节熏洗汤进行关节熏洗：伸筋草、三棱、橘核、透骨草、莪术各15g，骨碎补20g。以文火煎煮，药液熏洗患处，每日 2 次，每次 30 分钟。外敷软坚散：冰片 30g，血竭 50g，盐水炒土鳖虫 60g，盐水炒穿山甲 80g，川楝子、瓦楞子、橘核各 150g，急性子200g。药物研细，以凡士林和少许醋或者牛奶调制成软膏外敷，每 3 ~ 5日更换 1 次，连续治疗 5 次。综合治疗有软坚散结、活血化瘀、通络止痛之效。软坚散结中药方进行内服、熏洗及外敷，配合功能锻炼治疗关节损伤后功能障碍 82 例，可减轻关节肿胀及疼痛，改善关节活动功能。

方义：内服、外敷方均以软坚散结药物为主。此外，方中当归尾、赤芍具有活血化瘀、消肿止痛之功效；伸筋草可舒筋活络，并通利关节；穿山甲可活血化瘀、止痛及散结消痈；橘核、透骨草活血、舒筋止痛；土鳖虫、白芍消痈肿、通经活血；急性子软坚消肿。诸药合用，共奏活血化瘀、消肿止痛、舒筋活络之功效。中药熏洗和外敷是中医治疗的重要方法，热敷可利关节，并可促进药物快速吸收，且局部药效显著提高。研究证实，中药热敷以及熏洗疗法具有温热刺激作用，可改善血液以及淋巴液循环，可更好地促进渗出液的吸收，促进肿胀消退，并可减少组织粘连。同时，配合功能锻炼还可有效促进血液循环，并可增强机体新陈代谢，从而解除肌肉痉挛，促进关节功能康复。

二十三、跖疣

跖疣即发生于足部的病毒疣，是寻常疣的特殊类型，为常见的人乳头多瘤空泡病毒感染性皮肤病。跖疣属中医"牛程蹇"的范畴。中医认为其内因为禀赋不足，腠理不密；又因长期压迫摩擦，汗出浸渍，外受风热毒邪，搏于肌肤，致气血凝滞，筋脉失养致病。

1. 少儿跖疣浸泡方（南京中医药大学附属医院皮肤科方） 制香附15g，板蓝根 15g，大青叶 15g，紫草 15g，生薏苡仁 20g，木贼草 15g，败酱草 15g，透骨草 15g，艾叶 10g，红花 5g，生龙骨 15 ~ 30g，生牡蛎15 ~ 30g。本方具有清热解毒、活血软坚之效，可用于跖疣，证属湿热血瘀型，症见结节疏松，色灰或褐，舌暗红苔薄白，脉细者。如疣体大、质

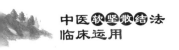

硬，可酌加红花 10g，醋柴胡 10g，或艾叶加至 15g；如足汗过多，可酌加五倍子 10～15g；如消退缓慢，可酌加皂角刺 10～15g；如浸泡初期疣体数目无变化或反增，可酌加马齿苋 15～30g。用法：每日 1 剂，先取方中生龙骨、生牡蛎加水 1 500ml，中火煎煮 30 分钟后投入余药，大火煮沸后，小火再煎煮 20 分钟，共计 50～60 分钟，取药汁 500ml 稀释 5 倍倒入容器，测量水温在 40℃左右时，即可将患部置于药液中浸泡 30 分钟。每日 1～2 次，8 周为 1 个疗程。女童月经期无须停药。该方治疗未成年人跖疣 55 例，用药 1 个疗程，痊愈（皮损完全消退，无新皮疹出现，原疣体隔断皮纹重新完整连接，钝器划过无障碍感）25 例，显效（皮损消退＞70%，无新皮疹出现）22 例，好转（皮损消退 30%～70%）5 例，无效（皮损无变化或消退＜30%，或有新的疣体出现）3 例。随访 12 周，复发 2 例。

方义：该方由中医皮外科专家赵炳南"紫蓝方"化裁而来。方中制香附理气止痛，木贼草疏风散热解肌，板蓝根、大青叶、败酱草清热解毒，紫草透疹解毒，生薏苡仁清热利湿，生龙骨收涩纳气，生牡蛎软坚散结，红花化滞消癥，透骨草、艾叶引药透达。中药全方共奏清热解毒、软坚散结之功效。药理分析可知，方中解表清热、利湿理气类中药均有明确的抗病毒作用；而生龙骨、生牡蛎含有大量钙离子，能促进血液凝固，减少血管通透性，故推测有阻断疣体微血管供应从而防止病毒繁殖的作用。采用浸泡患足，范围可全覆盖所有疣体，避免了冷冻治疗中为防止过度冻伤反应而限制各次冻融数目的缺点。

2. 消疣汤（叶恩顺经验方）　磁石 30g，代赭石 30g，生牡蛎 30g，浙贝母 15g，地骨皮 30g，红花 3g，桃仁 9g，牛膝 9g，赤芍 9g，板蓝根 15g，黄柏 9g，疼痛明显加石决明 30g。本方具有软坚散结、通络化瘀、清热镇痛之效，可用于跖疣。用法：将磁石、代赭石、生牡蛎、石决明 4 种药放入砂锅内先煎 30 分钟，然后再加入上述其他药品再煎 30 分钟即可，一剂两煎，每日 1 剂，饭后 30 分钟服用。孕妇忌服。采用消疣汤治疗 318 例，服药 3 剂痊愈 111 例，6 剂痊愈 147 例，9 剂痊愈 60 例，经 3～6 个月随访观察，未见复发。

方义：消疣汤中磁石、代赭石、生牡蛎可软坚散结；红花、赤芍、桃仁、牛膝、石决明有活血通络、化瘀镇痛之功效；板蓝根、黄柏可抗病毒抗菌消炎，干扰病毒的复制作用。诸药伍用，共奏软坚散结、通络化瘀、镇痛清热之功效。

二十四、寻常疣

寻常疣是由人类乳头瘤病毒感染所引起的一种皮肤良性肿瘤，好发于青少年，多见于手指、手背、足缘等处，皮肤和黏膜损伤是引起感染的原因。中医认为寻常疣乃由风热袭于肌肤，与气血搏结所致，气血郁结太甚，或在局部形成多个赘疣，簇集成群。

冰硼散（《医宗金鉴》） 由冰片、硼砂、朱砂、玄明粉组成。本方具有清热解毒、消肿止痛的功效，可用于寻常疣，证属风热血燥型，症见结节如豆，坚硬粗糙，色黄或红，舌红，脉弦数；或湿热血瘀型，症见结节疏松，色灰或褐，舌暗红，苔薄白，脉细者。用法：将疣体表面及周围皮肤常规消毒后，取冰硼散少许掺于疣体上，用弯嘴止血钳在疣体四周推刮3～5分钟，以患者感觉局部发热为度；然后用止血钳夹住疣体轻轻一拔，疣体脱落，仔细清除伤口内的红丝后再掺以少许冰硼散，外盖消毒敷料或创可贴2～3天，伤口可愈合不留瘢痕。

方义：冰硼散通常用于治疗咽喉口腔部疾病，将其用于治疗寻常疣，也可收到满意疗效。冰硼散中冰片辛寒芳香，可散结消肿；玄明粉咸苦而寒，可软坚散结，将其直接掺于患部可促使赘疣软化消散。加之机械性地推刮，可加速疣体脱落。疣体脱落后掺以冰硼散，可止血防止感染，其中朱砂可杀灭赘疣病毒，防止赘疣复发或蔓延。因此，冰硼散治疗寻常疣只需拔除几个较大赘疣，其余赘疣就会自行脱落。

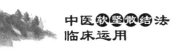

二十五、扁平疣

扁平疣由人类乳头瘤病毒所致，病程慢性，可持续多年不愈。扁平疣属于中医"扁瘊"的范畴，多因风、热、毒邪搏于肌肤而生，或由怒动肝火，肝旺血燥，筋气不荣所致，或由脾肺湿热郁结，火郁肌肤而成。

1. 陈德华经验方　生牡蛎30g，煅牡蛎30g，黄柏8g，赤芍10g，桑叶10g，板蓝根30g，紫草15g。本方具有活血化瘀、软坚散结、解毒化斑之效，可用于扁平疣。每天1剂，水煎服，儿童酌减，10天为1个疗程。治疗80例，痊愈73例，无效7例，治疗中未发现不良反应。

方义：方中牡蛎具有滋阴潜阳、化痰软坚之功效；黄柏泻相火、清湿热，现代药理研究显示其有抑制和杀灭细菌作用；赤芍凉血清热，活血消肿；桑叶祛风散热，清肝明目；板蓝根、紫草具有清热凉血，解毒化斑之效，药理研究显示有抑菌和抗病毒作用。本方特点为皮损消退快，疗程短，治愈率高，无毒副作用。

2. 消疣汤（首都医科大学附属鼓楼中医医院皮肤科方）　金银花30g，大青叶30g，赤芍10g，紫草15g，红花10g，山慈菇10g，蜂房10g，木贼10g，生薏苡仁30g，白芷10g，香附10g，防风10g。本方具有祛风清热、活血理气、软坚散结之效，可用于扁平疣。每日1剂，早晚2次分服，以15天为1个疗程。内服消疣汤联合中药外洗治疗扁平疣50例，用药3个疗程，治愈20例，好转24例，无效6例，疗效优于使用西药治疗者。

方义：消疣汤中金银花、大青叶清热解毒，两药轻轻向上善走头面，对本病有更强的针对性。现代药理学研究证实，此二药有抗病毒、抗细菌的作用。赤芍、紫草、红花有凉血活血之功效；生薏苡仁、香附可健脾利湿，疏肝理气，增白荣肤；蜂房、山慈菇有软坚散结、消核化疣的作用；防风可搜皮里肌外之风，引动诸药；白芷带领诸药共同作用于患部，助全方起到祛风清热、活血理气、软坚散结之功效。

二十六、结节性血管炎

结节性血管炎是一种病因不明的周围血管病,中医称之为"瓜藤缠"。本病是在皮下小血管壁高度增厚、闭合、复层化、胶原纤维增生硬化的基础上,出现以血管为中心的结节性改变。中医学认为,本病是因气滞血瘀而逐渐形成的癥瘕积滞之症。

张瑞彬经验方 青黛 6g,穿心莲 9g,牛黄 2g,白及 1g,玄参 12g,牡蛎 18g,贝母 3g,丹参 30g,郁金 12g,鸡血藤 12g,黄柏 9g,牛膝 12g,薏苡仁 30g,苍术 12g。本方具有清热解毒、活血化瘀、软坚散结之效,可用于气滞血瘀型结节性血管炎。每日 1 剂,水煎分 3 次服,3 个月为 1 个疗程。该方治疗结节性血管炎 30 例,服药 1~2 个疗程可消退皮肤结节,改善疼痛、压痛及肿胀症状。

方义: 本方选用丹参、郁金、鸡血藤、牡蛎、贝母、玄参等以活血化瘀、软坚散结;又因其周围有高度炎细胞浸润,可认为是热毒炽盛之象,故选青黛、穿心莲、牛黄、白及等清热解毒、消肿止痛,并佐四妙散清热利湿。

二十七、结节性痒疹

结节性痒疹常见于四肢,其中以小腿内侧最为常见,属于疣状结节性损害疾病,常表现为瘙痒,在临床也可称为结节性苔藓。结节性痒疹属于中医"马疥"范畴,主要是由外邪风毒、体内蕴湿、气血凝滞、经络阻隔所致。

散结汤(衡水市第四人民医院方) 海藻 10g,昆布 10g,酒当归 20g,赤芍 20g,生地黄 20g,川芎 15g,丹参 25g,全蝎 6g,乌梢蛇 9g,威灵仙 15g,地肤子 15g,白鲜皮 20g,滑石(另包)15g。本方具有活血软坚、除湿解毒、疏风止痒之效,可用于湿毒瘀结型结节性痒疹。该方联合心理干预治疗结节性痒疹,可减少丘疹、结节数量,缓解瘙痒,同时可

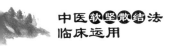

减轻焦虑及抑郁，改善生活质量。

二十八、银屑病

银屑病是一种常见的红斑鳞屑性皮肤病，易反复发作。中医认为，本病是由于七情内伤，气机壅滞，郁久化火，毒热蕴伏营血；或由于饮食失节，导致脾胃失和，郁滞蕴热，加之复感风热毒邪，导致经脉阻滞，气血凝结，肌肤失养。瘀血会使患者长期处于因瘀而热、因热而燥、因热而瘀的不良循环状态，进而导致银屑病的病情迁延难愈，且病情反复发作后程度会进一步加重。

1. **活血化瘀软坚散结方（冯栓萍经验方）** 三棱6g，莪术6g，三七6g，当归12g，鸡血藤15g，白花蛇舌草20g，赤芍6g。本方具有活血化瘀、软坚散结之效，可用于寻常型及斑块型银屑病属血瘀证者。偏气滞者，加陈皮6g，木香6g；偏湿重者，加薏苡仁30g，茯苓10g；偏气虚者，加生黄芪12g，白术10g，党参10g。治疗期间停服他药，忌食辛辣、肥腻、生冷之品。该方联合西药治疗斑块型银屑病2个月，可减退鳞屑、色素沉着等皮肤损伤，减轻瘙痒，缩短皮肤外观恢复正常时间和药物治疗总时间。

方义：治疗过程中应该以活血化瘀、软坚通络散结为基本原则。方中的三棱和莪术主要具有化瘀软坚的功效；三七能够活血化瘀；当归、鸡血藤、赤芍可以发挥养血生血的作用；白花蛇舌草可以达到清热解毒的效果。

2. **内服散瘀消银汤（佳木斯市中医院方）** 白花蛇舌草20g，三棱15g，木香100g，枳壳10g，当归15g，乌梢蛇10g，生地黄15g，莪术15g，桃仁10g，黄芪15g，地肤子15g，红花10g，郁金15g，丹参15g，土茯苓30g，菝葜10g。外用软坚去屑方：透骨草25g，皂角刺25g，侧柏叶100g，楮实子50g，苦参50g。将药材用文火煎煮，取5L药液，并将其倒入木制药浴盆内，控制水温为35～38℃，每次泡浴0.5小时，隔天1

次。女性患者若在生理期时，可使用药液湿敷以替代泡浴。内外合治有祛湿止痒、活血化瘀、祛邪扶正、软坚通络之效，可用于由虚、湿、瘀所致的重度斑块状银屑病。4 周为 1 个疗程。该综合疗法治疗重度斑块状银屑病 40 例，治疗 3 个疗程，可改善患者鳞屑、瘙痒、浸润、皮损面积等临床症状，改善生活质量。

方义：散瘀消银汤方中的红花、莪术、三棱、桃仁具有解毒通络、活血化瘀、软坚散结之功效；而白花蛇舌草、土茯苓、菝葜可起到解毒除湿的作用；生地黄、当归、黄芪具有扶正固本、益气养血之功效，并可祛邪而不伤正；郁金、枳壳、木香可行气解郁通络；地肤子具有祛湿止痒之功效；乌梢蛇具有止痒解毒、息风止痉、通经络、祛风湿之功效；将两者合用，可缓解患者强烈的瘙痒症状。全方共奏祛湿止痒、活血化瘀、祛邪扶正、软坚通络之功效。

3. 紫草合剂（北京铁路总医院皮肤科方） 紫草 25g，连翘 15g，秦艽 15g，赤芍 25g，红花 10g，乌梅 50g，莪术 15g，甘草 20g，地肤子 25g，生牡蛎 50g。本方具有清热解毒、活血散风、软坚散结之效，可用于银屑病属血热型或血燥型者。血热型，加槐花；血燥型，加生地黄、当归。治疗 78 例，痊愈（皮肤损害与自觉症状均完全消失，恢复正常皮肤）22 例，显效（皮损消退 2/3 以上，自觉症状亦显著减轻）30 例，有效（皮损好转，变平变薄，有些已恢复正常，自觉症状亦见减轻）11 例，无效（服药后皮损没有改善）15 例。

方义：方中连翘、甘草清热解毒，紫草、赤芍、红花凉血活血，地肤子清湿热，牡蛎、莪术、乌梅软坚，秦艽散风。

二十九、痤疮

结节、囊肿型痤疮属痤疮中难治的一型，痰热蕴结为常见病机，治疗应清热解毒与化痰软坚并举。

仙方活命饮（《校注妇人良方》）化裁 金银花、蒲公英、夏枯草、

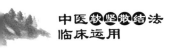

生牡蛎各 20g，凌霄花、贝母、海藻、天花粉、皂角刺、赤芍各 12g，陈皮 10g。本方具有清热化痰软坚之效，可用于结节、囊肿型痤疮，证属痰热蕴结者。上方治疗结节、囊肿型痤疮 1 例，服药 30 余剂后，患者面部多处硬结囊肿基本消退，肿痛消失，仅留有色素沉着及瘢痕。

方义：方中金银花、蒲公英清热解毒；贝母、天花粉、皂角刺、海藻、夏枯草、生牡蛎化痰软坚；陈皮理气助化痰之力；凌霄花、赤芍清血中伏火。诸药合用，药证相符。

三十、枕骨下硬结性毛囊炎

枕骨下硬结性毛囊炎又称瘢痕疙瘩性毛囊炎，是一种皮损以瘢痕疙瘩样增殖为主的常见外科疾病，好发于项后枕骨处，硬结成块，脓出不泻，形如肉龟，病程漫长，经久不愈。中医认为，本病病机为湿热内蕴，外感毒邪，湿毒互结，郁久不化，进而阻隔经络，气血凝滞而成。

丁氏验方（清苑县丁秉外科门诊部方） 蒲公英 15g，紫花地丁 15g，金银花 30g，野菊花 10g，黄芩 10g，生薏苡仁 30g，皂角刺 10g，当归 10g，丹参 20g。本方具有清热解毒利湿、和营软坚散结之效，可用于枕骨下硬结性毛囊炎，证属湿毒蕴结者。每日 1 剂，水煎早晚分服。该方联合中药外洗及四环素口服治疗枕骨下硬结性毛囊炎 110 例，用药 30 天，痊愈 90 例，有效 19 例，无效 1 例。

方义：方中蒲公英、紫花地丁、金银花、野菊花清热解毒，轻宣郁火；黄芩、生薏苡仁清热利湿，导邪外出，治其本；皂角刺、当归、丹参和营软坚散结，治其标。

三十一、瘢痕

瘢痕的形成主要与体质、炎症、感染和某些遗传因素有关，可产生明

显的痒痛症状，且易溃破，形成难以愈合的溃疡，有碍美观，常给患者的
心理造成不良影响。

1. **瘢痕熏洗方（舞阳县中医院方）** 当归 15g，苏木 10g，皂角刺
10g，红花 10g，穿山甲 5g，鳖甲 5g，薄荷冰 5g，透骨草 10g。本方具有
活血化瘀、软坚散结之效，可用于增生性瘢痕。用法：将中药粉碎，装入
纱布袋中，放入瓷盆中，加水 1 000ml，武火煎 30 分钟，再文火煎 20 分
钟，然后熏洗患处。每次熏洗 20～30 分钟，每天 2 次。每剂中药可熏洗
4～6 次。

2. **内服破血软坚丸（邹世光经验方）** 由三棱、莪术、蒲黄、五灵
脂、穿山甲、赤芍、苏木、生牡蛎、夏枯草、皂角刺、浙贝母、枳壳、连
翘、金银花、白花蛇舌草、半枝莲组成。各取等分，共研细粉，炼蜜为
丸，每丸重 10g。内服，每次 2 丸，每日 2 次，温水送服。**外敷瘢痕平复
膏**：先取白花蛇舌草、蒲公英、皂角、白芷、连翘、当归、金银花、生南
星、威灵仙、红花、三棱、伸筋草各 35g，用 2kg 陈醋煎沸 30 分钟后，去
渣取液，将蜂蜜 250g 放入其中，同时将蜈蚣 5 条，乳香、没药、五倍子
各 30g，冰片 15g 等，共研细粉后放入药液内搅匀，再用小火煎熬成药
膏，稀稠适宜，瓶装备用。先用水洗净皮肤，然后外涂膏药，盖以纱布，
胶布固定，隔日 1 次，20 天为 1 个疗程。内服外敷同用有破血消瘀、软坚
散结、清解余毒之效，可用于术后瘢痕由湿热搏结、气血瘀积而成者。内
服破血软坚丸联合外敷瘢痕平复膏治疗胸腹手术后瘢痕疙瘩 28 例，用药
1～2 个疗程，临床治愈（瘢痕疙瘩基本平复消失）17 例，有效（瘢痕疙
瘩较前缩小 1/3 以上）8 例，无效（瘢痕疙瘩较前无变化或仍有缓慢外突
之势）3 例。

三十二、男子乳房异常发育症

男子乳房异常发育症属于中医"乳疬""乳癖"范畴，多由肝气郁结、
痰瘀内蕴所致。因男子乳头属肝，乳房属肾，脾胃经脉布于两乳，故本病

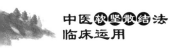

又与肝、肾、脾胃有着密切的关系。

软坚散结方（胡义根经验方） 生牡蛎（先煎）30g，柴胡6g，丹参15g，莪术、浙贝母、淫羊藿、香附、橘核、荔枝核各10g。本方具有软坚散结之效，可用于男子乳房异常发育症，证属肝气郁结、痰瘀内结者。肿块较硬者，加王不留行、炮山甲；疼痛较著者，加延胡索、川楝子；痰瘀明显者，加白芥子、当归；肝肾阴虚者，加枸杞子、熟地黄；肾阳虚者，加仙茅、巴戟天。每日1剂，水煎服。15天为1个疗程，每疗程间隔3~5天。治疗20例，临床治愈（乳房肥大、肿块及临床症状消失）17例，显效（乳房肥大、肿块缩小2/3以上，临床症状基本消失）1例，无效（虽有临床症状改善而乳房肥大、肿块未缩小）2例，治疗时间最短为1个疗程，最长为4个疗程。随访6个月至2年，仅1例复发。

方义： 方中重用牡蛎软坚，浙贝母、丹参、莪术化痰散瘀消坚；佐香附、橘荔核疏肝理气，解郁散结；并配柴胡引经入肝。取淫羊藿益肾壮阳。据药理研究，淫羊藿提取液具有雄性激素样作用，能增强性功能，调整患者性激素的紊乱，促进临床症状和体征的改善。对病程较长，肿块较坚硬，瘀血征象明显者，可加用炮甲片以软坚散结，则收效更佳。

三十三、痔上黏膜环切吻合术术后肛门直肠改变

痔上黏膜环切吻合术术后肛门坠胀为最常见的并发症。中医病因病机包括肌肤破损、经络阻隔、气滞血瘀、热毒蕴结、腑气闭塞、心神扰动、脏腑失和。应用软坚散结法对于加快肛肠外科局部组织修复，减少术后并发症有重要作用。

消坠灵灌肠液（益阳市第一中医医院肛肠科方） 芒硝10g，浙贝母20g，龙骨15g，玄参10g，柴胡15g，仙鹤草30g，黄柏10g，桃仁10g，儿茶6g，三七粉（后下）5g，血竭粉（后下）3g，冰片（后下）1g。本方具有软坚消瘀散结之效，可修复直肠黏膜组织，用于痔上黏膜环切吻合术术后肛门坠胀、排便紊乱者。用法：术后第三天开始进行直肠滴注，每次

量 50ml，加温至 39℃，滴入直肠，约 5 分钟滴完，每日 1 次。治疗 60 例，用药 5 天可明显改善术后吻合口外观、局部水肿、渗出、炎性增生颗粒、瘀血等症状，疗效优于采用甲硝唑直肠滴入。

方义：痔上黏膜环切吻合术后吻合口周围组织水肿普遍，此为吻合端血运不畅，气血郁结所致。通过电子肛门镜放大处理微观创口及周围直肠肛管组织，三天便可发现明显炎性颗粒状增生，中医可解释为气滞血瘀过速郁结成结的病理变化。芒硝、黄柏、桃仁三药协同，共起清热解毒、活血排瘀之效，可从微观阻止气滞血瘀症状的发展，是术后并发症的第一道防线。手术便有损伤，无法避免，第二道防线应锁定在"既病防变"上，微观局部出现的炎性增生颗粒便是"变"的征兆，三七、儿茶、龙骨同起软坚散结之功，为中途用药之主力。不痛即气机得通，痉挛之括约肌得以缓解，柴胡、冰片实为止痛、疏解之功。手术后护理不当常可于肛内溢出脓血液体，此时仙鹤草能起涩敛之性，能涩肠止泻止痢，既补虚，又止血，故对于吻合口出血脓血痢尤为适宜；玄参质润多液，能清热邪而滋阴液，用于大便燥结，品味咸能软坚而消散郁结，上两味药一收一润，相得益彰，共同维护肠内环境的平和。诸药配合，阴阳得平，则坠胀诸症得消。

三十四、阴茎硬结症

阴茎硬结症指阴茎海绵体白膜发生纤维化病变，使阴茎背侧或外侧出现单个或数个斑块或硬结的症状。阴茎硬结症的初始发生原因为损伤，因损伤愈合过程中易造成纤维蛋白沉积、胶原合成，导致损伤不能消退，容易形成斑块，造成阴茎硬结症。临床常表现为勃起疼痛、勃起时阴茎变形或阴茎体出现斑块或硬结、勃起功能障碍等。中医采用软坚散结法，辅以活血祛瘀、清热解毒，有助于促使肿块软化消失。

软坚散结方（汕头大学医学院第一附属医院方） 穿山甲 12g，浙贝母 10g，赤芍 8g，当归尾 10g，皂角刺 10g，天花粉 10g，乳香 6g，没药

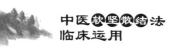

6g，青皮 7g，黄柏 10g，生黄芪 12g，三棱 10g，莪术 10g。本方具有软坚散结、活血祛瘀、理气益气、清热解毒之效，可用于阴茎硬结症。隔天1剂，水煎服，服用 15 剂。该方联合西药治疗阴茎硬结症，可缩小阴茎硬结，改善勃起功能。

方义：方中主以穿山甲软坚散结、消肿止痛，辅以当归尾、赤芍、乳香、没药活血散瘀以止痛，青皮理气行滞以消肿，天花粉、浙贝母、皂角刺、黄柏清热解毒以散结，三棱、莪术活血散瘀滞、消癥瘕，生黄芪托毒而补气。

三十五、慢性附睾炎

慢性附睾炎属中医学中的"子痈""子痛"范畴。睾丸与附睾属于中医之"肾子"，为厥阴肝经所络。外感寒湿、湿热，或情志内伤等均可导致厥阴疏泄不利，肝气郁结，气血瘀滞。附睾部硬结或硬块是慢性附睾炎的最主要体征，其病理改变属于气滞血瘀，痰瘀互结。现代医学认为，慢性附睾炎多由急性附睾炎未彻底治愈转化而来，或由慢性前列腺炎、慢性精囊炎并发所致，附睾组织因炎症导致纤维增生，也与气滞血瘀、痰瘀凝结的中医学认识相吻合。

橘核丸（《济生方》）加减　橘核 15g，海藻 15g，昆布 15g，桃仁5g，红花 5g，浙贝母 10g，夏枯草 15g，丹参 15g，延胡索 10g，路路通10g，皂角刺 10g。本方具有软坚散结、活血化瘀之效，可用于慢性附睾炎，证属气滞血瘀、痰瘀互结者。尿黄，阴囊潮湿，舌苔黄腻等下焦湿热较重者，加龙胆草、山栀子、黄芩；肿块质地较坚硬，舌质暗，边有瘀点或瘀斑者，加莪术、三棱、穿山甲、生牡蛎；双侧睾丸或腹股沟胀痛，或两胁作胀等气滞较重者，加川楝子、小茴香、荔枝核、柴胡；疲乏、盗汗、遗精等，加党参、山药、浮小麦、五味子等益气养阴收涩之品。每天1剂，水煎至 300ml，分 2 次服，半个月为 1 个疗程。该方治疗阴茎硬结症 1～3 个疗程，可减轻坠胀疼痛等症状，使附睾肿块缩小、质地变软。

方义：方中以橘核行气散结，兼以引经，海藻、昆布、浙贝母、夏枯草、皂角刺软坚散结，桃仁、红花、延胡索、丹参活血化瘀散结，行气止痛，配以路路通以活血通络。临证时须分清寒热虚实，选择恰当的引经药。如偏热者给予川楝子、柴胡等，偏寒者给小茴香、荔枝核、乌药。值得一提的是，瘀血凝结，有形之硬块，非一时可以速愈，给予软坚散结、活血化瘀亦须待以时日，故治疗时要有方有守，胸有成竹，不宜操之过急，频换方药。

三十六、卵巢囊肿

卵巢肿瘤是妇科常见肿瘤，据其形态和性质，有囊、实性和良、恶性之分。以下所述卵巢囊肿为卵巢良性的囊性肿瘤，包括卵巢浆液性囊腺瘤和卵巢黏液性囊腺瘤。因其有物可征，中医学常将其归于"癥瘕""肠覃"等范畴。

李光荣经验方　由柴胡、丹参、赤芍、夏枯草、川楝子、海蛤壳、皂角刺、穿山甲、海藻、瓦楞子、鸡内金组成。本方具有理气活血、软坚散结之效，可用于气血失调、痰瘀互结所致的卵巢囊肿。气虚者，症见神疲乏力，少气懒言，舌体胖大，边有齿痕，可加炙黄芪、党参、炒白术等以健脾益气。若兼见阴虚者常用太子参、山药益气养阴。肝气郁结明显者，症见烦躁易怒，乳房胀痛，胸胁胀满，脉弦，可加制香附、郁金、橘叶。制香附善调理肝气之郁，又能调畅经血之滞；郁金既可行气解郁，又可活血散瘀；橘叶能疏肝行气、消肿散结。寒凝者，症见畏寒肢冷、小腹胀满得热则舒，舌苔薄白，舌质淡，可去夏枯草，加用乌药、肉桂等。乌药辛温香窜，善于温散中下焦的寒凝气滞；肉桂可温中散寒，补火助阳。湿热者，症见口苦，纳呆，苔黄腻或黄厚，加车前子、黄芩、茵陈等以清利肝经湿热。脾虚湿盛者，症见食少便溏，舌苔白厚或白腻，加云茯苓健脾渗湿，生薏苡仁健脾化湿。肾虚者，症见腰膝酸痛，小便清长，可加川续断、杜仲等补肾。阴虚有热者，症见口干喜饮，手心灼热，舌红少苔或无

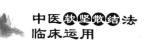

苔，可加生地黄、牡丹皮养阴清热，加麦冬、石斛等养阴生津。此外，对于妇科检查囊肿偏实性者（液体黏稠或分隔较多），可用莪术、三棱以活血消癥散结，或重用瓦楞子、海藻以增强软坚散结之力。合并盆腔炎症者，可加蒲公英、败酱草等清热解毒。

方义：方中柴胡辛可升散，苦寒泻热，调理肝气而解郁。川楝子味苦性寒，主入肝经，能调达肝气郁结，理气行滞。丹参入血分，能通行血中之滞，具有活血祛瘀的功效。赤芍苦寒清热，入肝经血分，既能泄肝降火，又能通行血脉，散瘀血留滞。夏枯草辛能散结，苦寒泻热，具有清肝泻火、清热散结之功。海蛤壳味咸能软坚，可消散瘿瘤、痰核之肿结。瓦楞子既走气分，又走血分，能消痰软坚、化瘀散结。海藻味苦咸，性寒，长于清热消痰、软坚散结。皂角刺辛温，具有活血消痈、托毒排脓之功，且可直达病所。穿山甲活血祛瘀通经走窜，专能行散通经络，可引诸药直达病所。鸡内金运脾消食，且有化坚消石之功，可消除囊皮，防止囊肿复发。以上诸药大多入肝经，因足厥阴肝经绕阴器至少腹，而卵巢囊肿位属少腹，为肝经所过，故多用入肝经的药物。

三十七、输卵管阻塞

输卵管阻塞多因炎症、流产后，经期摄养不慎以致管壁充血水肿粘连所致。中医学认为该病是由瘀浊下阻隧道而致。治疗需活血化瘀、化浊软坚通络并施。

通管汤（山东省东明县中医院方） 当归、川芎、海藻、三棱、莪术、炮山甲、土鳖虫、淫羊藿、醋香附各10g，赤芍、白芍、连翘、路路通、皂角刺各15g，败酱草、车前草各30g。本方具有活血化瘀、化浊软坚通络之效，可用于输卵管阻塞，证属瘀浊下阻者。气虚者，加黄芪、党参、白术；阴虚者，加熟地黄、玉竹；寒凝者，加桂枝、细辛；肝郁者，加柴胡、郁金；少腹痛者，加延胡索、橘核仁；盆腔炎者，酌加龙胆草、黄柏。每日1剂，经期不停药，1个月为1个疗程。治疗90例，用药12

个疗程，输卵管通畅 50 例，输卵管欠通畅 34 例，无效 6 例。

方义：方中三棱、莪术、炮山甲、海藻、土鳖虫、当归、川芎、赤芍、白芍活血化瘀软坚，路路通、连翘、皂角刺、败酱草、车前草化浊利湿通络，淫羊藿增强体质，促进管壁恢复。香附通气血为佐。以上药物配伍，从西医学角度讲可改善输卵管壁血管循环，加速粘连管壁的松解。软坚散结药物与活血化瘀药物共用，能加速病灶的软化消散，从而达到治愈目的。

三十八、不孕

女性不孕以排卵障碍和输卵管因素居多，其中，输卵管阻塞或输卵管通而不畅约占女性因素的 1/2。中医认为，肾主生殖，不孕虽根本在肾，但与天癸、冲任、子宫的功能失调，或脏腑气血不和，影响胞脉胞络功能有关。其中输卵管炎症患者可有带下量多、色黄、稠厚之兼症，此类病属"瘀"的范畴。分泌物过多阻塞于宫颈管，影响精子穿透，或者炎症细胞对精子造成损害而不能孕育。故治宜活血化瘀，软坚散结。

活血化瘀软坚散结汤（郭严冰经验方） 穿山甲 15g，生牡蛎 30g，赤芍、川芎各 10g，当归 12g，川牛膝 15g，三棱、莪术、香附各 12g，广木香 6g，细辛 3g。本方具有活血化瘀、软坚散结之效，可用于输卵管阻塞性不孕，证属寒湿瘀滞或气虚血瘀者。血滞者，加丹参、泽兰、柴胡、郁金；肾虚者，加淫羊藿、巴戟天、菟丝子、鸡血藤、益母草；寒湿瘀滞者，加附子、肉桂、炮姜、小茴香；气虚血滞，加党参、黄芪、白术；热结瘀阻，加败酱草、蒲公英、黄柏、牡丹皮。于月经干净第 5 天开始服药，每日 1 剂，水煎 3 次混合，分早、中、晚饭前半小时温服，连用 12 剂后停药；于下次月经干净后第 5 天继续开始服药，若受孕立即停药。该方配合针刺及西药抗感染治疗 28 例，经过 1～6 个疗程治疗，痊愈（中医临床症状、体征消失或基本消失，顺利怀孕得子）25 例，无效 3 例。

方义：方中穿山甲消肿消痈；生牡蛎坚阴潜阳，涩精软坚；当归、香

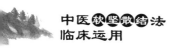

附对子宫有收缩作用，并能补血和血、调经止痛、理气解郁；赤芍镇痛抗炎抗菌；川芎行气解郁。现代研究表明，川芎能刺激子宫，使其张力增高、收缩增强；川牛膝散瘀血、消痈肿；三棱、莪术破血行气；广木香行气止痛；细辛行水开窍。

三十九、小儿急性肠系膜淋巴结炎

中医学将该病归属"腹痛"范畴，疼痛多呈阵发性、反复发作、范围广。小儿行气未充，卫外功能不足，易于感触外邪，小儿脾常不足，运化功能失常则易生痰湿，加之寒热等外邪侵体，壅阻气机，痰气交阻，结于腹部，"不通则痛"，则生此病。

1. **王树红经验方**　由玄参、板蓝根、射干、生牡蛎、连翘、海藻、昆布、陈皮、法半夏、浙贝母、川楝子、延胡索组成。本方具有清热解毒、疏肝散结、豁痰软坚之效，可用于小儿急性肠系膜淋巴结炎，证属痰热内蕴者。每日 1 剂，水煎取汁，日服 3 次，每次 50ml，以 5 天为 1 个疗程。该方治疗小儿肠系膜淋巴结肿大 2 个疗程，可改善腹痛症状，使肿大淋巴结消失或缩小，缩短治愈时间。

方义：方中玄参、板蓝根、射干有清热解毒、利咽化痰的作用，可防止呼吸道感染，切断病原途径；牡蛎、海藻、昆布、浙贝母有清热解毒、疏肝化痰、软坚散结的作用；陈皮、法半夏健脾化痰；川楝子、延胡索疏肝理气、止痛。诸药相配，可清热解毒、疏肝化痰、软坚散结，故临床疗效较佳。

2. **清热解毒软坚散结方（镇江市中医院方）**　玄参 10g，板蓝根 10g，蒲公英 10g，紫花地丁 10g，穿山甲 5g，山慈菇 5g，川楝子 10g，延胡索 10g。本方具有清热解毒、软坚散结之效，可用于小儿肠系膜淋巴结炎早期，辨证为热毒蕴结者。发热，加金银花 10g，连翘 10g；呕吐，加竹茹 6g；便秘，加火麻仁 10g，生大黄 4g。每日 1 剂，水煎至 150ml，分早晚 2 次温服。中药剂量根据患儿的年龄、体重酌情加减。该方联合中药敷脐治疗小儿肠系膜淋巴结炎 7 天，可改善临床症状及体征，缩小肠系膜淋巴结。

方义：玄参取其咸寒之性，具有泻火解毒、软坚散结之功；板蓝根、蒲公英、紫花地丁、山慈菇四药均为苦寒之品，既能清解火热毒邪，又能泄降滞气，为清热解毒、消痈散结之佳品；穿山甲善于走窜，性专行散，既能活血祛瘀，又能散结消痈；川楝子、延胡索行气止痛，且延胡索兼有活血通络之效。诸药合用，有清热解毒、软坚散结、行气止痛之效。

四十、声带小结

声带小结属中医"慢喉喑""喉痹失音"范畴，是临床常见病之一，易复发且缠绵难愈。从本病的病理表现来看，早期水肿、充血，晚期上皮增生角化，结缔组织增生，有肉芽肿形成，可诊为声带良性肿瘤或早期癌变，亦有结节性喉炎及结节性声带炎之称者。

软坚散结方（马玉起经验方） 海藻、昆布、生牡蛎、海蛤壳、海浮石各 30g，夏枯草 10g。本方具有软坚散结、清热化痰、利水消肿之效。声带充血者，加玄参 10g，生石膏 24g，以解毒散结、清热泻火；声带水肿者，加泽泻、车前子各 10g，以利水清热、消肿散结；小结灰白坚硬不透明者，加穿山甲 10g，以增强软坚散结之功；咽喉肿痛者，加山豆根、射干各 10g，以增强解毒利咽、消痰散结之力；病史长、小结苍白者，加当归 12g，黄芪 15g，以增强免疫功能，促使小结消散。每日 1 剂，水煎服，早、晚各服 1 次。5 天为 1 个疗程，一个疗程未愈者继服下一疗程。治疗 36 例，痊愈（小结消散，声带外观正常，发音恢复正常）21 例；好转（小结明显缩小或留有痕迹，发音基本恢复正常）13 例；无效（小结、声带外观及发音无显著变化，但无加重者）2 例。

方义：本方多数药中含有大量的碘化物，能使小结崩溃溶解，促进病理产物和炎性渗出物的消散吸收，利于小结痊愈。再加之辨证施治，随症加减，可收桴鼓之效。

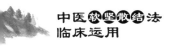

四十一、声带息肉

声带息肉是指声带的边缘有半透明、白色或粉红色表面光滑的息肉，临床主要表现为较长时间的声音嘶哑。本病属于"喉喑"范畴，多因素体蕴热，外感风邪，风热交结，日久而成，或平素体虚，劳累过度，肾阴亏损所致。

1. **散结汤（熊向青经验方）** 桔梗 10g，玄参 15g，麦冬 15g，牛蒡子 6g，豆根 10g，射干 10g，白茅根 15g，牡丹皮 10g，浙贝母 10g，海藻 10g，天花粉 15g，生甘草 9g。本方具有清热解毒、软坚散结、清音、活血化瘀、滋阴补肾、引火归原之效，可用于声带息肉因风热交结日久或肾阴亏损所致者。每日 1 剂，水煎服，15 剂为 1 个疗程。该方治疗声带息肉 18 例，服药 2～3 个疗程，可缓解咽喉干燥、异物感及声嘶症状，减轻咽喉及声带黏膜充血，消退声带息肉。

2. **蒋氏 3 号方（蒋中晋经验方）** 由三棱、莪术、土鳖虫、炮山甲、川芎、红花、桃仁、生薏苡仁、毛慈菇、玄参、石斛、生甘草组成。本方具有活血化瘀、软坚散结之效，可用于纤维瘤型息肉（声带息肉后期），证属气滞血瘀者。

方义：声带息肉进一步发展，病变部位内有纤维组织增生并逐渐变性机化，此时息肉的颜色呈乳白色，临床称纤维瘤型息肉，属病理变化的后期阶段，为纤维增生期。方中三棱、莪术、土鳖虫、炮山甲、川芎、红花、桃仁、生薏苡仁、毛慈菇行气活血化瘀、软坚散结；玄参、石斛养阴利喉；生甘草调和诸药。全方活血化瘀、软坚散结。

四十二、慢性肥厚性喉炎

慢性肥厚性喉炎又称慢性非特异性喉炎，多因急性喉炎失治、误治演变而来，或持续用声过度、用声不当及长期吸烟，饮酒、接触化学气体与吸入粉尘等导致，具有反复发作、迁延难愈的特点。本病属于中医学"慢喉暗"范畴。病本为虚，痰热瘀为标。病因病机为长期不良刺激和过度用嗓，耗伤肺脾气阴，痰热内盛，瘀血凝滞，搏结声门所致。在急性发作时，治宜以清热化痰、行气活血、软坚散结为主。

软坚散结汤（沈翠干经验方） 昆布 10g，海藻 10g，三棱 6g，莪术 6g，桃仁 10g，红花 6g，桔梗 10g，玄参 10g，僵蚕 10g，川芎 6g，天竺黄 10g，生甘草 3g。本方具有化痰逐瘀、软坚散结、行气活血之效，可用于慢性肥厚性喉炎急性发作者。若声带充血艳红，则辨证五志之火之所属，偏于心火，加白茅根、木通、竹叶、灯心草；偏于肝火，加夏枯草、牡丹皮、山栀子；偏于肺火，加桑白皮、黄芩；偏于肾火，加知母、黄柏；偏于胃火，加芦根、生石膏；若声带充血暗红，为瘀滞，加丹参、当归尾；若声带充血不明显，但水肿者，加薏苡仁、泽泻；若咽喉疼痛，咽干者，加蒲公英、前胡；若语声低怯，发声费力属气虚者，加黄芪、党参、诃子肉；若痰多色黄者，加桑白皮、黄芩、鱼腥草等。每日 1 剂，水煎分 2 次服，2 周后减三棱、莪术，加黄芪、百合，再服用 2 周。该方治疗慢性肥厚性喉炎 68 例，用药 4 周，可改善发音、声带色泽、肿胀程度及声带运动情况。

方义：软坚散结汤方中三棱、莪术破气活血，散结消肿；昆布、海藻软坚散结；桃仁、红花活血化瘀；桔梗、甘草清咽利喉，解毒消肿；玄参、僵蚕、天竺黄清热化痰；川芎活血祛瘀，行气开郁。

四十三、陈旧性玻璃体积血

陈旧性玻璃体积血是由于各种原因使血液进入玻璃体腔经久不愈引起的，常见于视网膜血管性疾病、外伤或手术等，具有典型的出血性疾病的发展规律。中医学认为，离经之血便为瘀血，血瘀当祛，采用活血祛瘀、软坚散结、滋补肝肾的方法可促进玻璃体积血的早期吸收。

软坚散结明目汤（王伟经验方） 莪术 10g，姜黄 10g，三棱 10g，杭菊花 12g，红花 9g，生地黄 12g，赤芍 10g，川芎 9g，枳实 10g。本方具

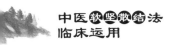
有活血明目、软坚散结、滋补肝肾之效，可用于陈旧性玻璃体积血。老年人有高血压病者，多由肝阳上亢所致，酌加平肝潜阳之品，如石决明12g，钩藤10g，何首乌10g等；视网膜静脉周围炎者，多因肝火上炎，血热妄行所致，可加黄芩10g，龙胆草15g，蒲公英10g，连翘10g等；糖尿病患者，加枸杞子15g，山萸肉30g，五味子10g，黄芪20g等；恢复期辅以滋阴血补肝肾，可选用杞菊地黄丸、明目地黄丸等成药。采用中药免煎颗粒制剂，每剂开水冲100ml，早晚分服，15天为1个疗程。

四十四、年龄相关性黄斑变性（湿性）

年龄相关性黄斑变性是导致老年人视力减退不可逆的致盲眼病之一，临床上分为干性和湿性两种。中医学认为，湿性年龄相关性黄斑变性，早期以气血虚、肝脾肾亏虚为主，后期转化为以痰、湿、瘀阻为主要病机。根据疾病不同发展阶段，采用健脾利湿、补益肝肾、凉血止血、活血化瘀及软坚散结等方法，可以促进眼底出血和渗出的吸收，改善患者的视力。

化坚二陈汤（《医宗金鉴》）加减　由陈皮、制半夏、茯苓、炙甘草、白僵蚕、黄连、浙贝母、夏枯草、当归、姜黄、牡蛎、玄参组成。本方具有软坚散结、化瘀祛痰之效，可用于老年黄斑变性（湿性），证属痰瘀互结，表现为视物变形，视力下降，病程日久，眼底可见瘢痕形成及大片色素沉着，伴有头痛眩晕，心悸，肢体乏力，胸部胀闷不适，舌青紫或舌体有瘀斑，苔腻，脉弦滑者。痰瘀内阻，胶结难解者，酌加桃仁、红花、水蛭、三棱、莪术等行气散结力强的药物。水煎服，每日1剂，分两次服用。

四十五、玻璃体混浊

玻璃体混浊为眼科常见病，属于中医学的"云雾移睛""蝇翅黑花"

等范畴。本病多由肝肾亏损，精血不能上荣目窍，或痰湿互结，气血凝滞，聚而不散，结而成块所致。

海布玻璃丸（吉林省中西医结合医院院内制剂） 由海藻、昆布、菟丝子、女贞子、枸杞子、五味子、泽兰、石决明、神曲、葛根组成。本方具有软坚散结、补益肝肾之效，可用于各种原因所致的玻璃体混浊。口服，每日3次，每次3粒。治疗72例，连续用药3个月，治愈31例，有效38例，无效3例，疗效优于使用杞菊地黄丸。

方义：海布玻璃丸中，海藻、昆布散结化痰、破积软坚为君；菟丝子、女贞子补肾填精，枸杞子、五味子益肝明目，以达补益肝肾之效，共为臣；加泽兰助主药以加强化瘀之力，石决明辅臣药以增明目之功，而为佐；神曲健脾胃，葛根升清阳。诸药合用，共奏补益肝肾、软坚散结、明目之功效。另有研究显示，海藻碘含量为32.2%~84.2%，昆布碘含量大于0.20%，均为碘含量丰富的中药，即富碘中药，而现代医学也通常采用碘剂治疗玻璃体混浊。

四十六、视网膜静脉阻塞

视网膜静脉阻塞属于中医学"暴盲""视瞻昏渺"等范畴。本病的基础为血瘀，血不利则为水，临床常可见到相应区域视网膜水肿，或合并黄斑囊样水肿。水饮停滞，日久成痰，痰瘀互结，可表现出不同程度血液黏滞度升高，伴有各种相关的系统性疾病。痰瘀互结进一步阻遏气机，又加重血行不畅，影响血流动力学稳定，导致静脉迂曲、扩张或致新的出血。病之根本可概括为痰、气、瘀三方面运行不利。

消瘰丸（《医学心悟》）加减 牡蛎、浙贝母、玄参、夏枯草等。本方具有化痰软坚之效，可用于视网膜静脉阻塞，证属气滞血瘀，或阴虚阳亢，或痰瘀互结型者。气滞血瘀证，消瘰丸去夏枯草，加用少量丹参、川芎等行气活血之品；阴虚阳亢证，消瘰丸加石决明、木贼、栀子、菊花、牛膝等滋阴潜阳之品；痰瘀互结证，消瘰丸加白芥子、鳖甲、鸡内金等祛

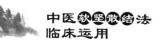

瘀散结之品；出血期可加用凉血止血药物，如生蒲黄、荆芥炭、白茅根、小蓟；出血时久，瘀血期或死血期，可适量加用化瘀通络之品，如水蛭、地龙；干血期则以散结软坚为主，加用鳖甲、穿山甲、鸡内金等，血瘀日久耗伤气阴，故可佐以养阴补虚之品。每日 1 剂，水煎服，早、中、晚三次温服。以消瘰丸为主方加减治疗视网膜静脉阻塞，用药 3 个月，可提高视力，减轻眼底出血，改善眼底血管荧光造影静脉充盈时间。

方义：消瘰丸是化痰散结消瘀的经典方。方中重用牡蛎散结化痰散结消肿，改善血液黏滞度，与贝母合用增强化痰消肿的功效。原方中川贝母以润肺化痰为主，考虑到痰瘀日久生热，临床上常常换浙贝母代之，往往收效更好；加以玄参清肃肺热以除之，泻母以平子，且能佐牡蛎、贝母化痰消瘀之功；另佐以夏枯草助君药散瘀消肿之功，兼以清热。现代医学发现夏枯草还具有降压、降糖、改善动脉硬化的功效。以上四药配伍相辅相成，使痰饮得祛，气血得行，目中脉络通达，故神光得以发越。

第十章　软坚散结法临床应用注意

软坚散结法所治，主要病在脏腑、经络、肌肉之间，病邪坚固而来势较缓，且多虚实夹杂，不能迅速消除，必须渐消缓散。使用软坚散结法必须注意以下几点。

一、注意虚实

软坚散结法总归祛邪之法，治疗时务必分清虚实，以免贻误病情。如《医宗金鉴》中所言："凡治诸症积，宜先审身形之壮弱、病势之缓急而治之，如人虚，则气血衰弱，不任攻伐，病势虽盛，当先扶正气，而后治其病；若形证俱实，宜先攻其病也。"阐明了用药时当先察病机，如因虚致实者应攻补兼施，偏虚者先补虚，偏实者方可先软散。亦需因人而异，体虚者不可过用攻伐破削。《张氏医通·积聚》云："盖积之为义，日积月累，匪朝伊夕，所以去之亦当有所渐，太急则伤正气……药品虽峻，用之有度，补中数日，然后攻伐……屡攻屡补，以平为期。"指出用药治疗过程相对漫长，虽可用峻猛消散之品，但须兼顾正气，以图渐消缓散，从而达到积块消散的目的。

二、注意兼夹病证

由于软坚散结法所治病证多有兼夹证候，因而在软坚散结时又当配以其他治法。兼血瘀者，当活血化瘀、软坚散结；兼气滞者，当疏肝理气、软坚散结；兼痰凝者，因于痰热则清热化痰，因于寒凝则温化寒痰，因于

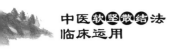

痰湿者则燥湿化湿；兼热盛者，当清热解毒、软坚散结；兼正虚者，当补虚、软坚散结，偏于气虚者补气，偏于血虚者养血，偏于阴虚者滋阴，偏于阳虚者补阳。

三、注意用药缓峻

使用软坚散结法当审度邪之轻重，以此确定用药力度。而用药力度缓峻，一与所用药物剂量有关，对于慢性病用药宜味多而量轻，顽证用药量较重；二与剂型有关，汤者荡也，丸者缓也。临床可根据病情轻重和病程长短选用不同剂型，汤剂多用于病情危重或不稳定时，以求速效，丸剂多用于慢性、虚弱性疾病，以图缓攻。

四、注意药物偏性

软坚散结药多为咸、辛之味，《黄帝内经》中提到"多食咸，则脉凝泣而变色；多食辛，则筋急而爪枯""气病无多食辛，血病无多食咸""味过于咸，大骨气劳，短肌，心气抑；味过于辛，筋脉沮弛，精神乃央"。如心脑血管疾病患者应该限制咸味药物及食物的摄入，食咸不利于血压的控制，并且可能加重肾脏的负担。阮士怡在临床使用软坚类药物时，强调"有故无殒，但取无过"，处方用药也常常只取一到两味软坚之品，这样既应用了其软坚散结之功，又避免了其对心血管系统的不良反应。辛味药多具有辛香燥烈之性，在临床应用中应注意用药剂量，避免耗气太过，损伤阴液。

五、分期用药

在疾病的不同阶段，临床病机和证候表现是有区别的。软坚散结法在疾病治疗过程中，依据病机和临床表现的不同而分期用药十分重要。

（一）在疾病的不同阶段需针对病机配合不同治法及用药

由于结块坚固，治疗周期长，软坚散结法多贯穿疾病治疗的始终，同时结合不同阶段的病机配伍用药。以痛风为例，临床上可选用软坚散结消石法治疗，以金钱草、海金沙、白芥子、海藻等为主药，根据临床不同分期及病机，急性期辅以清热利湿、活血通络止痛药，如山慈菇、红花、赤芍、土茯苓、薏苡仁、延胡索等；缓解期辅以滋养肝肾、健运脾土药，如白术、茯苓、牛膝、泽泻等，方可有效清除导致痛风关节炎发作的痛风石（尿酸盐结晶），达到病情长期缓解，不易复发的目的。

（二）根据患者正气盛衰，软坚散结法用药力度不同

《医宗必读·积聚》指出"初者，病邪初起，正气尚强，邪气尚浅，则任受攻；中者，受病渐久，邪气较深，正气较弱，任受且攻且补；末者，病魔经久，邪气侵凌，正气消残，则任受补。"以肺癌为例，肺部癌瘤在初发阶段，部分患者是因体检而发现肺部肿块，临床症状不明显或症状较轻，患者形体尚丰，体力、活动、饮食等尚未受影响，此时多为正邪交争，邪气盛而正气尚充，痰热瘀阻结聚未甚，肺阴尚未大伤，此时除手术治疗外，中药可在养阴清肺的前提下，重用抗癌解毒散结类药物，以攻逐邪气为主进行治疗。而在肺癌中期，大多数患者接受放、化疗，气耗阴伤，此时软坚散结等祛邪之法需与扶正之法并举；肺癌晚期，癌症广泛侵犯或多处转移，邪实内盛，正气衰败，全身情况较差，病情严重，此时应以扶正为主，佐以祛邪。

（三）根据生理阶段不同，灵活运用软坚散结法

软坚散结法是针对病情发展的某一阶段，出现明显结块时所采取的措

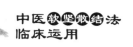

施。以子宫内膜异位症不孕为例，经净至排卵前期及经前期瘀血阻滞较月经期更重，因此活血化瘀、软坚散结消癥法多用于这两个阶段。在活血化瘀、调经止痛基础上，可配入诸软坚散结药，如玄参、夏枯草、生牡蛎、紫贝齿、浙贝母、鳖甲、海蛤壳、海浮石、海藻、昆布等，对于改善瘀血状态疗效明显。

六、分部用药

软坚散结法适用范围广，涉及病种多。由于病邪郁积部位有在脏、在腑、在经络、在气血的不同，软坚散结法亦当按其所在部位而论治，用药应使其直达病所，收效快而不伤正。

（一）用药时视疾病及病位不同选择不同的软坚散结药

以肿瘤治疗为例，如肺癌常用守宫、蜂房、干蟾皮、金荞麦、冬凌草、鱼腥草、山海螺，有胸腔积液加葶苈子；食管癌常用蜂房、僵蚕、蜈蚣、水蛭、炮山甲；鼻咽癌常用苍耳子、辛夷、蜈蚣、守宫；肝癌常用炮山甲、蜈蚣、白英、龙葵、守宫、石见穿，有腹水加庵闾子、楮实子、猪苓、泽泻；胃癌常用藤梨根、预知子、蒲公英、珠儿参；肠癌常用炮山甲、蜈蚣、庵闾子、猫人参、肿节风、蛇六谷等；乳腺癌、甲状腺癌常用玄参、生牡蛎、夏枯草、紫背天葵、肿节风、猫爪草、僵蚕等；脑瘤用三棱、莪术。

（二）根据治疗部位的特殊性来选择用药

以眼疾治疗为例，因眼睛部位居上，可选用夏枯草、海浮石等体轻易上浮而达目窍之药。如夏枯草可与贝母、牡蛎、半夏、昆布等同用起软坚散结作用，治疗眼部因痰凝而致的痰核、眼底渗出等；海浮石可与瓜蒌皮、天花粉、浙贝母相伍治疗白睛金疳、火疳以及眼部前房渗出、羊脂样角膜后沉着物或因炎症引起的视网膜渗出。治疗部位在表的疾病还可选用芒硝等可外用之药。

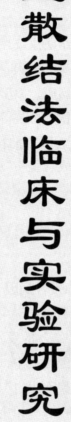

下篇

软坚散结法临床与实验研究

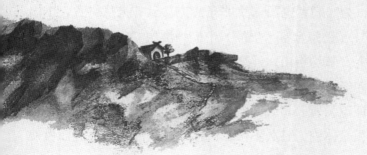

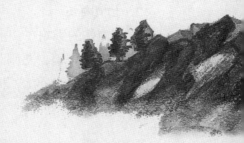

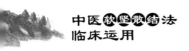

第十一章 软坚散结法所治病证的病因病机

　　软坚散结法主要用于有"坚""结"表现的一类疾病，涵盖了人类感官宏观可感受的癥瘕、积聚、瘿瘤、瘰疬、岩，以及现代仪器检测从微观可见的微型癥瘕、微型积聚等。"坚""结"形成的病因可分为六淫外袭、七情内伤、饮食劳倦等原发性因素，痰浊、瘀血等继发性因素及先天体质因素。在致病因素的作用下，脏腑虚损、功能失调，邪气结聚，日积月累，逐渐形成"坚""结"，是坚结类疾病共同的基本病理机制。

一、病因

（一）原发性病因

1. 六淫外袭

　　"坚""结"的发生与六淫邪气侵袭有关。《灵枢·九针》曰"四时八风之邪客于经络之中，为瘤病者也"；《太平圣惠方》云"夫痃癖者，本因邪冷之气积聚而生也"；《医宗金鉴·瘿瘤》中提到瘿病"多外因六邪，荣卫气血凝郁……"以上文献均指出六淫之邪外袭，可直接或间接地侵犯人的机体，影响人的脏腑经络功能，阻遏气血运行。气滞日久，血行不畅，则瘀血停着，如《血证论》所云"气为血之帅，血随之而运行……气结则血凝……"六淫之邪积聚体内，日久不散，气血津液凝滞不通，进而可使经络堵塞，邪毒蕴积而发生肿核、肿块。

2. 七情内伤

　　七情内伤的影响在"坚""结"的发病中占重要地位。《素问》提到"怒则气上，喜则气缓，悲则气消，恐则气下，惊则气乱，思则气结"，指出七情对于气机升降的影响。气机疏泄失调，则血液和津液皆不得正常流

410

通，痰浊易于凝滞，血行不畅为瘀，气滞痰浊血瘀互结，日久积结成块。如巢元方在《诸病源候论》中记录："瘿病者，是气结所成……忧恚思虑……结宕所生。"《严氏济生方·积聚论治》言："有如忧、思、喜、怒之气，人之所不能无者，过则伤乎五脏，逆于四肢，传克不行，乃留结而为五积。"王肯堂在《证治准绳》中说："忧怒郁遏，时时积累，脾气消阻，肝气横逆，遂成隐核……十数年后方成疮陷，名曰岩（癌）。"这些都说明了愤怒忧郁、情志不遂为产生"坚""结"的诱发原因。

3. 饮食劳倦

饮食劳倦与"坚""结"的发生发展紧密相关。饮食不节，过食辛辣肥腻之品，或恣饮酒浆，或饥饱失宜，损伤脾胃。脾胃失其健运腐熟之职，饮食不能化生水谷精微，反成湿浊痰饮，影响气血运行进而产生痰浊、气滞、血瘀等病理性改变，日久形成瘿瘤、癥瘕等病。《素问·举痛论》载"劳则气耗"，劳力过度，耗伤正气，也会导致气血失调，阴阳失衡，形成气滞血瘀痰浊，结聚成块，日渐生长而成癥瘕积聚。如《杂病源流犀烛》云"癥者……其原由饮食失节，胃气衰，脾元弱，邪正相搏，积于腹中""瘕者……其原由寒暖失宜，饮食少节，脏腑之气先虚，又复多劳伤"。指出了饮食失宜、内伤劳倦是"坚""结"发生的重要因素。

（二）继发性病因

1. 痰浊

痰浊是"坚""结"形成的关键因素之一。《丹溪心法·痰》曰："凡人身上中下有块者，多属痰。"痰作为人体水液代谢紊乱的一种病理产物，其致病不仅病势缠绵，顽固多变，且有阻滞气血运行、易与其他病邪胶结而成积块的特点。如癥瘕多因脏腑血气虚弱，外邪乘虚而入，结于下焦，留滞不去，气血和痰浊之邪胶结不解，久而形成。瘿瘤如《医学入门》所云"盖瘿瘤本共一种，皆痰气结成"。肿瘤则是由于正气内虚，气滞、血瘀、痰结、湿聚、热毒等相互搏结，积聚日久而发病。

2. 瘀血

中医理论认为，感受外邪、七情内伤、饮食劳倦、跌打损伤、年迈久病等均可导致瘀血的产生，凡气虚、气滞、寒凝、热结、痰湿等均可导致不同程度的"瘀血"。瘀血既是疾病过程中形成的病理产物，又可重新作用于机体，阻滞气机，成为"坚""结"形成的继发性病因。《诸病源候论·瘀血候》中指出"瘀久不消，则变成积聚癥瘕也"，《古今医鉴·瘿瘤》亦指出肿块"皆因气血瘀滞，结而成之"。

津血同源，痰瘀相关。痰饮和瘀血作为病理产物和致病因子，是津血为病的两个不同方面，它们之间可以出现相互转化的病理关系。瘀血停积，阻滞脉络，阻碍了津液入脉化血之路，聚为痰浊；痰阻经络，或由痰浊阻滞气机，血脉不得畅通，血行不利则血滞成瘀。如唐容川《血证论》谓"血积既久，其水乃成""痰水之壅，由瘀血使然"。同时，痰瘀可互结同病。《灵枢·百病始生》载"汁沫与血相搏，则并合凝聚不得散，而积成矣""凝血蕴里而不散，津液涩渗，着而不去，而积皆成矣"。明确指出痰浊与瘀血可交织互结，成为癥积肿块、癌瘤等"坚""结"发病的物质基础。

（三）先天及体质因素

体质因素决定着个体对于某些疾病的获得性、抵抗性，决定着疾病的发生、演变及发展。《素问·经脉别论》曰："勇者气行则已，怯者著而成病。"《医宗必读·积聚》云："积之成也，正气不足而后邪气踞之。"《景岳全书·杂证谟·积聚》载："脾肾不足及虚弱失调之人，多有积聚之病。"表明素体虚弱或后天供养不足等因素可导致气血不充，形气薄弱，易受六气异常、七情内伤、饮食失宜、劳逸失度等致病因素损伤，从而导致"坚""结"的产生。性别与年龄也与"坚""结"的发病有关。《圣济总录》《杂病源流犀烛》等著作中皆有妇人多患瘿病相关描述，指出女性瘿病发病率较高，可能与女子以肝为先天及其特殊的生理心理特征表现有关。2018年一项流行病学研究也指出，恶性肿瘤发生率与年龄增长呈正相关。以上内容均为体质因素与"坚""结"发病的相关性提供了佐证。

二、发病机制

1. 脏腑虚损是"坚""结"形成的内在因素

癥瘕、瘿瘤、肿瘤等"坚""结"的发生与脏腑虚损、功能失调有着直接必然的联系。肝失疏泄，气机阻滞，气血运行不畅，则痰湿、瘀血等继发病理产物接踵而至。脾胃功能损伤，运化精微与糟粕功能失常，机体浊邪滋生。肺主治节，其敷布气血津精，通调水津的作用不利，久则肾之蒸化排泄，分清降浊的功能亦失常，湿、浊、痰、瘀等病理产物必将蓄积而难除。可以说，脏腑虚损、功能失调是产生痰浊、瘀血等病理产物，形成"坚""结"的内在始动因素。

2. 邪气结聚是"坚""结"形成的重要环节

"坚""结"除指症状上能触及结块的坚硬、坚固之外，更强调病程中所发生的邪气结聚、聚集的病理变化。邪气，泛指各种致病因素，包括外感六淫之邪、七情内伤之邪、痰饮、瘀血等。无形之邪与有形之物相互附着结聚，往往会发生复杂的病理变化。王清任《医林改错·积块》载："气无形不能结块，结块者，必有形之血也。血受寒，则凝结成块；血受热，则煎熬成块。"《成方便读》曰："夫六淫之入里也，无形之邪，必依有形之物，以为固结。"由以上论述可以看出，痰浊、瘀血等有形之物是"坚""结"发生的基础，而寒、热等无形之邪则是"坚""结"发生的催化剂，二者相互结聚是"坚""结"形成的重要环节。肿瘤、瘿瘤、癥瘕等疾病的形成过程均有相似的病理变化。如癌肿是由局部气滞、血瘀、痰凝、热毒、湿瘀等相互交结日久所形成；肺癌是痰凝气滞、瘀毒胶结，日久形成的肺部积块。有学者提出肺络微型癥瘕的概念，认为特发性肺纤维化是由痰瘀胶结，痹阻络脉，蕴久化毒，毒损肺络，耗伤正气，败坏形体，恶性循环而成。还有学者指出动脉粥样硬化属于"微型积证"范畴，认为该病是因痰瘀互结于脉络，与脉络相搏，结聚成块，聚而不散，不化不行，有所阻隔而成。

3. 多因复合兼夹是"坚""结"的病机特点

"坚""结"相关疾病临床症情复杂，是脏腑虚损，功能失调，无形之

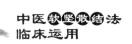

邪与有形之物相互结聚而形成的复合结果，其病理机制往往不是孤立或单纯的，而是相互关联或复合兼夹。例如，肝癌是因正虚，气滞、血瘀、痰浊、湿热等病理因素相互胶结，日久蕴成癌毒而发病，癌毒侵袭又可反过来加重正虚、气滞、血瘀、痰浊、湿热等病理变化。但在疾病的发生发展过程中，每个患者的病情不尽相同，即便是同一患者，在疾病的不同阶段，情况也在不断变化。故治疗时必须根据中医理论加以辨证，"审证求因"，抓住每个患者的临床病机特点，根据患者的具体情况给予治疗，方可提高疗效。

第十二章　软坚散结法与活血化瘀法

　　活血化瘀法泛指具有活血化瘀作用，适用于血瘀证的治疗方法，主要作用在血分，有消除瘀滞、调理血行、通畅血脉的作用，为临床医家最为常用的中医治法之一，在中医治法中占有重要地位。《中医大辞典》载道：祛瘀活血，又称祛瘀生新、活血生新、化瘀行血，是祛除瘀血、流通血脉的方法。血液由于阻滞而变为瘀血，须祛除才能使血脉流畅。

　　古代文献中很早就有关于活血化瘀法及软坚散结法关联的记载存在，《灵枢·百病始生》曰："肠胃之络伤，则血溢于肠外，肠外有寒汁沫与血相搏，则并合凝聚不得散而积成矣"。而在《中医临床诊疗术语国家标准（治法部分）》中，软坚散结法的定义为：具有行气活血、软坚散结等作用，适用于气血瘀滞等所致瘿瘤、肿块、癥积等的治疗方法。这一定义明确地指出软坚散结法与活血化瘀法存在共通之处。活血化瘀法和软坚散结法均有清除病理产物堆积的作用，为癥瘕积聚类疾病的常用治法。软坚散结和活血化瘀不尽相同，软坚散结主要作用于局部的结聚或结块，使之渐消缓散，而活血化瘀作用于血行涩滞不畅引起的局部或全身的血瘀证。其适应病证及常用药物存在相互交叉部分，而在治疗侧重点、作用角度及层次上有所差异，以下将对其异同点进行分析。

一、理论来源

　　软坚散结法和活血化瘀法最早均可追溯至《黄帝内经》。其中"疏其血气，令其条达""血实者宜决之""菀陈则除之者，出恶血也"等观点，指出对于"血实""恶血"等血瘀证，宜"决之""除之"，是活血化瘀法的理论起源。"坚者削之""结者散之"等记载则指出对于"坚""结"等

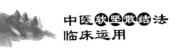

有形之征，宜"耎之""散之"，是软坚散结法的理论依据。

二、分类归属

软坚散结法和活血化瘀法均属于中医八法中"消法"的范畴。程国彭在《医学心悟》中明确了消法的概念："消者，去其壅也，脏腑、经络、肌肉之间，本无此物而忽有之，必为消散，乃得其平。"软坚散结法和活血化瘀法均具有消法的特性，可使因邪气留止，聚而不散，变生而成的以壅积为特征的癥瘕等消散于无形。

三、研究对象

软坚散结法和活血化瘀法均可用于全身多系统疾病的治疗。其中，活血化瘀法研究的主要对象为血行不畅致使瘀血形成而引起的血瘀证，病理产物主要为瘀血，其堆积方式由弥漫性的点状堆积向沿脉络线性堆积发展。此类病证的临床表现包括固定性疼痛或刺痛、绞痛，肌肤甲错，舌质紫暗或舌体瘀斑、瘀点，脉涩或结代等，具体症状常因其所瘀阻的部位不同而异。活血化瘀法包括行血祛瘀、破血逐瘀、攻下逐瘀等具体治法，一般行血祛瘀适用于血瘀气滞证，破血逐瘀、攻下逐瘀适用于血瘀重证。

至于软坚散结法，中医并没有相对应的"坚结"的证候名称。软坚散结法研究的主要对象为癥瘕、积聚、瘿瘤、瘰疬等结块类病证，是由痰浊、血瘀等病理因素凝滞日久、胶着难解、渐蓄坚牢而成的坚硬肿物，主要强调病证形态上的改变。近年来有学者提出"微型癥瘕"的概念，认为人在病理状态下呈现的微观组织形态改变，具有"假物成形""有形可征"的特征，如糖尿病肾病、器官纤维化、器官硬化等，亦可按照软坚散结法给予治疗。这种结块类病证的病理产物包括瘀血、痰饮、湿浊、结石等，堆积方式是在点状、线状堆积达到一定程度后形成的局部堆积。且由于病理产物久积，有成坚入络之势，具有顽固不易治愈的特点，甚则蕴积成毒，变生恶证。临床表现以局部肿块及由其引起的疼痛、压迫等症状为主。

从研究对象及其病机来看，软坚散结法所主的病理机制更为复杂，其针对的包块不如血瘀或者气血瘀滞这样单一，还会涉及痰浊、痰瘀互结等情况。从治疗层面来看，由于两者使用对象多有血瘀参与，因而软坚散结法与活血化瘀法的治疗范围有重合之处，如面对瘀血包块者，可活血化瘀与软坚散结并用。但活血化瘀偏重于治血的层面，注重整体调节作用，以整体带动局部，通过改善全身的血液运行状态来改善局部包块中的血运，从而促进包块变软；而软坚散结则偏重治疗包块的层面，更具有针对性，直击病灶，力强且专，并且大部分软坚散结药都具有化痰、祛痰、逐痰之效。从因果关系角度考虑，活血化瘀较注重"因"，从病因病机入手用药调节达到调畅血液循环目的；软坚散结更注重"果"，开门见山地直捣病所。

四、药物分类及用药规律

活血化瘀法有其独立的用药篇章，即活血化瘀药，根据其作用强弱之不同，有和血行血、活血化瘀及破血逐瘀之分。而软坚散结法的用药多散见于活血化瘀药、化痰止咳药、清热药、泻下药、消食药、平肝息风药、补虚药等诸多药物中，目前尚无独立篇章对其进行单独介绍。这也从侧面说明软坚散结药兼有多种功效，可通过不同角度起软坚散结作用。

无论是活血化瘀法还是软坚散结法，在临床应用中单独作为主要治法仍然较少，均需要根据各类药物的不同特点，结合病因加以选择配伍。如使用活血化瘀法时，寒凝血瘀者，配温里散寒药；瘀热互结者，配清热凉血药；风湿痹痛，经脉不通者，配祛风湿药；癥瘕积聚者，配软坚散结药；久瘀体虚或因虚而瘀者，配补益药；根据"气行则血行"的理论，运用活血祛瘀药时常与理气药同用，以增强活血祛瘀之效。同样，使用软坚

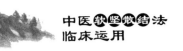

散结法时，应视具体情况而定，血瘀证者治以活血软坚散结；痰证者，治以化痰软坚散结；气滞者，治以理气散结；伴热证，辅以清热消痈，解毒散结；正气虚损者，扶正散结兼顾；若坚结病灶日久者，可灵活应用虫类药物；软坚散结法还应根据结节的部位、大小、个数、质地等情况灵活运用。

若血瘀日久形成癥坚结块，或气滞血瘀日久，或其他病理因素兼夹血瘀所致的结聚类病证，如《杂病源流犀烛》所云"邪积胸中，阻塞气道，气不宣通，为痰为食为血，皆得与正相搏，邪既胜，正不得而制之，遂结成形而有块"。此时软坚散结法与活血化瘀法多相兼为用。

五、注意事项

软坚散结法和活血化瘀法均属于治标之法，临床辨证用药需注意顾护正气，尤其是疾病属正虚邪实、虚实夹杂者。如王肯堂在《证治准绳》中所言：病之初期"治其始感之邪与留结之客者，除之、散之、行之，虚者补之"；病至中期"当祛湿热之邪，其块之坚者削之，咸以耎之，此时因邪久凑，正气尤虚，必以补泻迭相为用"；后期则"补益其气，兼导达经脉，使荣卫流通，则块自消矣"。此外，活血化瘀类药物易耗血动血，凡妇女月经过多及其他出血证无瘀血现象者忌用，孕妇慎用或忌用。软坚散结类药物多为咸、辛之味，"咸伤血""辛伤气"，应用时应注意用药剂量及疗程，避免"久服偏胜"，把握好"衰其大半而止"的尺度。

六、小结

综上所述，活血化瘀以治疗血瘀证为主，在疾病出现血液循环缓慢甚至停滞于脉内时，可根据血瘀程度，并结合病因，予以和血、活血、破血中药。软坚散结则以治疗由于气滞、痰浊、血瘀日久而形成的顽固性、结块类病证为主，对于胶着难解的病理性结块，可以直切病机，软化病所，迅速起效。如果患者的瘀血症状明显，软坚散结常与活血化瘀两法结合使用，以求达到最佳临床疗效。活血化瘀法与软坚散结法均为治疗常用方法，两者互相交织，又各有侧重。临床应用中，应当详细询问病情，仔细分析患者痰浊瘀阻情况，辨证施治，以寻求更好的疗效，使患者有更多的临床获益。

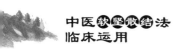

第十三章　软坚散结法与延缓衰老

　　衰老是机体各组织、器官的正常生理功能随年龄增长而出现衰退的过程。"老"是人体生命必经的阶段，而"衰"则是伴随"老"而出现的，"老而衰"是生命发展的普遍规律，"老而不衰"则是人类养生的目标和追求。我国是世界上老年人口最多的国家，从国家统计局 2021 年第七次全国人口普查数据来看，60 周岁及以上的人口约 2.64 亿，占总人口比重的18.70%，65 周岁及以上的老年人口约 1.9 亿，占总人口比重的 13.50%，且老龄化程度持续加深。如何延缓衰老，积极应对老龄化带来的种种难题是我国 21 世纪最受关注的话题和最严峻的挑战之一。

　　中医药基于整体观念和辨证论治的特点在减缓、防止衰老的研究中有不可或缺的优势。在"虚则补之""实则泻之"的思想指导下，目前文献中对于延缓衰老的中医药干预，多在补益虚损或攻补兼施的建构下进行阐述。随着近年来老龄人口中恶性肿瘤、心脑血管相关疾病等发病率的提高，有形实邪积滞对衰老发生发展的影响越来越明显，"脉中积""微型癥瘕"等学说层出不穷。清代医家毛对山也曾形容老年人如"积秽沟渠，必多壅塞"。可见，疏通壅塞在延缓衰老的过程中具有不可忽视的意义，而软坚散结法具有使结块由硬变软、渐消缓散的作用，是疏通壅塞、延缓衰老的重要补充手段。

一、衰老的中医病机为本虚标实

　　衰老是机体长期的动态变化过程。衰老的主要病机可概括为本虚标实、虚实夹杂。"本虚"是衰老及相关老年病发生的生理性因素，是指先天禀赋不足，后天调摄失当，从而导致脏腑功能衰退，阴阳失调，精气血津液亏虚。而"标实"是基于脏腑虚损导致脏腑功能失调而产生的病理性产物及致病因素，是指由于气血运行不畅，津液代谢失常，进而产生气滞、痰浊、血瘀等病理性改变。本虚与标实通常相互作用，本虚导致标实，标实使本愈虚，恶性循环，逐渐导致全身性形态衰惫，多脏器功能减退。

由于衰老的过程缓慢而漫长，气滞、痰浊、血瘀等病理产物日积月累，容易相互胶结形成有形、顽固的"坚结"，蓄积于脏腑、经络、肌肉之间，成为继发致病因素，进一步壅塞气机，阻碍气血正常运行，痹阻脉道，损坏形体，从局部到全身，加速衰老。

二、"坚结"是衰老与老年病的重要病理特点

老年病是衰老的重要体现，衰老通常伴随着老年病，老年病的发生发展加速衰老的进程。而"坚结"则是衰老与老年病共有的重要病理特点。

《说文解字》中，"坚"有坚硬之义，"结"是指丝丝交织在一起不可分解。董振华等把"坚结"引申为临床上由气滞、血瘀、痰浊等有形实邪交织缔结所形成的坚硬结节之物，如癥积、结节、体内包块等，西医则常表现为影像学可见的占位性病变及病理检查所示的纤维组织增生等。"坚结"作为核心病理特点，广泛存在于多种老年病中。根据 2018 年《中国老年疾病临床多中心报告》，65 岁以上老年人主要住院患病前五位分别是恶性肿瘤、高血压病、缺血性心脏病、糖尿病、脑血管疾病，患两种或以上共病的老年患者比例高达 91.36%。此外，皮肤衰老也是当代女性随年岁增长最关心的问题之一。以下将以恶性肿瘤、心脑血管疾病、糖尿病和皮肤衰老为例，阐述"坚结"与衰老及老年病的重要联系。

1. 恶性肿瘤与"坚结"

衰老是恶性肿瘤发生的重要危险因素之一，恶性肿瘤发生率与年龄增长呈正相关。恶性肿瘤以结节、实体瘤为主要表现，影像学检查常见占位性病变。《诸病源候论》中把肿瘤泛称为"积聚""癥瘕"，言"诸脏腑受

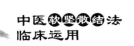

邪，初未能为积聚，邪气留滞不去，乃成积聚""腹内结强……久而不瘥，积于年岁，转转长大，乃变成癥瘕病也"。《卫济宝书》首次提出"癌"的病名，而后杨士瀛在《仁斋直指方论》中对"癌"的临床特点做出论述："癌者，上高下深，岩穴之状，颗颗累垂。"《三因极一症证方论》进一步具化肿瘤的特征："坚硬不可移者，名曰石瘿。"以上描述均反映了恶性肿瘤具有坚硬如石，推之不移的特点，与陈士铎"病有坚劲而不肯轻易散者"的认识极为相似，可谓之"坚结"。"坚结"的产生会影响气血的正常流通，致使气血运行障碍，从而加速衰老，如张景岳所云："积聚渐久，元气日虚。"

2. 心脑血管疾病与"坚结"

高血压病、缺血性心脏病、脑血管疾病等心脑血管疾病的共同病理基础是动脉粥样硬化。而血管衰老会增加动脉粥样硬化的易感性。现代医学认为，脂质代谢障碍为动脉粥样硬化病变的基础，其特点是受累动脉病变从内膜开始，先有脂质和复合糖类积聚、出血及血栓形成，进而纤维组织增生及钙质沉着，并有动脉中层的逐渐蜕变和钙化，导致动脉壁增厚变硬、血管腔狭窄。这一生理病理过程与中医痰瘀互结的观点不谋而合。张艳调查 380 例心、脑动脉粥样硬化患者发现痰瘀互结证在各证型中构成比最高，占 32.63%。国医大师阮士怡提出"脉中积"的概念，认为动脉粥样硬化为脉中之积聚，虽触之不及，实为痰湿、瘀血等有形之物凝滞脉壁而形成，并将有形实邪互结的病理变化归纳为"坚""结"二字。血管衰老和动脉粥样硬化两者相互影响，互为因果并恶性循环，共同促进血管相关疾病如高血压、冠心病、周围血管病及脑血管疾病等的发生与发展。

3. 糖尿病与"坚结"

衰老是糖尿病的高危因素之一，老年糖尿病患者具有症状不典型、并发症和 / 或伴发病多等特点，且慢性并发症风险更高、病变更重、致残率和致死率更高，早期发现及管理尤为重要。其中，糖尿病肾病是最主要的微血管并发症之一，也是目前引起终末期肾病的首要原因。糖尿病肾病的病理表现主要为肾小球系膜增生、基底膜增厚和 Kimmelstiel-Wilson 结节等，借助仪器可观察到其具有"假物成形""有形可征"的微观组织形态改变。国医大师吕仁和提出"微型癥瘕"学说，认为糖尿病肾病的发生实质上是消渴病日久不愈，伤阴耗气，痰郁热瘀互相胶结，深伏肾络，痼结难去，形成"微型癥瘕"的过程。王莹等分析 324 例糖尿病肾病患者的临床证候资料发现，糖尿病肾病早期以气阴两虚兼气郁、血瘀、结热为主，中期以气阴两虚兼气郁、血瘀、湿热为主，晚期以阴阳两虚兼血瘀、气郁和浊毒为主，其演变过程与"微型癥瘕"从无形易变之"瘕聚"至有形难移之"癥积"的动态微观病机相契合。"微型癥瘕"的实质是热结、气滞、血瘀、痰湿相互搏结而成的产物，与"坚结"相似，均具有坚著不能移的特征。"微型癥瘕"的持续发展，可损伤肾脏本身，进而影响肾脏的功能，从而导致各种肾脏疾病的发生。

4. 皮肤衰老与"坚结"

皮肤衰老是机体衰老最直观的外在表现。皮肤衰老主要有皮肤晦暗、干涩、弹性降低、皱纹、黄褐斑等表现。以黄褐斑为例，徐亭亭统计 207 例黄褐斑患者的病性发现，气滞、血瘀、痰阻的占比高居前三位。《灵枢·经脉》曰"血不流则毛色不泽，故其面黑如漆柴者"，《本草纲目》载"黚黯是风邪客于肌肤，痰饮渍于腑脏，即雀卵斑，女人名粉滓斑"，可见其症状与瘀血痰浊内停密切相关。随着机体逐渐衰老，气血津液亏虚，运行缓慢，久而停留为瘀、为痰，凝滞脉道，阻于腑脏，使身体持续失于濡养。"有诸内必形诸外"，有研究发现，当相应脏腑发生病变时，相对应的背俞穴功能带可出现结节或条索。这种结节或条索可以说是"坚结"的一种表现，容易形成病理状态下的阳性反应点，卡压伏行于经脉分肉之间，使气血郁滞无法上达及濡养颜面部，在外表现出不同严重程度的黧黑黄褐之斑，使机体更显衰老之象。

三、软坚散结可作为延缓衰老的有效手段

衰老以虚为本，但由于人体生理病理变化的复杂性，衰老乃至老年病往往虚中夹实。衰老的过程中会出现气血流通受阻、脏腑经络形体官窍失

养、脏腑功能日渐衰退等表现。气血作为营养运输的载体,其条达顺畅是脏腑组织器官受到滋养、发挥正常生理功能的重要保障,也是延缓衰老的关键环节。如《素问·生气通天论》所云:"是故谨和五味,骨正筋柔,气血以流,腠理以密,如是则骨气以精,谨道如法,长有天命。"对于中医延缓衰老的方式,目前主要有两派主张:一派认为应以补益虚损为主,包括补气血和益脾肾等;一派则主张攻补兼施,在补益虚损的基础上给予理气化痰祛瘀。无论哪一种,最终目的都是调和气血,发挥气血"补"的作用,使之可以濡养五脏六腑,维持身体功能,延长寿命,"度百岁而动作不衰"。补益虚损是从"虚则补之"的角度扶正气,固本元,是延缓衰老的根本治法。而理气化痰祛瘀是针对体内有气滞血瘀痰浊的病理性衰老的治法,看似为攻,实则以通为补。同样是以通为补,针对有形实邪积滞而成的"坚结",软坚散结法则更为直接,作用力度更强的一种治法,对于老年人的长年积累形成的顽固壅滞,更为有效,是延缓衰老的重要辅助手段。适时运用"软坚散结"可阻断老年病病情演变,通过疏通壅塞而达到气血通调、营养全身、延缓衰老的目的。张子和言"癥瘕尽而荣卫昌,不补之中,有真补者存焉",所谓推陈致新,即是此理。在重视补益虚损的基础上,施以软坚散结,补中寓通,通补共进,延缓衰老可收事半功倍之效。

1. 软坚散结法中药应用

软坚散结中药具有显著地降解病灶、改善血管微循环、抗肿瘤的作用,目前已经广泛应用于多种老年常见病的治疗。

国医大师王琦认为,前列腺增生症前期为癥积期,具有"肾气虚馁为本,痰瘀互结为标"的病机特点,强调治疗时需注重软坚散结,尤其是排尿困难者,常用炮山甲、莪术、昆布、海藻、鸡内金等以保证小便排出顺畅。眼科大家祁宝玉在治疗老年黄斑变性、视网膜动脉硬化等眼底退行性病变时,考虑到其病变前期大多有眼球血脉络道狭窄或闭塞的病理改变,常配伍运用软坚散结药物,如鳖甲、牡蛎、夏枯草、海浮石等,取得满意疗效。这些应用思想,可理解为通过祛除实邪积滞,使气血畅流于脏腑经络,进而达到"五脏元真通畅,人即安和"的目的。Feng 的研究指出,细胞过度增殖或细胞凋亡减少是恶性肿瘤发病的核心机制，白花蛇舌草提取物（EEHDW）能够通过抑制多种与直结肠癌相关的信号通路如 AKT、MAPK 和 STAT3 通路等，从而抑制细胞增殖、诱导细胞凋亡以抑制肿瘤血管形成。还有研究表明，从昆布、海蒿子、羊栖菜中提取的海藻多糖能显著延长线虫寿命，其机制可能与海藻多糖对羟基自由基、超氧自由基的清除有关。而同样具有软坚散结功效的海藻不仅富含海藻多糖，还富含 DHA、藻胆蛋白、叶黄素等成分，有提高皮肤的屏障功能、增进皮肤水合作用、皮肤弹性、提升机体免疫力、抗氧化的作用，是皮肤抗衰老理想的保健食品原材料。

2. 软坚散结法成方应用

以软坚散结法为指导的药对及专方，更是具有针对性地综合调治老年病的方法。全蝎、僵蚕是施今墨用于通络软坚的经验用药。有学者认为血管性痴呆具有肾虚、血瘀、痰浊相兼为患的病机特点，在通脉益智方基础上加用全蝎、僵蚕，疗效满意。仝小林认为高血压病具有脉管僵硬、艰涩、狭窄的"革"态特征，主要病机为"痰瘀阻脉"，自拟经验方软脉活血汤（莪术、三七、浙贝母、海藻），每遇"革"态高血压即以此为基础方加减治疗。叶小汉报道，临床上采用软坚散结方（鳖甲、三棱、莪术、胆南星、枳实、石斛）治疗颈动脉粥样硬化患者可有效降低血脂，减小颈动脉内膜中层厚度，降低心脑血管事件发生率和再住院率。《石室秘录》指出："有形之物盘踞于中，无形之气必耗于外。"不论是血管性痴呆、高血压还是动脉粥样硬化，均存在痰瘀互结，盘踞坚牢的病机，把握病机，投以软坚散结，则"坚之性可缓，坚之形可化，坚之气可溃，坚之血可消"。

肝纤维化是各种慢性肝病向肝硬化甚至肝癌发展过程中的关键步骤及影响慢性肝病预后的重要环节。1 项纳入 15 个临床随机对照试验，包含 1 315 例患者的荟萃分析显示：由经方衍化制成的中成药鳖甲煎丸联合核苷类药物或干扰素治疗慢性乙肝或乙肝肝硬化可显著降低肝纤维化指标 HA、Ⅳ-C、PC-Ⅲ，改善肝功能 AST、ALT，表现出明显的抗纤维化、改善肝功能以及改善临床症状的效果。1 项纳入 8 个临床随机对照试验，

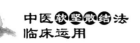
包含 307 例患者的荟萃分析显示：中成药复方鳖甲软肝片有明显的抗纤维化作用并可使代偿性肝硬化在一定程度上逆转。现代研究表明，鳖甲煎丸和复方鳖甲软肝片抗肝纤维化的机制可能与阻断 NF-κB 信号通路，从而加快细胞外基质降解及下调 TGF-β_1 表达，抑制胶原合成与降解有关。

3. 软坚散结法其他应用

中药外治和针灸的应用也体现了软坚散结法在延缓衰老方面的思路与方法。

中药外治的原理与内服相同。《理瀹骈文》有言："外治之理，即内治之理；外治之药，亦即内治之药，所异者法尔。"对于外在表现为硬结、纤维化的皮肤疾病，外敷软坚散结方药同样有效。以下肢静脉性溃疡为例，溃疡周围的皮肤具有慢性静脉疾病引起的皮肤损害如色素沉着、硬化、皮肤纤维化、静脉曲张、皮炎等。《血证论》云："此血在身，不能加于好血，而反阻新血之化机。"刘惠洁以自拟软坚散结膏贴敷于患处，使药效直达病所，对皮肤硬化、纤维化等皮肤损害及疼痛的疗效颇佳。

针刺"解结法"和灸法的应用是《内经》中"坚者软之，结者散之"思想的贯彻和发挥。《灵枢·刺节真邪》记载："坚紧者，破而散之……此所谓以解结也。"薛立功认为经筋反复的创伤修复可导致"横络盛加于大经，令之不通"，形成结筋病灶点，进一步加剧经筋损伤，采用长圆针解结法治疗经筋痹痛可取得较好疗效。董宝强以长圆针针刺背俞穴，解结阳性反应点，快速疏通经络，也可使气血上达颜面部从而快速消退黄褐斑。

张景岳则从灸法的角度扩大了软坚散结法的应用。《景岳全书》载："坚顽之积，非用火攻，终难消散，故莫妙于灸……灸之火力所到，则其坚聚之气自然以渐解散。"坚积之病，由气血坚凝而成，灸法寓软坚散结于温补气血、温通经络之中，可使气血活而坚块自消，此与《石室秘录》中"倘徒攻其块，而不知温补之药，则坚终不得消"的思想异曲同工。邹蜜将艾灸应用于晚期胃癌癌性疼痛的治疗中，与止痛药物相互辅助，对于减轻疼痛、提高生命质量有明显帮助。

四、小结

衰老的病机复杂，近年来，脉中积、微型癥瘕等理论的提出，进一步丰富了衰老的病机内涵。衰老的实质是机体虚衰，病理产物堆积，进而衍生老年病，渐致形态衰惫、脏器功能减退的过程。辨清虚实，审因选法，虚实兼顾是延缓衰老的关键，通过调节起居、饮食、运动及中药进补等方式补益虚损十分重要。但在重视"本虚"的基础上，同时关注"标实"也必不可少。行气化痰祛瘀作为和缓的治法对于气滞痰浊血瘀有一定的裨益。但对于日久交织缔结形成的"坚结"，软坚散结法也愈发显示出其对抗和延缓衰老的重要参考价值。软坚散结法可通过软散坚结、以通代补的形式，疏通壅塞之堤，通达机体之滞，防止其继续阻塞机体气血的生生不已，从而保持机体气血津液畅通无阻以延缓衰老。通过当前对单味中药、药对专方、中成药、外治法、针刺艾灸等手段的经验总结及临床疗效的审视，可见软坚散结法治疗老年相关疾病疗效可观，从而论证了中医运用软坚散结法延缓衰老的可行性。

但值得注意的是，衰老引起的"坚结"，性多坚固而来势较缓，虚实夹杂，不可迅速消除。延缓衰老是一个较长的过程，软坚散结常需要长期用药，故在具体用量时需更为审慎。软坚散结药味多辛咸，《素问·生气通天论》云"味过于咸，大骨气劳，短肌，心气抑……味过于辛，筋脉沮弛，精神乃央"，因而使用软坚散结类药物时应注意"有故无殒，但取无过"。

综上所述，中医软坚散结法的应用或能发挥延缓衰老领域的鲶鱼效应。但目前对中药、方剂的药理学机制尚缺乏多层次、多角度的综合探讨与评价，临床疗效方面也欠缺高质量多中心大样本的临床随机对照试验或真实世界研究，这可能是未来延缓衰老领域的一大突破口，对于减轻社会养老及医保系统压力有深远意义。

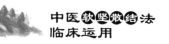

第十四章　软坚散结法临床试验研究

近年来以增生、结节、硬化、斑块、息肉、肿瘤、器官纤维化等为病变特点的"坚""结"类疾病发病率日益增高。软坚散结法是基于"异病同治"理论用于治疗"坚""结"类疾病的治法，治疗这些疾病在软化与缩小坚结病灶、改善患者症状、减轻西药副作用及预防复发等方面疗效显著。现就软坚散结法治疗癥瘕积聚、微型癥瘕积聚、恶性肿瘤等"坚""结"类疾病的临床研究现状进行简要概述。

一、软坚散结法治疗癥瘕积聚类疾病

癥瘕积聚类疾病主要指腹部包块，包括子宫肌瘤、子宫内膜异位症等妇科疾病以及肝硬化、肝纤维化等内科疾病。癥瘕积聚类疾病多表现为明显的"有形"之征，软坚散结法的使用在其治疗中有着显著优势。

妇科癥瘕积聚类疾病的病因病机以血瘀为主，活血化瘀为最常用治法。但瘀血蓄留日久，结而成癥，愈结愈坚，辅以软坚散结之剂，对克削有形癥积有明显帮助。根据活血化瘀、软坚散结而制订的处方，有的已开发成成药，如东直门医院名老中医肖承悰拟订的肌瘤内消丸，可以缩小子宫肌瘤并控制肌瘤生长，减少出血；郭志强制订的化瘀宁坤液灌肠，对于改善慢性盆腔炎患者痛经、盆腔粘连等症状，改善全血黏度、红细胞聚集指数、红细胞刚性指数等血液流变学参数以及微循环有明显益处。广州中医药大学第一附属医院通过临床和实验两方面证实了罗氏内异方缩小异位内膜病灶以及改善疼痛症状、提高妊娠率等作用，在治疗子宫内膜异位症方面取得了较好的临床疗效，尤其是对中、重度患者，在抑制病灶发展、防止复发方面效果优于激素药物治疗。随着临床研究方法学的进步，中国中医科学院王志国团队对软坚散结法的疗效进行临床评价，以子宫肌瘤为例，结果表明中医软坚散结法联合或不联合西医疗法治疗子宫肌瘤能更好地改善子宫肌瘤体积、改善血清激素水平的临床疗效，具有临床安全性较好，不良反应较少的特点。

肝硬化、肝纤维化等内科疾病是软坚散结法的优势病种，经典名方鳖甲煎丸最早即为"胁下痞块"而创制。随着国家政策对经典名方和中成药的重视，目前已有多种软坚散结中成药进入国家医保目录和国家基本药物目录，如鳖甲煎丸、复方鳖甲软肝片、安络化纤丸等。相关荟萃分析显示：鳖甲煎丸联合核苷类药物或干扰素治疗慢性乙肝肝纤维化优于单用核苷类药物或干扰素类药物，表现出较明显的抗纤维化效果，有明显的改善肝功能作用；复方鳖甲软肝片联合恩替卡韦治疗乙肝性肝硬化代偿期患者比单独应用恩替卡韦能更加确实有效降低肝脏硬度值；安络化纤丸与恩替卡韦联合用药在改善肝纤维化和肝功能上较单用恩替卡韦更有优势。其中复方鳖甲软肝片、安络化纤丸等软坚散结中成药还被纳入 2019 年版《肝纤维化中西医结合诊疗指南》和 2017 年版《肝硬化腹水中医诊疗专家共识》中，受到了中西医临床专家的一致认可。

二、软坚散结法治疗微型癥瘕、微型积聚类疾病

国医大师吕仁和提出"微型癥瘕"学说，认为糖尿病微血管并发症发病的过程是"微型癥瘕"形成的过程，用药在重视活血化瘀的基础上强调软坚散结，常用莪术、卫矛、夏枯草、山慈菇、海藻、牡蛎等，显著提高了糖尿病肾病等微血管并发症的治疗效果，有利于并发症的预防和治疗。此后现代医家对此概念进一步延伸，提出了"微型积聚""脉中积"等概念，将心力衰竭、动脉粥样硬化、器官纤维化、慢性阻塞性肺疾病引起的气道重组等疾病纳入微型癥瘕积聚的范畴，并将软坚散结法应用于相关疾病的治疗，扩充了软坚散结法的治疗疾病谱。近年来也有较多临床研究为软坚散结法治疗微型癥瘕积聚的疗效提供佐证。

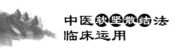

国医大师阮士怡以软坚散结为主要治疗原则创立了新生脉散,并由天津中医药大学第一附属医院制成片剂,通过临床研究和随访观察已证实其是治疗心力衰竭气虚血瘀痰阻证的有效制剂,研究表明,新生脉散片能降低心力衰竭患者血清血管紧张素Ⅱ和内皮素水平,使左室重量指数减少,明显改善患者的心室舒张功能,明显提高患者的运动耐量,并明显提高心力衰竭患者的生活质量,此外还能改善患者临床症状、血压、血脂、左室肥厚以及C反应蛋白等危险因素。东莞市中医院叶小汉团队以软坚散结法为指导,创立心脉康片,通过系列临床研究发现,该方与血脂康胶囊、辛伐他汀相比,不仅能更有效地降低血脂,消退颈动脉粥样硬化斑块,并且可降低颈动脉粥样硬化患者血清高敏C反应蛋白,降低心脑血管事件及再住院的发生率;对于高血压患者还有改善左心室肥厚程度的作用。西苑医院张燕萍团队以旋覆花汤为基础,加用软坚散结、通痹活血、益气养阴中药组成肺纤通方,治疗特发性肺间质纤维化也取得了一定疗效。

三、软坚散结法治疗恶性肿瘤

恶性肿瘤是一种全球范围内发病率和病死率均较高的疾病,严重影响了人们的健康及增加了社会经济负担。流行病学研究表明,近几十年来,中国恶性肿瘤的发病率呈上升趋势。手术和放、化疗是治疗恶性肿瘤的重要手段,但也容易引起胃肠道反应、免疫功能抑制等诸多不良反应。中药治疗作为多靶点、多功效、副作用小的一种治疗手段,在恶性肿瘤的治疗中占据独特优势。软坚散结法是恶性肿瘤中医治疗的常用治法。

近年来多家三甲医院将依据软坚散结法配制而成的院内制剂用于肿瘤的治疗,相关临床试验均取得显著进展。如湖南中医药大学第二附属医院的菊藻丸,联合替吉奥胶囊治疗中晚期胃癌可缩小瘤体,改善血清中肿瘤标志物以及免疫细胞水平;配合手术及化疗治疗乳腺癌术后复发转移患者可提高患者的5年生存率,降低术后复发转移率,此外对于生活质量还有改善作用。河南省中医院的十二味抑瘤胶囊联合化疗对非小细胞肺癌有缩小肿瘤病灶、改善生活质量的效果。江苏省中医院的消瘤止痛膏外敷治疗原发性肝癌，可明显缓解疼痛，延长止痛效果持续时间，并对稳定瘤体有一定作用。多项研究表明，在手术或放、化疗基础上加用软坚散结方药可使恶性肿瘤患者获益，达到增效减毒的目的，临床疗效优于单纯的手术或放、化疗。此外大量动物实验研究表明，软坚散结中药对于抗肿瘤和改善肿瘤微环境有一定的作用，其药理作用及抗肿瘤机制研究已成为目前国内外研究的热点。

四、软坚散结法治疗以结节、增生、息肉为主要表现的疾病

现代人工作压力大，加之常有饮食不节等不良生活习惯，导致甲状腺结节、乳腺增生、直结肠息肉等疾病的检出率日渐增高，增加了相应癌症的潜在发病风险。软坚散结法对于结节、增生、息肉等有直捣病所、渐消缓散的作用，基于中医"未病先防、既病防变"的预防思想，软坚散结法越来越受到临床医生的重视。

甲状腺结节属于中医"瘿病"的范畴，软坚散结法相关经典名方最早便是为之而设，如海藻玉壶汤、消瘰丸、内消瘰疬丸等，沿用至今。相关临床研究显示，海藻玉壶汤可显著缩小甲状腺结节最大直径和结节最大横截面积，且改善甲状腺功能，是一种值得推广的甲状腺结节保守治疗药物。消瘰丸也被广泛应用于甲状腺功能亢进症、甲状腺功能减退症、甲状腺结节、桥本甲状腺炎等甲状腺疾病的治疗中，均取得良好临床疗效。江苏省中医院根据瘿病日久易化热而形成痰热互结证的特点，在原有消瘰丸基础上加入夏枯草形成消瘰丸Ⅱ号方，并通过随机对照试验，对 80 例良性甲状腺结节患者进行观察，结果证实消瘰丸Ⅱ号方治疗良性甲状腺结节 3 个月，对于改善甲状腺结节最大直径、临床疗效以及中医症状积分有明显疗效，总有效率达约 70%，疗效优于无药物治疗组。内消瘰疬丸具有同样的缩小甲状腺结节的作用，有研究指出，内消瘰疬丸还可用于肺结节、乳腺增生等结节性疾病的治疗。王志国团队通过荟萃分析研究发现，软坚

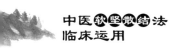

散结方药或联合西药可降低乳腺结节硬度积分,有"软坚"之效,可缩小乳腺结节体积甚至可完全消除,有"散结"之效,并且可将孕酮、雌二醇等激素向正常水平调节,提示软坚散结法在宏观改善乳腺结节外在体征的同时调整人体微观激素水平,做到从宏观到微观,从局部到整体改善人体功能,消减乳房结节、包块。软坚散结法对直结肠息肉、胆囊息肉的治疗及研究也取得了一定进展。

软坚散结法在现代临床应用中涉及多系统疾病。结合软坚散结法独特的疗效,我们有理由相信软坚散结法是治疗癥瘕积聚类疾病、微型癥瘕积聚类疾病、结节性疾病、肿瘤等疾病的必备治法。在治疗中,结合病因选择合适的软坚散结法,可有效清除病理产物;在疑难杂症治疗方面,以软坚散结法为主或为辅,或者协同进行综合治疗可相得益彰,提高疗效。近年来,软坚散结法的临床研究及临床证据越来越多,对于推动软坚散结法的研究、开拓新思路、建立新方法都起到了积极作用,系统深入地研究软坚散结法对临床"坚""结"类疾病的干预,必将在保障人民健康的过程中发挥越来越大的作用。

第十五章　软坚散结法基础实验研究

随着软坚散结法在"坚""结"类病证的临床治疗中广泛应用，其作用机制也受到越来越多的关注。近年来一系列研究均表明软坚散结中药在软化和缩减病灶方面有一定疗效。以下将对软坚散结药的药理作用及机制进行简要总结，以期阐释软坚散结法的现代科学内涵，为软坚散结法的临床应用提供理论参考。

一、抗凝血作用

血瘀是"坚""结"类病证发生的重要病理因素，血瘀通常表现为血小板聚集性增高、血液凝固性增高以及血液流变学异常。软坚散结中药及其复方对于抑制血小板聚集、抑制血栓形成和改善血液流变学方面有一定作用，近年来国内外学者在这方面做了大量工作。

1. 抗血小板聚集和抗血栓

（1）延长凝血时间：软坚散结药如昆布、三棱、莪术等在一定质量浓度范围内对凝血活酶时间、凝血时间均有明显的延长作用，能够延长动物实验性出血时间并增加出血量，抑制动、静脉血栓的形成，并具有量效依赖关系。

（2）抑制血小板聚集：软坚散结药可抑制凝血酶诱导的血小板活化，并对血小板聚集有一定抑制作用。有学者从昆布中纯化了4种岩藻聚糖（B-Ⅰ，B-Ⅱ，C-Ⅰ，C-Ⅱ），并发现C-Ⅰ和C-Ⅱ的抗凝活性分别约相当于肝素的81%和85%。

2. 改善血液流变学

血液流动性与血液黏度密切相关，血液黏度的增高会使血液流速减慢

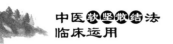
或停滞，血流量减少，导致微循环障碍。大量实验证实，软坚散结方药可有效提高红细胞变形指数以改善红细胞变形性，并通过减小血液中的血细胞压积、减慢红细胞沉降率从而降低全血黏度，对血瘀模型能较好地改善血液的浓、黏、凝、聚。因此，具有改善血液流变学、改善微循环的作用。

二、抗肿瘤作用

肿瘤是"坚""结"类病证的常见疾病之一。软坚散结类方药抗肿瘤作用机制的研究是目前研究的热点。

1. 抑制癌细胞增殖和诱导癌细胞凋亡

现代医学认为，细胞增殖与凋亡失衡是恶性肿瘤发病的核心机制。细胞过度增殖或细胞凋亡减少是肿瘤发生的生物学基础，所以这种生物学失衡在恶性肿瘤的发生发展中具有重要的意义。因此在对恶性肿瘤的治疗上要改变肿瘤细胞失衡环节，不仅要阻断细胞生长周期，抑制肿瘤细胞分裂增殖，还要积极促进细胞凋亡。越来越多的研究发现，软坚散结药一方面能抑制癌细胞的增殖，通过抑制肿瘤细胞 DNA 形成，影响肿瘤分裂时微管形成等途径，从而抑制肿瘤的生长，并呈现时间-剂量相关性。另一方面能诱导癌细胞凋亡，通过促进 T 淋巴细胞、巨噬细胞等免疫细胞和成纤维细胞等在癌灶周围形成反应带，局限并杀伤癌细胞，从而发挥抗肿瘤的作用。此外，还可有效地抑制癌细胞的侵袭性，有助于控制肿瘤转移。

2. 改善肿瘤微环境

现代医学认为，肿瘤的硬度增加与肿瘤间质微环境改变有关，肿瘤间质微环境能够促进肿瘤血管形成，为肿瘤细胞提供营养支持，促进结缔组织增生，为肿瘤细胞生长提供结构支撑。肿瘤形成过程中间质微环境的改变主要表现为肿瘤相关成纤维细胞（cancer-associated fibroblasts，CAFs）的增多以及由 CAFs 诱导的细胞外基质重建，进而导致肿瘤密度增加，而肿瘤细胞分泌的成纤维细胞生长因子（basic fibroblast growth factor， bFGF）是 CAFs 的主要来源之一。有研究发现，软坚散结药中的硫酸多糖与硫酸糖肽等成分具有软化肿瘤微环境的作用，能够抑制肿瘤细胞 bFGF 的表达、分泌，硫酸多糖与糖肽还能够抑制 bFGF 诱导的内皮细胞的增殖、迁移，促进内皮细胞凋亡，进而抑制肿瘤血管形成，导致肿瘤组织液化坏死。同时，还能改变肿瘤细胞骨架蛋白肌动蛋白的分布，抑制肿瘤细胞的增殖、迁移，促进其凋亡。

3. 抑制肿瘤新生血管生成

肿瘤血管为癌细胞的生长提供了丰富的营养成分、氧气和生长因子等，同时与癌细胞的转移密切相关。因此，抑制肿瘤血管形成，阻断肿瘤细胞的营养供给，可以抑制肿瘤的生长还可以降低癌细胞的浸润和转移。研究表明，软坚散结药具有抑制肿瘤新生血管的作用，通过降低肿瘤组织微血管密度，抑制关键血管生成因子的表达，可防止新生血管生成，从而抑制肿瘤生长。

4. 联合放、化疗增效减毒

软坚散结方药有提高放、化疗抗肿瘤效能、减轻其毒性的作用。有研究发现，软坚散结药可增加肝癌细胞、乳癌细胞对化疗药 5- 氟尿嘧啶、氨甲喋啶、丝裂霉素、阿霉素、环磷酰胺的敏感性，且延长有效作用时间。软坚散结方剂能使 5- 氟尿嘧啶在体内血药浓度的达峰时间显著缩短，并显著减少其表观分布容积，抑制其由血液向组织中分布，显著增加 5- 氟尿嘧啶体内平均滞留时间，且较单用 5- 氟尿嘧啶可增加中位生存期和生命延长率。

三、抗纤维化作用

器官纤维化属于中医"微型癥瘕"的范畴。纤维化是指由于多种急、慢性病变而引起心、肝、肺、肾等主要器官组织实质细胞减少和间质细胞增多，持续进展可导致结构破坏和功能减退，乃至脏器衰竭。各器官组织纤维化的共同病理基础是实质细胞发生坏死，细胞外基质（extracellular

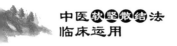

matrix，ECM）代谢异常、过度沉积，只是 ECM 沉积位置不同。相关研究指出，软坚散结药可通过减少转化生长因子 β 的表达来抑制结缔组织生长因子的分泌，以及抑制肝星状细胞活化、抑制胶原沉积等途径，从而减少 ECM 的分泌和沉聚，对肾纤维化、肝纤维化、心肌纤维化均有预防和治疗作用。同时，通过调控成纤维细胞活化与凋亡等途径，又可促进 ECM 分解，抑制其沉积，从而抗纤维化。

四、降脂、降黏附作用

痰湿是"坚""结"类病证的重要致病因素，是"有形"的物质基础，而脂类代谢异常则是痰湿产生的现代病理因素之一，血清中的黏附分子与痰的微观实质也存在某种内在的联系。

1. 降血脂

软坚散结药具有降血脂作用，可选择性地降低总胆固醇、甘油三酯、低密度脂蛋白胆固醇，升高高密度脂蛋白胆固醇。有研究指出，软坚散结药调脂作用与洛伐他汀比较无明显差异，其调血脂的机制可能是通过激活载脂蛋白及脂代谢酶的活性，以抑制肠道内外源性血脂和脂蛋白的吸收，加速胆固醇的代谢和促进胆固醇的排泄，从而调节总胆固醇代谢。

2. 降黏附

有学者提出"正常水平表达的黏附分子属于中医学的'津液'范畴，而病理性表达升高的黏附分子则属于痰"的观点，并指出高血脂、动脉粥样硬化、阿尔茨海默病、肿瘤、"瘿瘤瘰疬"等疾病的发生均与黏附分子的升高有关。软坚散结方药不仅能有效地调节动脉粥样硬化大鼠血脂的异常，还能下调主动脉内皮黏附分子 ICAM-1 的蛋白表达，进而抑制单核细胞向内膜浸润和免疫黏附，减少泡沫细胞的生成，抑制中膜血管平滑肌细胞向内膜迁移、增殖，对实验性高脂血症所致动脉粥样硬化有明显的保护作用。可见调节黏附分子的表达水平对于防治高脂血症、动脉粥样硬化等"微型癥瘕积聚"，减少甚至延缓其发生有着积极的意义。

五、其他

1. 抗氧化作用

氧化应激与恶性肿瘤、毒性弥漫性甲状腺肿、动脉粥样硬化、肝纤维化等疾病有深刻紧密的联系，氧化与抗氧化的失衡，自由基导致的生物大分子及组织的损伤，均与疾病的进展密切相关。减少或抑制自由基在体内的产生以及抗氧化治疗对于改善体内抗氧化防御体系、缓解病情具有重要意义。软坚散结药有清除自由基、抗氧化的作用，这可能是软坚散结法治疗"坚""结"类疾病的作用机制之一。相关实验证明，软坚散结药可以增强血浆中硫代巴比妥酸反应物质和叔丁基过氧化氢诱导的脂质过氧化作用，并对机体内抗氧化物酶类的活性进行保护，从而达到降低脂质过氧化作用对血管损伤的目的。

2. 抗炎、抗菌、抗病毒作用

"坚""结"类病证如盆腔炎性包块、器官纤维化、糖尿病肾病等通常伴随有炎症、细菌感染或病毒感染的表现。多项研究表明，软坚散结药可以通过抑制炎性细胞因子的过度表达等多途径、多环节、多靶点实现抗炎作用。此外，软坚散结药还具有广谱的抗菌活性；联合抗病毒药物使用可提高抗病毒疗效而且大大降低了耐药的发生率。

3. 调节机体免疫作用

《内经》曰："正气存内，邪不可干；邪之所凑，其气必虚。"中医学认为，癥瘕积聚类疾病的发生发展与机体的正气不足、邪气侵袭密切相关。一些软坚散结药有激活免疫细胞，增加免疫抑制实验动物的胸腺和脾脏指数，增加淋巴细胞增殖能力与巨噬活性，从而调节机体免疫的作用，尤其是在治疗肿瘤方面，效果更为显著。

4. 调节内分泌作用

激素表达异常是部分癥瘕类疾病发病的共同因素，如甲状腺结节、乳腺增生、子宫肌瘤等。研究证实软坚散结方药具有调节甲状腺激素、雌孕激素等的作用，而这可能是其使结节、肌瘤等缩小甚至消失的作用机制之一。

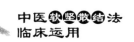

5. 降压、降糖作用

有学者将高血压、糖尿病肾病等归属于"微型癥瘕""微型积聚"范畴，而软坚散结法是常用治法。多项研究证实，软坚散结方药确有降低动脉收缩压，以及调节葡萄糖的吸收从而降低血糖等作用。

综上所述，相关实验研究成果表明，软坚散结方药在抗凝血、抗肿瘤、抗纤维化、降脂降黏附、抗氧化、抗炎抗菌抗病毒、调节机体免疫、调节内分泌等方面有一定的作用，这些都有可能是其降解病灶的机制。此外，中医方药中多种药物协同作用，能整体调节人体功能，发挥多向调节机制，因此常能取得"异病同治"效果，尤其是在防治肿瘤方面的作用更为显著。虽然软坚散结法的调控机制不断被发现，但仍需要更多的探索与研究来明确其具体的效应机制，为其临床应用提供更好的理论依据。

主要参考文献

[1] 董振华. 软坚散结法探讨 [J]. 北京中医，1988（5）：19-20.

[2] 张立双，张俊华，张晗，等. 浅谈软坚散结法的内涵与外延 [J]. 天津中医药大学学报，2021，40（2）：137-141.

[3] 张立双，张伯礼，张俊华，等. 软坚散结法临床应用规律研究 [J]. 中华中医药杂志，2018，33（5）：1897-1901.

[4] 孙坤坤，王加锋. 辛味药药性理论及归经应用 [J]. 山东中医药大学学报，2021，45（4）：458-461.

[5] 张静雅，曹煌，龚苏晓，等. 中药咸味药性表达及在临证配伍中的应用 [J]. 中草药，2016，47（16）：2797-2802.

[6] 顾思纯，杨柏灿. 癥瘕积聚的病证范围及治疗探析 [J]. 江苏中医药，2017，49（9）：11-13.

[7] 张逸雯. 中医学"结"的理论与应用研究 [D]. 北京：中国中医科学院，2020.

[8] 刘琪，谢盈彧，张军平. 阮士怡运用软坚散结法治疗冠心病动脉粥样硬化经验 [J]. 中医杂志，2018，59（11）：915-917.

[9] 丁英钧，肖永华，傅强，等. 糖尿病肾病"微型癥瘕"病理假说解析 [J]. 中华中医药杂志，2009，24（1）：27-30.

[10] 陈迎春. 印会河教授采用疏肝散结方治疗癥积经验 [J]. 中医研究，2019，32（9）：41-44.

[11] 刘彩凤. 软坚散结法治疗肝经循行路线结节性疾病的临床评价研究 [D]. 北京：中国中医科学院，2020.

[12] 闫晓玲，周剑. 祁宝玉运用软坚散结法治疗眼病的临床经验 [J]. 北京中医药，2014，33（5）：342-344.

[13] 张显龙. 活血软坚散结方治疗慢性肾脏病 4 期临床观察 [D]. 哈尔滨：黑龙江中医药大学，2018.

[14] 冯文伟，叶小汉，吕洪雪，等. 从"脉络积"理论论治动脉粥样硬化 [J]. 中医学报，2021，36（11）：2306-2309.

[15] 林洪生. 恶性肿瘤中医诊疗指南 [M]. 北京：人民卫生出版社，2014.

[16] 石潇，周慧灵，刘铸，等．林洪生以软坚散结法治疗肺癌的临床经验 [J]．世界中医药，2021，16（9）：1482-1484．

[17] 张琪琛，许雯．王玉生以软坚散结法治疗癌瘤 [J]．中医临床研究，2017，9（3）：113-114+118．

[18] 章永红，叶丽红，彭海燕，等．论癌症治疗的三大原则 [J]．南京中医药大学学报，2011，27（1）：4-6．

[19] 莫欣宇，王贤良，侯雅竹，等．鳖甲及其复方制剂抗脏器纤维化研究进展 [J]．中成药，2018，40（1）：158-162．

[20] 张明霞，王泽民，李艳娜．软坚汤的临床应用举隅 [J]．中国中医药现代远程教育，2019，17（14）：87-88．

[21] 宋文萍，苑述刚，马少丹．消瘰丸的现代研究述评 [J]．贵州中医药大学学报，2021，43（3）：93-97．

[22] 张晓苗，裴晓华，肖金禾，等．海藻玉壶汤的临床研究进展 [J]．世界中西医结合杂志，2017，12（1）：145-148．

[23] 程相稳，张广德，魏子孝．含碘中药在甲状腺功能亢进症中的应用评述 [J]．中华中医药杂志，2017，32（9）：3901-3904．

[24] 王旭，徐奚如，周学平．海藻与甘草配伍临床应用探析 [J]．中医杂志，2013，54（1）：29-31．

[25] 雷新霞，王志国，赵汉青．浅谈活血化瘀法、通经活络法与软坚散结法 [J]．中医学报，2018，33（5）：793-795．

[26] 唐勇，吴雄志，陈静．软坚散结中药成分抗肿瘤机制的研究进展 [J]．天津中医药，2014，31（6）：382-384．

[27] 王栋，高宇，张佳，等．软坚散结类中草药治疗恶性肿瘤的研究进展 [J]．中国实验方剂学杂志，2020，26（23）：219-225．

55检